“十三五”国家重点图书出版规划项目
国家新闻出版改革发展项目
国家出版基金项目
国家重点研发计划项目
国家自然科学基金区域创新发展联合基金项目
中央本级重大增减支项目
科技基础性工作专项
全国中药资源普查项目
安徽省道地药材品质提升研究领军人才团队
安徽省道地药材品质提升协同创新中心

安徽省重点中药资源图志

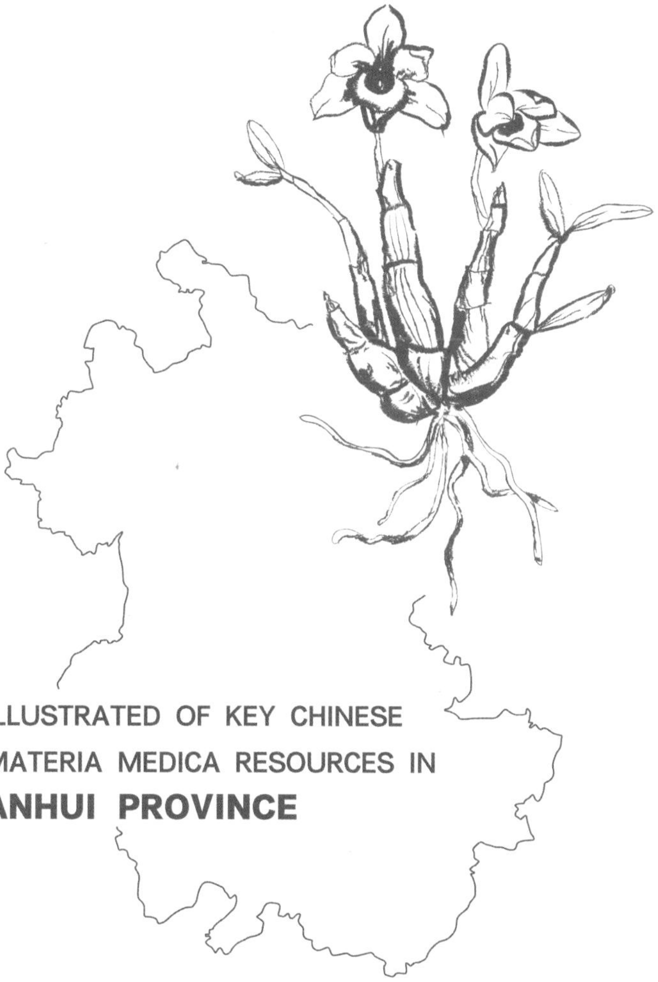

ILLUSTRATED OF KEY CHINESE MATERIA MEDICA RESOURCES IN **ANHUI PROVINCE**

王德群 主审
彭代银 主编

海峡出版发行集团 THE STRAITS PUBLISHING & DISTRIBUTING GROUP | 福建科学技术出版社 FUJIAN SCIENCE & TECHNOLOGY PUBLISHING HOUSE

图书在版编目（CIP）数据

安徽省重点中药资源图志 / 彭代银主编. —福州：福建科学技术出版社，2020.11
（中国中药资源大典）
ISBN 978-7-5335-6097-3

Ⅰ. ①安… Ⅱ. ①彭… Ⅲ. ①中药资源－中药志－安徽－图集 Ⅳ. ①R281.454-64

中国版本图书馆 CIP 数据核字（2020）第 030646 号

书　　名	**安徽省重点中药资源图志** 中国中药资源大典
主　　编	彭代银
出版发行	福建科学技术出版社
社　　址	福州市东水路 76 号（邮编 350001）
网　　址	www.fjstp.com
经　　销	福建新华发行（集团）有限责任公司
印　　刷	福州德安彩色印刷有限公司
开　　本	889 毫米 ×1194 毫米　1/16
印　　张	25.5
插　　页	4
图　　文	408 码
版　　次	2020 年 11 月第 1 版
印　　次	2020 年 11 月第 1 次印刷
书　　号	ISBN 978-7-5335-6097-3
定　　价	298.00 元

书中如有印装质量问题，可直接向本社调换

编委会

EDITORIAL
COMMITTEE

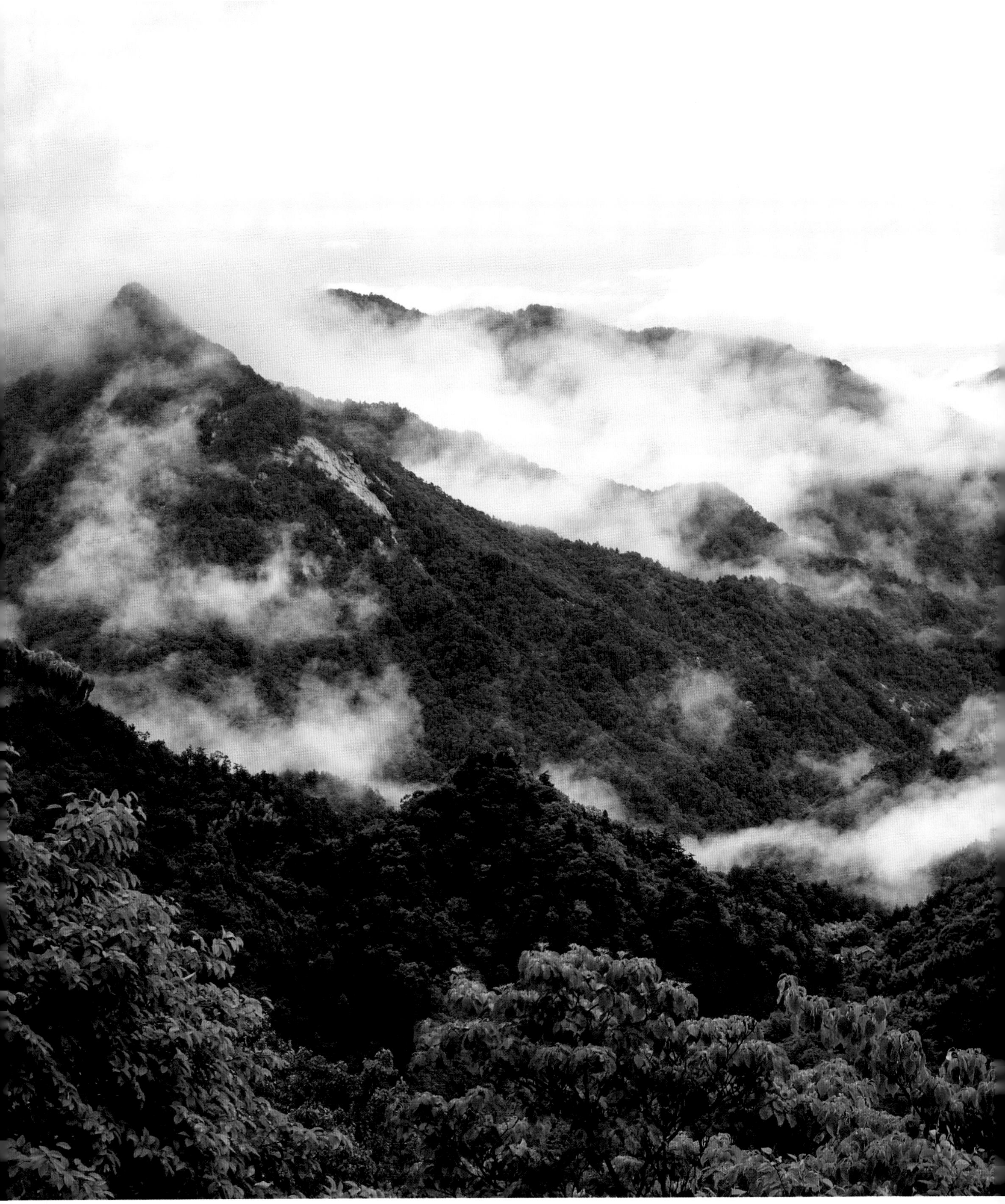

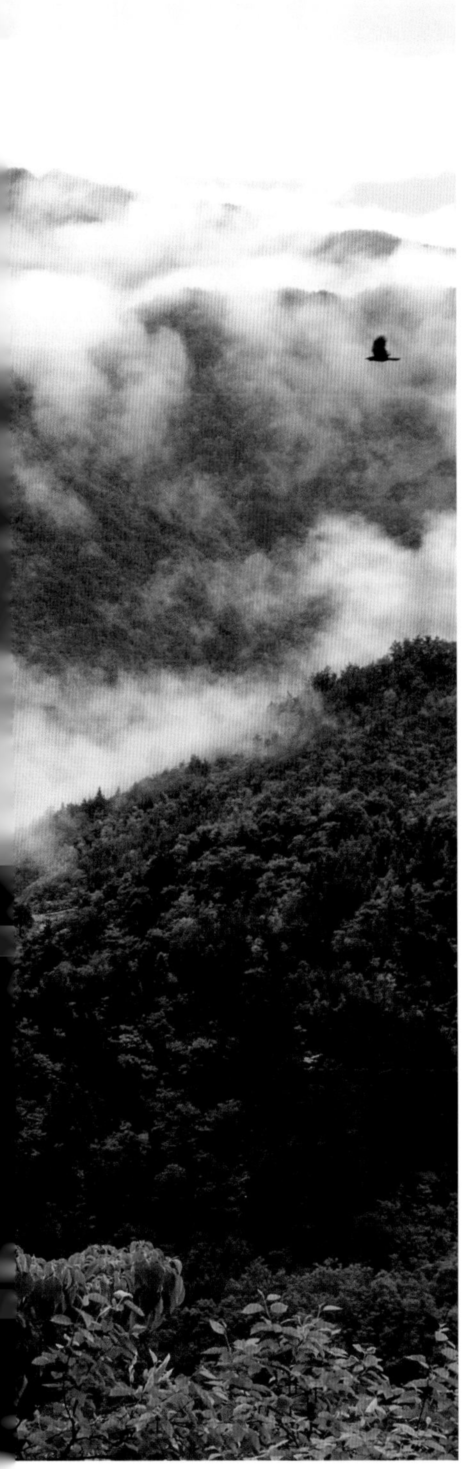

序

PREFACE

安徽省位于我国中东部，南北狭长，长江、淮河横贯其中，皖南山区、沿江平原丘陵、皖西大别山区、江淮丘陵与淮北平原自南向北高低相间起伏。安徽省地跨暖温带、北亚热带和中亚热带三个气候带，四季分明，气候温和，雨量适中。安徽省境内地形复杂，山水相间，钟灵毓秀，南北植物交汇，生物资源丰富。

“北华佗、南新安”，安徽省中医药文化历史悠久，源远流长。古往今来，江淮大地中医药学家荟萃，人杰地灵。安徽省中药资源总种数位居全国第六、华东之首；其道地药材众多，且具有全国最大的中药材交易市场——亳州市中药材交易市场，中药资源产业在全国举足轻重。

2011 年，安徽省作为第四次全国中药资源普查第一批试点省，在国家中药资源普查专家组的指导下，普查队员餐风饮露，披荆斩棘，出色地完成了各项普查任务，采集了大量的植物标本，积累了第一手资料，基本摸清了安徽省中药资源家底，培养了一大批中药资源人才。

常用中药材是中药资源的精华，在中药产业以及中医药临床中具有不可或缺的重要地位。安徽省第四次全国中药资源普查虽尚未全部结束，但是重点区域，如大别山区、皖南山区和江淮丘陵等区域均已完成，对安徽省重点中药资源已经有较全面的了解。为了让社会尽早共享安徽省第四次全国中药资源普查成果，安徽省中药资源普查专家组决定成立《安徽省重点中药资源图志》编辑委员会，组织全省中药资源普查骨干队员对安徽省中药资源重点品种调查中所获得的大量资料、数据和标本进行系统总结与整理，并结合安徽省中药资源工作积累的经验，率先完成本书的编写工作。

该书资料翔实、内容丰富、图文并茂，反映了安徽省中药资源重点品种的普查成果。相信该书会为安徽省中药资源的保护、利用和开发提供科学参考。

安徽中医药大学校长
安徽省中药资源普查负责人　彭代银

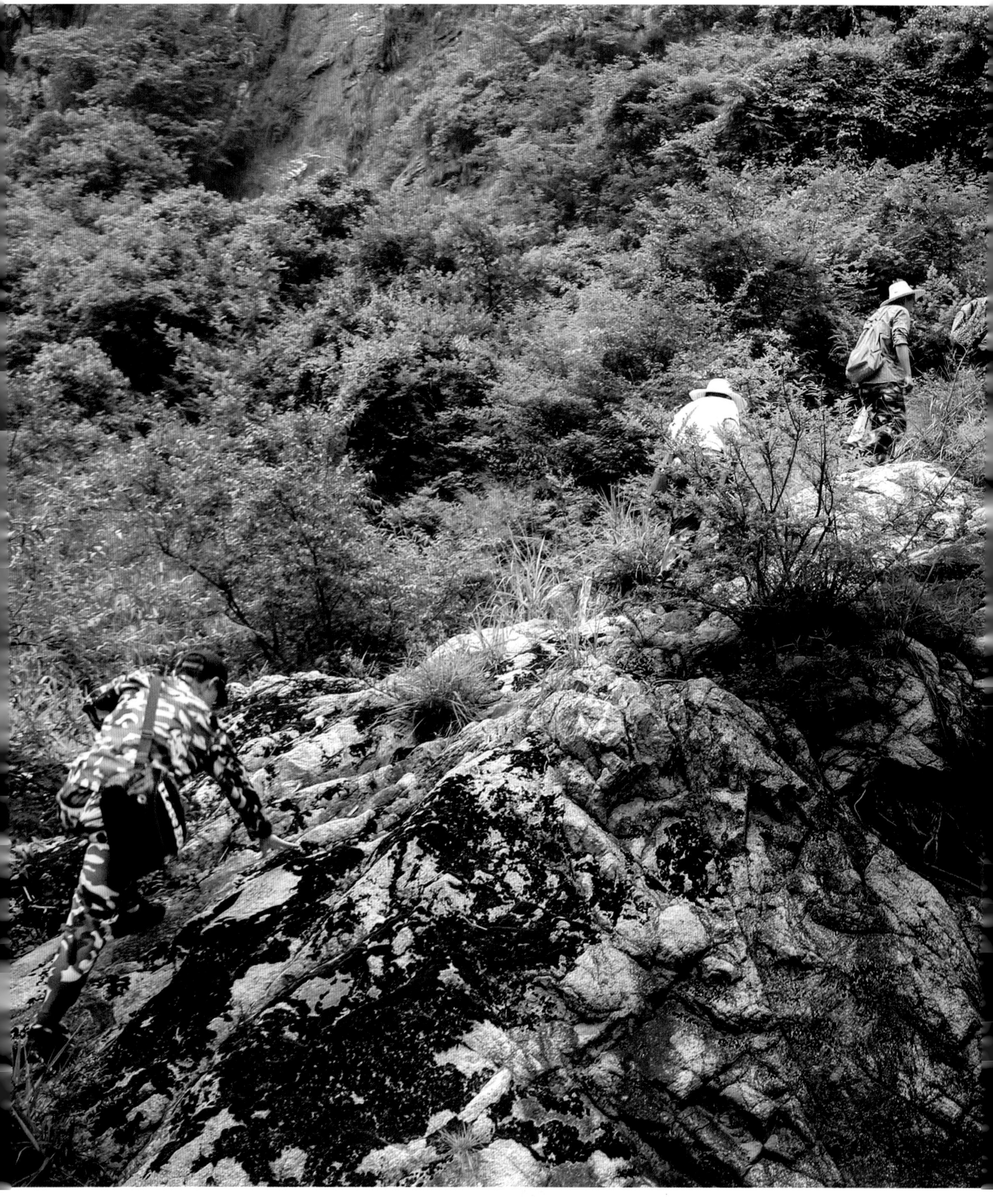

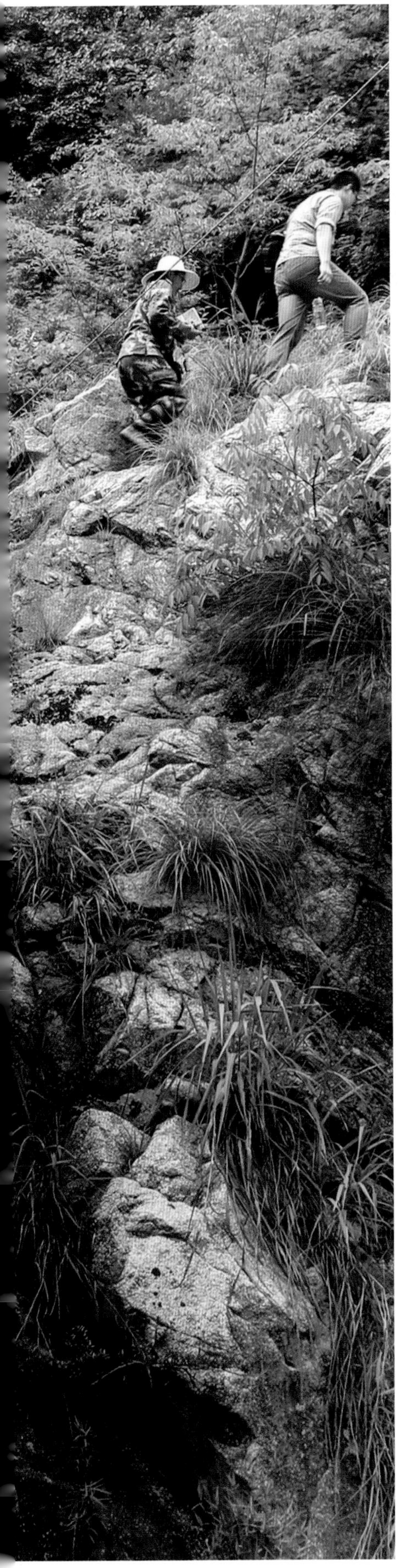

前 言

FOREWORD

安徽省，简称皖，位于我国中东部，地处长江、淮河中下游，与江苏、浙江、江西、湖北、河南与山东等省毗邻。安徽省地形地貌多样，长江、淮河横贯其中，天然地将安徽省地形分为淮北平原区、江淮丘陵区、大别山区、长江沿岸平原区、皖南山区五大部分。淮北平原地势平坦；大别山崇山峻岭；江淮丘陵分为南北两列，向东延绵；长江沿岸平原区地势低平，湖泊星罗棋布；皖南山区山地与丘陵相间排列；平原与山区丘陵相间，自南向北呈高低起伏。安徽省地处暖温带与亚热带过渡地区，其中淮河以北属于暖温带，淮河以南大部分地区属北亚热带，南部部分地区属于中亚热带三个气候带。四季分明，气候温和，雨量适中，春寒多雨，秋高气爽，梅雨显著，夏雨集中。安徽省境内地形复杂，山水相间，是许多古老植物的“避难所”，也是南北植物区系的汇集带。据不完全统计，安徽省的维管植物有3500余种(包括归化种和引种植物)，隶属216科，1205属。丰富的生物资源造就了安徽省丰富多样的中药资源，其中药资源总种数居华东六省一市之首，全国第六。

安徽省悠久的中医药文化，丰富的中药资源，孕育了众多的道地药材与特色药材。自开展第四次全国中药资源普查以来，根据国家要求，安徽省中药资源普查专家组在调查伊始即对重点品种进行了多次讨论，充分考虑了安徽省道地药材、特色药材及大宗药材，确定了重点品种目录。各普查队在普查过程中对重点品种给予了高度关注，采集了大量的植物标本、药材标本，拍摄了原生境、植株、药材以及特写照片，积累了丰富的第一手资料。

中药资源普查的目的在于摸清家底，合理开发利用和保护现有中药资源，使中药资源得到可持续利用。为了让社会尽早共享安徽省第四次全国中药资源普查成果，尤其是安徽省的重点品种，安徽省中药资源普查专家组成立了《安徽省重点中药资源图志》编辑委员会，率先对安徽省中药资源重点品种的资料、数据和标本进行系统整理，出版《安徽省重点中药资源图志》。该书收录了安徽省重点中药资源

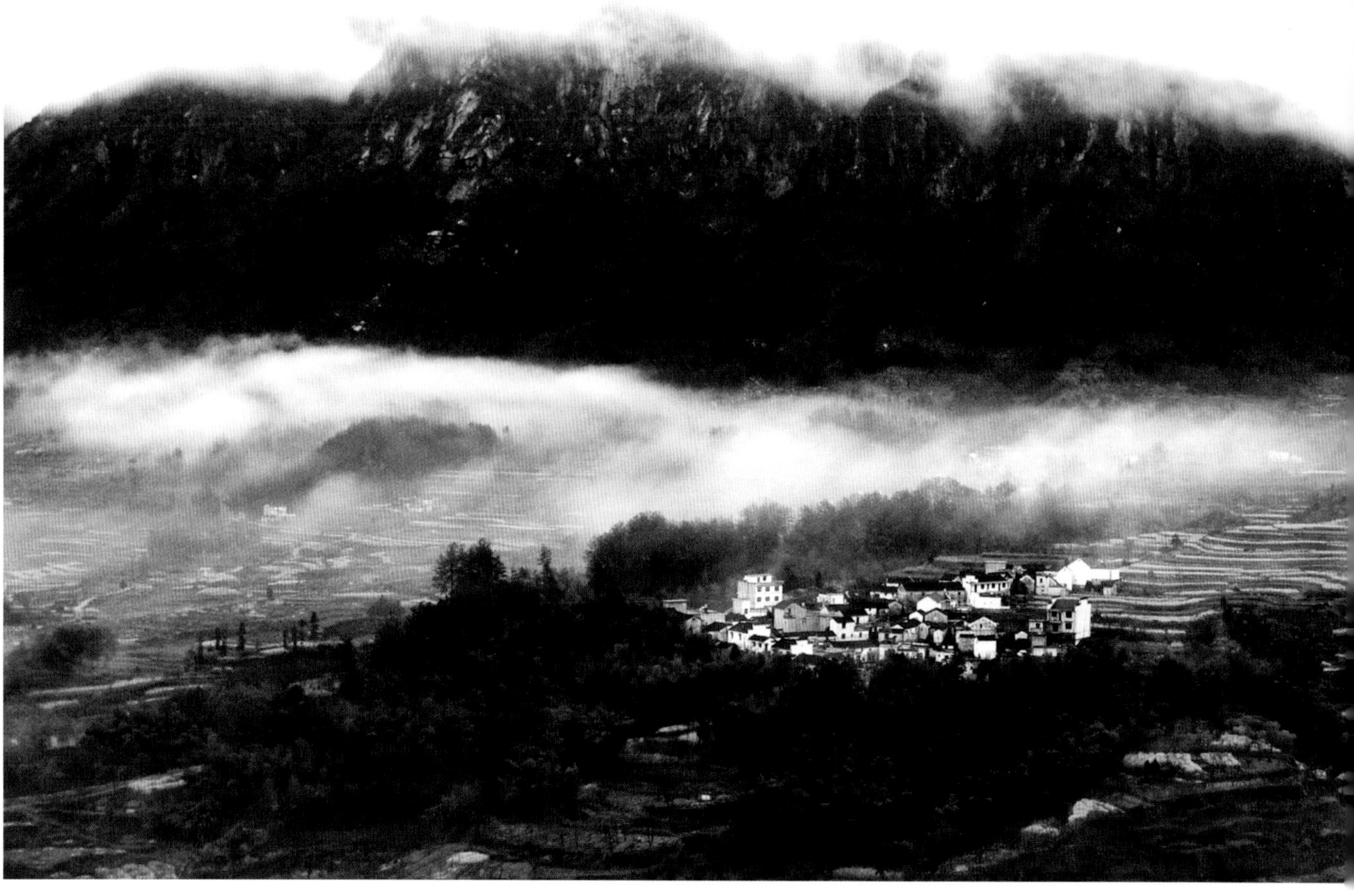

167种，介绍其中文名、拉丁学名、中药名、植物形态、生境分布、资源、采收加工、药材性状、功效主治和评述等内容，图文并茂。尤其在评述项下，对相关品种的历史、本草方志、民间应用、第三次全国中药资源普查相关记载以及第四次全国中药资源普查的新发现进行简要评述，以凸显区域特色。该书的出版为安徽省第四次全国中药资源普查成果的整理积累经验，也为广大读者了解安徽省重点中药资源提供资料。

在安徽省中药资源普查过程中，得到了安徽省人民政府、安徽省财政厅、安徽省卫生健康委员会、安徽省中医药管理局、安徽省教育厅、安徽省科学技术厅、安徽省农业农村厅、安徽省林业局、安徽省药品监督管理局等厅委领导的大力支持，也得到了安徽中医药大学、安徽省中医药科学院、安徽医科大学、皖西学院、安徽科技学院、亳州职业技术学院、安徽省中医药高等专科学校、亳州学院、黄山学院、合肥职业技术学院以及各地卫生健康委员会、中医院等合作单位的鼎力支持。更是得到了国家中医药管理局的厚爱，多次在安徽举办第四次全国中药资源普查全国性会议，第四次全国中药资源普查的“大别山精神”亦在安徽提出；中国中医科学院黄璐琦院士多次莅临指导，与普查队员一同爬山涉水，采集标本；中国中医科学院中药资源中心郭兰萍研究员、张小波博士，北京大学蔡少青教授等多位国家中药资源普查专家组专家均给予了悉心指导。谨此，一并表示衷心感谢！

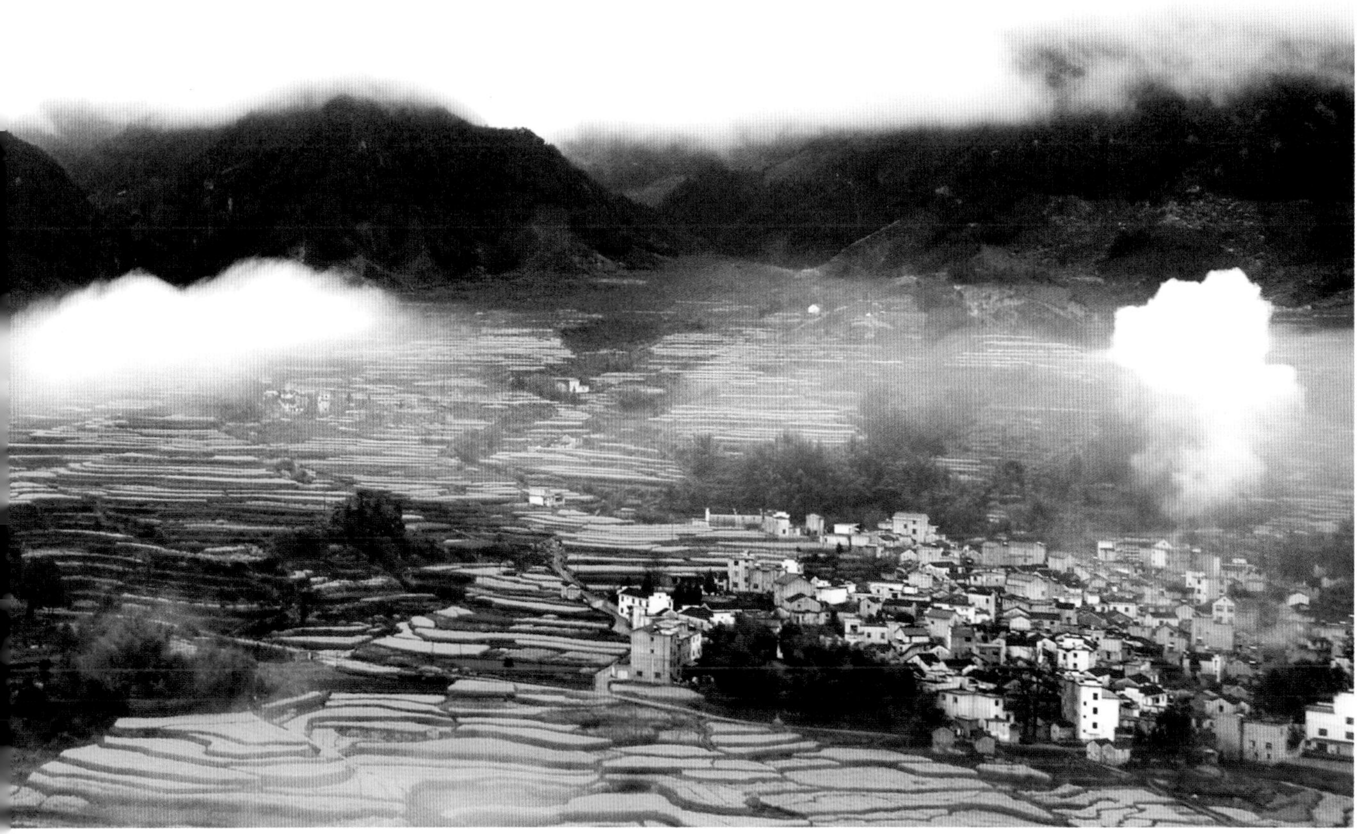

本书约50名编委共同参与撰写或整理，由安徽省中药资源普查负责人彭代银教授负责总纂，刘守金、俞年军、彭华胜、刘鹤龄、杨青山、张珂等负责统稿；并由王德群教授负责统一审定。本书照片均由普查队员所摄，除了绩溪县卫生健康委员会张周明等提供了部分照片外，其他照片均由安徽中医药大学普查队员提供。

由于水平有限，本书不足之处一定难免，敬请广大读者批评指正，以便再版时修订。

本书编辑委员会

2020年7月

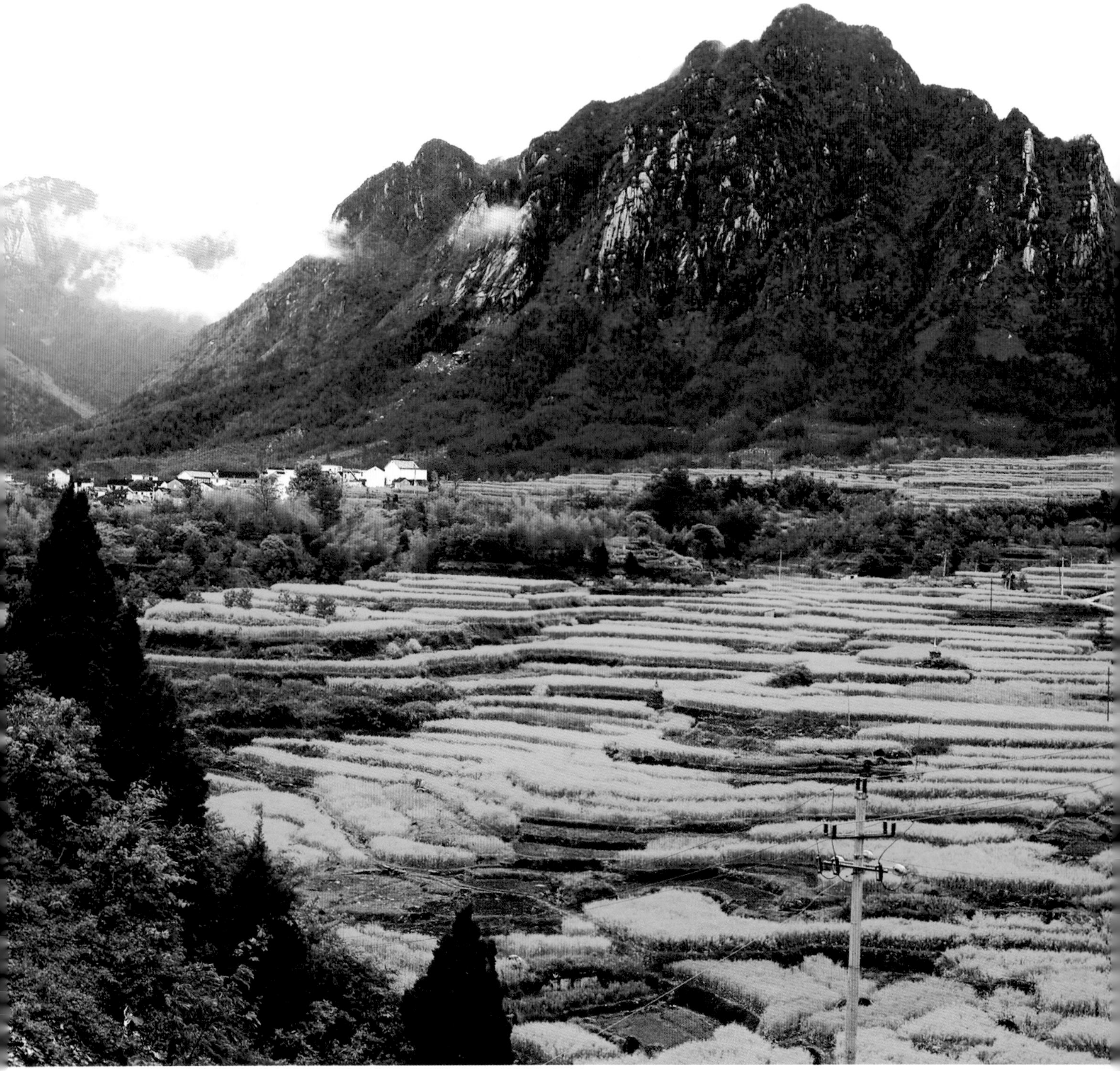

凡 例

GENERAL NOTICE

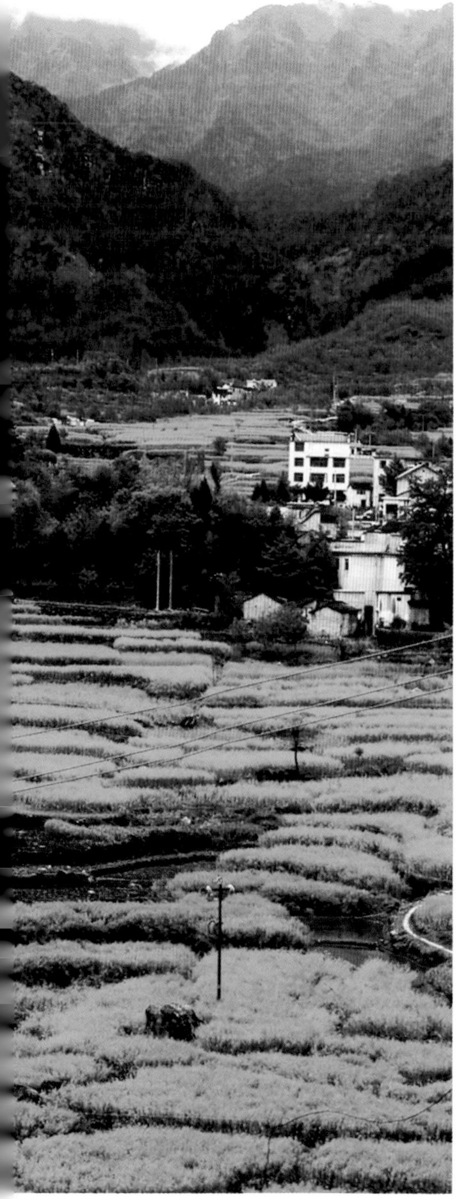

本书以第四次全国中药资源普查安徽省中药资源普查成果为基础，收载安徽省重点中药资源167种，按照自然属性进行分类排序。

1. 每种中药资源收载的主要内容有：

（1）中文名、拉丁学名：即药用植物中文名、拉丁学名，以《中华人民共和国药典》（以下简称《中国药典》）、《中国植物志》、《安徽植物志》等为参照依据。

（2）中药名：记述该中药资源的中药名，并括注其相应的药用部位。如木瓜（药用部位：近成熟果实）。同一基原植物多入药部位的品种，分别写出中药名，并注明相应的药用部位，如木通（药用部位：茎藤）、预知子（药用部位：近成熟果实）。

（3）植物形态：简要描述该中药资源的植物形态，突出其鉴别特征，并附以反映其形态特征的原色照片。

（4）生境分布：简要介绍该中药资源在安徽省内的生长环境以及分布区域。

（5）资源：简要分析该中药资源在安徽省内野生（或栽培）药材资源的状况，突出介绍其蕴藏量、主产地、产量、收购情况等内容。

（6）采收加工：简要介绍药材的采收时间及产地加工方法。同一基原多药用部位的品种，则分别写出采收时间及产地加工方法。

（7）药材性状：记述药材性状特征。附以反映药材性状特征的原色照片。重要的药材品种记述传统经验对优质药材的品质要求。同一基原多个药材，分药材描述，如木通与预知子。

（8）功效主治：记述药物功效和主治病证。《中国药典》收载者，参照《中国药典》进行描述；其余以临床实践为准，参考诸家本草。

（9）评述：主要围绕以下几方面对该品种资源的历史、保护与利用的现状进行简要评述，以凸显安徽省中药资源保护与利用的特色。

①如为珍稀濒危保护植物，则介绍该品种的濒危等级及现状。

②如为安徽省道地药材，则整理并记载相关本草、地方志书、历代贡品等内容。

③纠错纠误，正本清源。如订正第三次全国中药资源普查中的错误记载，以及地方易混淆品、名实不符等混乱现象。

④记录第四次全国中药资源普查的新发现。

⑤记述药食两用植物、民俗植物及其他具有安徽地方特色用途的内容。

2. 图片。为便于读者使用，书中每种植物均配有相应的植物及药材图。植物图包括生境、花（果）枝、特征部位等图片。所有图片均为第四次全国中药资源普查时所拍摄，其中药材图还标识有第四次全国中药资源普查药材标本条形码。

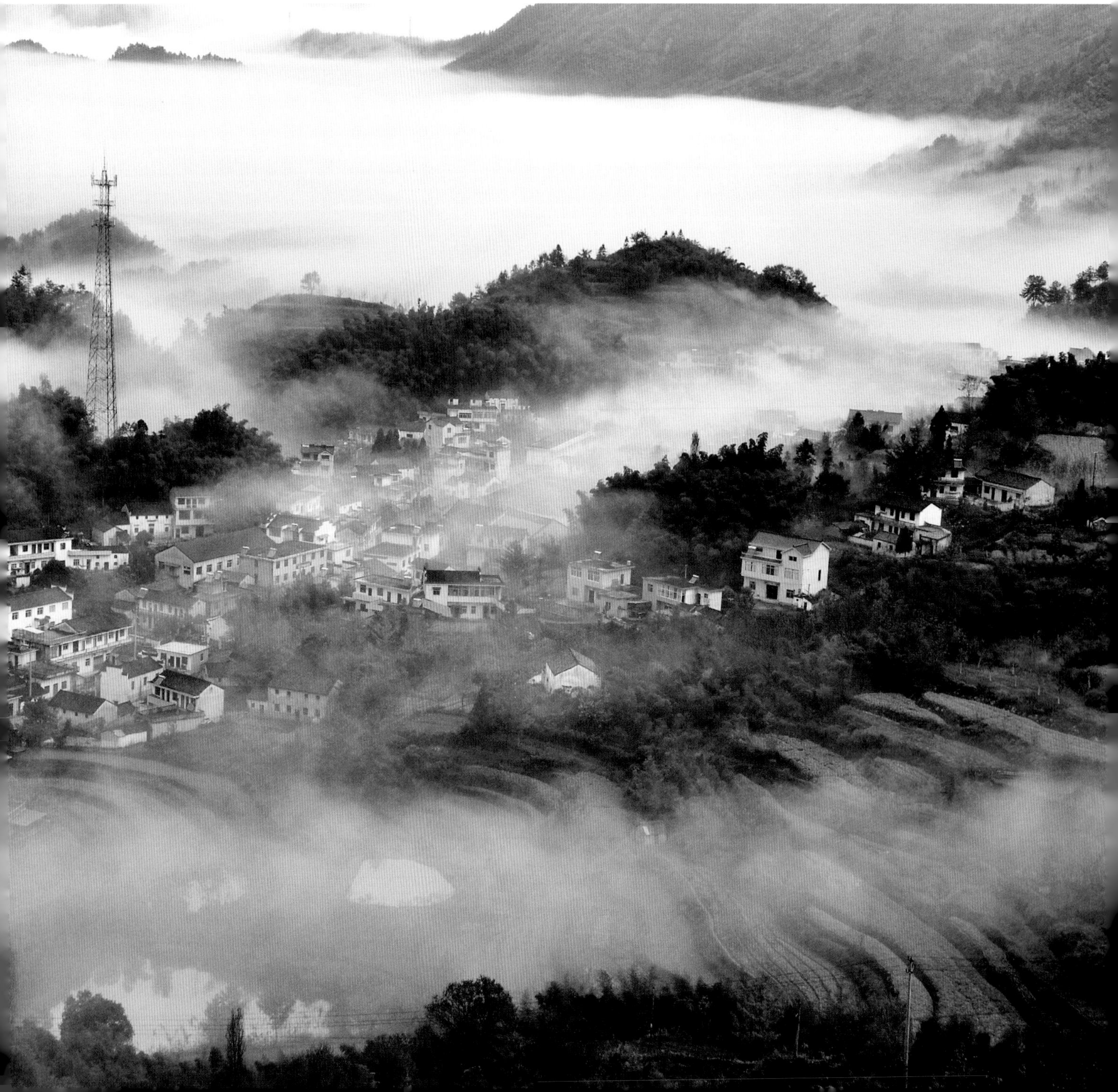

目　录
CONTENTS

茯 苓

Poria cocos (Schw.) Wolf

中药名 茯苓（药用部位：菌核）、茯神（药用部位：菌核中间抱有松根的白色部分）、茯苓皮（药用部位：菌核的干燥外皮）。

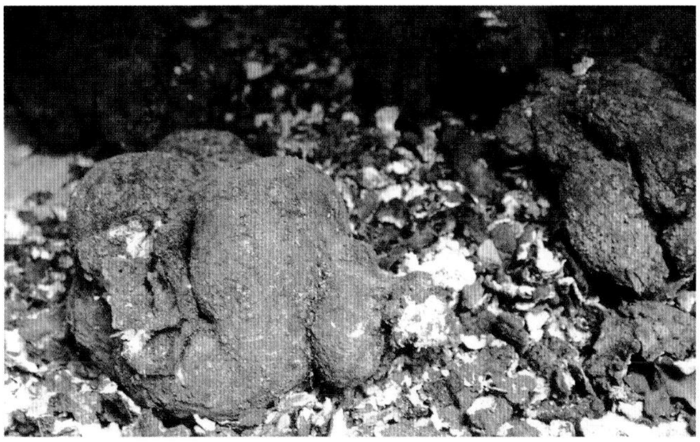
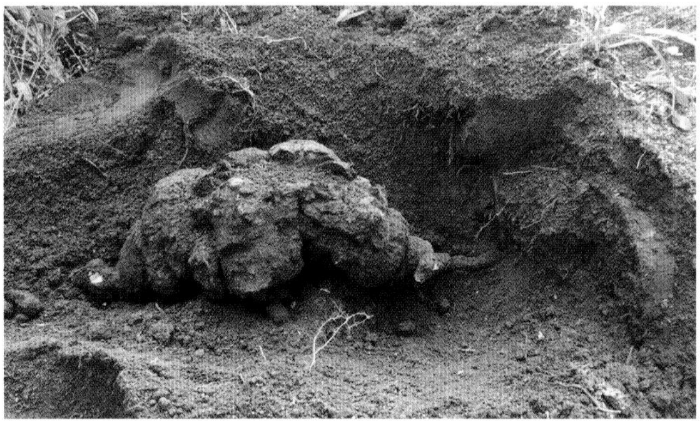
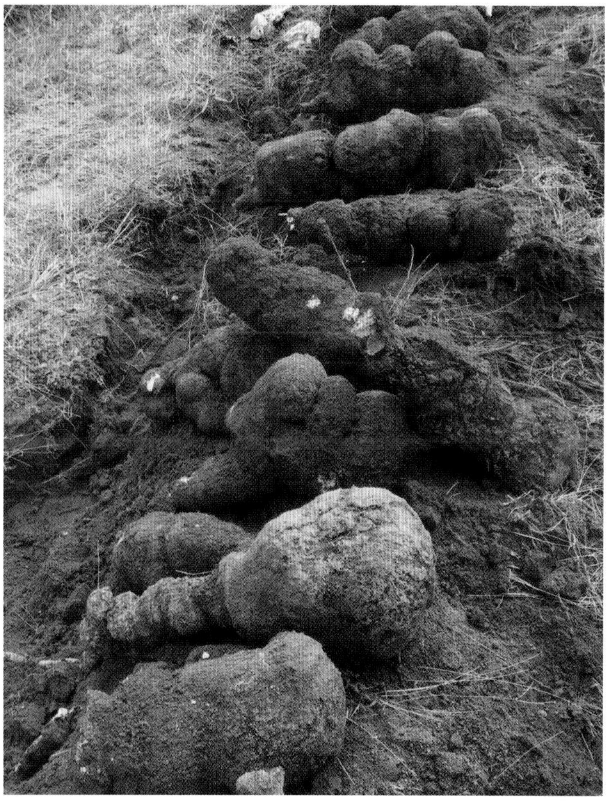

植物形态 多年生真菌，由菌丝组成不规则块状菌核，表面呈瘤状皱缩，淡灰棕色或黑褐色。在同一块菌核内部，可能部分呈白色，部分呈淡红色，粉粒状。新鲜时质软，干后坚硬。子实体平伏产生于菌核表面，形如蜂窝，初白色，老后淡棕色，管口多角形，壁薄。孢子近圆柱形，有一歪尖，壁表平滑，透明无色。

生境分布 寄生于松科植物马尾松的树根上。分布于皖西大别山区、皖南山区。

资　源 安徽省是茯苓的道地产区之一，主要为栽培资源，野生资源稀少。主产于岳西县、金寨县、霍山县、太湖县等地，以岳西县产量最大，质量较好，享誉国内外，被誉为“安苓”。

采收加工 一般于栽后1年采收。将采收的鲜茯苓堆放在室内，使其发汗。当茯苓表皮皱缩变褐色时，置凉爽干燥处阴干，即成“茯苓个”。将茯苓皮用刀剥下，称“茯苓皮”。切下皮内赤色部分称“赤茯苓”。菌核内白色、细致、坚实部分为“白茯苓”。白茯苓可切成“茯苓丁”或“茯苓片”。白茯苓中心有一木心称“茯神”。

药材性状

茯苓个 本品呈不规则块状，球形、扁形、长圆形或长椭圆形等，大小不一，小者如拳，大者直径20~30cm，或更大。外皮薄而粗糙，棕褐色至黑褐色，有明显的皱纹。体重，质坚实。外层淡棕色，内部白色稍带粉红色，有的中间抱有松根。气微，味淡，嚼之粘牙。

茯神 本品为茯苓块中穿有松根者。松根常已被茯苓菌丝侵入，因而有不同程度嵌有茯苓肉在内而呈花白色的斑纹。商品多已切成扁平方块。气微，味淡。

茯苓皮 本品多呈不规则片状，大小不一。外表面棕褐色或黑褐色，有疣状突起，内表面淡棕色或带有白色或淡红色的皮下部分。质地松软，略具弹性。气微，味淡，嚼之粘牙。

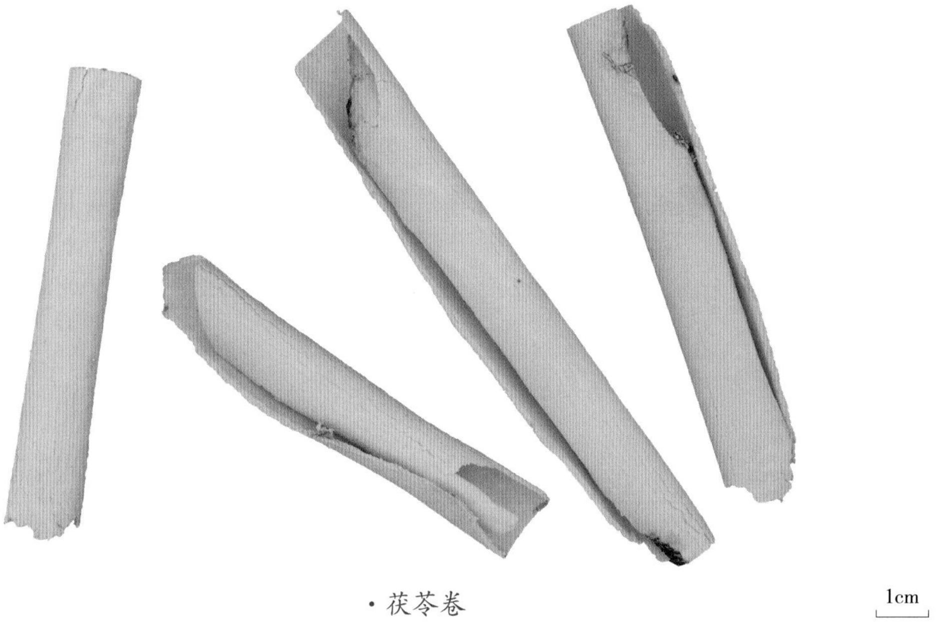

· 茯苓卷

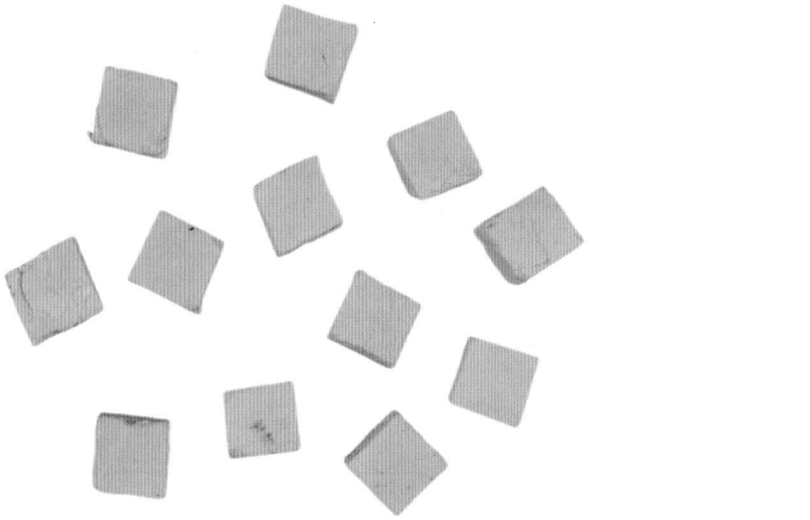

· 茯苓丁

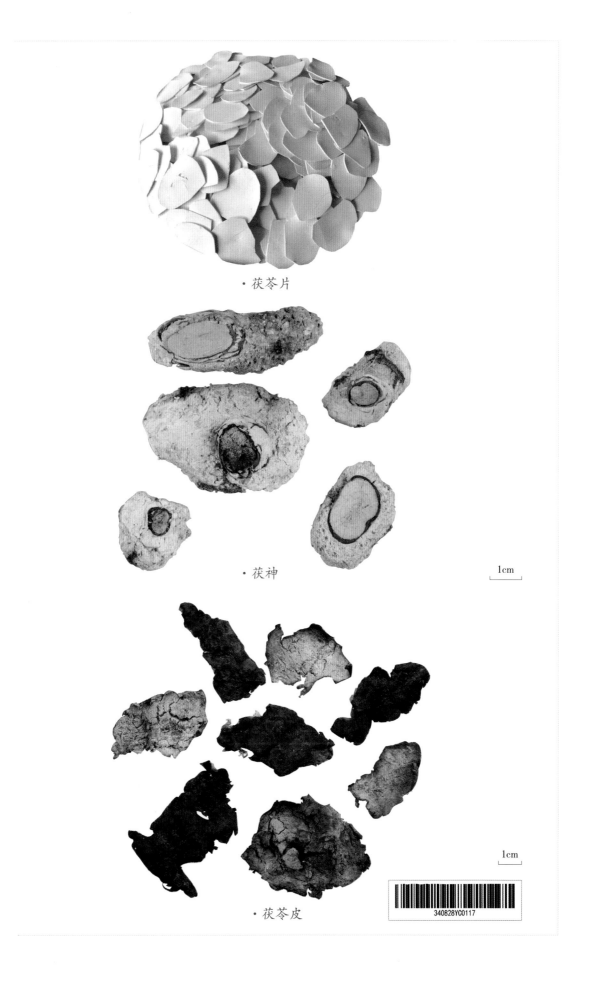

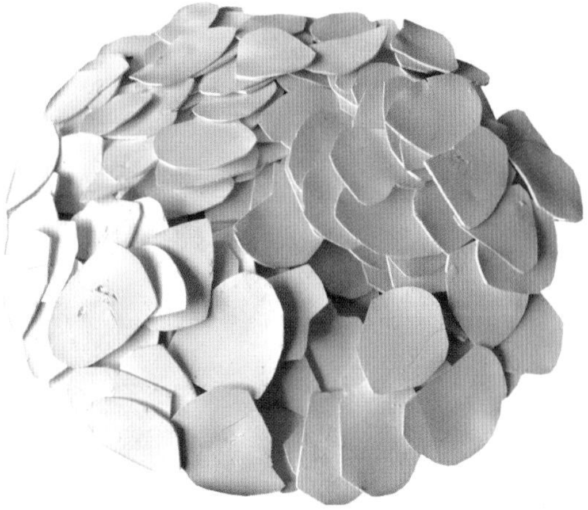

· 茯苓片

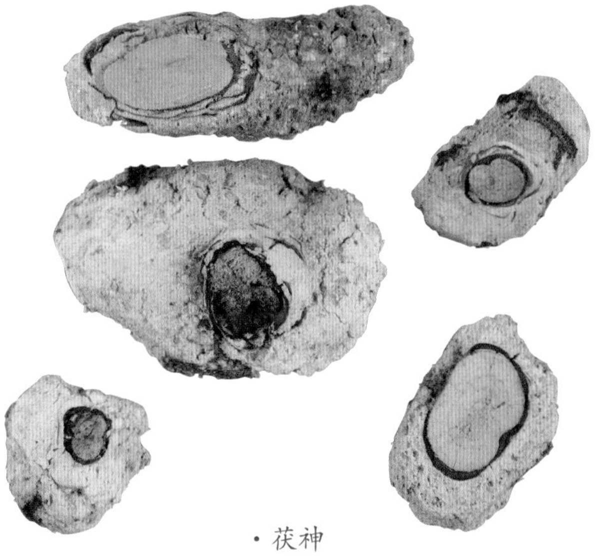

· 茯神

1cm

1cm

340828YC0117

· 茯苓皮

功效主治

茯苓 甘、淡，平。归心、肺、脾、肾经。利水渗湿，健脾，宁心。用于水肿尿少，痰饮眩悸，脾虚食少，便溏泄泻，心神不安，惊悸失眠。

茯神 甘、淡，平。归心、脾、肾经。宁心，安神，利水。用于心神不宁，健忘，失眠，惊悸，小便不利。

茯苓皮 甘、淡，平。归心、脾经。利水，消肿。用于水肿肤胀，小便不利。

评 述

1. 茯苓的本草历史 安徽省大别山区产茯苓的历史悠久。《岳西县志》载："明朝中叶，汤池、五河、菖蒲一带即有生产。清末至民国年间，生产处于鼎盛时期。"清《滇海虞衡志》："自安庆茯苓风行，而云苓愈少，贵不可言。"清光绪年间《霍山县志》记载："相传道咸以前，潜人来霍兴种，独擅其利，每百斤值钱十千、二十千不等（时银）"，"茯苓一物畅行海内，几与芽茶（指霍山黄芽名茶）齐名，然皆人力兴种。"《药物出产辨》曰："以云南产者为云苓，最正地道……产安徽省者名安苓。"

2. 茯苓的资源利用与保护 茯苓具有利水渗湿、健脾宁心之功效，是临床常用的大宗药材之一，有"十方九苓"之说，同时又是药食两用药材。目前，主要来源于人工栽培品。茯苓栽培需要大量松木，每年大约需要 150000t 松木用于栽培茯苓。但我国森林资源，尤其是松木资源有限，要想实现茯苓产业的可持续发展，茯苓的栽培种植需要解决两大关键问题，一是如何规范菌种，二是解决松木资源短缺难题。

赤　芝

Ganoderma lucidum (Leyss. ex Fr.) Karst.

中药名　灵芝（药用部位：子实体）。

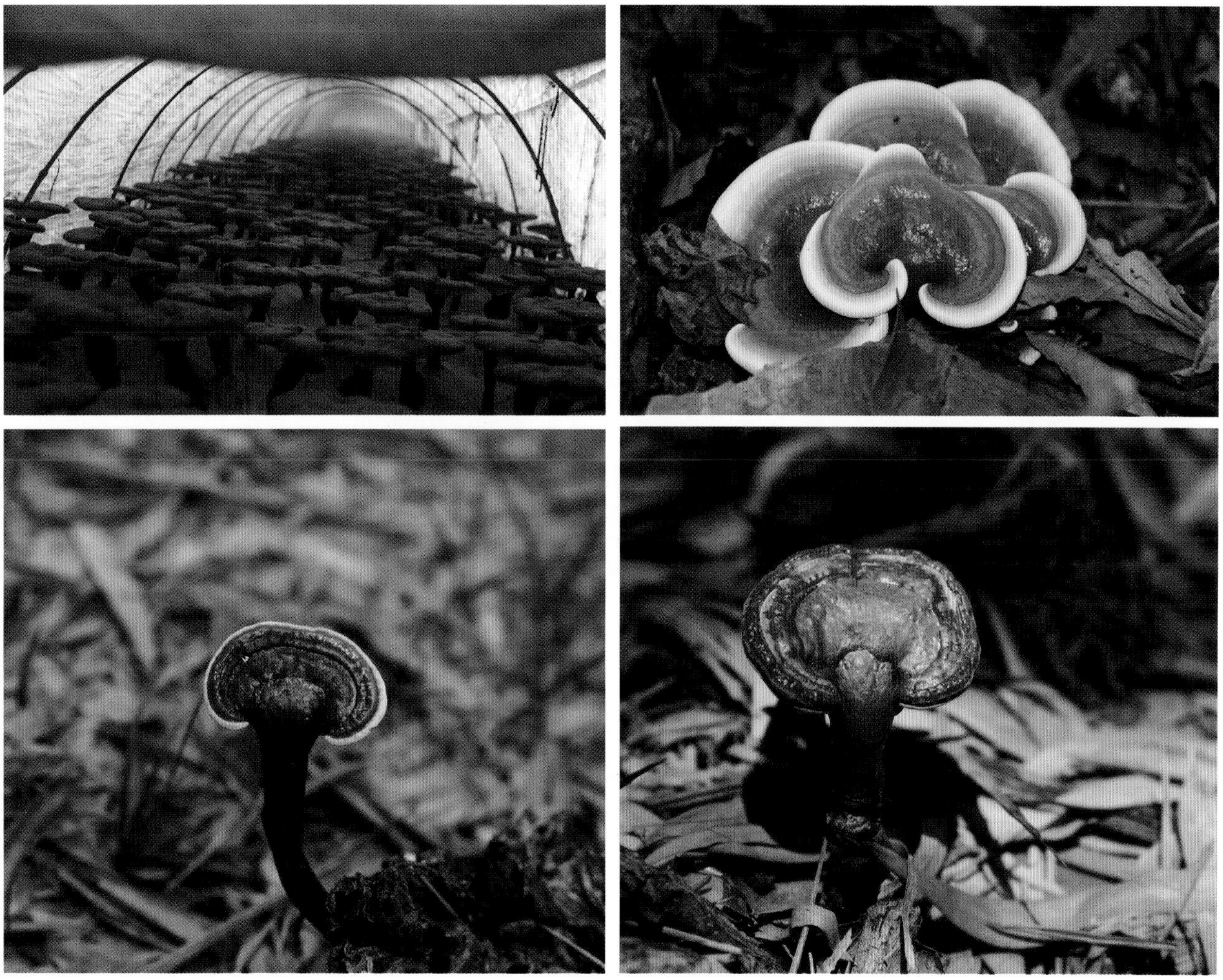

植物形态　子实体有柄，栓质。菌盖半圆形至肾形，菌盖表面黄褐色或红褐色，菌盖边缘渐趋淡黄色，有同心环纹，微皱或平滑，有亮漆状光泽，边缘微钝。菌肉乳白色，菌管处淡褐色。菌柄圆柱形，侧生或偏生，偶中生，与菌盖色泽相似。

生境分布　夏、秋二季多生于栎树或其他阔叶树的根部枯木或腐朽的木桩上，也有少数生于针叶树上。分布于安徽省淮河以南的山区、丘陵。

资　　源　安徽省是赤芝的道地产区之一，主要为栽培资源，野生资源较少。近年来，皖西大别山区的金寨县、霍山县、岳西县，皖南山区的旌德县等地大面积栽培，产量较大。

采收加工　赤芝（野生）　随见随采，摘取整个子实体，除去杂质及泥土，晒干。蒸后可防虫蛀。

赤芝（栽培）　待菌盖外缘不再生长时，采收整个子实体，晒干或低温烘干。

药材性状

赤芝（栽培） 本品呈伞状，菌盖（菌帽）木栓质，半圆形或肾形，宽 12~20cm，厚约 2cm，皮壳坚硬，红褐色，有漆样光泽，具环状棱纹及辐射状皱纹，边缘薄而平截，常稍内卷。菌盖下表面菌肉白色至浅棕色，由无数细密管状孔洞（菌管）构成。菌柄圆柱形，常侧生，长达 19cm，直径约 4cm，表面红褐色至紫褐色，有漆样光泽。气微，味淡。

赤芝（野生） 本品与栽培品的区别为菌盖大小不一。菌盖边缘常黄色，多不规则。菌柄粗细不匀，基部常带有沙石或泥土。

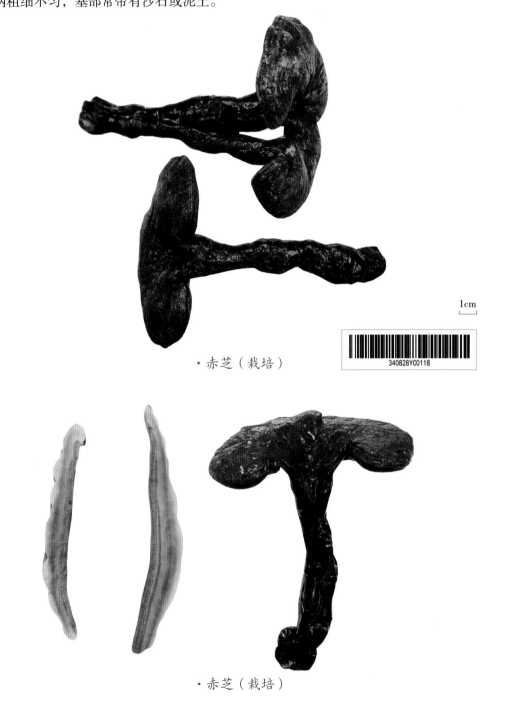

340828YC0118

· 赤芝（栽培）

· 赤芝（栽培）

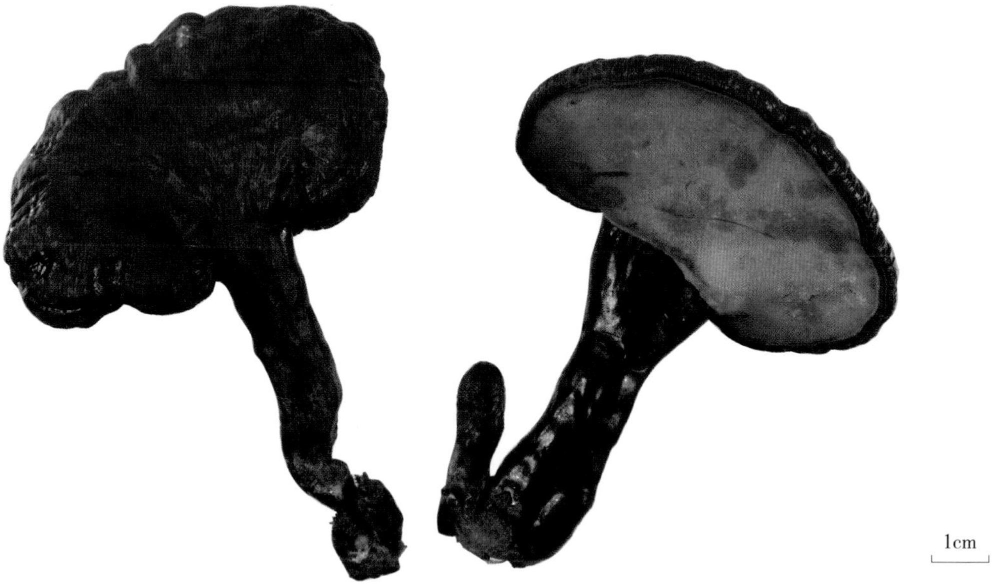

· 赤芝（野生）

功效主治 甘，平。归肺、心、脾、肾经。益气血，安心神，健脾胃。用于虚劳，心悸，失眠，头晕，神疲乏力，久咳气喘。

评 述

1. 安徽省的赤芝资源 《名医别录》记载："赤芝，生霍山。"2012 年，原国家质量监督检验检疫总局公布霍山灵芝获国家地理标志产品保护。霍山县及其周边地区的灵芝种植面积达 10 多万亩（1 亩 ≈ 666.67m^2，下同）。

2. 野生赤芝与栽培赤芝的差异 赤芝栽培品与野生品形态差异较大。栽培品往往发育比较充分，粗壮，饱满；菌盖厚度均匀，菌柄圆柱形。由于产地环境、采收时间等原因，野生品往往形态各异，变化幅度较大，菌盖厚薄不匀，边缘多呈黄色或橙黄色，不整齐；菌柄粗细不均匀，基部往往粘有沙石。一般认为，质量以野生者为佳，二者价格差异为 8~10 倍。

3. 灵芝孢子粉 近年来的研究表明，灵芝孢子粉具有调节免疫、提高人体免疫力等药理作用，在一定程度上可抑制癌细胞的分裂增殖。现今市场上孢子粉均取自栽培灵芝。

紫 芝

Ganoderma sinense Zhao, Xu et Zhang

中药名 灵芝（药用部位：子实体）。

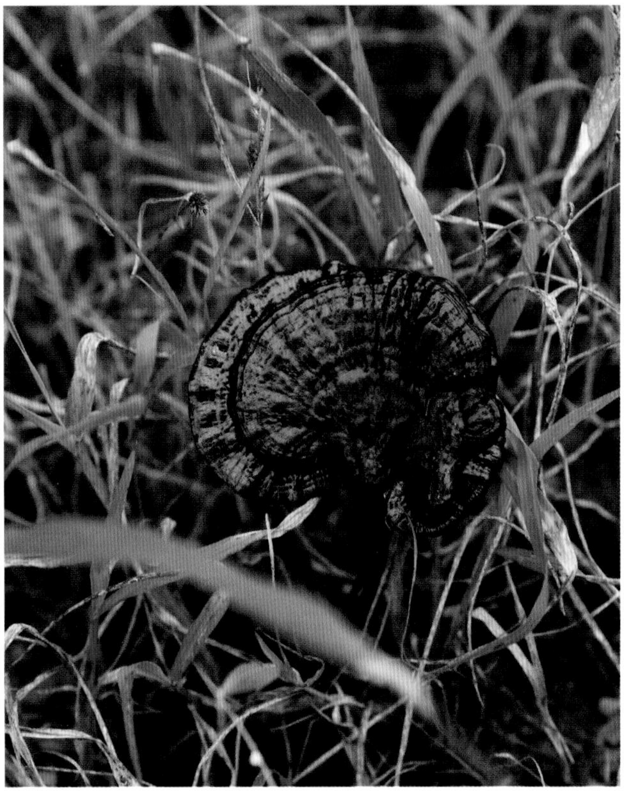

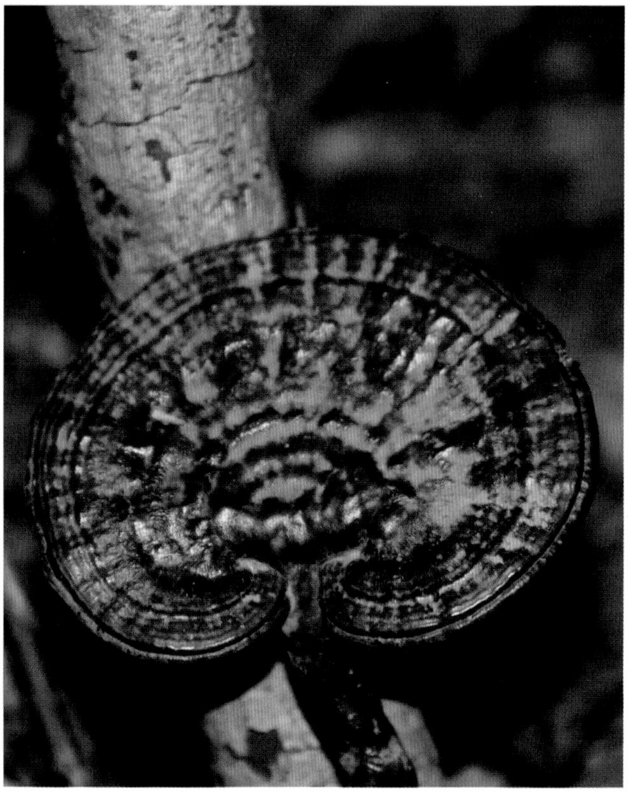

植物形态 菌盖半圆形或肾形，皮壳表面紫黑色至黑褐色，有同心环纹，微皱或平滑，有亮漆状光泽，边缘微钝。菌柄圆柱形，侧生或偏生，偶中生，与菌盖色泽相似。

生境分布 夏、秋二季多生于栎树或其他阔叶树的根部枯木或腐朽的木桩上，也有少数生于竹类的枯死茎的基部。分布于皖西大别山区、皖南山区。

资　源 安徽省紫芝药材为野生资源，野生资源稀少，产于皖西大别山区及皖南山区，收购量少。

采收加工 随见随采，摘取整个子实体，除去杂质及泥土，晒干。蒸后可防虫蛀。

药材性状

本品外形呈伞状，菌盖（菌帽）木栓质，半圆形或肾形，宽 12~20cm，厚约 2cm；皮壳坚硬，紫黑色，有漆样光泽，具环状棱纹及辐射状皱纹，边缘薄而平截，常稍内卷。菌盖下表面菌肉锈褐色，由无数细密管状孔洞（菌管）构成。菌柄常侧生，长达 19cm，直径约 4cm，表面紫黑色，有漆样光泽。气微，味淡。

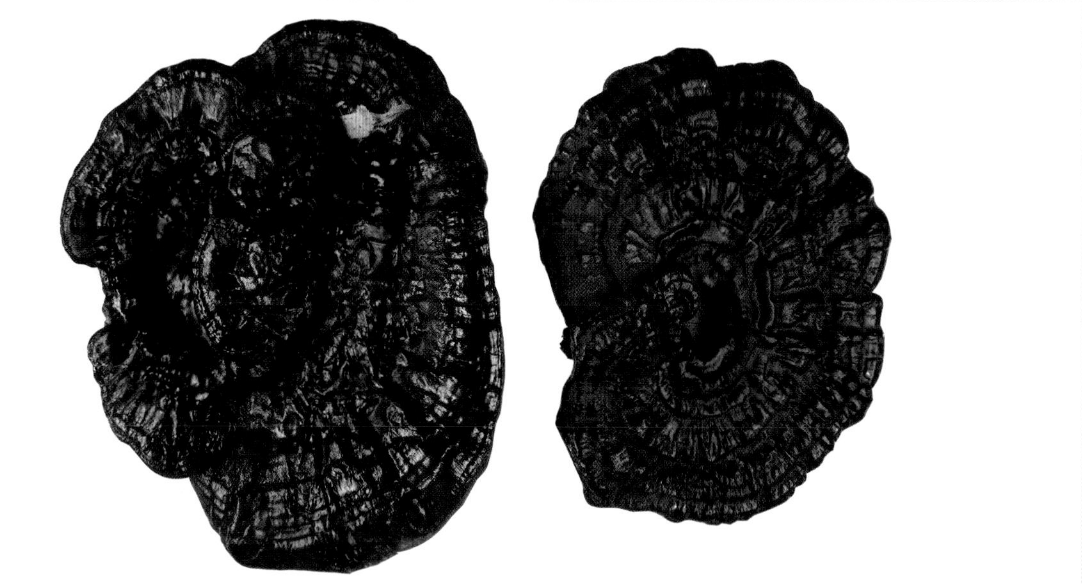

·野生紫芝 1cm

功效主治 甘，平。归肺、心、脾、肾经。益气血，安心神，健脾胃。用于虚劳，心悸，失眠，头晕，神疲乏力，久咳气喘。现代常用于冠心病、硅肺、肿瘤等。

评 述

赤芝与紫芝的资源比较 2015年版《中国药典》记载灵芝来源于多孔菌科真菌赤芝 *Ganoderma lucidum* (Leyss. ex Fr.) Karst. 或紫芝 *Ganoderma sinense* Zhao, Xu et Zhang 的子实体。紫芝和赤芝均为中药灵芝的正品来源，但二者差异较大。从栽培而言，赤芝易栽培，从东北到广东均有栽培，产量较大；而紫芝栽培难度较大，栽培地区也相对局限，产量亦小。从味道而言，赤芝味苦，紫芝味甘，泡水煎服，以紫芝的口感为佳。现代研究亦表明，二者在化学成分、药理药效等方面均有一定的差异。在中药市场上，一般以野生紫芝的质量为佳，其价格也相对较贵。

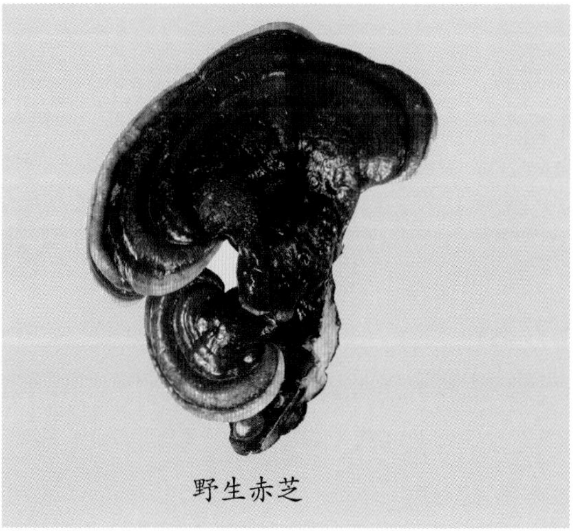

野生赤芝

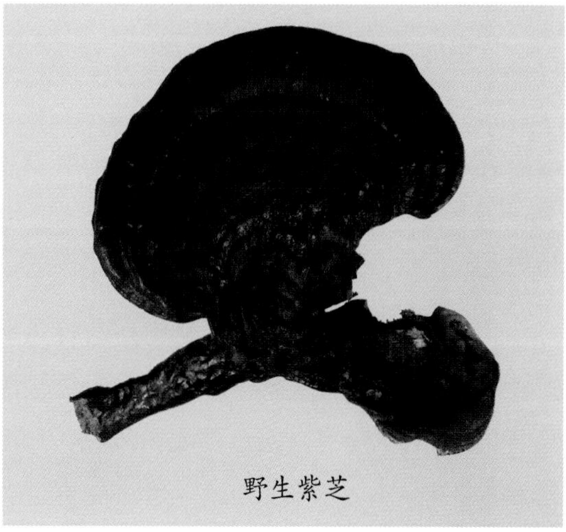

野生紫芝

石 松

Lycopodium japonicum Thunb. ex Murray

中药名 伸筋草（药用部位：全草）。

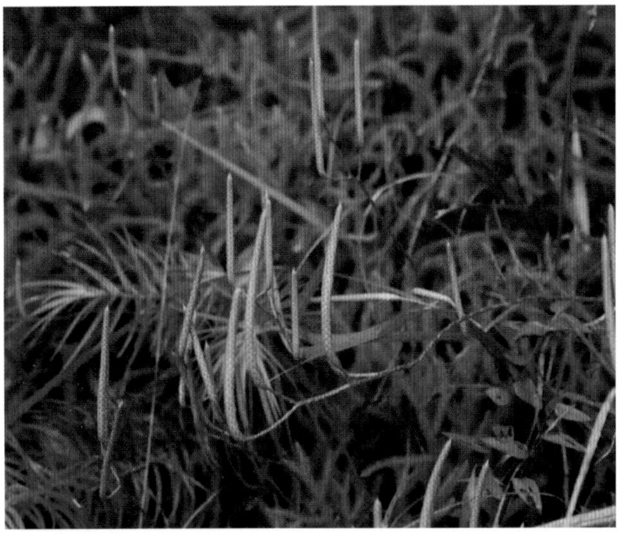
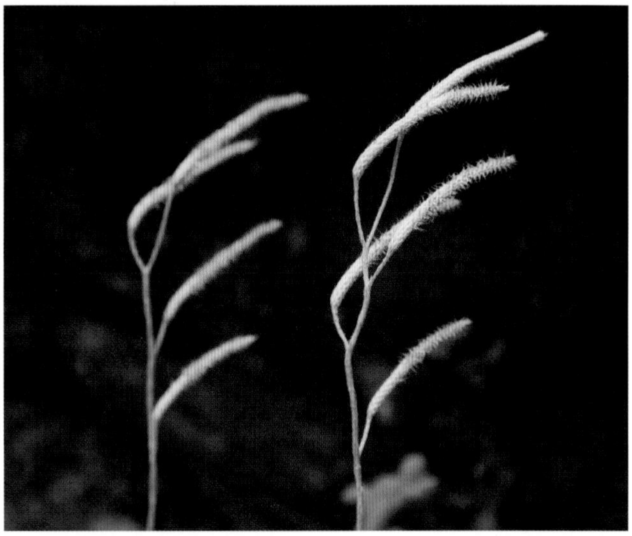
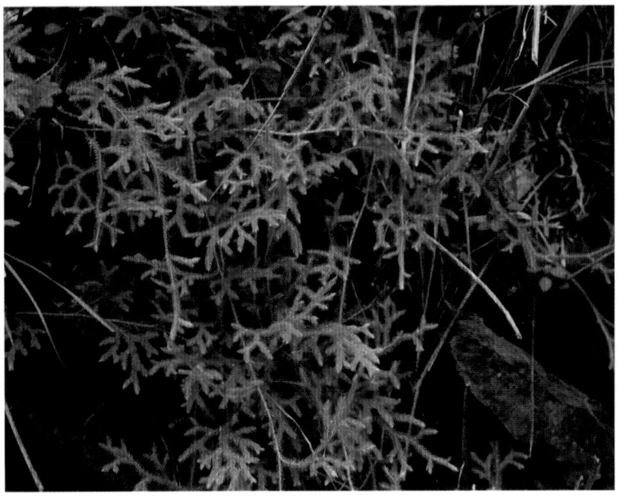
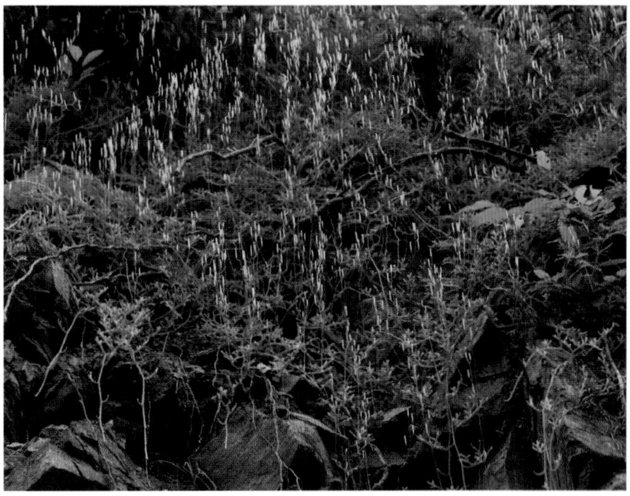

植物形态 多年生植物。主茎匍匐状，侧枝直立，多回二叉分枝。叶螺旋状排列，密集，披针形或线状披针形，先端渐尖，中脉不甚明显。孢子叶球圆柱形，长 3~5cm。

生境分布 生于海拔 200m 以上的山坡、灌丛、沟谷或松林下湿润的酸性土壤上。分布于安徽省江淮丘陵、皖西大别山区及皖南山区等地。

资　源 安徽省伸筋草药材为野生资源，野生资源较为丰富，主产于皖西大别山区及皖南山区，每年有一定量的收购。

采收加工 夏、秋二季茎叶生长茂盛时采收，除去泥土和杂质，晒干。

药材性状

本品匍匐茎呈细圆柱形，略弯曲，长可达2m，直径1~3mm，其下有黄白色须状根；直立茎作二叉状分枝。叶密生于茎上，呈螺旋状排列，皱缩弯曲，线形或针形，长3~5mm，黄绿色至淡黄棕色，无毛，先端芒状，全缘，易碎断。质柔软，断面皮部浅黄色，木部类白色。气微，味淡。

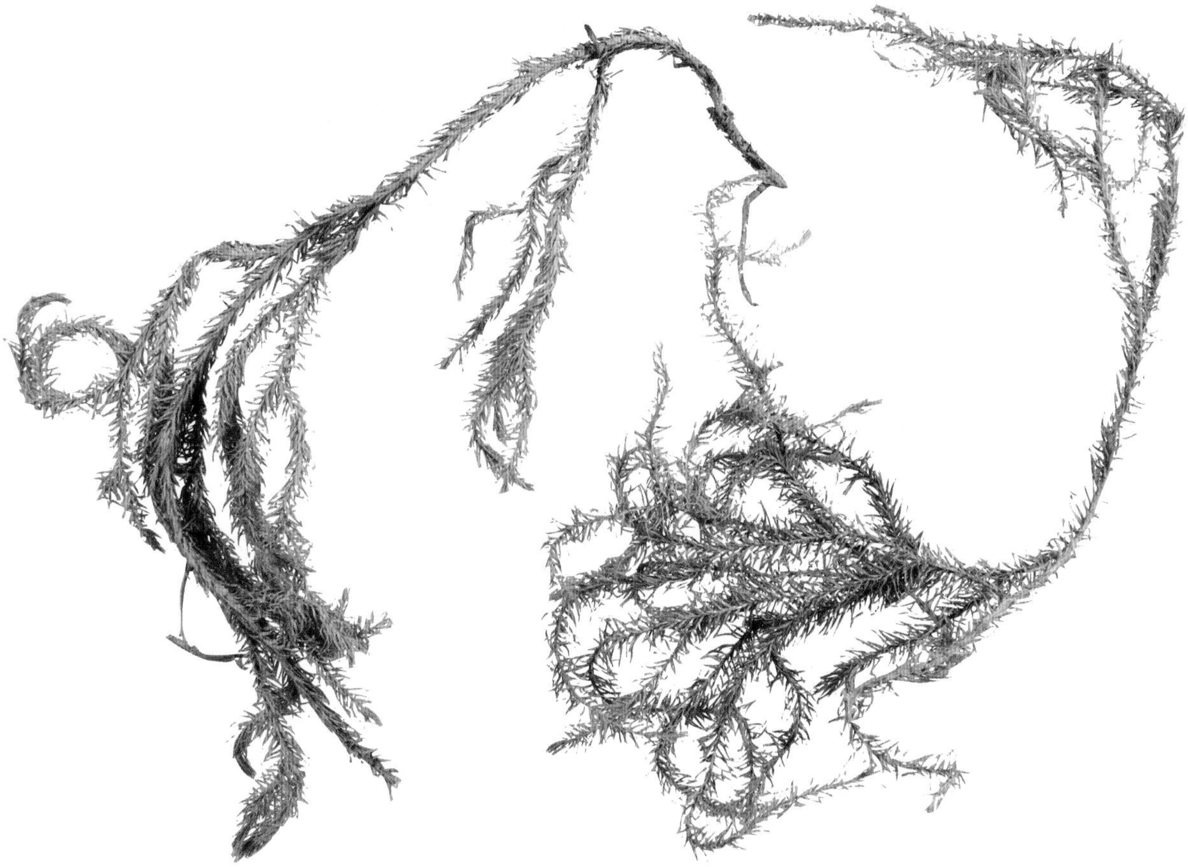

· 伸筋草

功效主治

微苦、辛，温。归肝、脾、肾经。祛风除湿，舒筋活络。用于关节酸痛，屈伸不利。

评 述

亳州市场伸筋草的主要来源 亳州市中药材交易市场内流通的商品伸筋草主要来源于石松 *Lycopodium japonicum* Thunb. ex Murray、东北石松 *Lycopodium clavatum* L. 和垂穗石松 *Palhinhaea cernua* (L.) Vasc. et Franco 及其他同科植物，其中主流商品为石松。此外，垂穗石松多来自江浙一带，东北石松均来自东北地区。

卷 柏

Selaginella tamariscina (P. Beauv.) Spring

中药名 卷柏（药用部位：全草）。

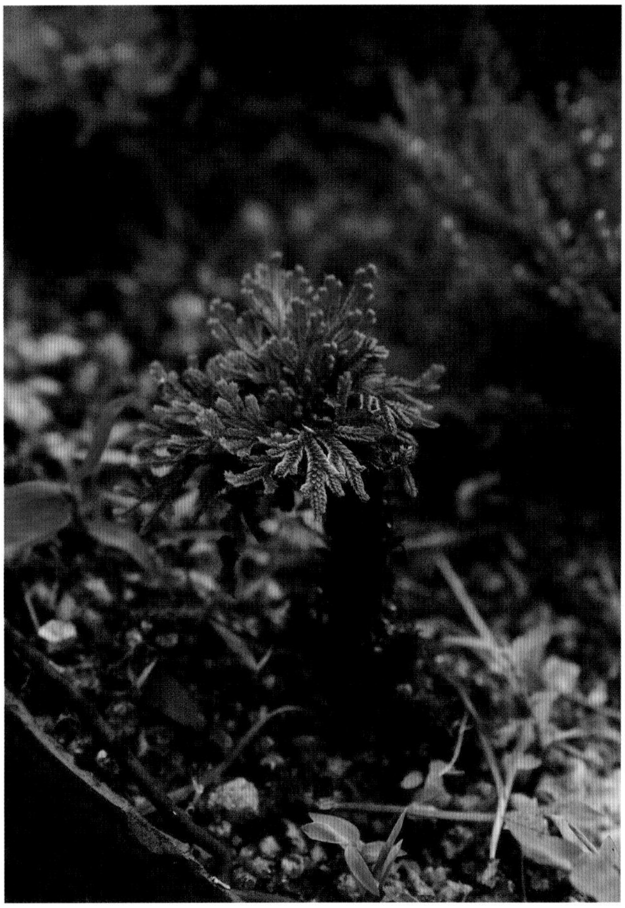
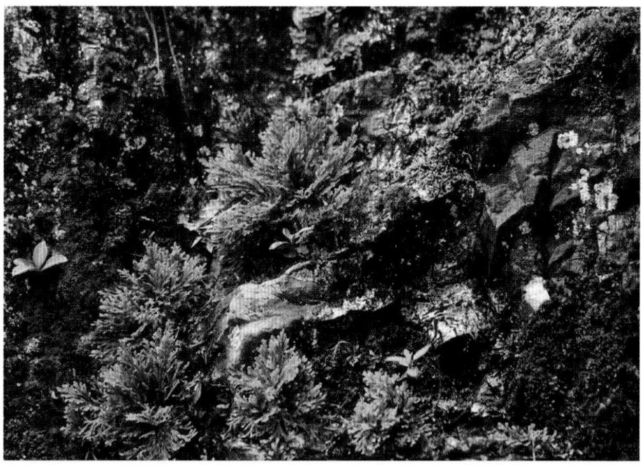
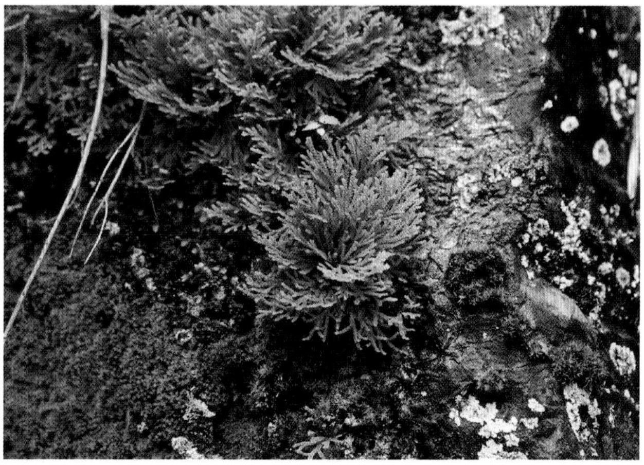

植物形态 多年生常绿草本，高 5~18cm。根聚生成短干，全株呈莲座状。主茎短，顶端丛生小枝；小枝扇形分叉，干时内卷如拳。营养叶二型，背腹各 2 列，交互着生。背叶（侧叶）斜展，长卵圆形，先端急尖而又具长芒，外侧边狭膜质而有微齿，内侧边宽膜质而全缘。腹叶（中叶）斜向上，不平行，卵状矩圆形，先端有长芒，边缘有微齿。孢子囊穗生于枝顶，无柄，四棱形；孢子叶卵状三角形；孢子囊二型，圆肾状，单生于孢子叶叶腋处。

生境分布 生于山坡岩石缝中或石壁上。分布于安徽省淮河以南各地山区。

资　源 安徽省卷柏药材为野生资源，野生资源量较少，主产于皖西大别山区和皖南山区，有少量的收购。

采收加工 全年均可采收，以秋季采收为好，采后剪去须根，除净泥沙，晒干。

药材性状

本品卷曲似拳状，基部残留多数棕色至棕褐色须根，散生或聚生成短干状。茎短，枝丛生，扁而有分枝，绿色或棕黄色，向内卷曲，枝上密生鳞片状叶；叶小，顶端锐尖并有长芒，腹叶（中叶）卵状矩圆形，斜向上排列，边缘膜质，具不整齐的细锯齿，背叶（侧叶）的膜质边缘常呈棕黑色或灰棕色。质脆易断。气微，味淡。

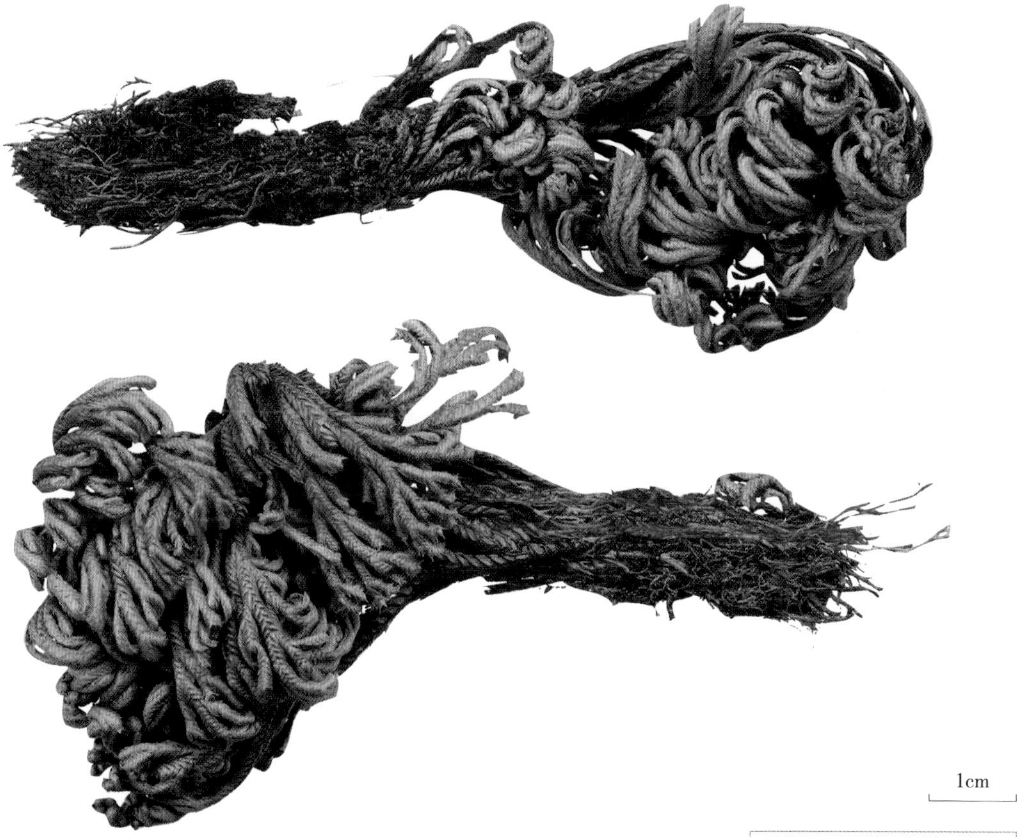

· 卷柏

功效主治

辛，平。归肝、心经。活血通经。用于经闭痛经，癥瘕痞块，跌扑损伤。炒炭化瘀止血。用于多种出血证。

评　述

卷柏的资源现状　卷柏形态优美，四季常青，干旱时卷曲如拳，遇水则展开鲜活，民间又称“九死还魂草”，多被移栽供庭院观赏，野生资源日益减少。

垫状卷柏

Selaginella pulvinata (Hook. et Grev.) Maxim.

中药名 卷柏（药用部位：全草）。

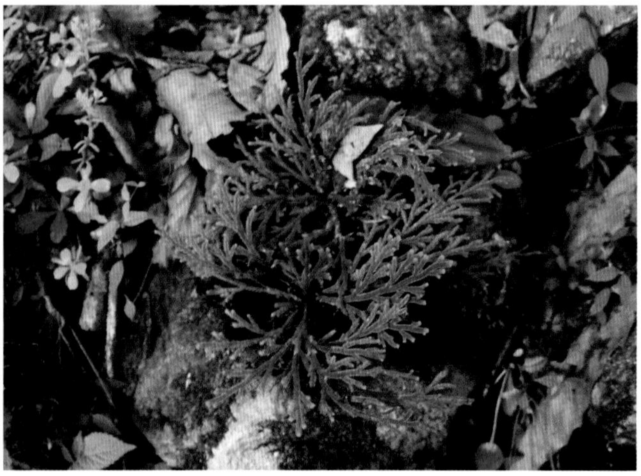

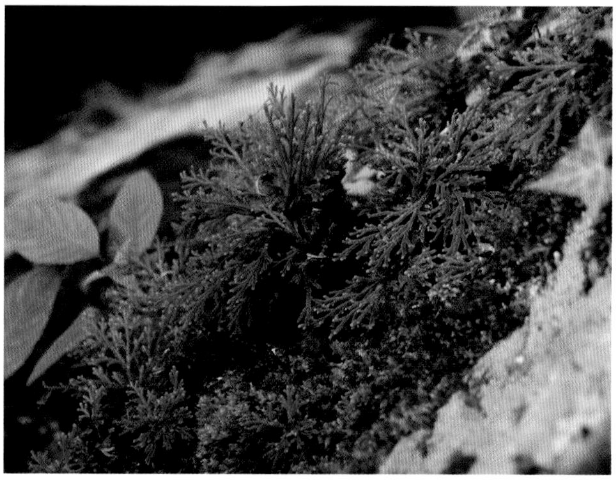

植物形态 本品与卷柏相似，全株呈莲座状，干后内卷如拳。根散生，不聚生成干，分枝多而密。主茎自近基部羽状分枝，不呈“之”字形。侧枝4~7对，2~3回羽状分枝。叶交互排列，二型；腹叶并行，指向上方，全缘。孢子叶球紧密，四棱柱形。孢子叶一型，边缘撕裂状，具睫毛。

生境分布 生于山坡岩石缝中、石壁上。分布于安徽省淮河以南各地山区。

资　　源 垫状卷柏全草为卷柏药材来源之一，安徽省资源量较少；产于皖西大别山区和皖南山区，资源日益濒危。

采收加工 全年均可采收，以秋季采收为好，采后剪去须根，除净泥沙，晒干。

药材性状

本品须根多散生。腹叶（中叶）卵状披针形，直向上排列。叶片左右两侧不等，内缘较平直，外缘常内折加厚，呈全缘状。气微，味淡。

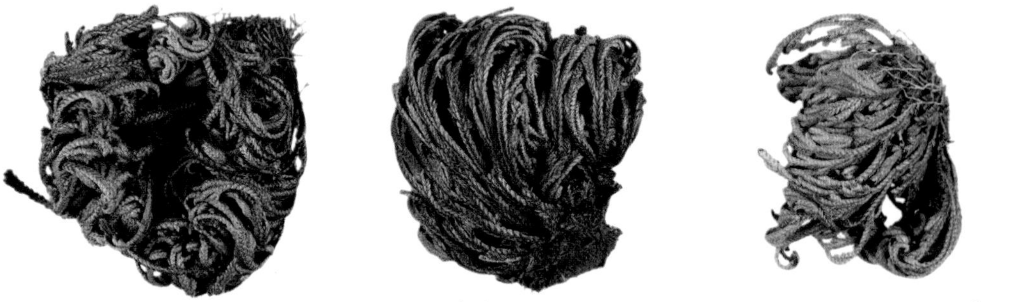

· 卷柏

功效主治 辛，平。归肝、心经。活血通经。用于经闭痛经，癥瘕痞块，跌扑损伤。炒炭化瘀止血。用于多种出血证。

槲　蕨

Drynaria fortunei (Knuze) J. Sm.

中药名　骨碎补（药用部位：根状茎）。

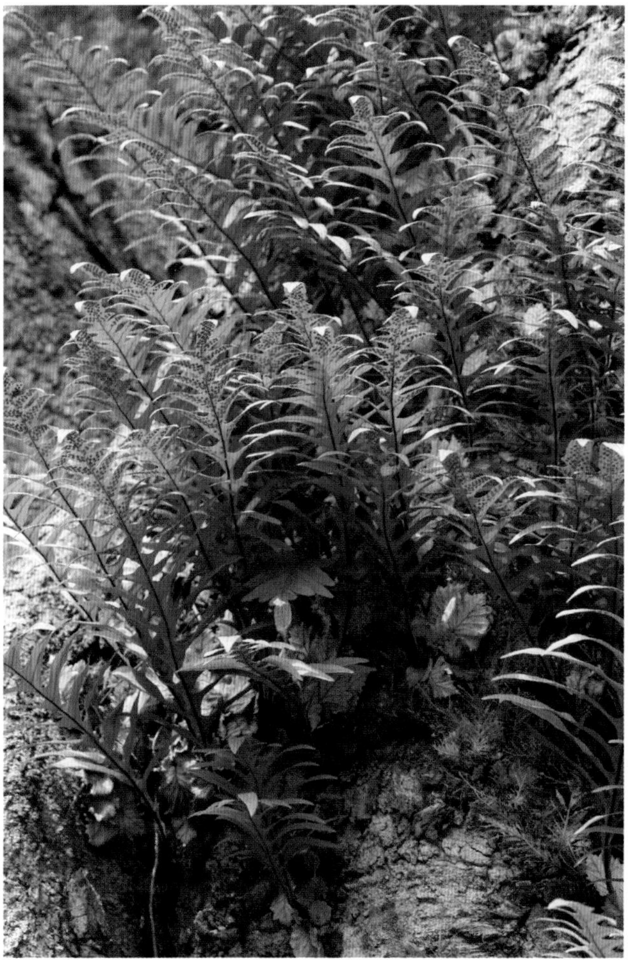
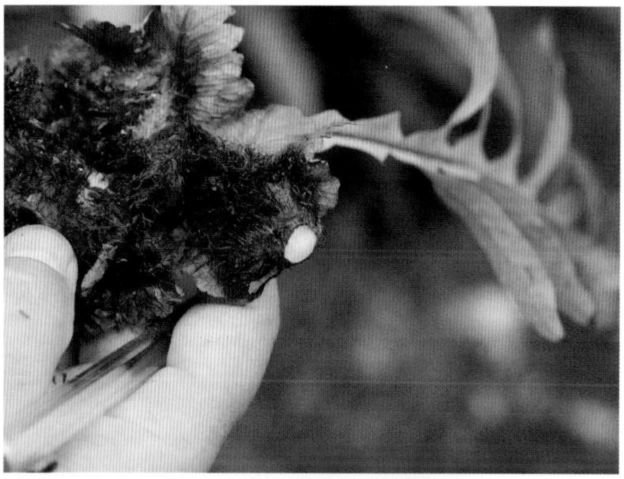
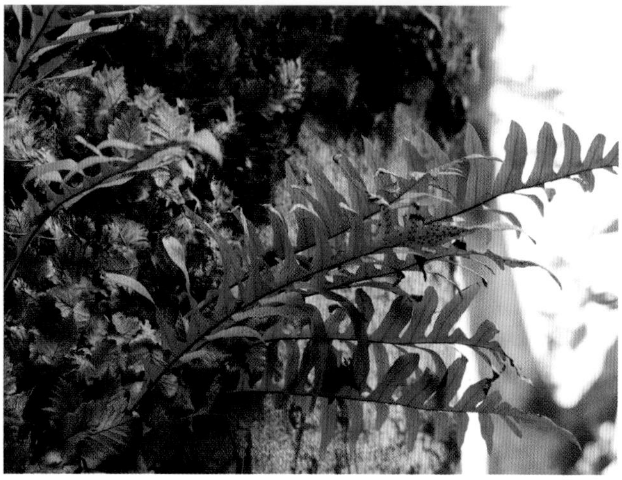

植物形态　通常附生岩石上，匍匐生长，或附着于树干，螺旋状攀缘。根状茎横生，粗壮肉质，密被钻状披针形鳞片。叶二型；叶状的营养叶早期绿色，后变成灰棕色，卵形，无柄，干膜质，长 5~7cm，宽约 3.5cm，基部心形，边缘有粗浅裂；孢子叶高大，纸质，网状脉。孢子囊群圆形，着生于内藏小脉的交叉点上，沿中脉两侧各排成 2~3 行，无囊盖群。

生境分布　常附生岩石上或古树干上。分布于皖西大别山区及皖南山区。

资　　源　安徽省骨碎补药材为野生资源，资源量较少，产于皖西大别山区和皖南山区，多自采自用。

采收加工　全年均可采挖，除去泥沙和杂质，干燥，或再燎去茸毛（鳞片）。

药材性状

本品呈扁平长条状，多弯曲，有分枝，长 5~15cm，宽 3~4cm。表面密被深棕色至暗棕色小鳞片，柔软如毛，经火燎者呈棕褐色或暗褐色，两侧及上表面均具突起或凹下的圆形叶痕，少数有叶柄残基和残留须根。体轻，质脆，易折断，断面红棕色，维管束呈黄色点状，排列成环。气微，味淡、微涩。

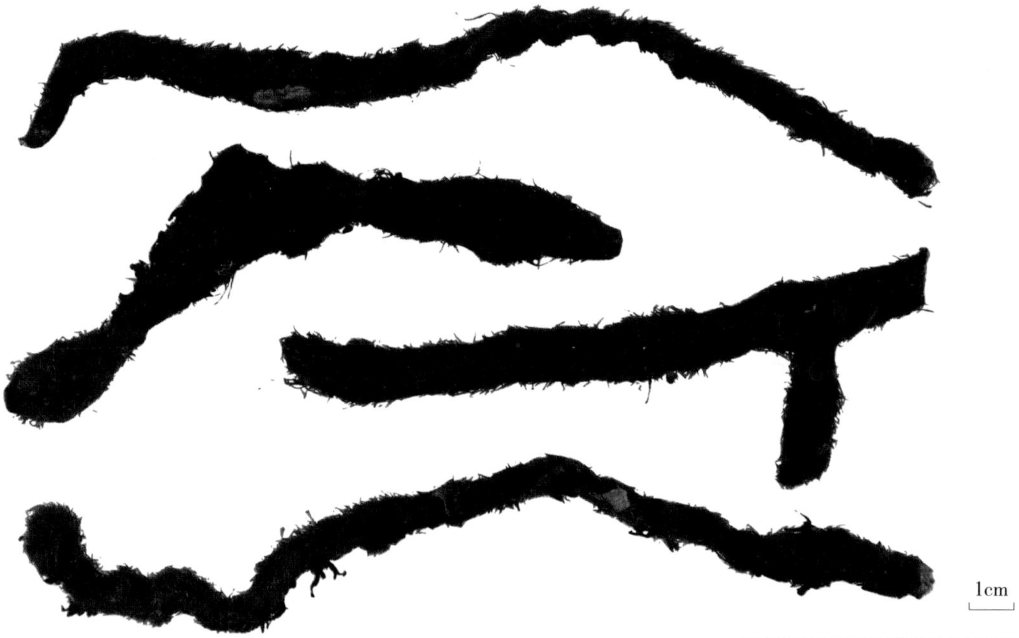

• 骨碎补

功效主治 苦，温。归肝、肾经。疗伤止痛，补肾强骨；外用祛风消斑。用于跌扑闪挫，筋骨折伤，肾虚腰痛，筋骨痿软，耳鸣耳聋，牙齿松动；外治斑秃，白癜风。

评 述

1. 安徽省槲蕨的资源利用历史 《本草图经》记载“骨碎补，生江南，今淮、浙、陕西、夔、路州郡亦有之”，并附图舒州（今安徽潜山）骨碎补。说明宋朝时期安徽省已经成为槲蕨的主产区之一。

2. 安徽省槲蕨的资源现状 槲蕨在安徽省局限分布于皖西大别山区南部和皖南山区，生长环境特殊，多生长在潮湿的石头或树干上，对环境要求苛刻，因此资源量较少，呈零星分布。现代药用骨碎补以野生槲蕨为主要来源，滥采滥挖对其野生资源造成了严重破坏，应该注意加强资源保护。

紫　萁

Osmunda japonica Thunb.

中药名　紫萁贯众（药用部位：根状茎及叶柄残基）。

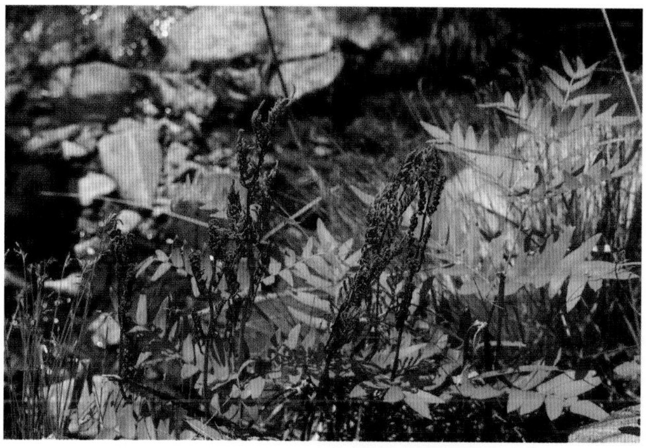

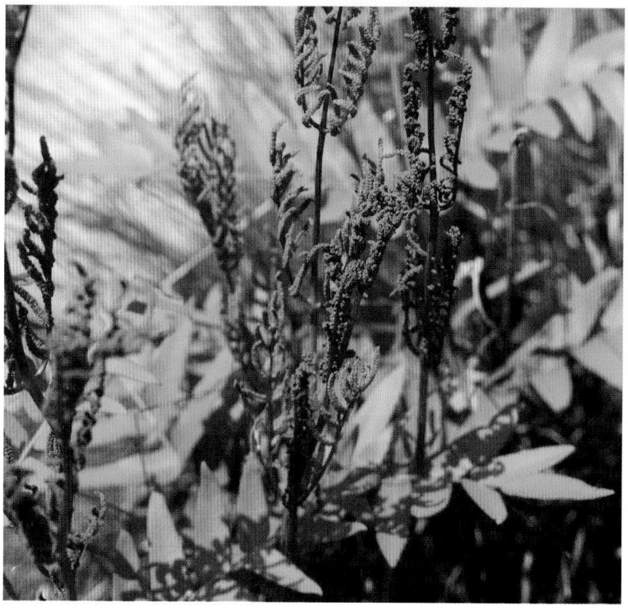

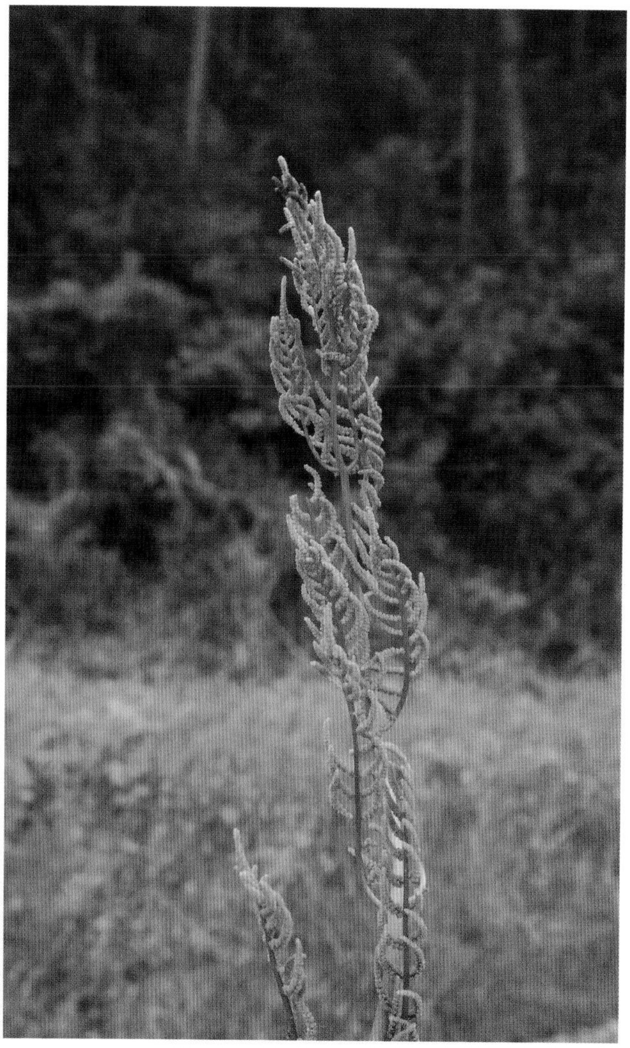

植物形态　多年生草本，高 30~100cm。根状茎粗壮，横卧或斜升，无鳞片。叶二型，幼时密被绒毛；营养叶有长柄，三角状阔卵形，顶部以下二回羽状，小羽片长圆形或长圆状披针形；孢子叶强度收缩，小羽片条形，沿主脉两侧密生孢子囊群，成熟后枯萎。

生境分布　生于山地林缘、荒坡草地灌丛中、溪边、路旁等地的酸性土壤。分布于皖西大别山区、皖南山区及江淮丘陵等地。

资　　源　安徽省紫萁贯众药材为野生资源，野生资源比较丰富，主产于皖西大别山区及皖南山区。

采收加工　春、秋二季采挖，洗净，除去地上叶柄及须根，晒干。

药材性状

本品略呈圆锥形或圆柱形，稍弯曲，长 10~20cm，直径 3~6cm。根状茎横生或斜生，下侧着生黑色而硬的细根，上侧密生叶柄残基。叶柄基部呈扁圆形，斜向上，长 4~6cm，直径 0.2~0.5cm，表面棕色或棕黑色，断面有"U"字形筋脉纹（维管束），常与皮部分开。质硬，不易折断。气微，味甘、微涩。

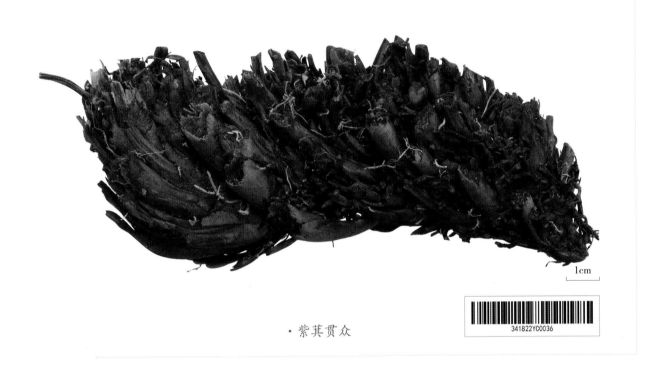

• 紫萁贯众

功效主治 苦，微寒。有小毒。归肺、胃、肝经。清热解毒，止血，杀虫。用于风热感冒，温毒发斑，热毒泻痢，疮痈肿毒，吐血，衄血，便血，崩漏以及多种寄生虫病。

评 述

安徽省紫萁的资源利用与开发 在皖南山区和皖西大别山区，早春采集拳曲的紫萁嫩叶，经沸水烫后晒干制成干菜，称作"薇菜"。紫萁幼叶干制品中含有 19 种氨基酸，且含量较高。紫萁是一种富集硒能力较强的蕨类植物。薇菜制品含有丰富的氨基酸。紫萁多糖能抗疱疹病毒、柯萨奇病毒、埃可病毒、流行性感冒病毒等，具有治疗创伤的作用。薇菜深受大众喜爱，也供出口。目前资源均来自野生，尚未开展栽培，可在适宜地区发展人工栽培。

庐山石韦

Pyrrosia sheareri (Bak.) Ching

中药名 石韦（药用部位：叶）。

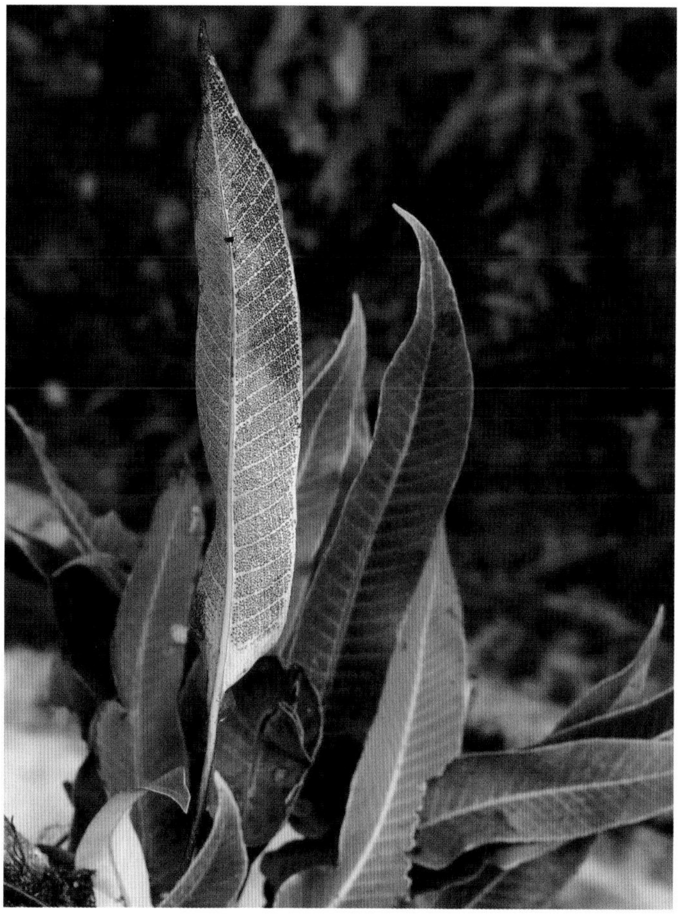

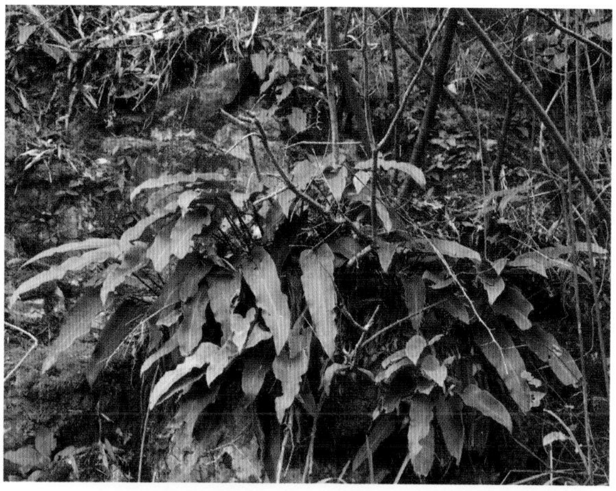

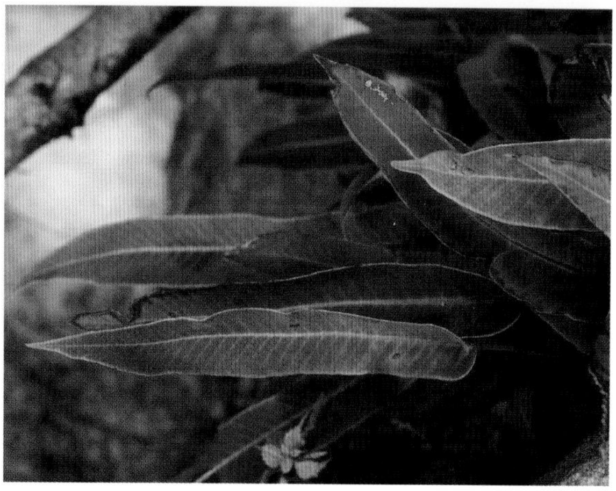

植物形态 多年生草本。根状茎细长，横生，与叶柄密生棕色的披针形鳞片，边缘具睫毛。叶近生，一型；叶柄粗壮，基部密被鳞片，向上疏被星状毛；叶片革质，椭圆状披针形，顶端钝圆，叶基部耳状偏斜，全缘；叶片上表面淡灰绿色或淡棕色，布满洼点，下表面棕色，密被厚层星状毛。孢子囊群满布于叶片下表面，幼时密被星芒状毛，成熟时露出，无囊盖群。

生境分布 附生于林下树干上或溪边岩石上。分布于皖西大别山区、皖南山区等地。

资　　源 庐山石韦为石韦药材的基原之一，市场上常称为“大石韦”。本品在安徽省为野生资源，资源量较少，产于皖西大别山区和皖南山区。

采收加工 全年均可采收，除去根状茎及根，洗净，晒干。

药材性状

本品叶一型，坚革质。叶片阔披针形，长 20~40cm，宽 3~5cm，先端渐尖，基部呈耳状偏斜，全缘；上表面黄绿色或黄棕色，散布黑色凹点，下表面密布短阔的星状毛。孢子囊群呈星点状，在侧脉间排列成行。叶柄粗壮，长 10~30cm，直径 3~5mm。气微，味微涩苦。

· 石韦

功效主治

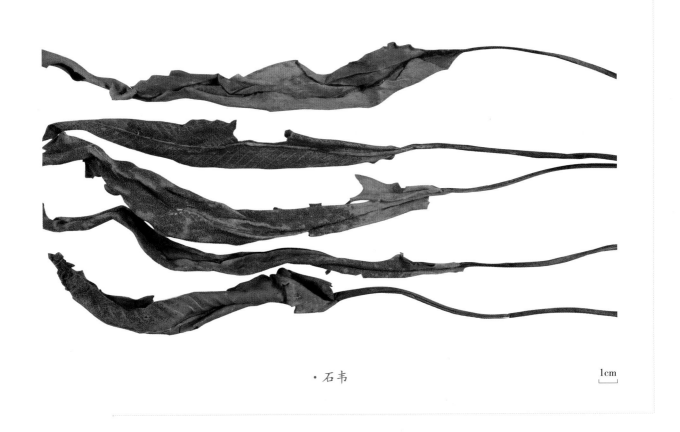

甘、苦，微寒。归肺、膀胱经。利尿通淋，凉血止血，清肺止咳。用于热淋，血淋，石淋，小便不通，淋沥涩痛，吐血，衄血，尿血，崩漏，肺热喘咳。

石 韦

Pyrrosia lingua (Thunb.) Farwell

中药名 石韦（药用部位：叶）。

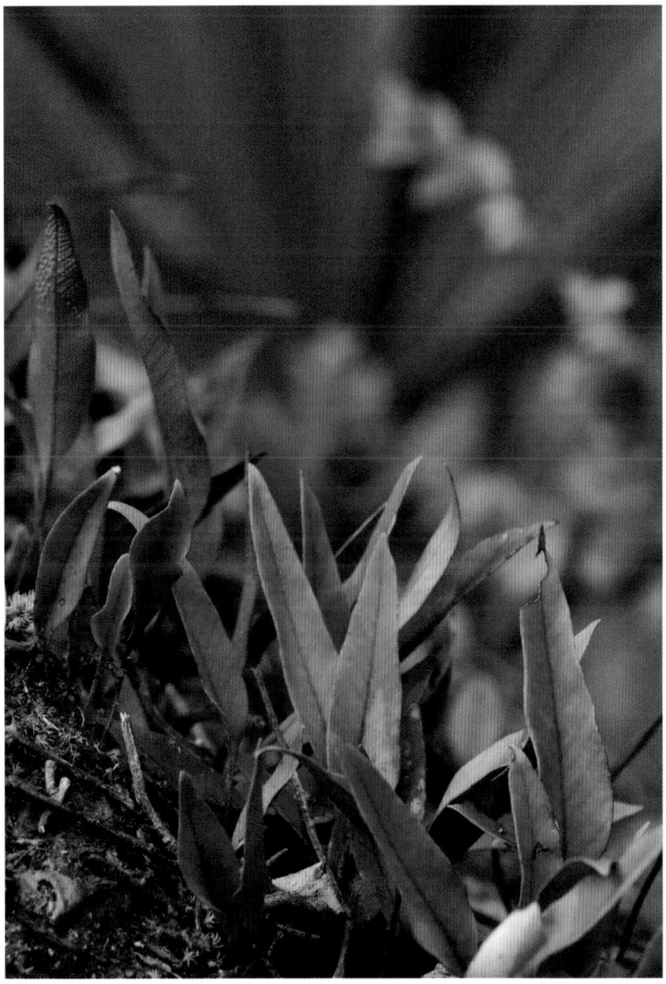

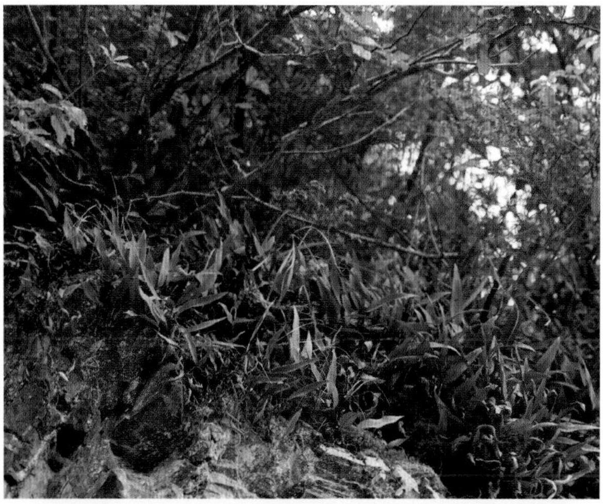

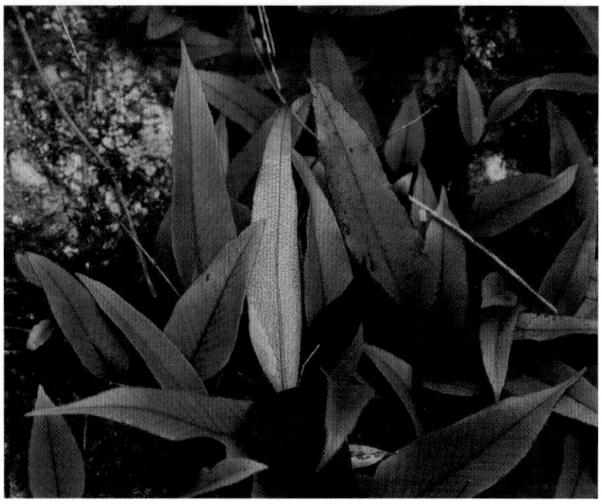

植物形态 草本，高 10~30cm。根状茎细长，横生，与叶柄密生棕色的披针形鳞片。叶远生，近二型；叶片革质，披针形至长披针形，全缘；上表面绿色，下表面密被灰棕色星芒状毛，不育叶比能育叶短而阔；中脉上凹下凸，小脉网状。孢子囊群满布于叶下表面，幼时密被星芒状毛，成熟时露出，无囊盖群。

生境分布 附生于林下树干上或溪边岩石上。分布于皖南山区、皖西大别山区及江淮丘陵等地。

资　源 石韦为石韦药材的基原之一。安徽省石韦药材为野生资源，蕴藏量较大，主产于皖西大别山区和皖南山区，常年有收购。

采收加工 全年均可采收，除去根状茎及根，晒干或阴干。

药材性状

本品叶二型，叶片内卷或平展，革质，均为披针形或矩圆状披针形。长 6~20cm，宽 2~5cm。上表面黄棕色；下表面主、侧脉均明显，用放大镜观察可见密被的浅棕色星状毛。能育叶下表面除有星状毛外，尚有孢子囊群。叶柄长 5~15cm，直径约 1.5mm。气微，味淡。

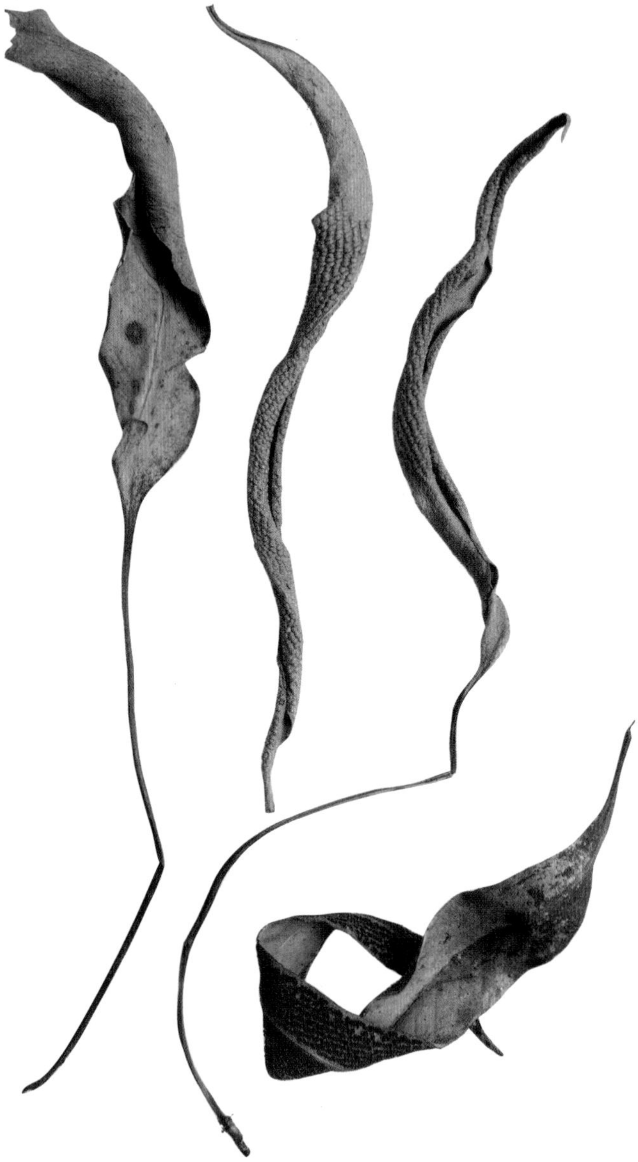

·石韦

1cm

功效主治

甘、苦，微寒。归肺、膀胱经。利尿通淋，凉血止血，清肺止咳。用于热淋，血淋，石淋，小便不通，淋沥涩痛，吐血，衄血，尿血，崩漏，肺热喘咳。

有柄石韦

Pyrrosia petiolosa (Christ) Ching

中药名 石韦（药用部位：叶）。

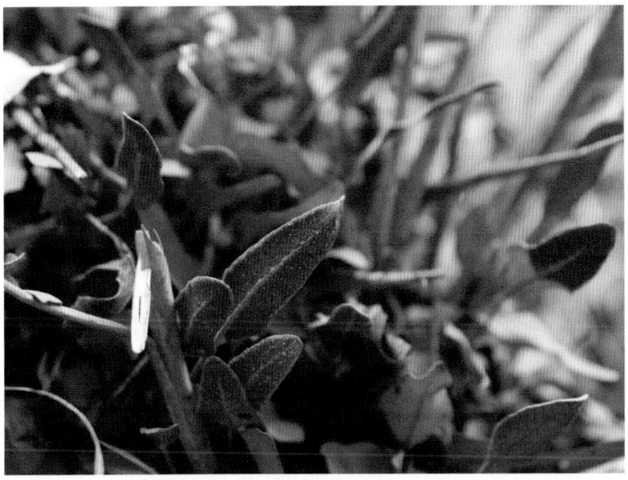
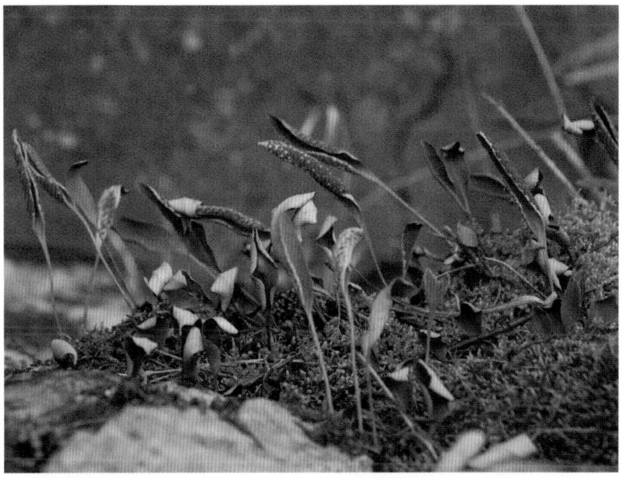
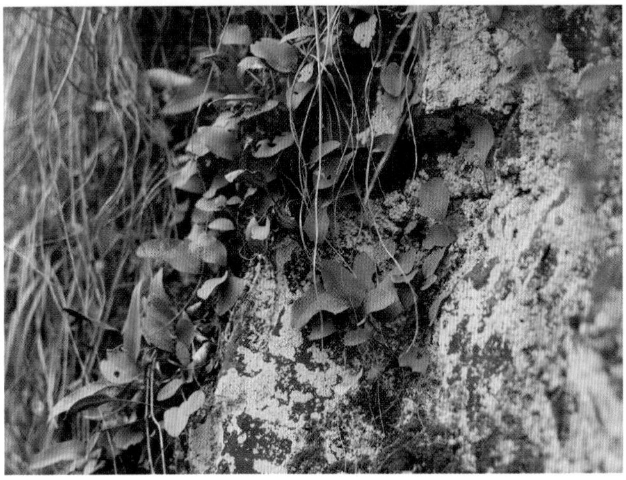
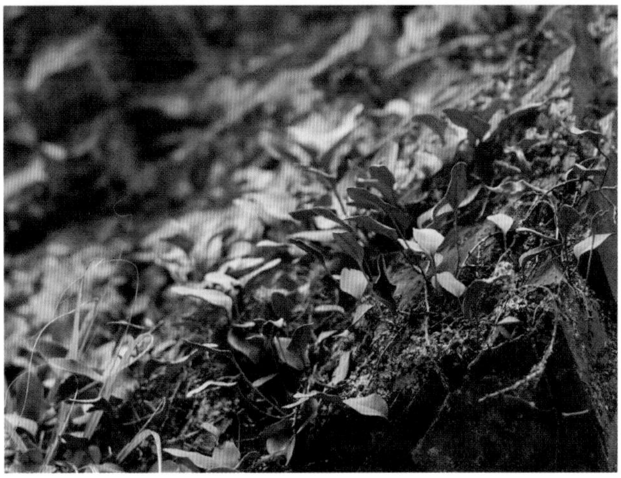

植物形态 多年生草本，植株高 5~16cm。根状茎细长，横走，幼时密被披针形棕色鳞片。叶远生，二型；孢子叶叶柄一般长 3.5~11cm，远长于叶片，被星状毛，营养叶叶柄与叶片近等长；叶片披针形，长 2~9cm。孢子囊群布满叶片下表面，深褐色，无盖。

生境分布 生于海拔 200m 以上的山坡、干旱裸露的岩石上、树干等。分布于皖西大别山区、皖南山区、沿江及江淮丘陵地区。

资　　源 有柄石韦为石韦药材的基原之一。本品在安徽省为野生资源，资源量较大，主产于皖西大别山区、皖南山区，常年有收购。

采收加工 春、夏、秋三季均可采收，除去根状茎及根、泥土等杂质，晒干。

药材性状

本品叶柄长于叶片，中央有 1 条纵向浅沟，沟内密被灰棕色星状毛。叶片薄革质，卷曲呈筒状，展平后呈广披针形至长圆状披针形，长 3~12cm，宽 1~2.5cm。先端钝，基部楔形，中脉明显，全缘；上表面灰棕色，散布小黑点，下表面密被棕色星状毛。孢子囊群成熟时满布于叶片下表面。气无，味微苦。以身干、叶多而大、革质而完整者为佳。

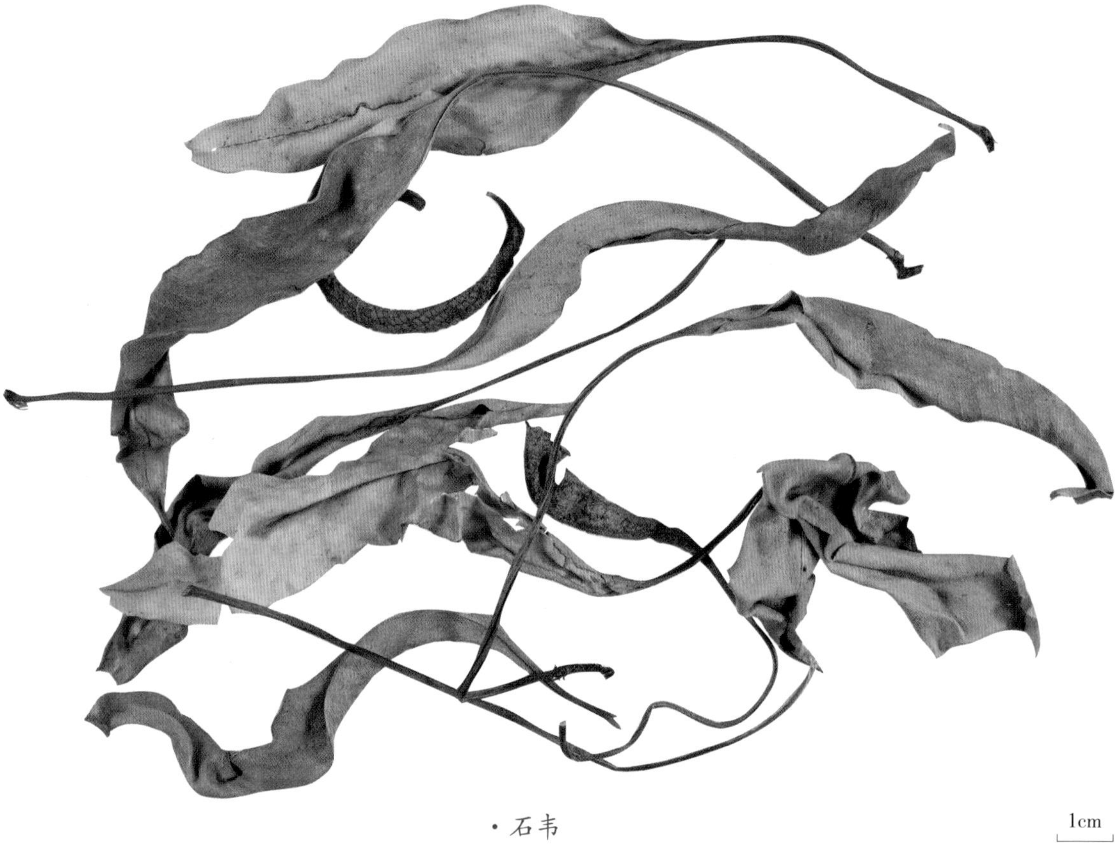

· 石韦

功效主治

甘、苦，微寒。归肺、膀胱经。利尿通淋，凉血止血，清肺止咳。用于热淋，血淋，石淋，小便不通，淋沥涩痛，吐血，衄血，尿血，崩漏，肺热喘咳。

银 杏

Ginkgo biloba L.

中药名　白果（药用部位：种子）、银杏叶（药用部位：叶）。

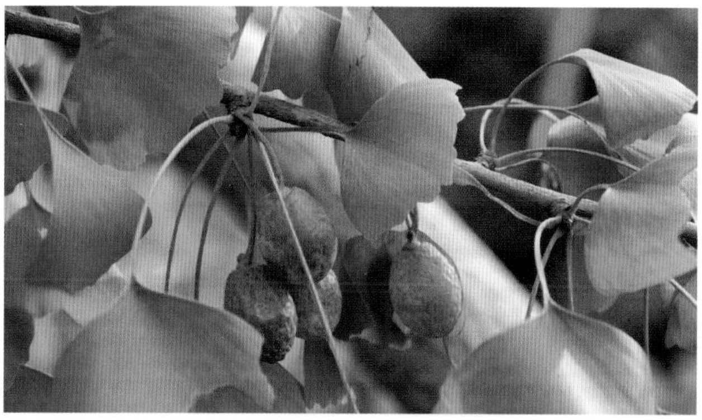

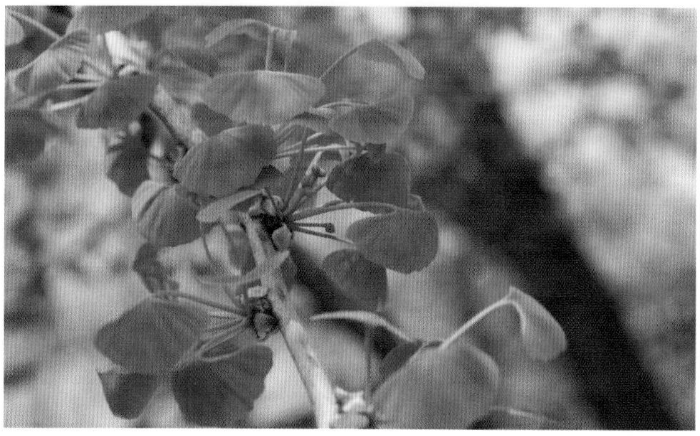

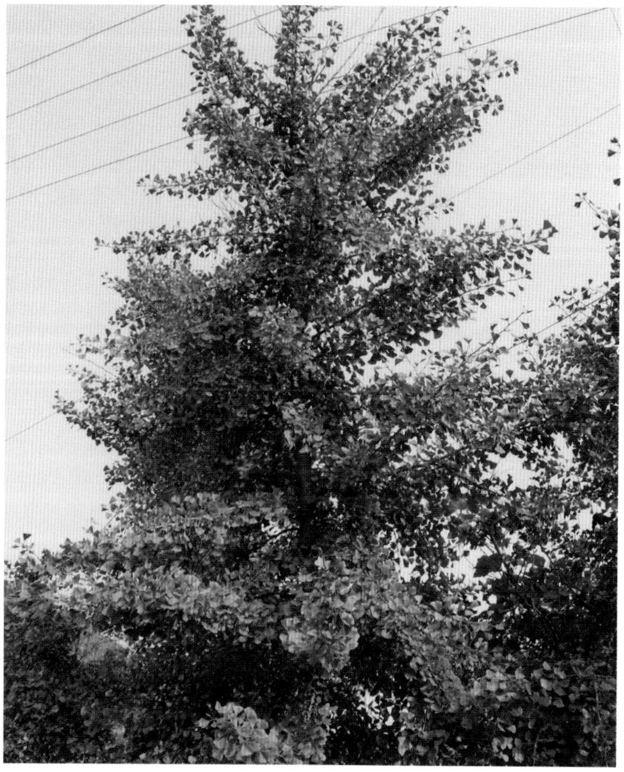

植物形态　落叶乔木，高可达 40m。枝有长枝与短枝，叶在长枝上螺旋状散生，在短枝上簇生；叶片扇形，顶端常 2 浅裂，叶脉二叉状分枝。雌雄异株，雄球花呈柔荑花序状，雄蕊多数，螺旋状着生，花药 2 室；雌球花有长柄，柄端二叉，生 2 个杯状心皮，每心皮上裸生 1 枚胚珠，常仅 1 枚发育。种子核果状；外种皮肉质，成熟时橙黄色；中种皮骨质，白色；内种皮膜质，淡红色。子叶 2 枚，胚乳丰富。

生境分布　生于海拔 1000m 以下的酸性土壤、排水良好地带的天然林中。安徽省各地均有栽培，皖南山区有极少数野生。

资　　源　安徽省六安市、九华山市、黄山市等地古银杏树资源比较丰富，其大多生长于古寺庙、村庄附近。安徽省白果与银杏叶药材资源比较丰富，年供应量较大。

采收加工　**白果**　9~11 月，当外种皮呈橙黄色时，或自然成熟脱落后采集，采后堆放在阴湿处，使外果皮腐烂，洗净外果皮后，晒干，即为白果药材，打碎外壳，剥出种仁。

银杏叶　8 月中旬至 10 月中旬，选择晴天采收，采后叶片应及时摊开晾晒，并不断翻动，促使叶片快速干燥。

药材性状

白果 本品略呈椭圆形，长1.5~3cm，宽1~2.2cm，厚约1cm。中种皮（壳）骨质，光滑，表面黄白色或淡棕黄色，具2~3条棱线。内种皮为1层红褐色的薄膜。种仁扁球形，横断面外层黄色，胶质样，内层淡黄色或淡绿色，粉性，中间有空隙。气微，味甘、微苦。

银杏叶 本品多皱折或破碎，完整者呈扇形，长4~12cm，宽5~15cm，黄绿色或浅棕色，上缘有不规则波状缺刻，中央浅裂或深裂，基部楔形；叶脉细密，自基部射出，多回二叉状；叶柄细，略扭曲，长2~8cm。纸质，易纵向撕裂。气微，味微苦。

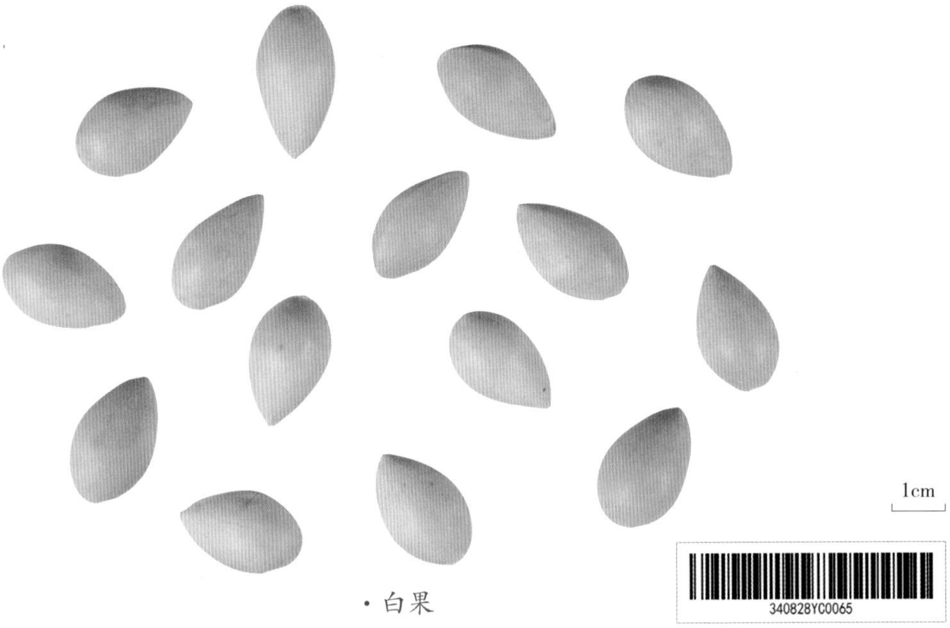

· 白果

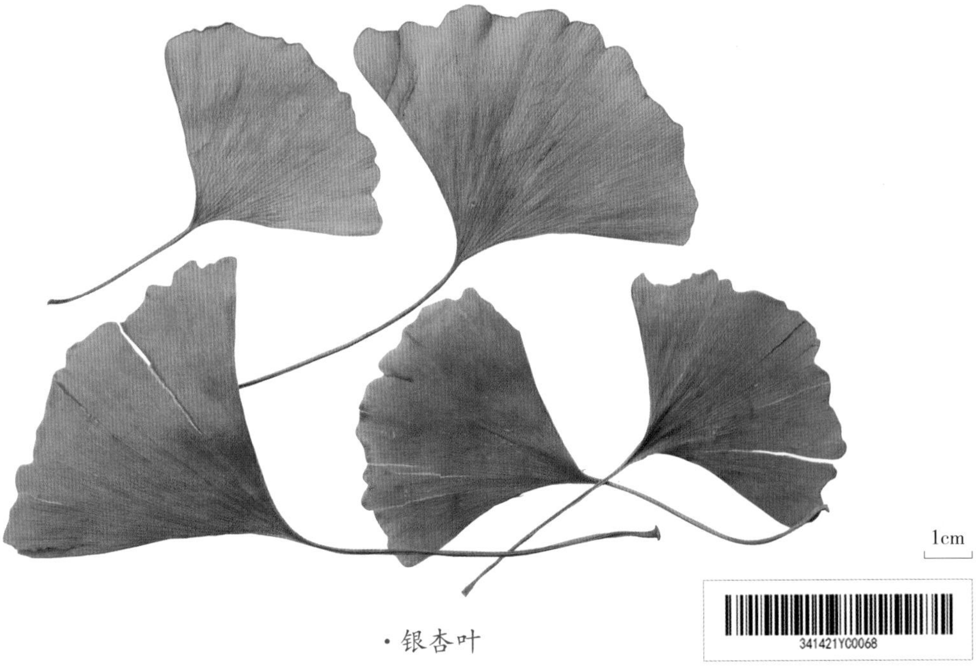

· 银杏叶

功效主治 **白果** 甘、苦、涩，平。有毒。归肺、肾经。敛肺化痰定喘，止带缩尿。用于痰多喘咳，带下，白浊，遗尿，尿频，遗精。

银杏叶 甘、苦、涩，平。归心、肺经。活血化瘀，通络止痛，敛肺平喘，化浊降脂。用于瘀血阻络，胸痹心痛，中风偏瘫，肺虚咳喘，高脂血症。

评 述

1. 白果的本草历史 白果始载于《绍兴本草》，曰："银杏，世之果实……宣州形大者佳。"《本草纲目》载："银杏，原生江南，以宣城者为胜，树高二三丈，叶薄，纵理俨如鸭掌形，有缺刻，面绿背淡，二月开花成簇，青白色，二更开花，随即卸落，人罕见之，一枝结子百十，状如楝子，经霜乃熟，烂去肉，取核为果，其核两头尖，其仁嫩时绿色，久则黄。"说明安徽省银杏早在宋代已被利用。宋代诗人梅尧臣有诗云："鸭脚类绿李，其名因叶高。吾乡宣城郡，多以此为劳。种树三十年，结子防山猱。"晁无咎诗曰："宣城此物（指银杏）常充贡。"可见，当时宣州的银杏已有相当规模的栽培面积和产量。

2. 白果的基原 2015年版《中国药典》记载白果来源于银杏科植物银杏 *Ginkgo biloba* L.的干燥种子，而安徽省的古银杏树及成龄银杏树多是当地品种，其中亦有优良品种，如金寨县沙河乡的银杏有茶果、大茶果、大核果、中果、大药果、米果等地方名称，黄山市的银杏亦有称为蝙蝙子的品种。

金钱松

Pseudolarix amabilis (Nelson) Rehd.

中药名 土荆皮（药用部位：根皮及近根部的茎皮）。

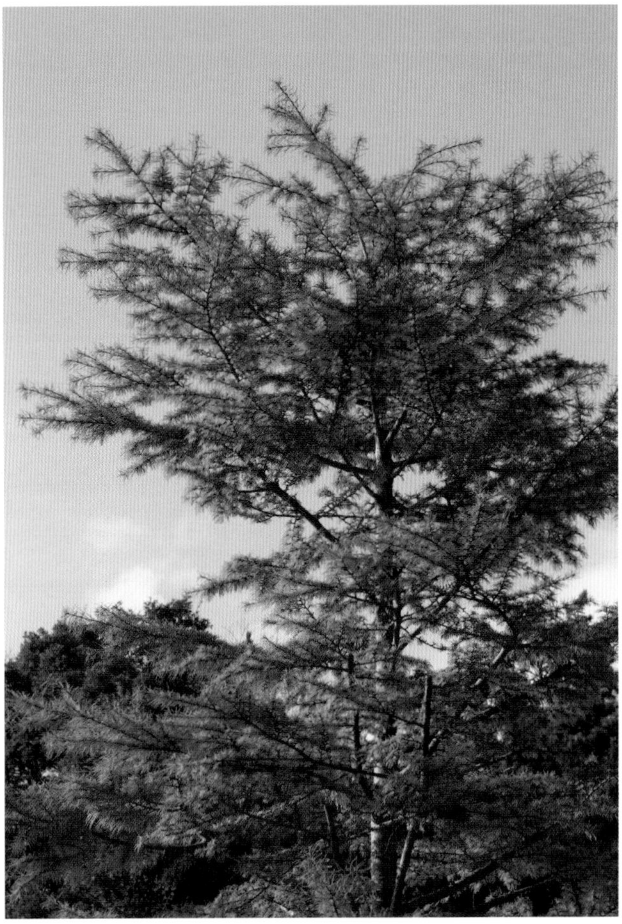

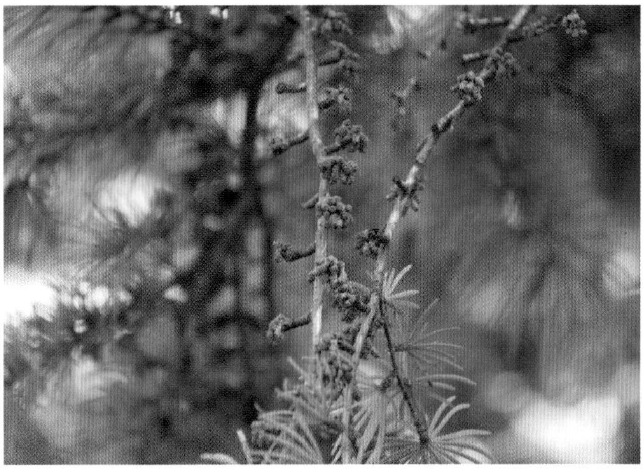

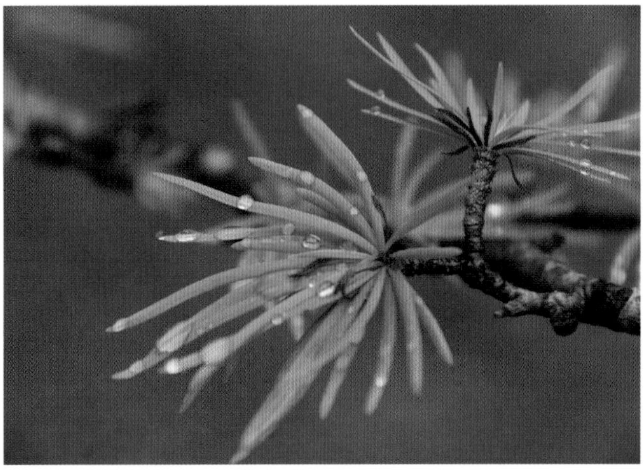

植物形态 落叶乔木。树干通直，树皮粗糙，灰褐色，裂成不规则的鳞片状块片；枝平展，树冠宽塔形；长枝之叶辐射伸展，短枝之叶簇状密生，平展成圆盘形，秋后叶呈金黄色。雄球花黄色，圆柱状，下垂；雌球花紫红色，直立，椭圆形。球果卵圆形或倒卵圆形，中部的种鳞卵状披针形。种子卵圆形。

生境分布 生于海拔 100~1500m 的针叶林、阔叶树林中，在海拔 1000m 以下生长良好，可作为荒山造林树种。分布于皖西大别山区和皖南山区，其中黟县、九华山市等地有较大面积的金钱松树林，岳西县、霍山县、广德市、绩溪县和黄山市等地亦有散生。

资　源 安徽省土荆皮药材主要为栽培资源，主产于皖南山区，药材资源蕴藏量较大，但未被利用。

采收加工 立夏前后采收根皮或近根部茎皮，除去杂质，晒干。

药材性状

根皮 本品呈不规则长条状，扭曲而稍卷，大小不一，厚 2~5mm。外表面灰黄色，粗糙，有皱纹及灰白色横向皮孔样突起，粗皮常呈鳞片状剥落，剥落处红棕色。内表面黄棕色至红棕色，平坦，有细致的纵向纹理。质韧，折断面呈裂片状，可层层剥离。气微，味苦而涩。

近根茎皮 本品呈板片状，厚约 8mm，粗皮较厚。外表面龟裂状，内表面较粗糙。

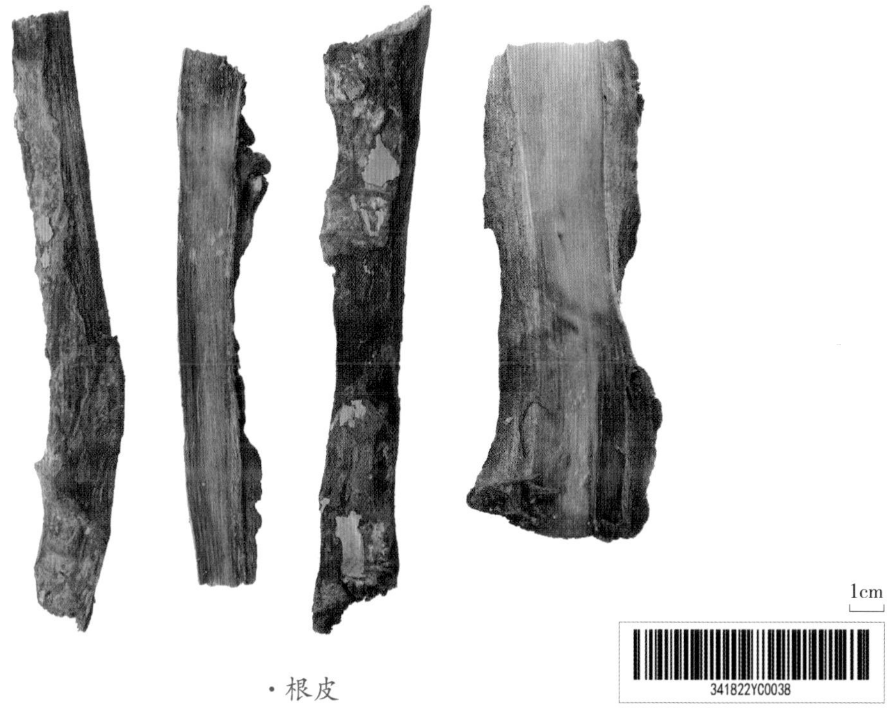

· 根皮

功效主治

辛，温。有毒。归肺、脾经。杀虫，疗癣，止痒。用于体癣、手足癣、头癣等多种癣病，湿疹，皮炎，皮肤瘙痒。

评　述

安徽省土荆皮的资源利用 《药材资料汇编》记载，土荆皮以浙江省长兴县、安徽省广德市为主产地。土荆皮为江淮地区民间习用的一种药材，用于治疗皮肤癣痒。在唐代之前，金钱松就作为庭园观赏树种栽培。因其叶形奇特，形如“金钱”，故名“金钱松”。安徽省各地常将其作为行道树引种栽培。金钱松树形优美，秋季叶片金黄，蔚然可观。

侧柏

Platycladus orientalis (L.) Franco

中药名 柏子仁（药用部位：种仁）、侧柏叶（药用部位：枝梢和叶）。

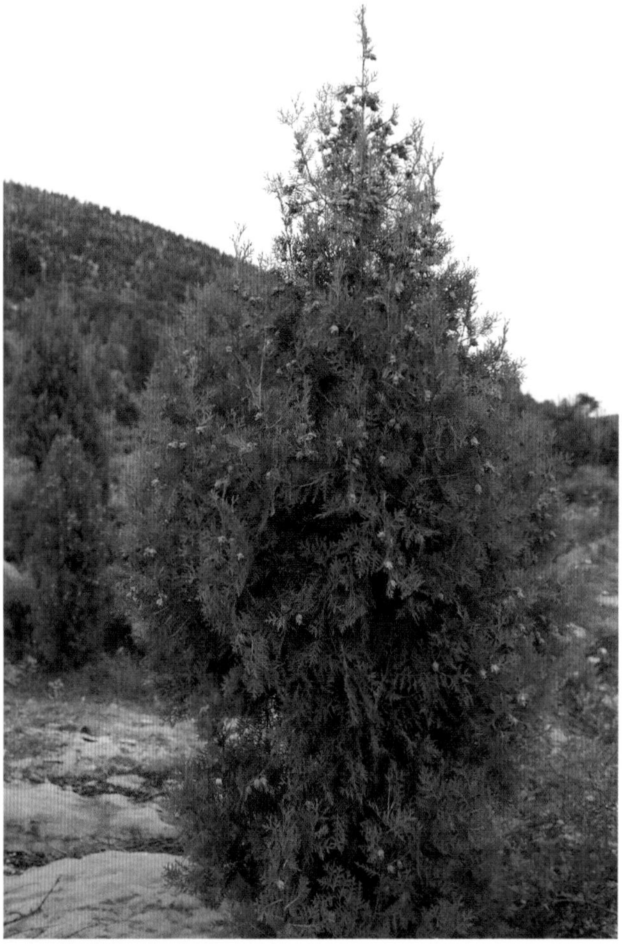
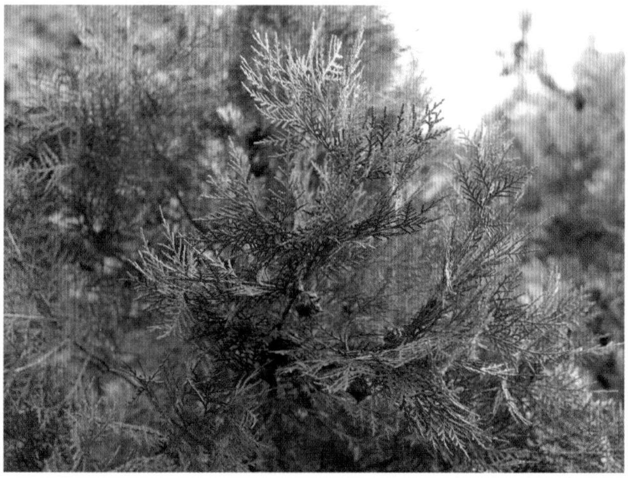
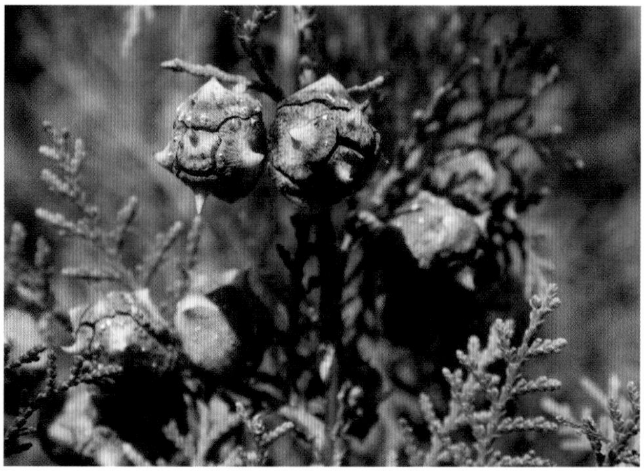

植物形态 常绿乔木。小枝扁平，排成一平面，直展。叶鳞片状，交互对生，贴于小枝。球果卵圆形，幼时肉质，蓝绿色，被白粉，熟时木质，褐色，顶端开裂。种鳞 4 对，扁平，仅中间 2 对各生 1~2 枚种子，无翅。

生境分布 生于石灰岩山地、阳坡及平原等。安徽省广泛栽培，淮北市、萧县、江淮丘陵岗地有大面积栽培。

资　　源 安徽省柏子仁和侧柏叶药材均为栽培资源，全省各地有产，蕴藏量比较大。

采收加工 **柏子仁** 冬初种子成熟时采收，晒干，压碎种皮，簸净，阴干，收集种仁用。

侧柏叶 全年均可采收，以夏、秋二季采收为佳，剪下大枝，干燥后取其小枝叶，扎成小把，置通风处风干，不宜曝晒。

药材性状

柏子仁 本品呈长卵形或长椭圆形，长 4~7mm，直径 1.5~3mm。表面黄白色或淡黄棕色，外包膜质内种皮，顶端略尖，有淡褐色的小点，基部钝圆。质软，富油性。气微香，味淡。

侧柏叶 本品多分枝，小枝扁平，长短不一，叶细小鳞片状，交互对生，贴伏于小枝上，表面深绿色或黄绿色。质脆，易折断，断面黄白色。气清香，味苦涩、微辛。

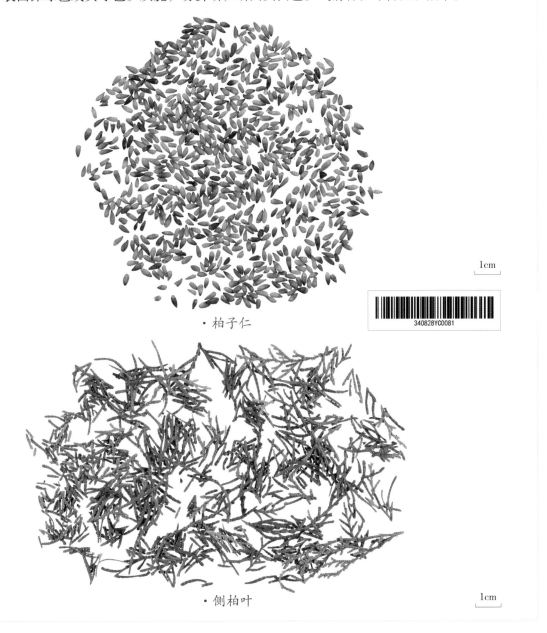

340828YC0081

· 柏子仁

· 侧柏叶

功效主治

柏子仁 甘，平。归心、肾、大肠经。养心安神，止汗，润肠。用于虚烦失眠，心悸怔忡，阴虚盗汗，肠燥便秘。

侧柏叶 苦、涩，寒。归肺、肝、脾经。凉血止血，生发乌发。用于吐血，衄血，咯血，便血，崩漏下血，血热脱发，须发早白。

榧　树

Torreya grandis Fort. ex Lindl.

中药名　榧子（药用部位：种子）。

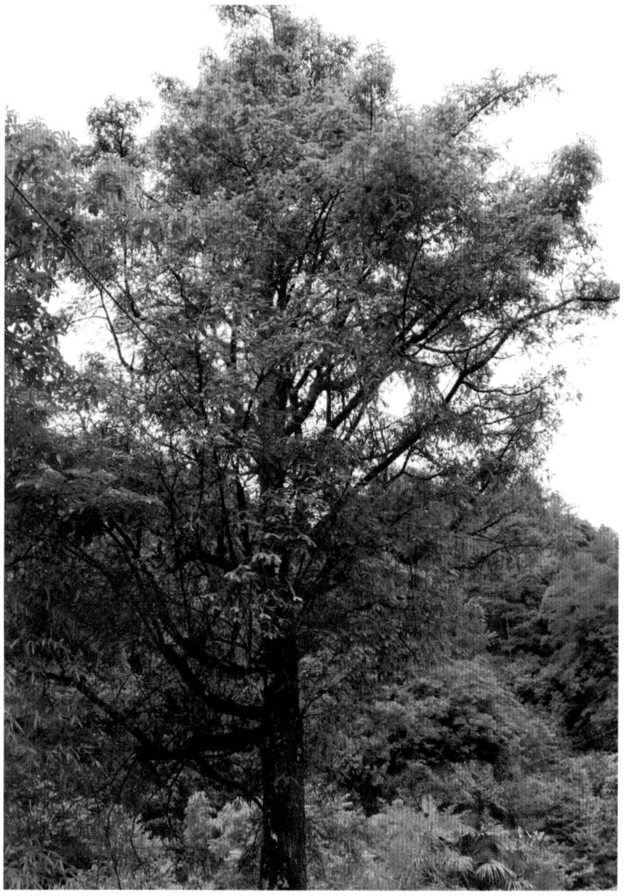

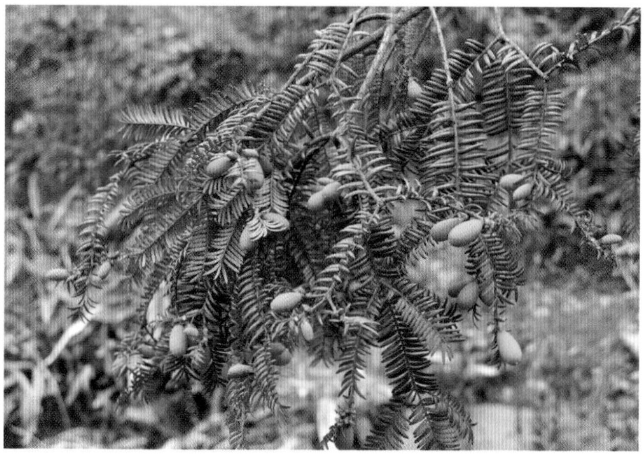

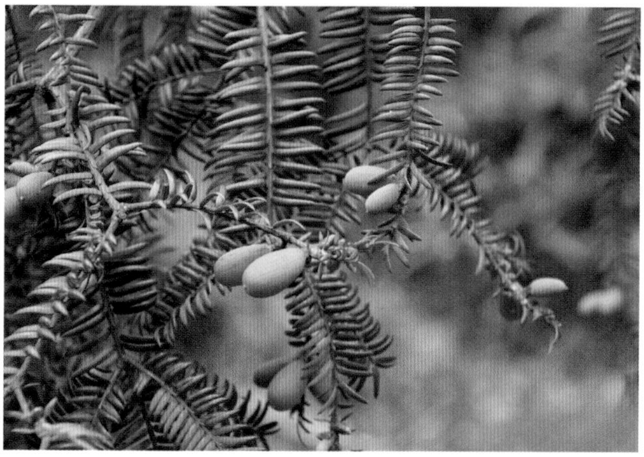

植物形态　常绿乔木。叶螺旋状着生，扭曲成2列，坚硬，上表面深绿色，无明显中脉，下表面淡绿色。雄花圆柱形，雄蕊有4个药室；雌球花2朵，成对生于叶腋。种子椭圆形，熟时由假种皮包被，淡紫褐色，有白粉。

生境分布　栽培于海拔1400m以下温暖多雨的黄壤、红壤、黄褐土地区。分布于皖南山区和皖西大别山区。

资　　源　我国特有树种。安徽省榧子药材主要为栽培品。主产于黄山西南部河谷两侧的黟县、休宁县、歙县交界处，其中心产地为黄山区樵山村、黟县泗溪乡双联村、休宁县儒村乡和里仁村、歙县；大别山区的舒城县、霍山县亦产，产量较少。2013年黄山区榧树林栽培面积约3万亩，榧子资源丰富，主要供食用。

采收加工　秋季种子成熟时采收，除去肉质假种皮，洗净，除去杂质，晒干。

药材性状

本品呈卵圆形或长卵圆形，长 2~3.5cm，直径 1.3~2cm。表面灰黄色或淡黄棕色，有纵皱纹，一端钝圆，可见椭圆形的种脐，另端稍尖。种皮质硬，厚约 1mm。种仁表面皱缩，外胚乳灰褐色，膜质；内胚乳黄白色，肥大，富油性。气微，味微甜而涩。

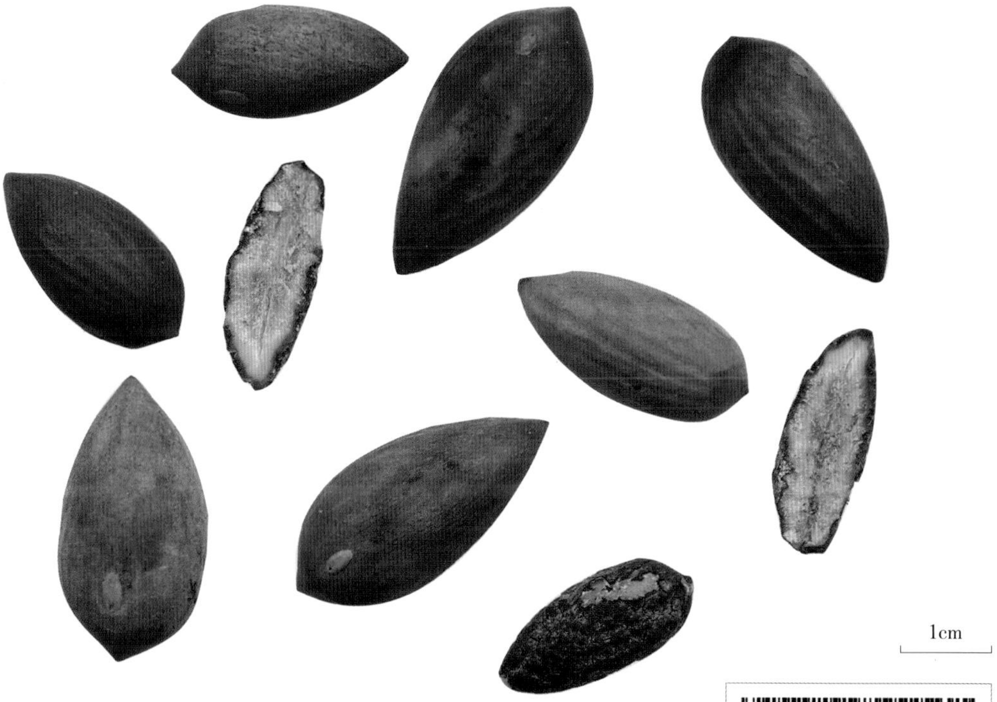

· 榧子

功效主治 甘，平。归肺、胃、大肠经。杀虫消积，润肺止咳，润肠通便。用于钩虫病，蛔虫病，绦虫病，虫积腹痛，小儿疳积，肺燥咳嗽，大便秘结。

评 述

榧子资源利用的演变 传统上榧子入药以杀虫为主。但随着化学驱虫药的普及，榧子不再被用于杀虫，取而代之的是作为坚果食用。其在皖南一带栽培历史悠久，且栽培品种类型丰富，常进行嫁接以提高产量。

杜　仲

Eucommia ulmoides Oliver

中药名　杜仲（药用部位：树皮）。

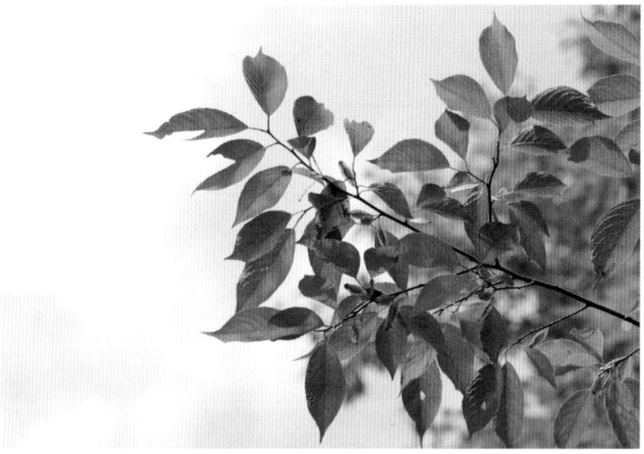

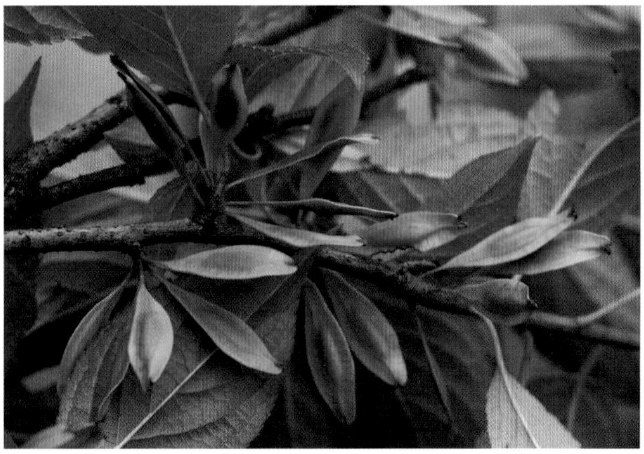

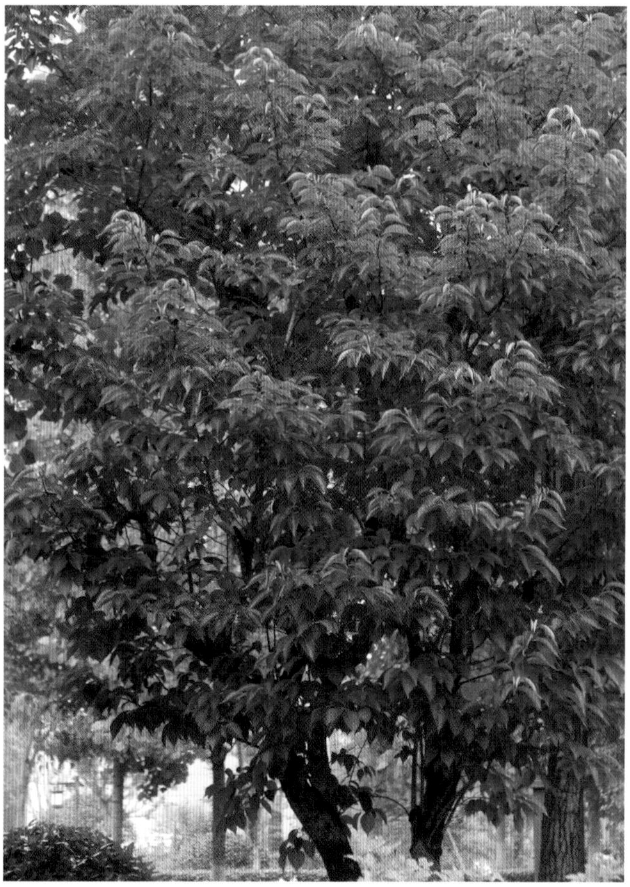

植物形态　落叶乔木，高达 20m。树皮灰色。单叶互生，叶卵形或椭圆形，边缘有锯齿。花单性，雌雄异株，无花被，常先于叶开放，生于小枝基部；雄花具短梗，雄蕊 6~10 枚；雌花具短梗，子房狭长，顶端有 2 个叉状柱头。翅果狭椭圆形，长约 3.5cm。

生境分布　分布于皖南地区、淮河以南各地。各地广泛栽种。

资　　源　安徽省杜仲药材以栽培品为主，其中霍山县、金寨县、岳西县、桐城市、太湖县、和县及滁州市等地有大面积栽培，资源丰富。

采收加工　6~7 月，选取栽培 10~20 年的杜仲，用半环剥法剥取树皮。在离地面 10cm 以上的树干，切树干的一半或三分之一，注意割至韧皮部时不伤及形成层，然后剥取树皮。剥皮宜选多云或阴天，不宜在雨天及炎热的晴天进行。剥下树皮用开水烫泡，将皮展平，将树皮内面相对叠平，压紧，严密包藏于稻草内使其发汗，一周后，内皮略呈黑褐色，取出晒干，刮去外皮。

药材性状

本品呈板片状或两边稍内卷，大小不一，厚2~7mm。外表面淡棕色或灰褐色。去粗皮者较平坦，有明显的纵皱纹或不规则的纵裂槽纹；未刮净粗皮者表面粗糙，有斜方形皮孔。内表面紫褐色或暗紫色，光滑。质硬而脆，易折断，断面有细密银白色并富弹性的橡胶丝相连。气微，味稍苦，嚼之有胶状残余物。

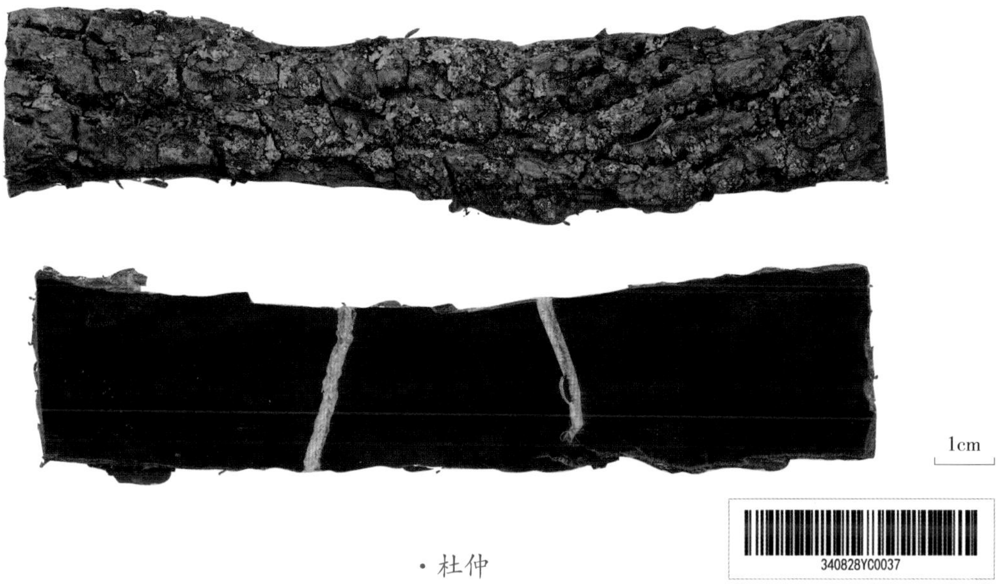

· 杜仲

功效主治 甘，温。归肝、肾经。补肝肾，强筋骨，安胎。用于肝肾不足，腰膝酸痛，筋骨无力，头晕目眩，妊娠漏血，胎动不安。

评　述

安徽省杜仲的资源现状 杜仲在各地均有分布，其中以淮河以南地区分布较多。20世纪50~60年代安徽全省范围内曾大面积栽培，20世纪80年代时常发生偷盗杜仲树皮现象。当时多将全株伐倒以剥取树皮，导致杜仲资源大幅度下降，杜仲林面积逐渐萎缩。目前市场上杜仲价位低，且杜仲生长年限较长，一般需15年左右才能提供商品，远没有种植观赏树木的经济价值高，导致农民栽种杜仲的积极性不高，有些地区杜仲林遭伐，改成种植经济树木。在调查中发现黄山、滁州地区等地有一些早年的杜仲林已荒废，多逸为野生杜仲。

桑

Morus alba L.

中药名　桑白皮（药用部位：根皮）、桑枝（药用部位：嫩枝）、桑叶（药用部位：叶）、桑椹（药用部位：成熟果穗）。

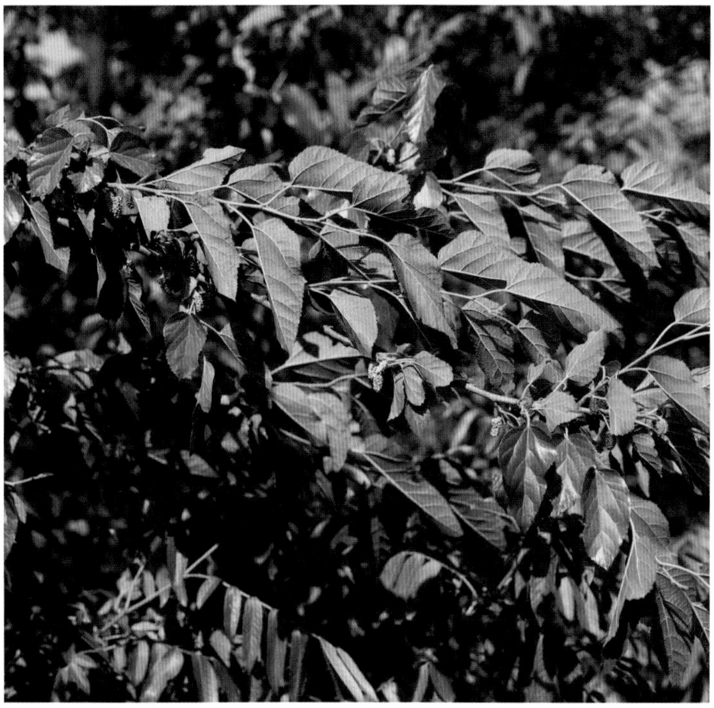

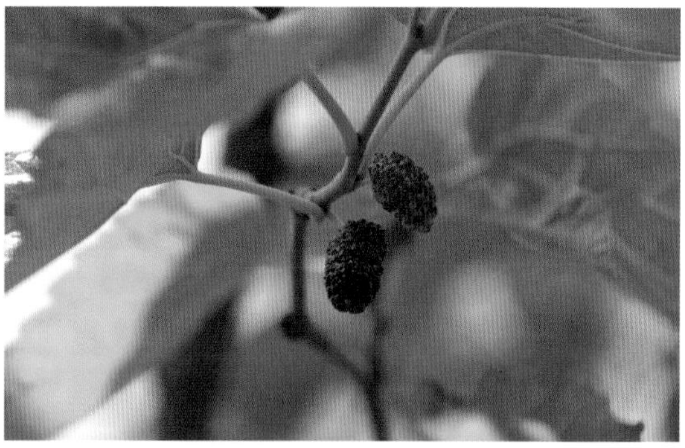

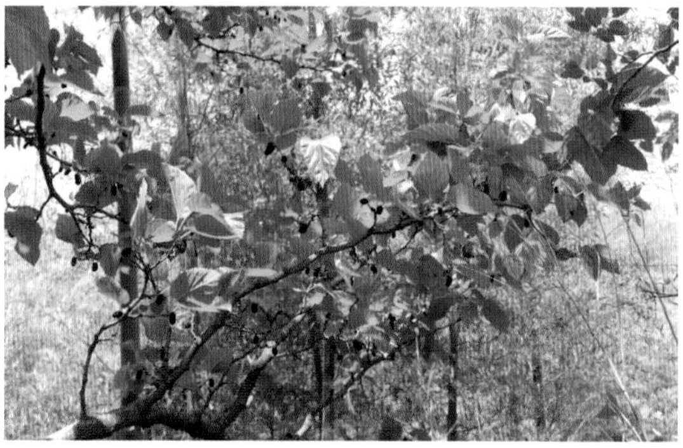

植物形态　落叶乔木，具乳汁。叶互生，卵形，有时分裂；托叶早落。花雌雄异株，呈柔荑花序；雄花花被片 4 枚；雄蕊 4 枚，与花被片对生，中央具不育雌蕊；雌花花被片 4 枚，子房上位，2 个心皮合生成 1 室，1 枚胚珠。小瘦果包于肉质花被内，组成聚花果，熟时紫色。

生境分布　生于村宅旁、路边、田埂边、山坡等地。安徽省各地均有野生桑的分布，皖西大别山区、皖南山区有大面积桑的栽培，主要供养蚕。

资　　源　桑白皮、桑叶、桑枝、桑椹药材在安徽省既有野生资源，也有栽培资源，药材资源非常丰富，产于全省各地。

采收加工　**桑白皮**　秋末落叶时至次春发芽前采挖根部，去净泥土及须根，趁鲜时刮去黄棕色粗皮，用刀纵向剖开皮部，以木槌轻击，使皮部与木部分离，除去木心，晒干。

桑枝　春末夏初采收，去叶，拣去杂质，洗净，晒干；或趁新鲜时切成长 30~60 cm 的段或斜片，晒干。

桑叶　10 月初霜降时采收为佳，晒干，除杂质，搓碎，去柄，筛去灰屑。

桑椹　4~6 月果实成熟时采收，去杂质，晒干，或略蒸后晒干。

药材性状

桑白皮 本品呈扭曲的卷筒状、槽状或板片状，长短宽窄不一，厚1~4mm。外表面白色或淡黄白色，较平坦，有的残留橙黄色或棕黄色鳞片状粗皮；内表面黄白色或灰黄色，有细纵纹。体轻，质韧，纤维性强，难折断，易纵向撕裂，撕裂时有粉尘飞扬。气微，味微甘。

桑枝 本品呈长圆柱形，长短不一，直径0.5~1.5cm。表面灰黄色或黄褐色，有多数黄褐色小点状皮孔及细纵纹，并有灰白色半月形的叶痕和黄棕色的腋芽。质坚韧，不易折断。断面黄白色，纤维性。切片厚2~5 mm，皮部较薄，木部黄白色，射线放射状，中心有细小而绵软的髓。有青草气，味淡。

桑叶 本品多皱缩破碎。完整者有柄，叶片展平后呈卵形或宽卵形，长8~15cm，宽7~13cm；基部圆形或心形，先端渐尖，边缘有锯齿，有的不规则分裂。上表面黄绿色或浅黄棕色，有的有小疣状突起；下表面色稍浅，叶脉突出，小脉网状，脉上被疏毛，脉基具簇毛。老叶较厚，黄绿色。嫩叶较薄，暗绿色。质脆易碎，握之扎手。气微，味淡、微苦涩。

桑椹 本品为聚花果，由多数小瘦果集合而成，呈长圆形，长2~3cm，直径1.2~1.8cm。黄棕色、棕红色至暗紫色，偶见成熟后的花被片呈乳白色，有短果序梗。小瘦果卵圆形，稍扁，长约2mm，宽约1mm，外具肉质花被片4枚。气微，味微酸而甜。

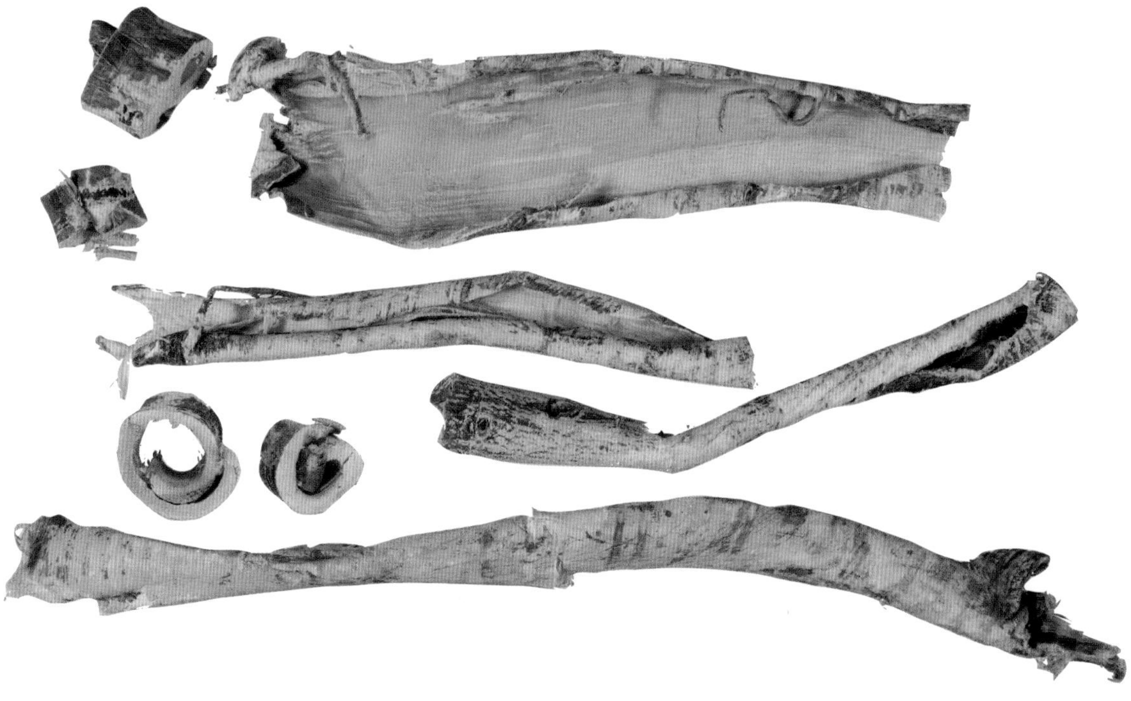

· 桑白皮

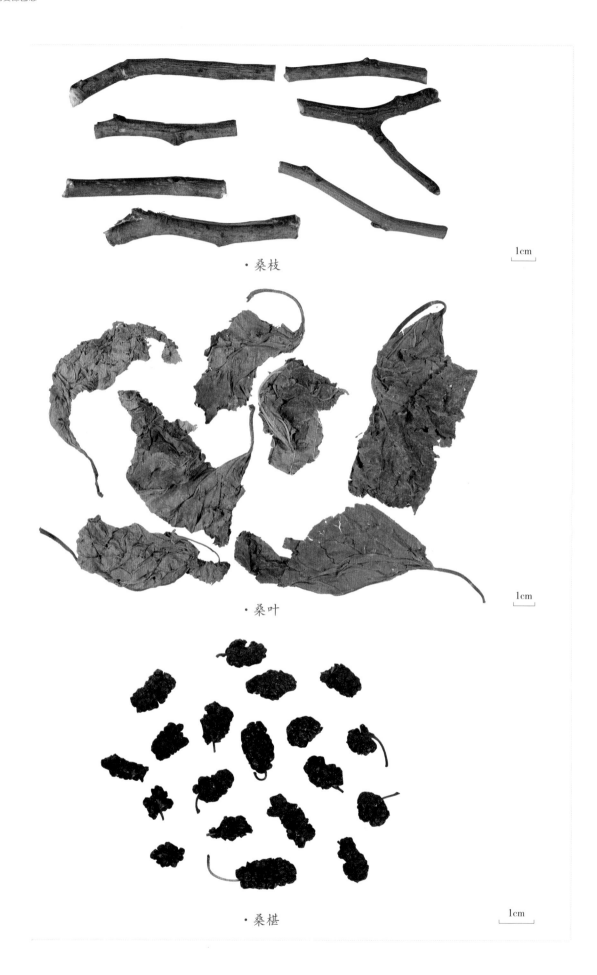

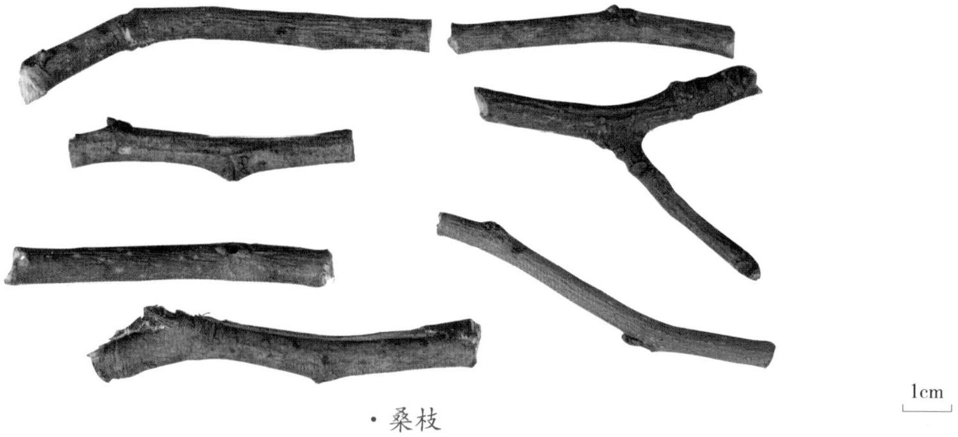

· 桑枝

· 桑叶

· 桑椹

功效主治 **桑白皮** 甘、辛，寒。归肺、脾经。泻肺平喘，利水消肿。用于肺热喘咳，胀满喘急，水肿尿少，面目肌肤浮肿，衄血。

桑枝 微苦、辛，平。归肝、肺经。祛风湿，利关节，行水气。用于风寒湿痹，四肢拘挛，脚气浮肿，肌体风痒。

桑叶 甘、苦，寒。归肺经、肝经。疏散风热，清肺润燥，平抑肝阳，清肝明目，止血。用于风热感冒，温病初起，肺热咳嗽，头晕头痛，目赤昏花，咯血，吐血，衄血。

桑椹 甘、酸，寒。归肝、肾经。滋阴补血，生津润燥。用于肝肾阴虚，津伤口渴，消渴，肠燥便秘。

评　述

1. 亳桑的本草历史 亳州在商代就有“桐宫桑林”之说。嘉靖四十三年（1564 年）《亳州志》记载有桑白皮，桑白皮已成为亳州的道地药材之一，习称“亳桑皮”。万历二十年（1592 年）《蒙城志》记载明代以前就有栽培，明代亳州绢作为贡品上贡。

2. 桑叶采收加工的变化 2015 年版《中国药典》记载：“初霜后采收，除去杂质，搓碎，去柄，筛去灰屑，晒干。”产区现在通常在“初霜后”采收供药用，“春夏”前后采收供食品开发。加工方式也不再是搓碎、去柄，而是直接晒干。

3. 桑资源的综合利用 桑在安徽省的丘陵与山区均有分布，尤其大别山区、皖南山区栽培较多。目前安徽省境内桑资源利用率低，资源浪费。近年来，桑椹作为果品开发，在市场上深受欢迎，桑叶也被开发为保健茶，安徽省桑的资源有广阔的利用前景，建议加大开发力度。

百蕊草

Thesium chinense Turcz.

中药名　百蕊草（药用部位：全草）。

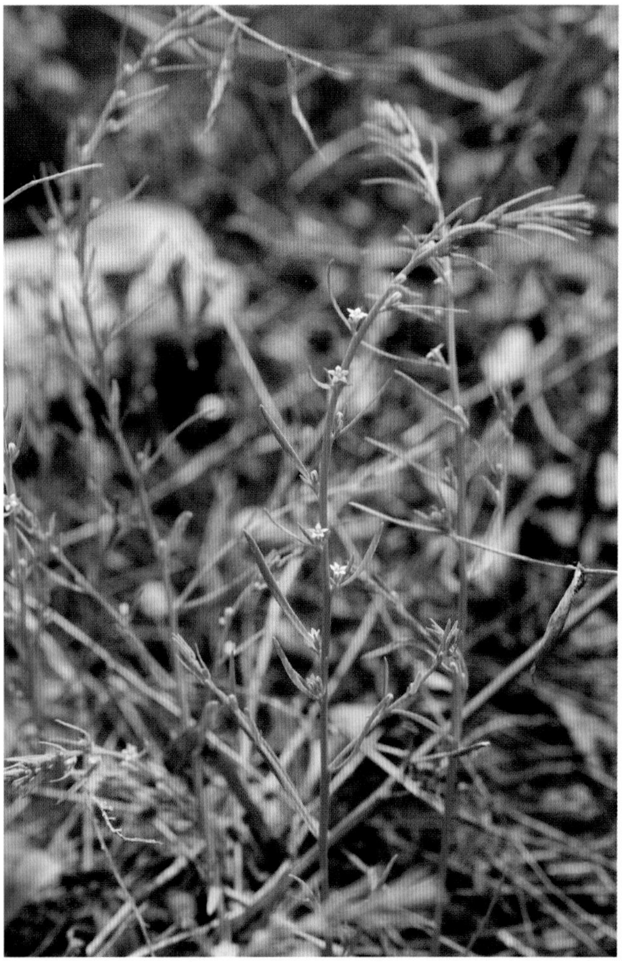

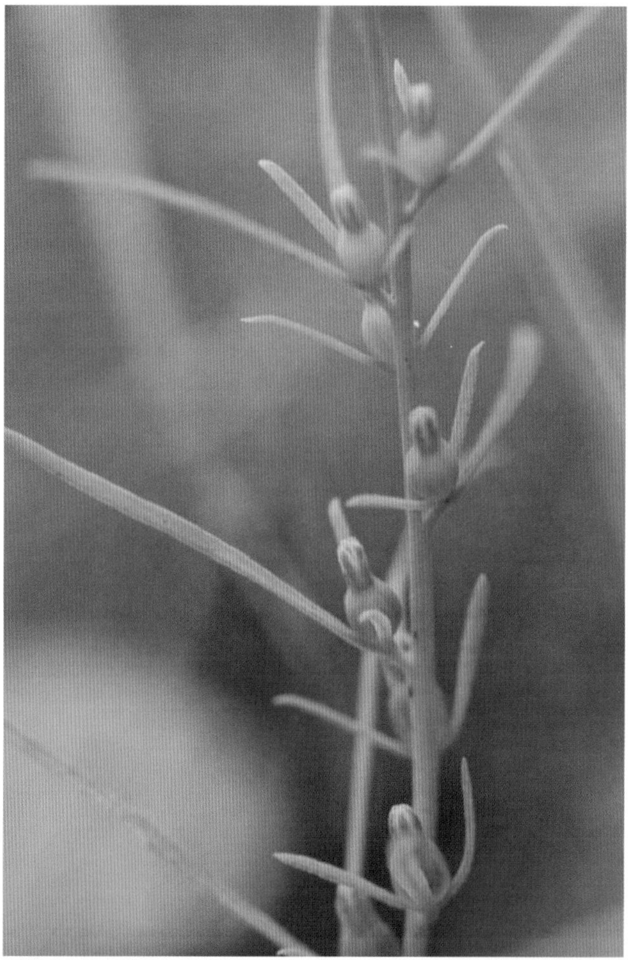

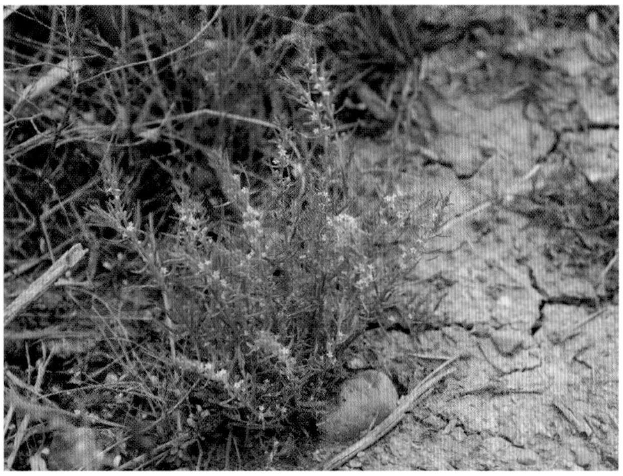

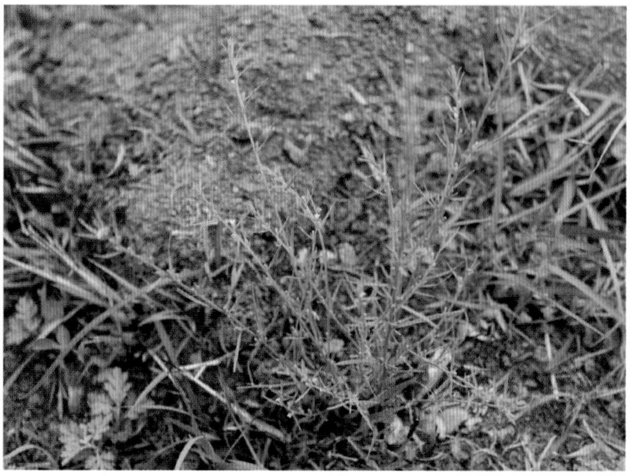

植物形态 二年生半寄生草本。第一年茎单生，第二年茎丛生，多分枝，绿色，有棱条。叶线形，具脉1条。花单生于叶腋，近无花梗，基部有3枚长短不一的叶状苞片；花被绿白色，花被管呈管状，缘部5裂，偶4裂，裂片白色，背面带绿色；雄蕊5枚，与花被裂片对生；子房下位，花柱极短。坚果椭圆形或近球形，花被宿存。

生境分布 生于阳性山坡草地、灌丛、路旁、田边、地埂及林下路边的半阴环境；寄生于多种植物的根上。安徽省各地均有分布。

资　　源 安徽省百蕊草药材为野生资源，野生资源量较少，产于江淮丘陵的滁州市、桐城市及庐江县等地。

采收加工 在丘陵地区，一般于春季采收二年生茁壮成丛的植株；山区则于秋季采收一年生植株。除去杂质，晒干。

药材性状

本品多分枝，长20~40cm。根圆锥形，表面棕黄色，有纵皱纹，具细支根。茎丛生，纤细，长12~30cm，暗黄绿色，具纵棱；质脆，易折断，断面中空。叶互生，线状披针形，长1~3cm，宽0.5~1.5mm，灰绿色。小花单生于叶腋，近无梗。坚果近球形，直径约2mm，表面灰黄色，有网状雕纹，有宿存叶状小苞片2枚。气微，味淡。

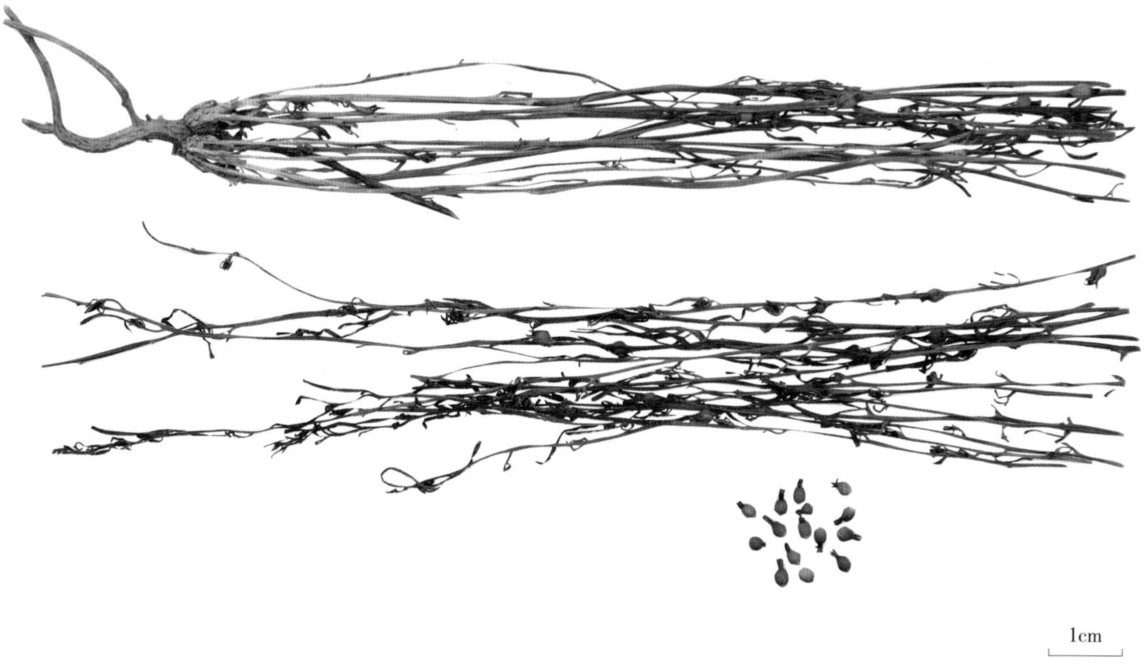

340828YC0071

· 百蕊草

功效主治 辛、微苦，寒。归脾、肾经。清热，利湿，解毒。用于风热感冒，中暑，肺痈，乳蛾，瘰疬，乳痈，疖肿，淋证，黄疸，腰痛，遗精。

评 述

1. 生物学特性 民间称百蕊草为“小草”，在丘陵地区调查时发现，第一年百蕊草伸出的地上茎比较单一，当地上茎枯萎之后（枯枝仍在或无），第二年春季气候较为适合时，多个新芽一起生长成丛生状态，并且很快开花结果，5月果实成熟，植株变黄，至5月下旬，百蕊草枯萎，从而完成整个生命周期。故百蕊草的生长年限仅有一年半的时间，因此此前将百蕊草记载为多年生草本，实属有误，应是二年生草本。第二年春季百蕊草的丛生地上茎比第一年的单生茎产量高出数倍。因此，丘陵地区百蕊草的采收季节应在翌年春季植株丛生生长时，此时产量较大。

2. 采收期不同品质有别 百蕊草产于丘陵和山区。丘陵地区的百蕊草生长在阳性草地上，一年生植株小而纤弱，二年生植株成丛生长，春天采收其二年生茁壮植株；山区的百蕊草多生于林缘路边草丛的半阴环境中，一年生植株生长良好，一般秋季采收一年生植株。丘陵地区春季采收的二年生成熟植株，产量较大，浸膏率高，药品疗效好；山区秋季采收的一年生植株，产量小，浸膏率低。

3. 半寄生习性是栽培的关键 百蕊草具有良好的清热解毒作用，曾被喻为“植物抗生素”，后被开发成中成药，供不应求。为此，药农纷纷种植，但均劳而无功，主要是因为不明百蕊草的生活习性。百蕊草是半寄生植物，必须与其寄主一起生长才能生长繁衍。因此，应加强其半寄生习性研究及开展其寄主的调查与栽培。

4. 种子繁殖 百蕊草的生长年限为一年半，翌年5月丛生植物体开花结果后逐渐枯萎。在丘陵地区资源普查过程中观察发现，当第二年的百蕊草正成丛旺盛生长并开花结果时，其周围有许多刚伸出土的植物小苗，仔细一看能辨出是百蕊草种子发出的小苗，因为很小，非常不起眼，所以会轻易地被忽略掉，这可能也是民间称其为“小草”的原因。由此可知，在自然状态下，百蕊草主要的繁殖方式是以种子进行有性繁殖，植株开花结果，种子落于地上，翌年春天发芽生长。

5. 资源保护 百蕊草主要生于丘陵地区。一方面，由于百蕊草生长地被开垦，导致其产量下降；另一方面，百蕊草主要的繁殖方式即以种子进行有性繁殖。但当地药材收购站所收购的大量百蕊草药材中，绝大多数的百蕊草都带有成熟种子，致使百蕊草野生繁殖的整体数量下降，从而导致了百蕊草野生资源短缺。关于百蕊草资源的保护措施，首先应保护其原始生长环境；其次若采挖到了种子成熟的百蕊草，应抖落其成熟种子，留其继续繁殖；再者，应根据百蕊草的生长习性进行人工栽培或半野生抚育。

金荞麦

Fagopyrum dibotrys (D. Don) Hara

中药名　金荞麦（药用部位：根状茎）。

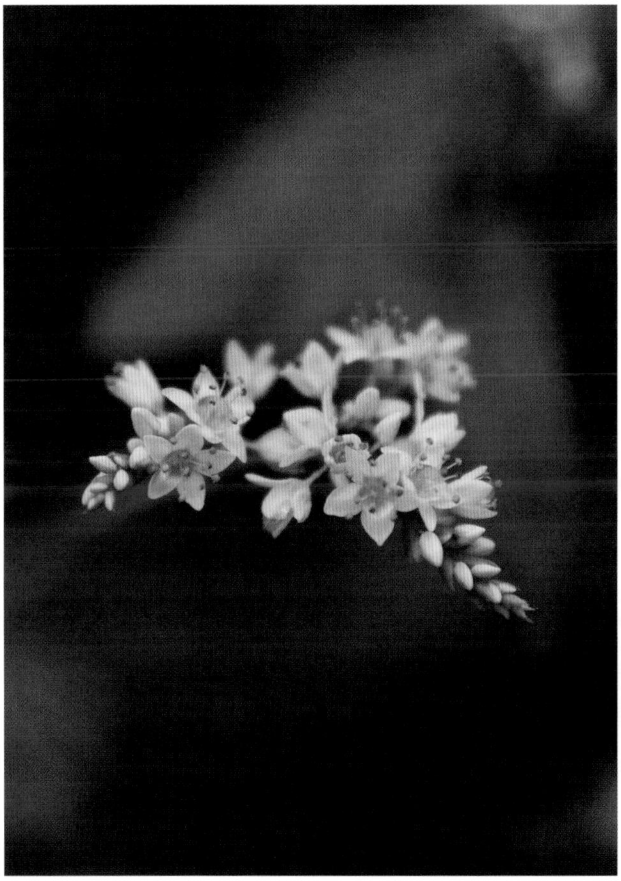

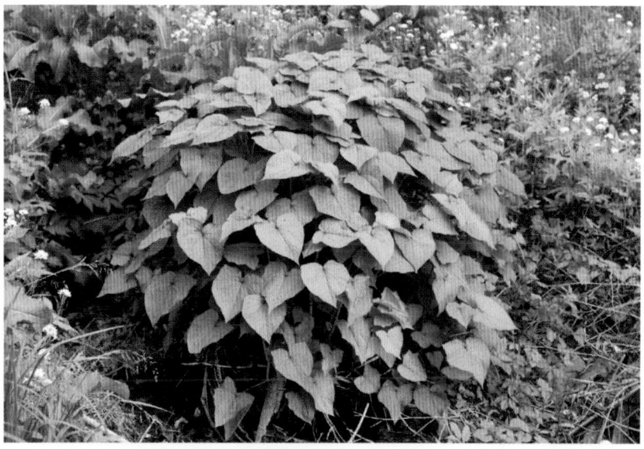

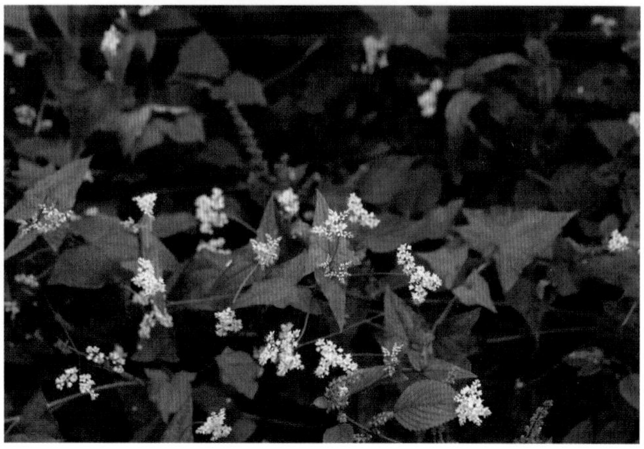

植物形态　多年生草本。根状茎木质化，表面暗褐色，内部淡黄褐色；茎直立。叶三角形，基部心状戟形，叶缘微波状；叶柄纤细，顶端与主脉基部红色；托叶鞘膜质。伞房状花序；苞片卵状披针形，绿色，边缘膜质，每苞片内生花 2~4 朵；花白色，花被 5 深裂；雄蕊 8 枚，花药紫红色；花柱 3 个。瘦果具 3 条锐棱。

生境分布　生于山沟边、山谷湿地、山坡灌丛等地。分布于安徽省江淮丘陵、皖西大别山区及皖南山区。

资　　源　安徽省金荞麦药材既有野生资源，也有栽培资源。野生资源丰富，主产于皖西大别山区及皖南山区。近年来，宁国市、绩溪县等地已开展大规模栽培，产量较大。

采收加工　冬季采挖，除去茎及须根，洗净，晒干。

药材性状

本品呈不规则团块或圆柱状，常有瘤状分枝，顶端有的有茎残基，长 3~15cm，直径 1~4cm。表面棕褐色，有横向环节及纵皱纹，密布点状皮孔，并有凹陷的圆形根痕及残存须根。质坚硬，不易折断，断面淡黄白色或淡棕红色，有放射状纹理，中央髓部色较深。气微，味微涩。

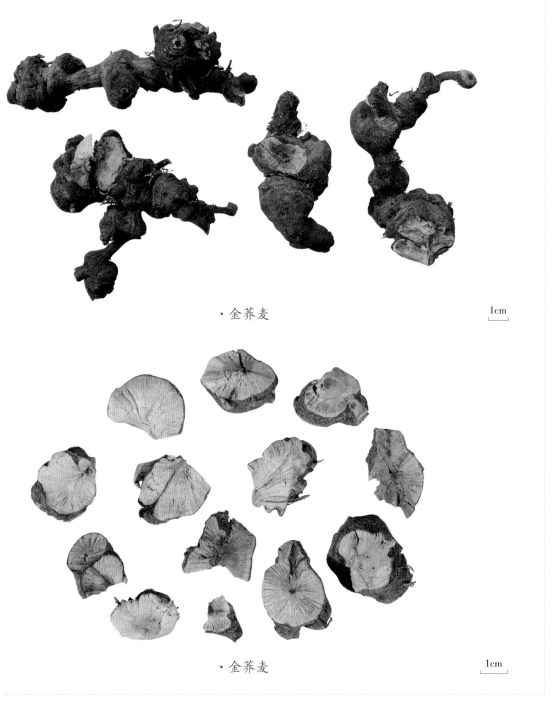

· 金荞麦　1cm

· 金荞麦　1cm

功效主治

微辛、涩，凉。归肺经。清热解毒，排脓祛瘀。用于肺痈吐脓，肺热咳嗽，咽喉肿痛，瘰疬疮疖，疳积，食少腹胀。

何首乌

Fallopia multiflora (Thunb.) Harald.

中药名 何首乌（药用部位：块根）、首乌藤（药用部位：藤茎）。

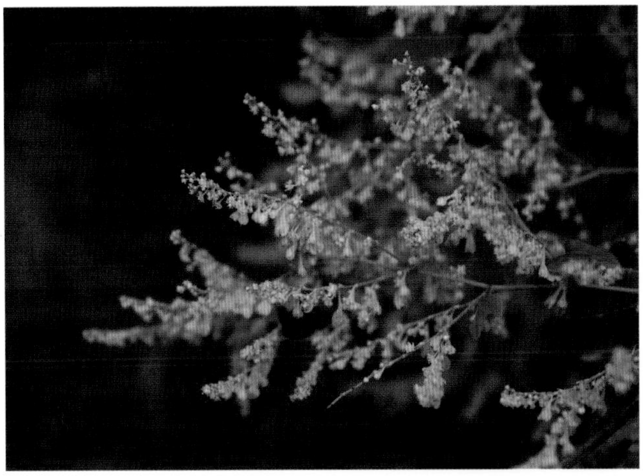

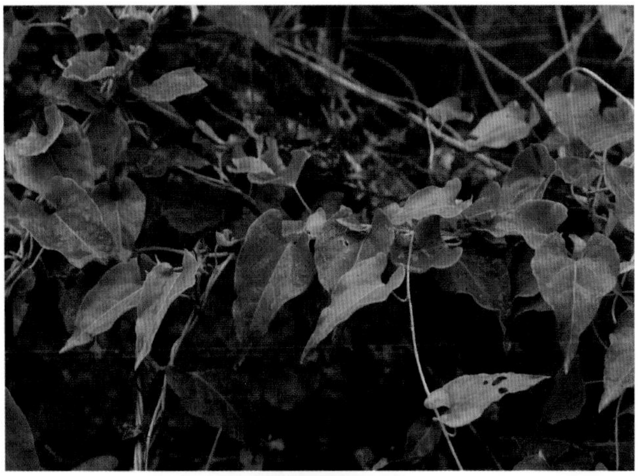

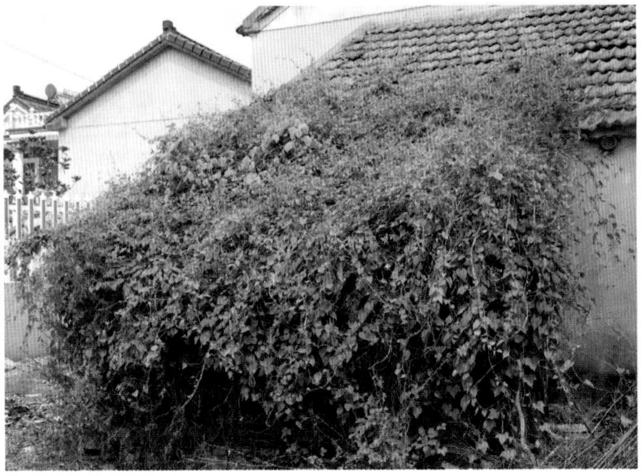

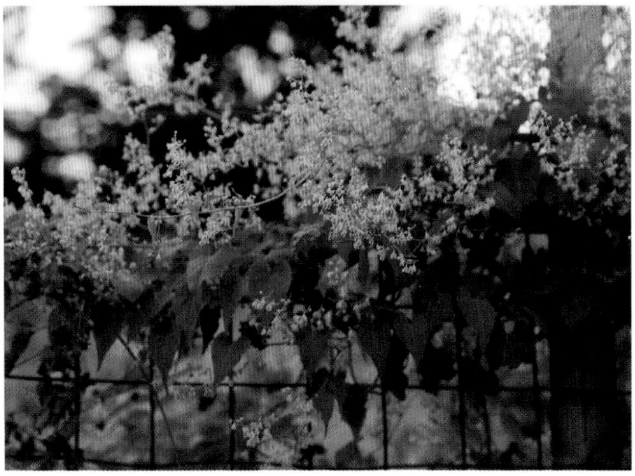

植物形态 多年生木质藤本。块根肥厚，长椭圆形，黑褐色。茎缠绕或蔓生，无毛，微粗糙，下部木质化。叶卵形或长卵形，顶端渐尖，基部心形或近心形，全缘；托叶鞘膜质，偏斜，无毛。花序圆锥状，顶生或腋生，分枝开展，具纵细棱，沿棱密被小突起；苞片三角状卵形，具小突起，顶端尖，每苞内具花 2~4 朵；花梗细弱，下部具关节，果时延长；花被 5 深裂，白色或淡绿色；花被片椭圆形，大小不相等，外面 3 片较大且背部具翅，果时增大。果实近圆形，黑褐色，有光泽，包于宿存花被内。花期 8~9 月，果期 9~10 月。

生境分布 生于山谷灌丛、山坡林下、沟边石隙中。安徽省各地均有分布。

资　　源 安徽省何首乌药材为野生资源，产于全省各地。据《安徽中药志》记载，20 世纪 50 年代安徽省何首乌收购量多达 100t，现今每年收购量 10~20t。

采收加工 **何首乌** 秋、冬二季叶枯萎时采挖，削去两端，洗净，个大者对半剖开或切成厚片，干燥。
首乌藤 秋、冬二季割取，除去残叶，捆成把，干燥。

药材性状

何首乌 本品呈团块状或不规则纺锤形。表面红棕色或红褐色，皱缩不平，有浅沟，并有横长皮孔样突起和细根痕。体重，质坚实，不易折断，断面浅黄棕色或浅红棕色，显粉性，皮部有 4 ~ 11 个类圆形异型维管束环列，形成云锦状花纹，中央木部发达，有的呈木心。气微，味微苦而甘涩。

首乌藤 本品呈长圆柱形，稍扭曲，具分枝，长短不一。表面紫红色或紫褐色，粗糙，具扭曲的纵皱纹，节部略膨大，有侧枝痕，外皮菲薄，可剥离。质脆，易折断，断面皮部紫红色，木部黄白色或淡棕色，导管孔明显，髓部疏松，类白色。气微，味微苦、涩。

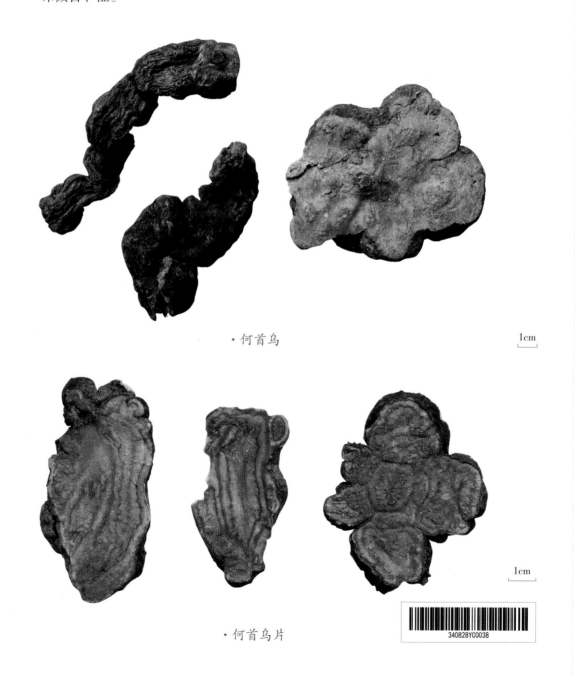

· 何首乌

1cm

1cm

340828YC0038

· 何首乌片

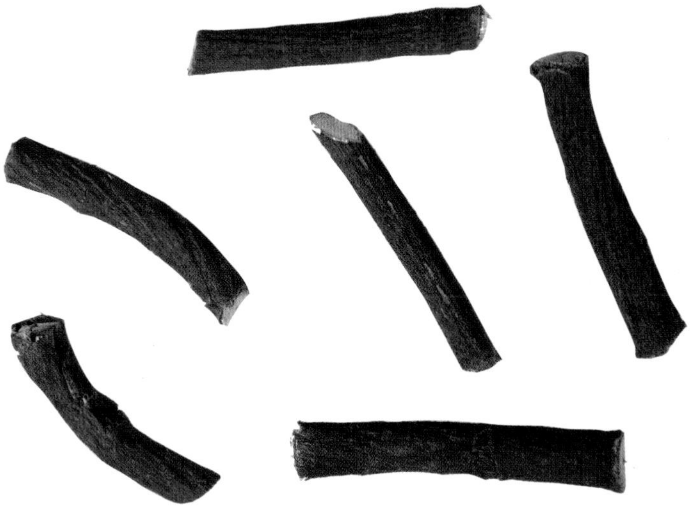

· 首乌藤

1cm

功效主治

生何首乌　苦、甘、涩，微温。归肝、心、肾经。解毒，消痈，截疟，润肠通便。用于疮痈，瘰疬，风疹瘙痒，久疟体虚，肠燥便秘。

制何首乌　苦、甘、涩，温。归肝、心、肾经。补肝肾，益精血，乌须发，强筋骨。用于血虚萎黄，眩晕耳鸣，须发早白，腰膝酸软，肢体麻木，崩漏带下，久疟体虚，高脂血症。

首乌藤　甘，平。归心、肝经。养血安神，祛风通络。用于失眠多梦，血虚身痛，风湿痹痛，皮肤瘙痒。

评　述

1. 何首乌的本草历史　何首乌始载于唐代李翱的《何首乌传》。唐代《开宝本草》记载："本出顺州南河县，今岭外、江南诸州皆有。"宋代《本草图经》曰："何首乌，本出顺州南河县，岭外、江南诸州亦有，今处处有之，以西洛、嵩山及南京柘城县者为胜。"古代江南包括安徽长江以南地区，说明安徽何首乌资源利用的历史悠久。

2. 人形何首乌　市场上野生何首乌与人工培育的何首乌价格差异很大，而"千年何首乌""人形的何首乌"等更是充满了神秘色彩。近年来，安徽中医药大学数次接待了送来鉴定的"人形何首乌"，其均为一雄一雌，惟妙惟肖。实际上，这些"人形何首乌"并非真正的何首乌，其外表长满白色须根，质比较脆，断面白色，多数是薯蓣科植物与何首乌的藤茎嫁接形成的。安徽中医药大学中药资源中心保存有一对雌雄"人形何首乌"标本。

人形何首乌伪品

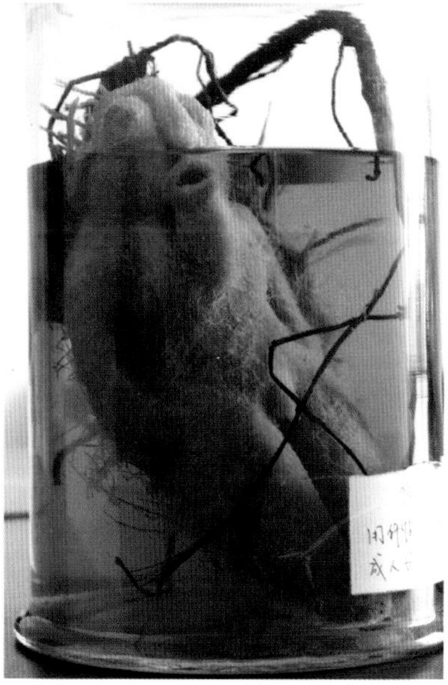

萹　蓄

Polygonum aviculare L.

中药名　萹蓄（药用部位：地上部分）。

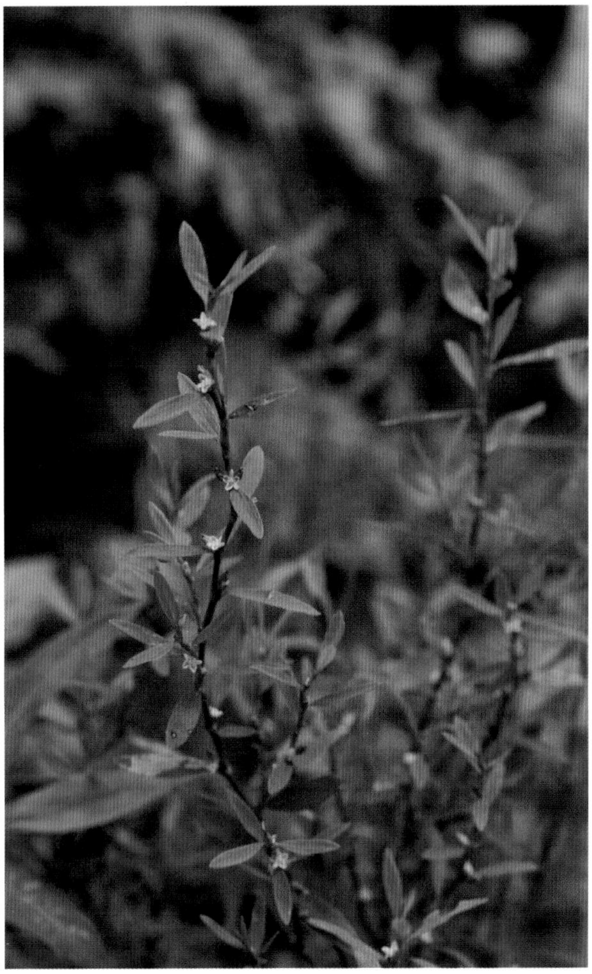

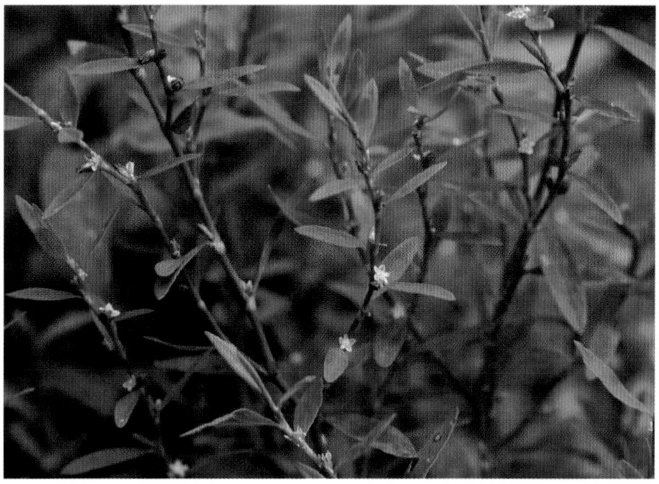

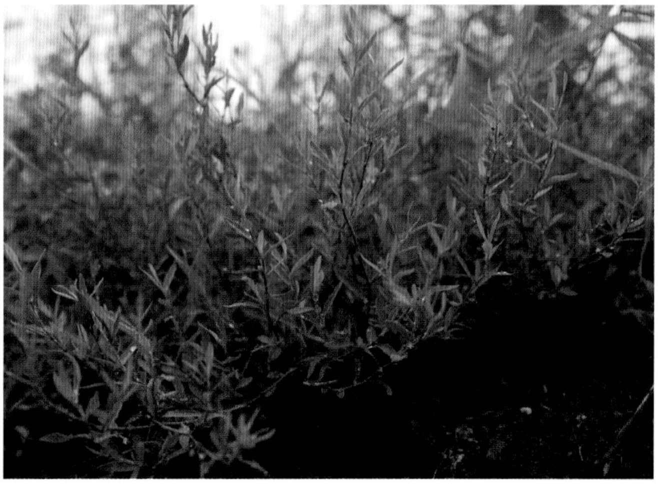

植物形态　一年生草本。茎平卧或上升，自基部分枝，有棱角。叶柄极短或近无柄；叶片狭椭圆形或披针形，顶端钝或急尖，基部楔形，全缘；托叶鞘膜质，有不明显脉纹。花 1~5 朵簇生于叶腋，遍布全植株；花梗细而短，顶部有关节；花被 5 深裂，雄蕊 8 枚，花柱 3 个。瘦果卵形，有 3 条棱，黑色或褐色，无光泽。

生境分布　萹蓄为习见性野生杂草，生于山坡路旁、荒地、田埂及沟边湿处。安徽省各地均有分布。

资　　源　安徽省萹蓄药材为野生资源，野生资源的蕴藏量为 100~1000t，在江淮丘陵地区分布较集中。

采收加工　夏季枝叶茂盛时采收，除去根和杂质，晒干。

药材性状

本品茎呈圆柱形而略扁，有分枝，长15~40cm，直径0.2~0.3cm。表面灰绿色或棕红色，有细密微突起的纵纹；节部稍膨大，有浅棕色膜质的托叶鞘，节间长约3cm；质硬，易折断，断面髓部白色。叶互生，近无柄或具短柄，叶片多脱落或皱缩、破碎，完整者展平后呈披针形，全缘，两面均呈棕绿色或灰绿色。气微，味微苦。

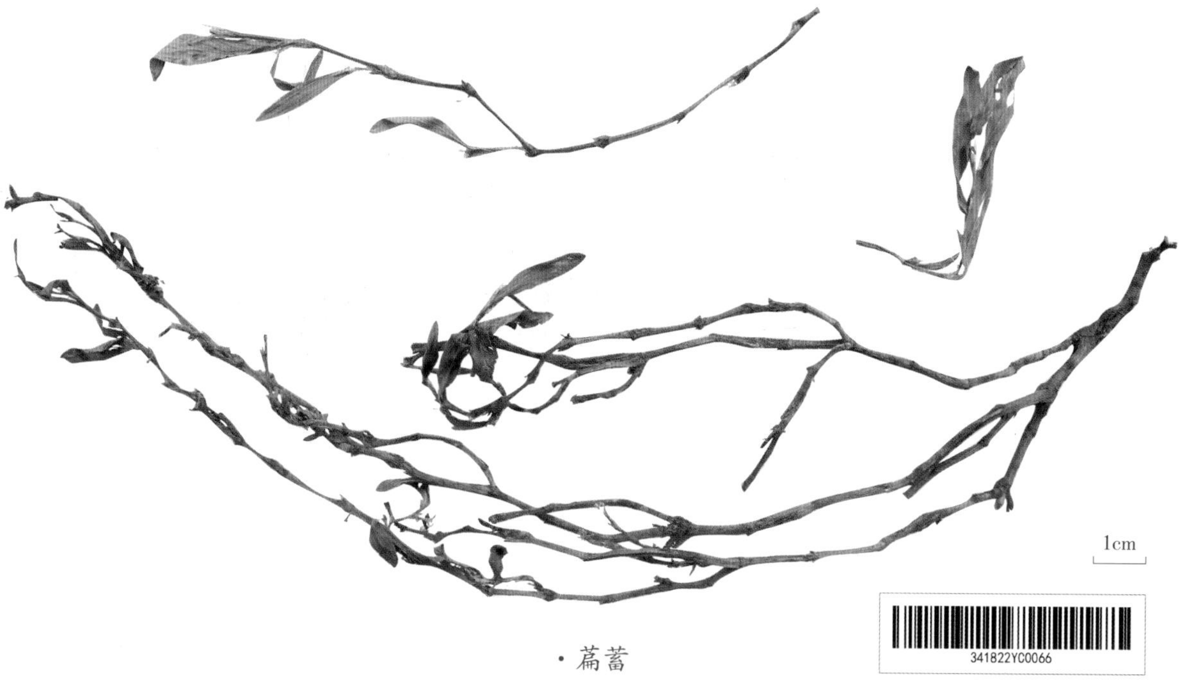

· 萹蓄

功效主治 苦，微寒。归膀胱经。利尿通淋，杀虫，止痒。用于热淋涩痛，小便短赤，虫积腹痛，皮肤湿疹，阴痒带下。

拳　参

Polygonum bistorta Linn.

中药名　拳参（药用部位：根状茎）。

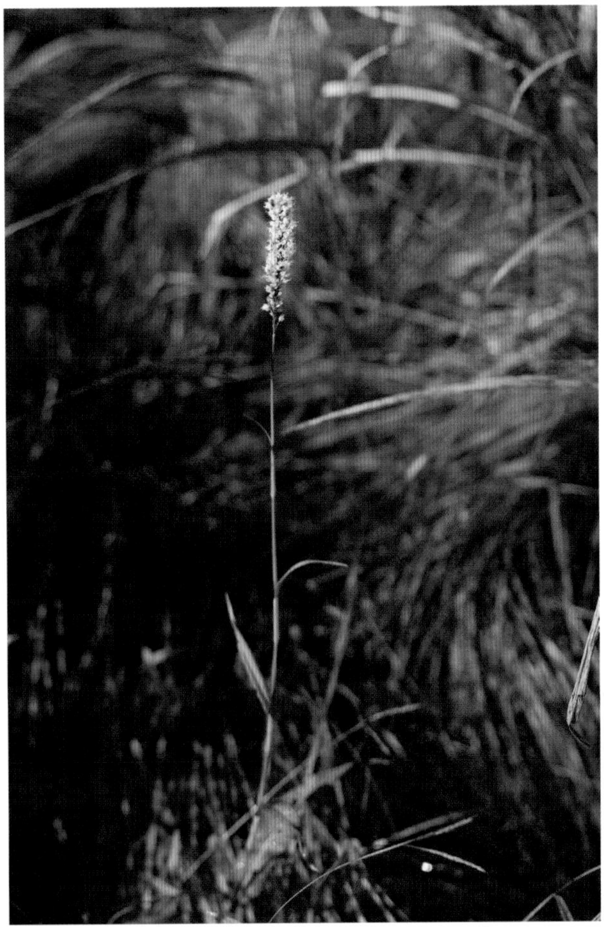

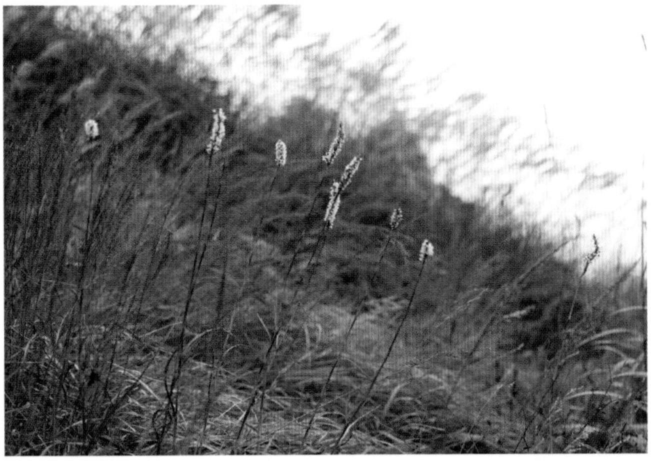

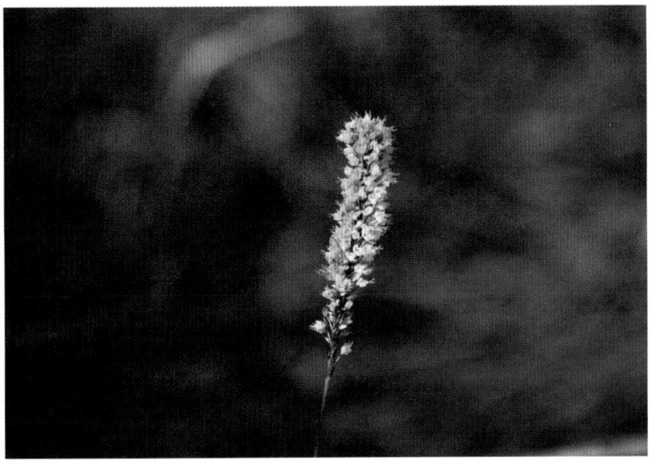

植物形态　多年生草本。根状茎肥厚弯曲；茎直立，不分枝，无毛，通常 2~3 条自根状茎发出。基生叶宽披针形或狭卵形，纸质，顶端渐尖或急尖，基部截形或近心形，沿叶柄下延成翅；茎生叶披针形或线形，无柄，托叶筒状，膜质。总状花序呈穗状，顶生；苞片卵形，顶端渐尖，膜质，淡褐色，中脉明显，每苞片内含花 3~4 朵；花被 5 深裂，白色或淡红色，花被片椭圆形；雄蕊 8 枚；花柱 3 个，柱头头状。瘦果椭圆形，两端尖，褐色，有光泽，稍长于宿存的花被。花期 6~7 月，果期 8~9 月。

生境分布　生于海拔 900m 以上的山野草丛中或林下阴湿处。分布于皖西大别山区、皖南山区等地。

资　　源　安徽省拳参药材主要为野生资源，主产于安庆市、芜湖市、六安市等地。据《安徽中药志》记载，其年产量可达 100t，蕴藏量比较丰富，但用量较少。

采收加工　春季发芽时或秋季茎叶刚枯萎时，采挖根状茎，除去泥沙，晒干，搓去须根或燎去须根，切片用。

药材性状

本品呈扁圆柱形，弯曲，有的对卷弯曲，两端略尖，或一端渐细。表面紫褐色或紫黑色，稍粗糙，有较密环节及残留须根或根痕，一面隆起，另一面较平坦或略具凹槽。质硬，断面近肾形，浅棕红色至棕红色，黄白色维管束细点排成断续环状。气微，味苦涩。

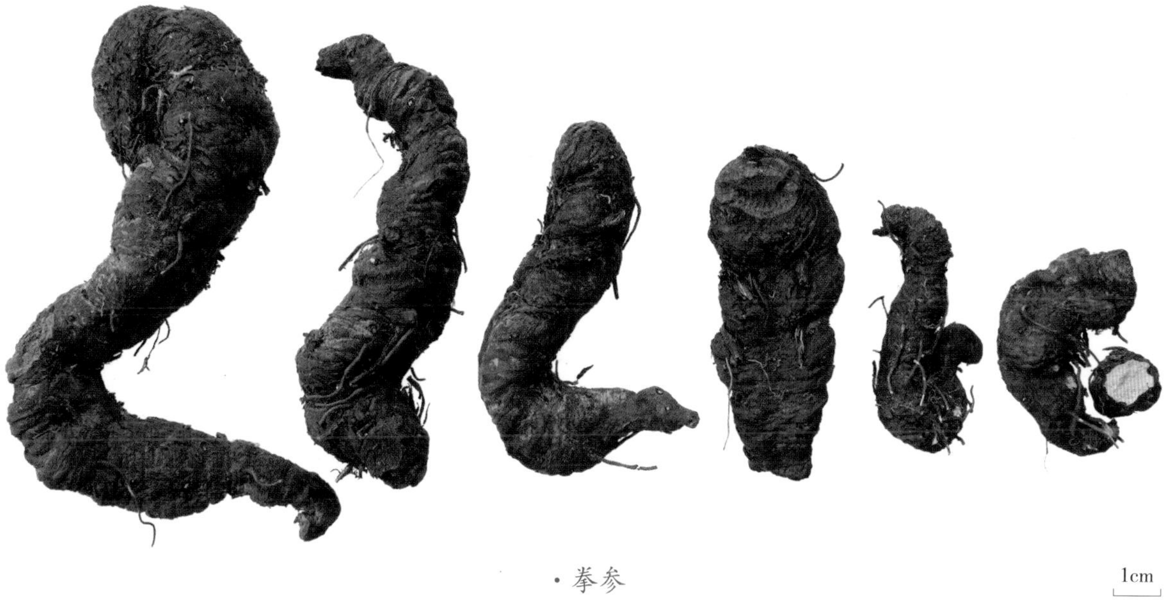

• 拳参

功效主治 苦、涩，微寒，归肺、肝、大肠经。清热解毒，消肿，止血。用于赤痢热泻，肺热咳嗽，痈肿瘰疬，口舌生疮，血热衄血，痔疮出血，蛇虫咬伤。

评 述

安徽省拳参的资源利用历史 拳参，别名紫参，最早记载于宋代《本草图经》，曰：“紫参……生河西及冤句山谷，今河中解、晋、齐及淮、蜀州郡皆有之。”说明宋代时期安徽拳参已经开始开发利用。

红 蓼

Polygonum orientale L.

中药名 水红花子（药用部位：成熟果实）。

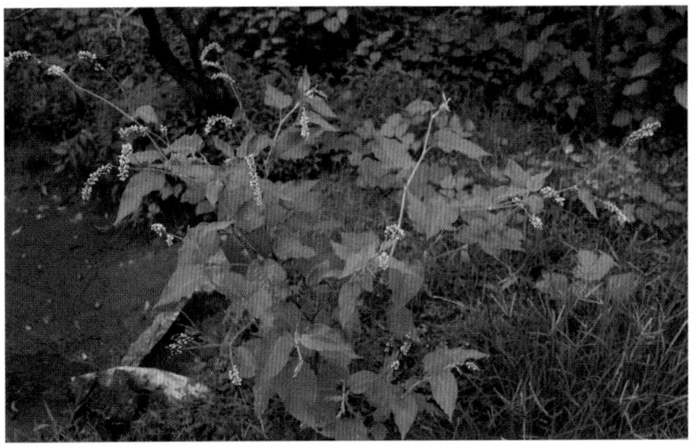
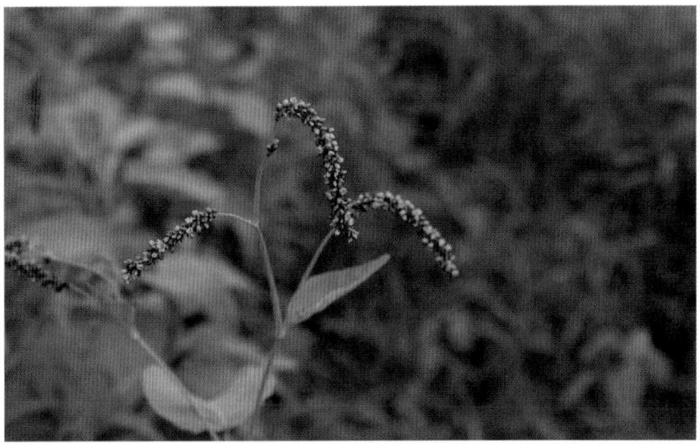

植物形态 一年生草本。全体有毛，茎多分枝。叶卵形或宽卵形；托叶鞘筒状，上部有绿色环边。圆锥花序呈穗状；花被5裂，淡红色；雄蕊7枚；花柱2个。瘦果扁圆形，呈褐色，有光泽。

生境分布 生于平原、丘陵地区之路旁、田圃，在河岸或塘、沟边常成片丛生。安徽省各地均有分布。

资　源 安徽省水红花子药材为野生资源，野生资源丰富，全省各地均有产。

采收加工 秋季果实成熟时割取果穗，晒干，打下果实，除去杂质。

药材性状

本品呈扁圆形，直径2~3.5mm，厚1~1.5mm。表面棕黑色，有的红棕色，有光泽，两面微凹，中部略有纵向隆起。顶端有突起的柱基，基部类圆形，有浅棕色略突起的果梗痕，偶有膜质花被残留。质硬。气微，味淡。

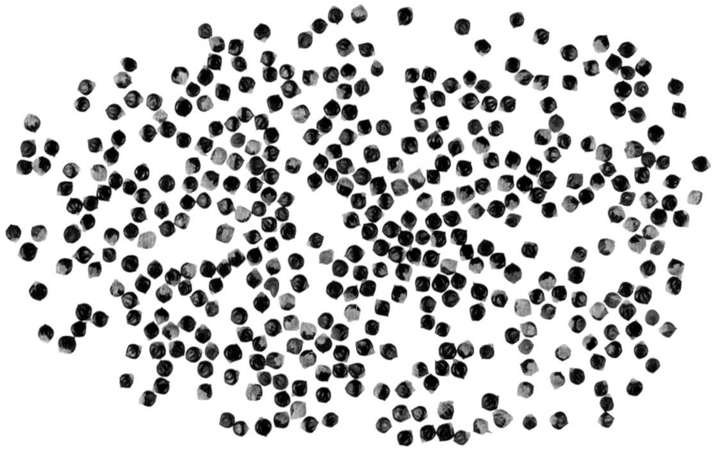

· 水红花子

功效主治 咸，微寒。归肝、胃经。散血消癥，消积止痛，利水消肿。用于癥瘕痞块，瘿瘤，食积不消，胃脘胀痛，水肿，腹水。

虎　杖

Reynoutria japonica Houtt.

中药名　虎杖（药用部位：根及根状茎）。

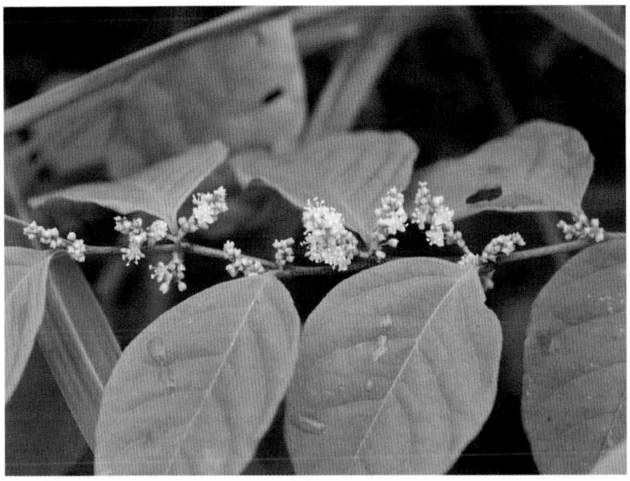
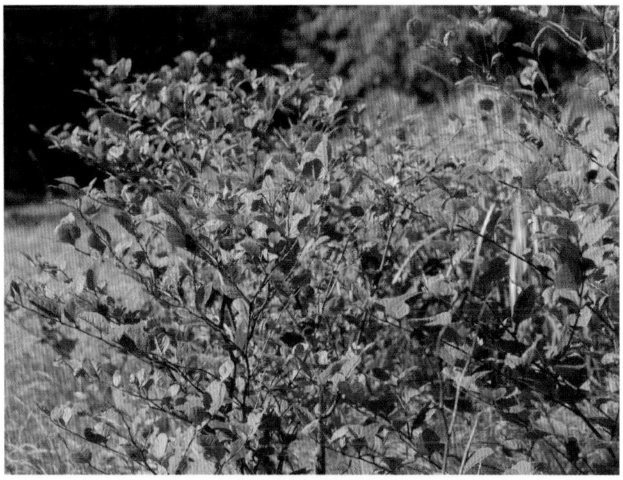
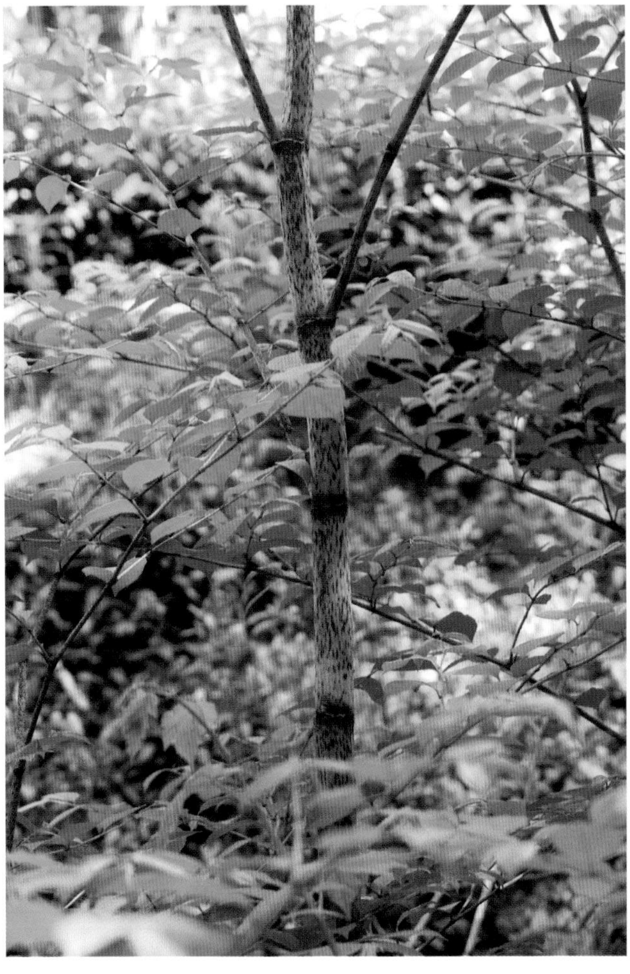
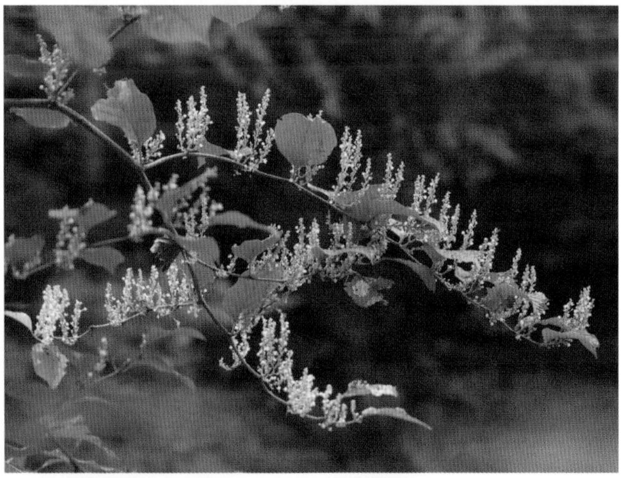
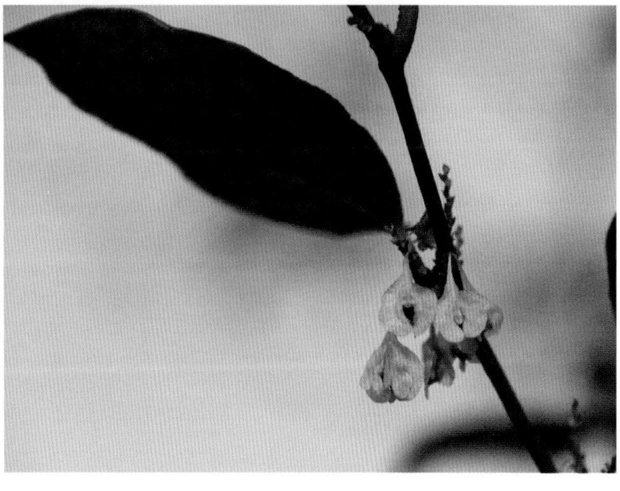

植物形态 多年生高大草本，高达 2m 以上。根状茎横走，有稍膨大的根，根及根状茎均木质，黄褐色至深黄褐色，节明显；茎直立，丛生，无毛，中空，散生红色或紫红色斑点。叶互生；托叶鞘膜质，褐色，早落；叶片宽卵形或卵状椭圆形，先端急尖，基部圆形或宽楔形，全缘，疏生小突起，两面无毛。花单性，雌雄异株，呈腋生的圆锥花序；花梗细长，中部有关节，上部有翅；花被 5 深裂，裂片 2 轮，外轮 3 片在果时增大，背部生翅；雄花雌蕊 8 枚；雌花花柱 3 个，柱头头状或鸡冠状。瘦果椭圆形或卵形，有 3 条棱，黑褐色，有光泽，包于宿存花被内。花期 6~9 月，果期 6~10 月。

生境分布 生于山谷溪边、路旁、田边湿地。分布于皖西大别山区、皖南山区、江淮丘陵等地。

资　源 安徽省虎杖药材为野生资源，主产于皖西大别山区，资源较为丰富。年产量达 500t。

采收加工 春、秋二季将根挖出，除去须根，洗净，晒干。

药材性状

本品根状茎圆柱形，有分枝，长短不一，节部略膨大，表面棕褐色至灰棕色，有明显的纵皱纹、须根和点状须根痕，分枝顶端及节上有芽痕及鞘状鳞片。节间长 2 ~ 3cm。质坚硬，不易折断，断面棕黄色，纤维性，皮部与木部易分离，皮部较薄，木部占大部分，呈放射状，中央有髓或呈空洞状，纵剖面具横隔。根圆柱形，须根和点状须根痕少，质坚硬，较沉，横断面木质部坚实，中央无髓。气微，味微苦、涩。

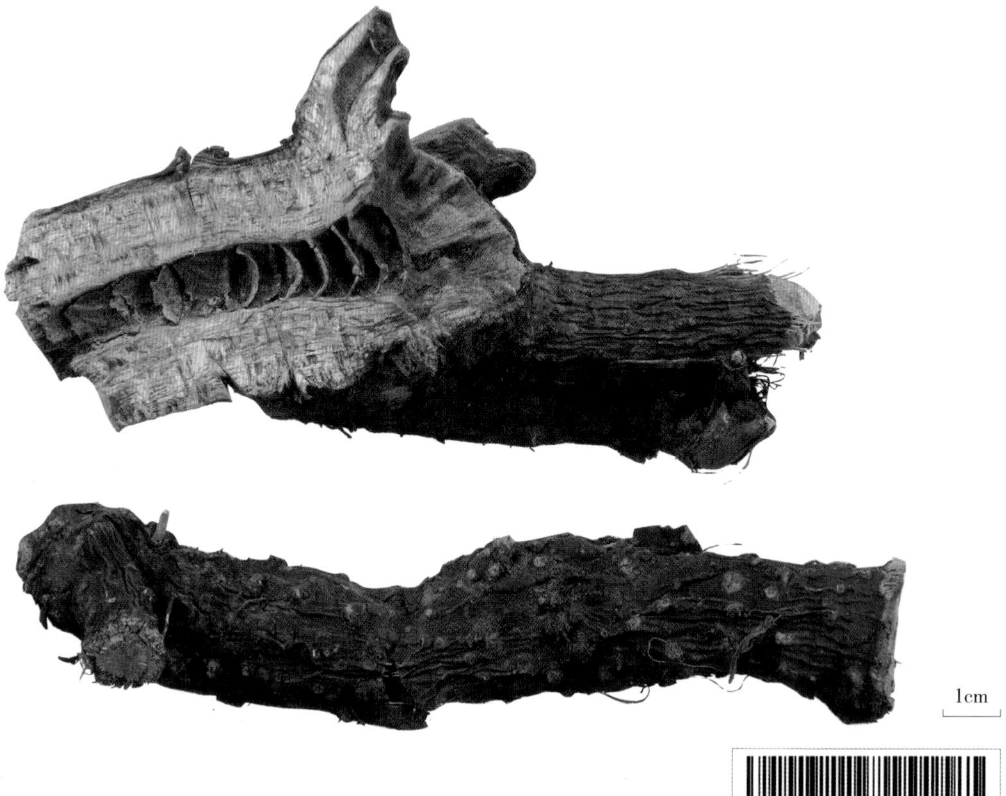

· 虎杖

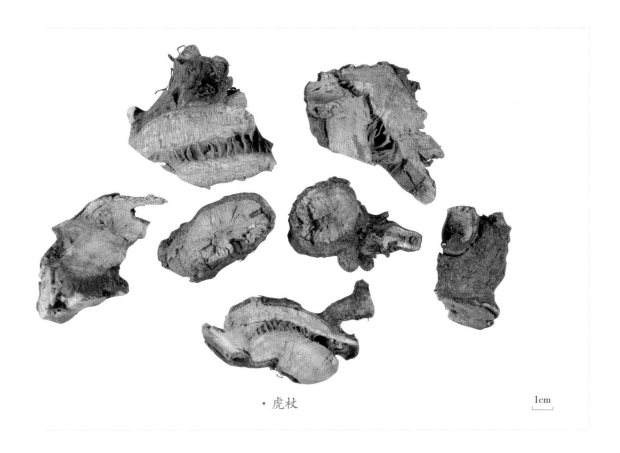

• 虎杖 1cm

功效主治 微苦，微寒。归肝、胆、肺经。活血散瘀，利湿退黄，清热解毒，化痰止咳。用于闭经，痛经，产后恶露不下，癥瘕积聚，跌扑损伤，风湿痹痛，湿热黄疸，淋浊带下，痈肿疮毒，毒蛇咬伤，水火烫伤，咳嗽痰多，热结便秘。

评　述

1. 安徽省虎杖的资源利用历史　《本草图经》对虎杖有详细描述，曰：“虎杖，一名苦杖。旧不载所出州郡，今处处有之。三月生苗，茎如竹笋状；上有赤斑点，初生便分枝丫；叶似小杏叶；七月开花，九月结实。南中出者，无花。根皮黑色，破开即黄，似柳根。亦有高丈余者。”并附“汾州虎杖”“滁州虎杖”“越州虎杖”图。可见，安徽滁州地区在宋代即为虎杖主要产区之一。

2. 安徽省虎杖的开发前景　安徽民间有食用虎杖幼嫩茎的习惯，其酸味特殊，有解渴的功效。虎杖根、根状茎和叶中均含蒽醌类和黄酮类多种活性成分，具有抗菌、抗氧化、防治心脏病、抗癌、降血脂、降低胆固醇等多种作用，其所含有的白藜芦醇已被开发成保健品和化妆品。虎杖嫩叶、茎可以作为蔬菜食用或做汤。虎杖习以根及根状茎入药，地上部分多废弃不用，应注重资源综合利用，变废为宝。

垂序商陆

Phytolacca americana L.

中药名 商陆（药用部位：根）。

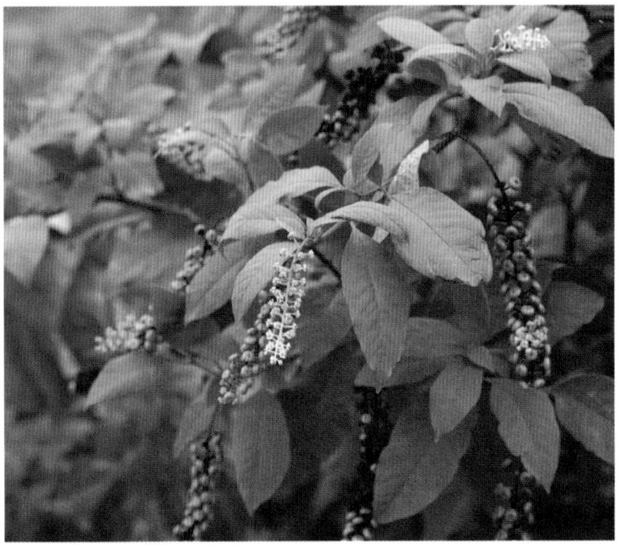
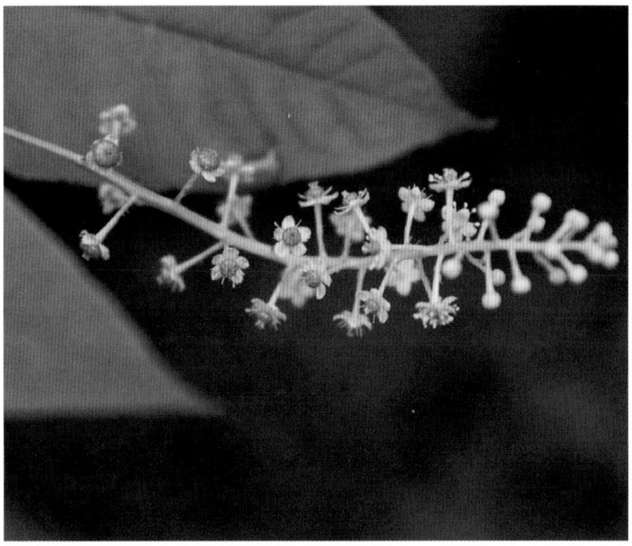
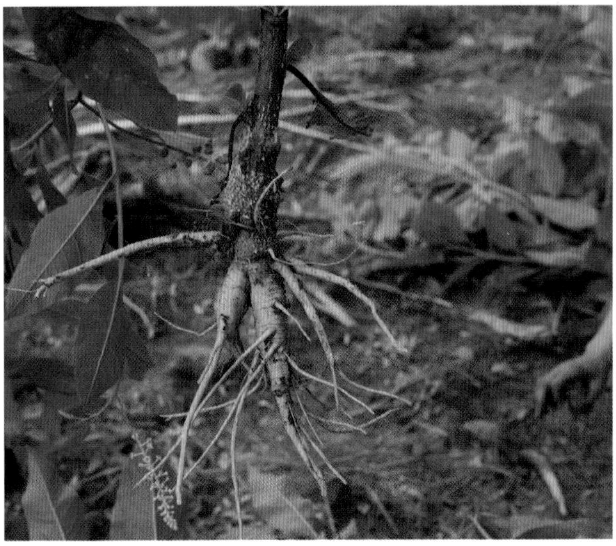
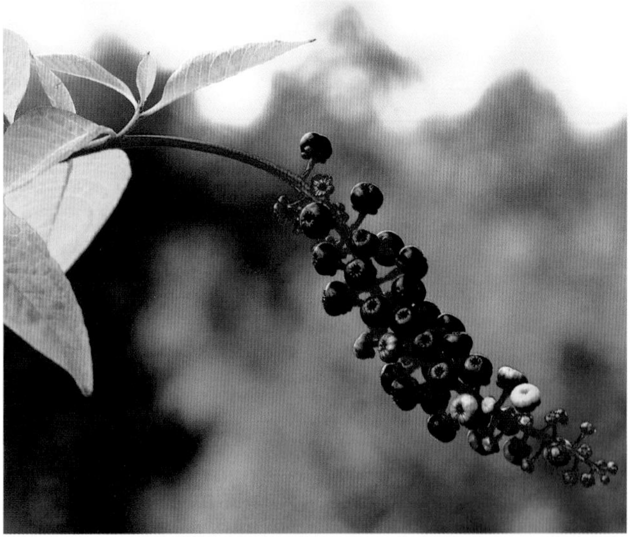

植物形态 多年生草本。具肉质肥大的根。单叶互生，全缘，无托叶。花被片 5 枚，白色，略带红色；雄蕊 10 枚；子房上位，心皮合生，心皮和花柱 10 个。浆果熟时紫黑色。

生境分布 多生于山沟、疏林下、林缘、村边、路旁等。安徽省各地均有分布。

资　源 垂序商陆是商陆药材的基原之一。安徽省为野生资源，资源蕴藏量较大。

采收加工 秋、冬或春季均可采收。挖取后，除去茎叶、须根及泥土，洗净，横切或纵切成 1cm 厚的片块，晒干或阴干。

药材性状

本品呈圆锥形，有多数分枝。表面灰棕色或灰黄色，有明显的横向皮孔及纵沟纹。商品多为横切或纵切的块片。横切片为不规则圆形，边缘皱缩，直径 2~8cm，厚 2~6mm，切面浅黄色或黄白色，木部隆起，形成数个凸起的同心性环纹，俗称“罗盘纹”。纵切片为不规则长方形，弯曲或卷曲，长 5~8cm，宽 1~2cm，表面凹凸不平，木部呈多数隆起的纵条纹。质坚硬，不易折断。气微，味稍甜，久嚼麻舌。

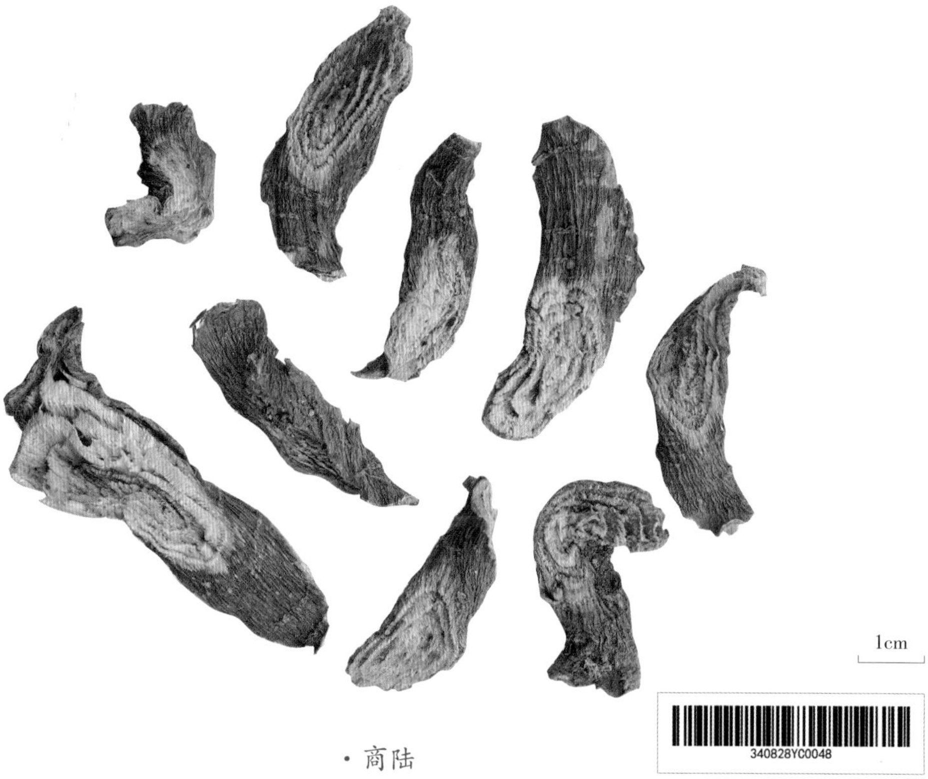

· 商陆

功效主治

苦，寒。有毒。归肺、脾、肾、大肠经。逐水消肿，通利二便，解毒散结。用于水肿胀满，二便不通；外治痈肿疮毒。

评 述

1. 商陆与垂序商陆资源 垂序商陆是一种入侵植物，原产于北美。作为观赏植物被引进。现在已作为正品被《中国药典》收录，是市场上药材商陆的主要来源。而目前，本土植物商陆 *Phytolacca acinosa* Roxb. 在野外已经濒危。

2. 商陆的毒性问题 垂序商陆全株有毒，根及果实毒性最强。由于其根酷似人参，常被人误作人参服用。中毒症状：严重呕吐或干呛，从嘴到胃均有灼热感，腹部抽搐、腹泻，甚至会心脏麻痹而死。该种植物的种子可通过鸟类等传播，通常生长于房前屋后，为伴人植物。本品有毒，应注意鉴别应用。

孩儿参

Pseudostellaria heterophylla (Miq.) Pax ex Pax et Hoffm.

中药名　太子参（药用部位：块根）。

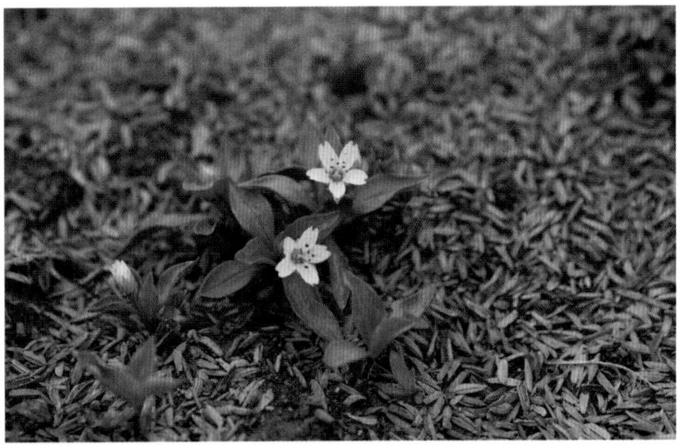

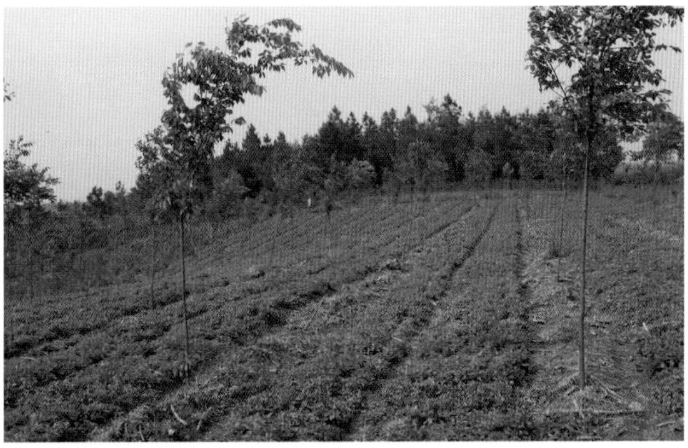

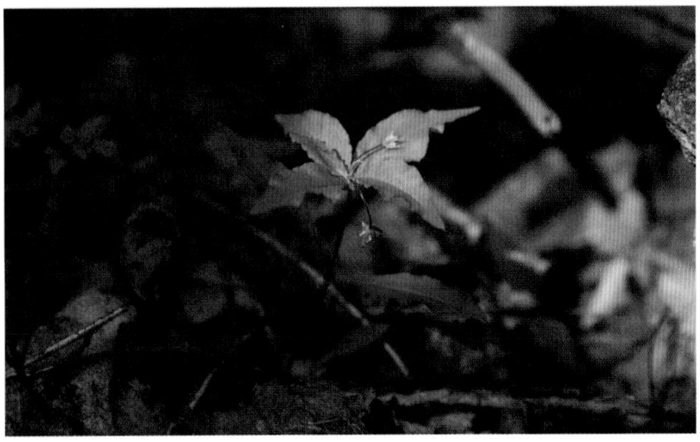

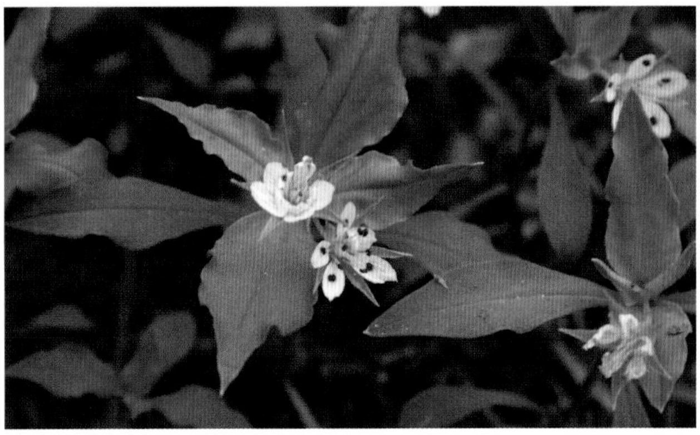

植物形态　多年生草本。块根为肉质纺锤形。茎直立。叶对生，下部叶匙形或倒披针形；茎顶端两对叶片较大，排成“十”字形。花二型，普通花 1~3 朵，着生于茎顶部叶腋，萼片 5 枚，花瓣 5 片，雄蕊 10 枚，花柱 3 个；闭锁花着生于茎下部叶腋，萼片 4 枚，无花瓣，雄蕊 2 枚。蒴果卵形，熟时下垂。

生境分布　生于林下富腐殖质的深厚土壤中。分布于安徽省淮河以南的山区和丘陵地区。

资　　源　皖东丘陵、皖西大别山区及皖南山区均产野生太子参，但可利用的资源量较小，极少采挖野生药材。安徽省是栽培太子参的三大主产区之一，自 20 世纪 70 年代起，宣州区、郎溪县和广德市等地大面积栽培太子参，年收购量较大。近年来，安徽省六安市规模化引种太子参。

采收加工　**太子参（栽培）**　6 月下旬至 7 月上旬，参株枯萎倒苗后，选择晴天，细心采挖。提早采收影响产量；延迟采收则参体不饱满，影响质量，或因天气炎热而使太子参腐烂。选用四齿钉耙将参根翻挖，除净泥土，将参根捡入竹篓中，后将太子参淘洗干净，薄摊于晒场或晒席上曝晒，揉搓除去须根，扬净。

太子参（滁州琅琊山，野生）　4 月下旬至 5 月下旬采挖，晒干。

药材性状

太子参(栽培) 本品呈细长纺锤形或细长条形，稍弯曲，长3~10cm，直径0.2~0.8cm。表面黄白色，较光滑，微有纵皱纹，凹陷处有须根痕。顶端有芽及茎痕。质硬而脆，断面平坦，淡黄白色，角质样，或类白色，显粉性。气微，味微甘。

太子参(野生) 本品较小，长2~3cm，直径0.2~0.5cm。

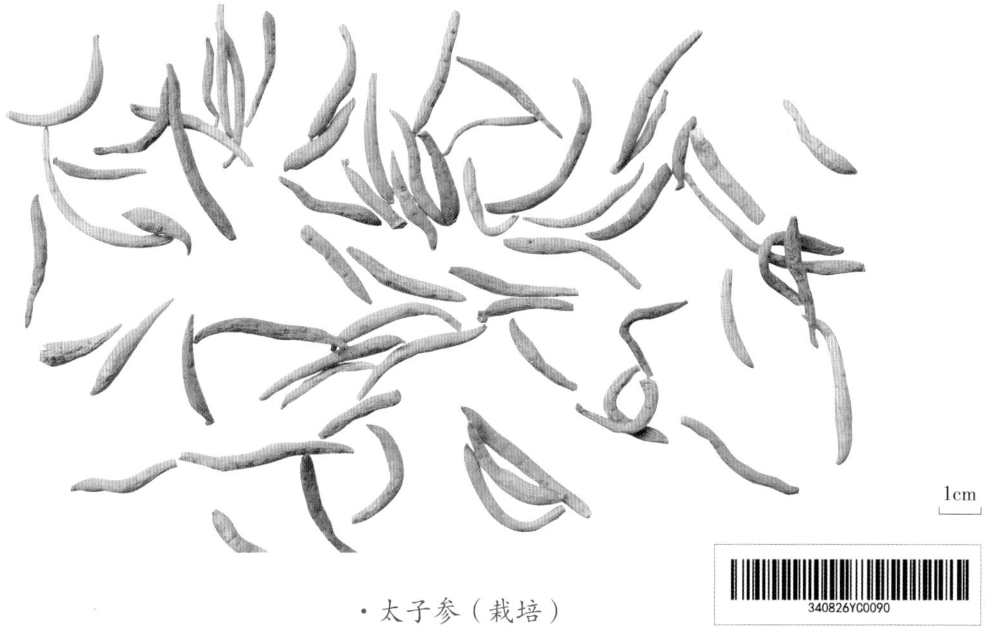

· 太子参(栽培)

功效主治 甘、微苦，平。归脾、肺经。益气健脾，生津润肺。用于脾虚体倦，食欲不振，病后虚弱，气阴不足，自汗口渴，肺燥干咳。

评　述

1. 太子参的栽培历史 1973年，宣州开始实施太子参野生变家种的种植研究，目前其已成为我国最有影响力的太子参产地之一。1985年，宣州、郎溪、广德太子参种植面积2000亩，年产量约300t。现常年种植面积为15000~20000亩，平均亩产100~150kg，每年产量2000t，产品少有积压。据测算，全国太子参每年的需求量约3000t，宣城太子参占全国产量的大半。安徽宣城地区产太子参“根粗壮，皮微黄，粉性足，气味正”，习称“宣城太子参”。

2. 栽培太子参的品种选育 宣城市金泉生态农业有限责任公司与安徽中医药大学合作，对宣城太子参开展了良种选育和规范化种植研究，其“宣参1号”品质优良，产量有显著提高，2006年获安徽省科技进步奖三等奖。

青 葙

Celosia argentea L.

中药名 青葙子（药用部位：种子）。

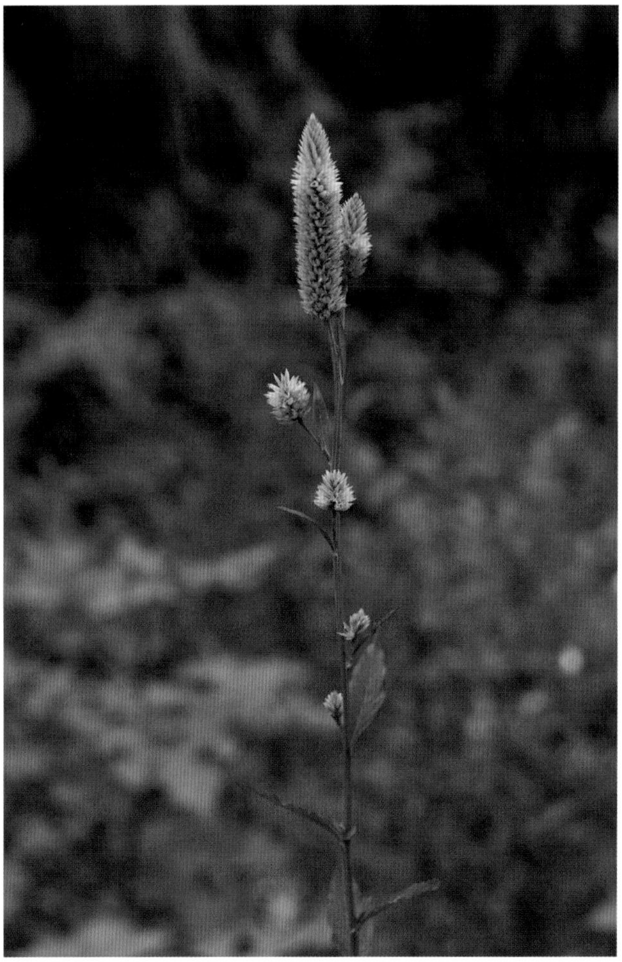

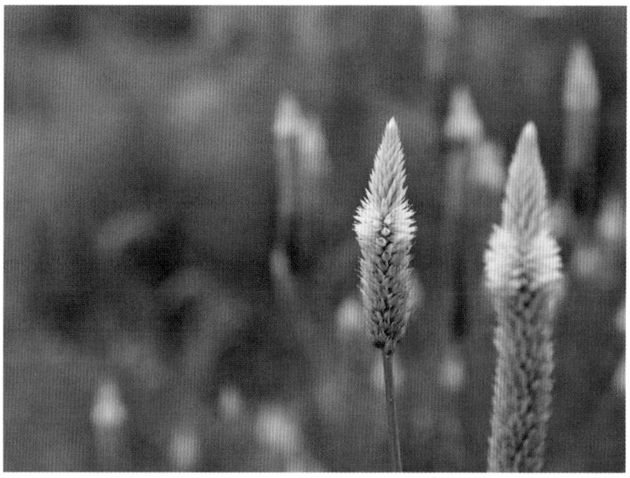

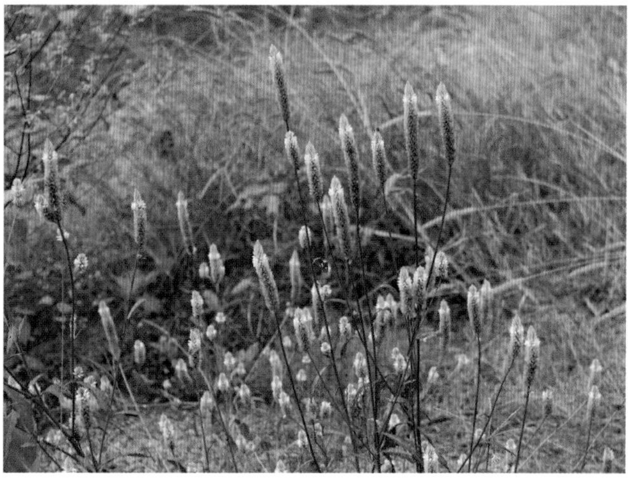

植物形态 一年生草本，全体无毛。茎直立。单叶互生；叶片纸质，披针形或椭圆状披针形，全缘，叶端急尖或渐尖，叶基渐狭。穗状花序，花多数，密生；苞片及小苞片披针形，干膜质，白色；花被片 5 枚；雄蕊 5 枚，下部合生成杯状，花药紫色；子房上位，1 室，柱头 2 裂，花柱紫红色。胞果卵形。种子扁圆形或肾状圆形。

生境分布 生于平原、丘陵、山坡荒地、田埂和旱田中。安徽省各地均有分布。

资　　源 安徽省青葙子药材野生资源比较丰富，产于全省各地，但年收购量少。

采收加工 8~10 月种子成熟时，割取地上部分或摘取果穗晒干，搓出种子，除净果皮等杂质，晒干，收集种子。

药材性状

本品呈扁圆形，少数为圆肾形，直径1~1.8mm。表面黑色或红黑色，光亮，中间微隆起，侧边微凹处有种脐。种皮薄而脆。气微，味淡。

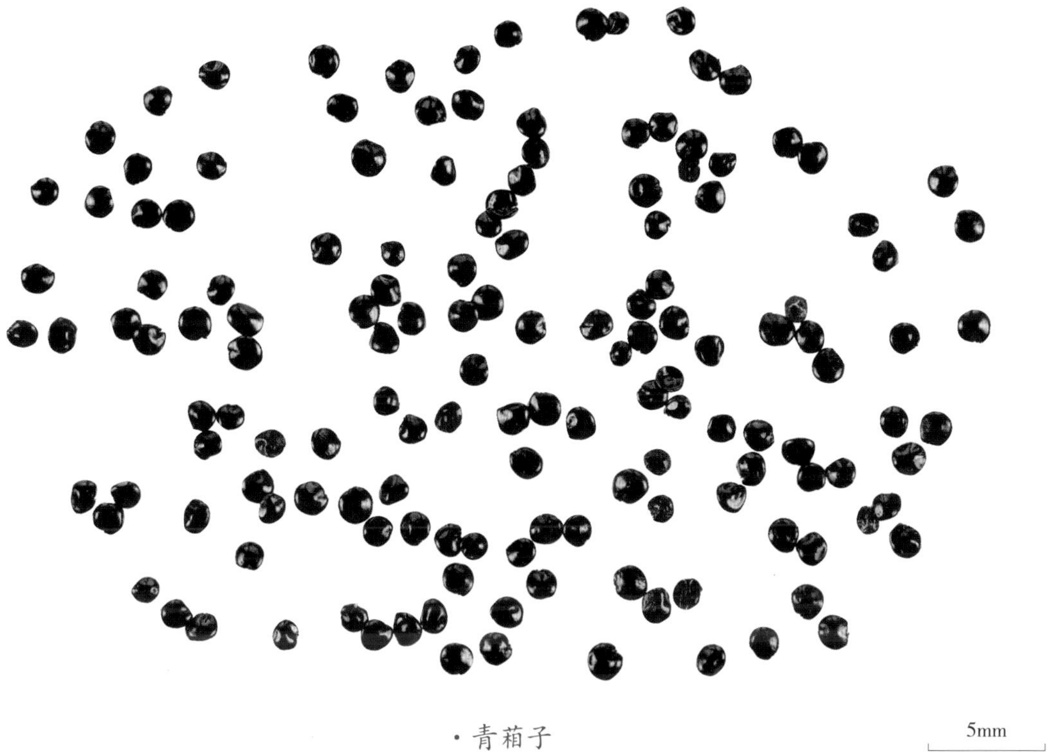

· 青葙子

功效主治 苦，微寒。归肝经。清肝泻火，明目退翳。用于肝热目赤，目生翳膜，视物昏花，肝火眩晕。

评 述

1. 青葙的资源综合利用 青葙嫩茎叶口感柔嫩，具特殊清香味，富有营养，现被人们作为蔬菜利用。青葙的花序粉红色，色彩淡雅，花序宿存，观赏期长，易栽培，易养护，可作为园林或庭院绿化植物。此外，青葙具有良好的镉污染土壤修复能力，可发展为修复矿山生态环境的植被。

2. 药材鉴别 曾有将苋科植物鸡冠花种子作青葙子使用的现象，并已有较长的历史。两者形态相近，应注意鉴别，其区别点：青葙子种皮薄而脆，指甲按压易碎；有时夹杂帽状果壳，其顶端有一丝状花柱，长4~6mm。鸡冠花种子种皮柔韧，用指甲按压不易碎；间或夹杂的果壳，其顶端丝状花柱较短，长2~4mm。

牛 膝

Achyranthes bidentata Bl.

中药名 土牛膝（药用部位：根）。

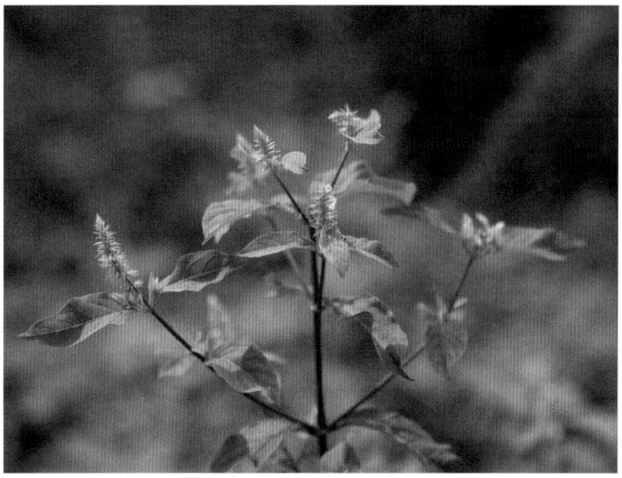
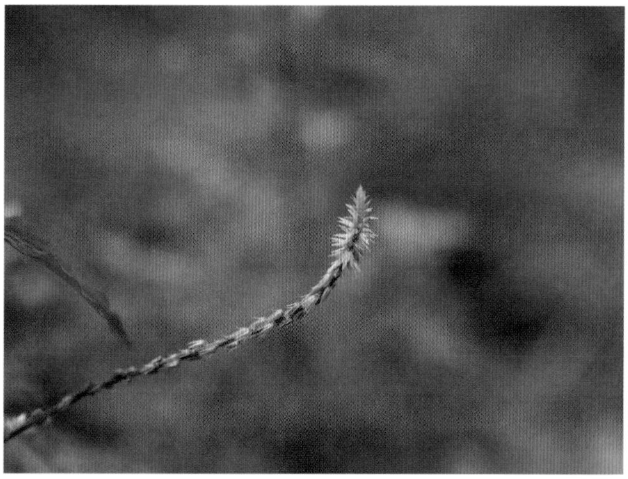
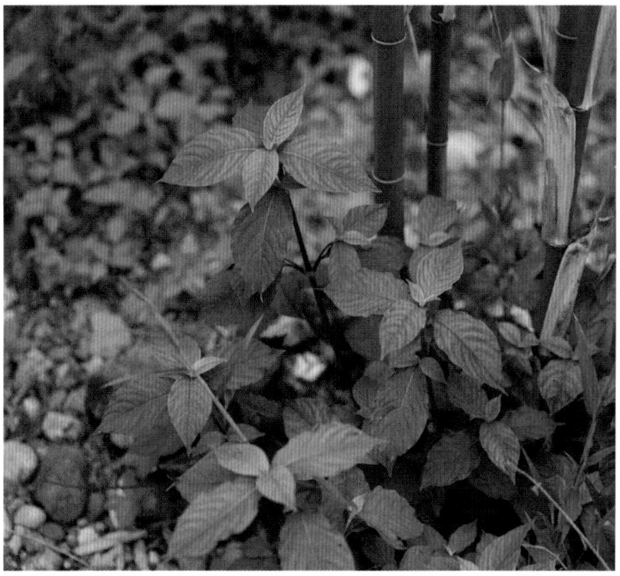
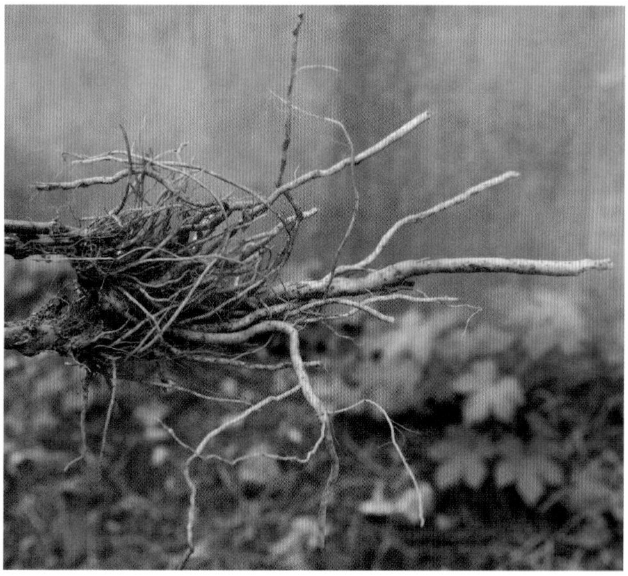

植物形态 多年生草本。根圆柱形，表面土黄色。茎直立。单叶对生，叶片矩圆形或椭圆状披针形，少数倒披针形；叶柄长5~30mm，有柔毛。穗状花序顶生或腋生；花多数，密生，苞片宽卵形，顶端突尖成刺；小苞片2枚，尖刺状，基部两侧各有1枚卵形膜质小裂片；花被片披针形，有中脉1条；雄蕊5枚，退化雄蕊顶端平圆。胞果矩圆形。

生境分布 生于山坡林下或田野、路旁。安徽省各地均有分布。

资　　源 安徽省牛膝药材野生资源较为丰富，但其野生药材极少被利用。阜阳市、宿州市、亳州市等地曾经引种栽培。

采收加工 冬季茎叶枯萎时挖取根部，除去杂质，洗净，润透，除去残留芦头，切段，干燥 。

药材性状

本品根状茎呈圆柱状，长 1~3cm，直径 5~10mm。灰棕色，上端有茎基残留，四周着生多数粗细不一的根。根长圆柱形，略弯曲，长约 15cm，直径可达 4mm；表面淡灰棕色，有细密的纵皱纹。质稍柔软，干透后易折断，断面黄棕色，可见呈圈状散列的维管束。气微，味微甜。

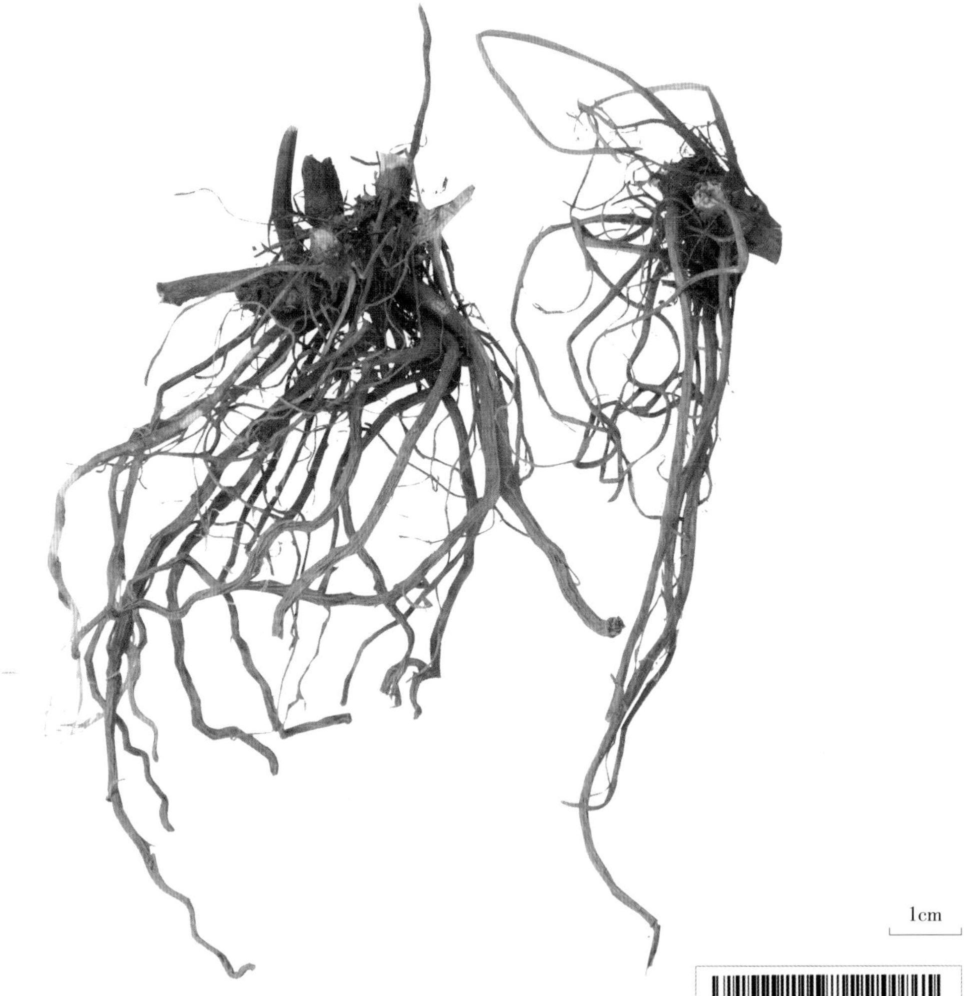

· 土牛膝

功效主治

苦、甘、酸，平。归肝、肾经。逐瘀通经，补肝肾，强筋骨，利尿通淋，引血下行。用于经闭，痛经，腰膝酸痛，筋骨无力，淋证，水肿，头痛，眩晕，牙痛，口疮，吐血，衄血。

凹叶厚朴

Magnolia officinalis Rehd. et Wils. var. *biloba* Rehd. et Wils.

中药名　厚朴（药用部位：干皮、根皮及枝皮）、厚朴花（药用部位：花蕾）。

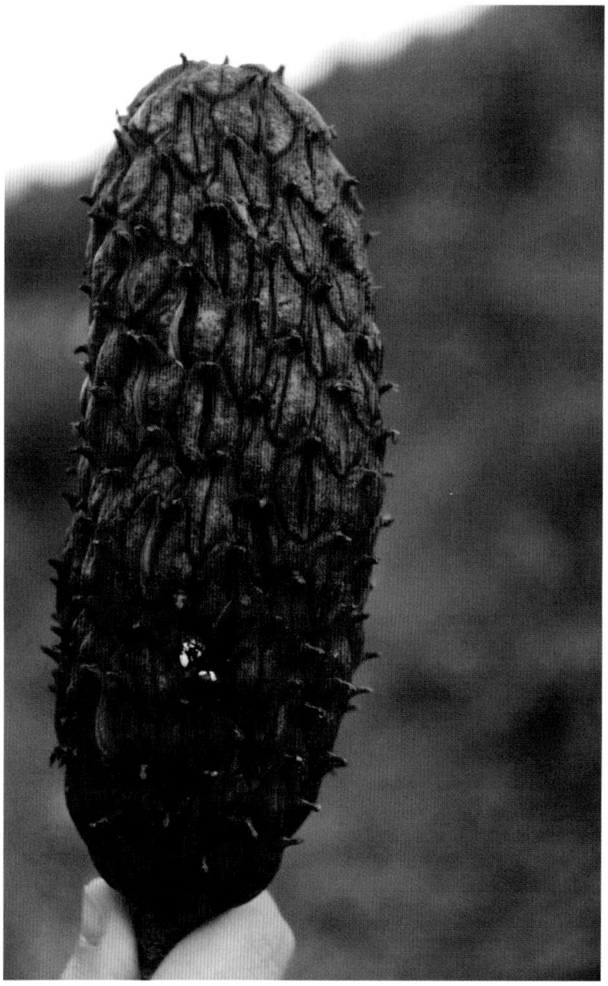

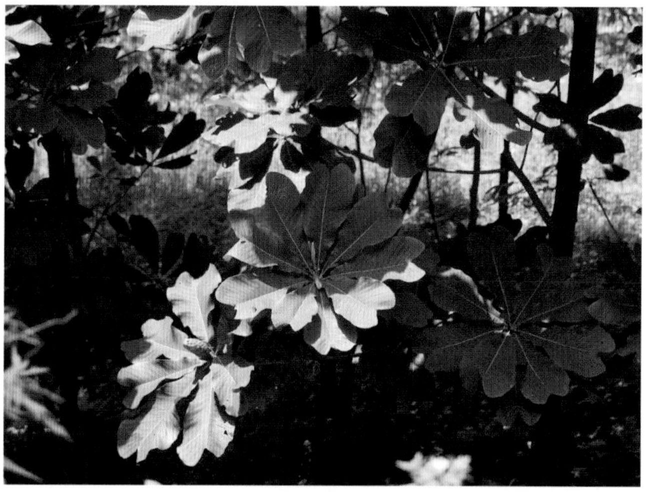

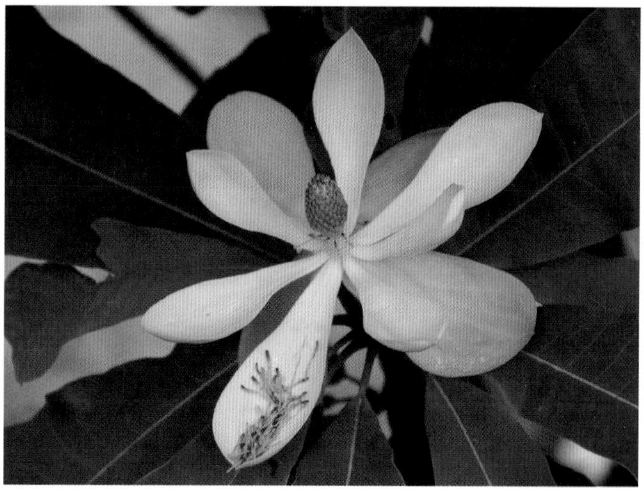

植物形态　落叶乔木。叶集生于小枝顶端，大而革质，倒卵形，先端凹缺，基部楔形，叶缘全缘并微波状，上表面绿色，下表面灰绿色被柔毛。花大，单生枝顶，花梗粗短；花被片 9~12 枚；雄蕊多数，花丝红色；雌蕊为离生心皮，多数，螺旋状排列于柱状花托上。聚合蓇葖果，长圆状卵圆形。种子三角状倒卵形。

生境分布　生于山坡杂木林中，或栽培于山麓和村舍附近。安徽省江淮丘陵、皖西大别山区和皖南山区有零星野生分布和栽培。

资　　源　安徽省厚朴药材以栽培的凹叶厚朴为主，主产于皖西大别山区和皖南山区，江淮丘陵也有栽培，其中潜山市的栽培面积较大。

采收加工

厚朴　野生厚朴一般在每年4~6月剥取，根皮和枝皮直接阴干；干皮置沸水中微煮后，堆置阴湿处，“发汗”至内表面变紫褐色或棕褐色时，蒸软，取出，卷成筒状，干燥。栽培厚朴，应采收栽培20年左右、生长旺盛的厚朴干皮、根皮和枝皮，加工方法同野生厚朴。

厚朴花　在春季花未开放时采摘，稍蒸后，晒干或低温干燥。

药材性状

厚朴（干皮）　本品呈卷筒状或双卷筒状，长30~35cm，厚0.2~0.7cm，习称“筒朴”；近根部的干皮一端展开如喇叭口，长13~25cm，厚0.3~0.8cm，习称“靴筒朴”。外表面灰棕色或灰褐色，粗糙，有时呈鳞片状，较易剥落，有明显椭圆形皮孔和纵皱纹，刮去粗皮者显黄棕色。内表面紫棕色或深紫褐色，较平滑，具细密纵纹，划之显油痕。质坚硬，不易折断，断面颗粒性，外层灰棕色，内层紫褐色或棕色，有油性，有的可见多数小亮星。气香，味辛辣、微苦。

厚朴（根皮）　本品习称“根朴”，呈单筒状或不规则块片；有的弯曲似鸡肠，又称“鸡肠朴”。质硬，较易折断，断面纤维性。

厚朴（枝皮）　本品习称“枝朴”，呈单筒状，长10~20cm，厚0.1~0.2cm。质脆，易折断，断面纤维性。

厚朴花　本品呈长圆锥形，长4~7cm，基部直径1.5~2.5cm。红棕色至棕褐色。花被片多为12枚，肉质，外层的呈长方倒卵形，内层的呈匙形。雄蕊多数，花药条形，淡黄棕色，花丝宽而短。心皮多数，分离，螺旋状排列于圆锥形的花托上。花梗长0.5~2cm，密被灰黄色绒毛，偶无毛。质脆，易破碎。气香，味淡。

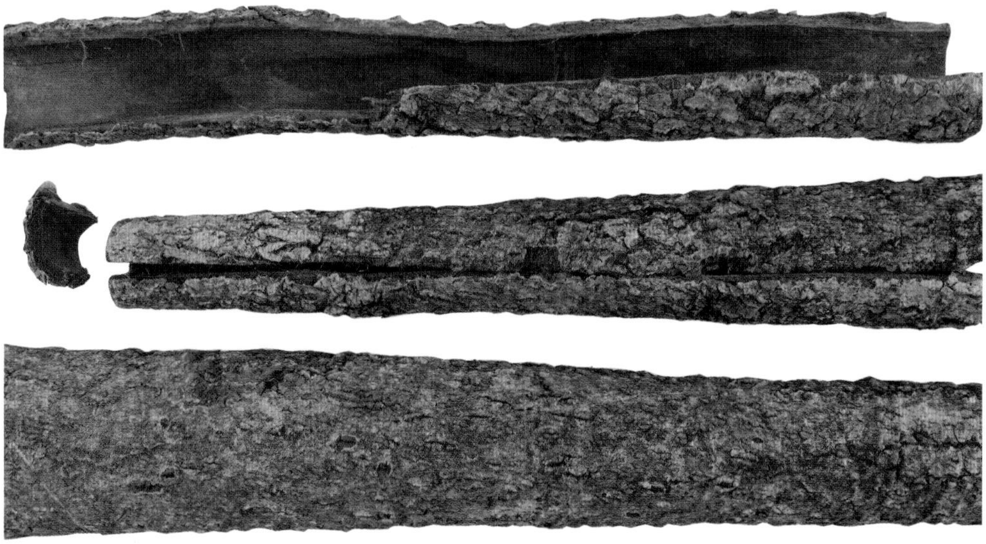

1cm

· 厚朴（干皮）

· 厚朴花

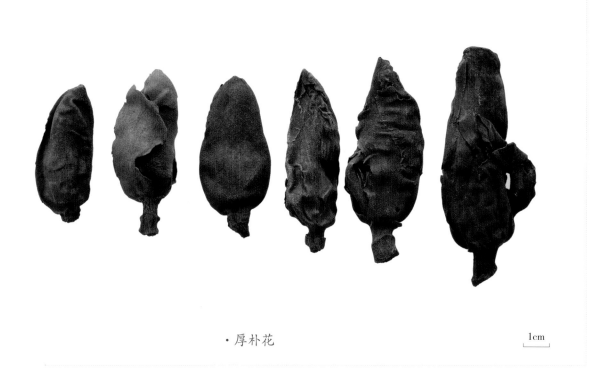

功效主治 **厚朴** 苦、辛，温。归脾、胃、肺、大肠经。燥湿消痰，下气除满。用于湿滞伤中，脘痞吐泻，食积气滞，腹胀便秘，痰饮喘咳。

厚朴花 苦，微温。归脾、胃经。芳香化湿，理气宽中。用于脾胃湿阻气滞，胸闷胀满，纳谷不香。

评 述

1. 潜厚朴 潜山市人工栽培厚朴的历史悠久。由于受独特的土壤气候条件影响，潜山市产的厚朴药材品质优良，习称“潜厚朴”，颇负盛名。20 世纪 80 年代，厚朴被本省列为大别山区优势品种，1982~1985 年被划定为自然保护对象。

2. 厚朴的资源利用与保护 由于厚朴长期过度利用，其野生资源已经濒危，被列为国家二级重点保护野生植物。迄今，仅在皖西大别山区和皖南山区的深山中尚有零星的野生厚朴残存。目前安徽省各地的厚朴商品均来自栽培品。由于厚朴为乔木类药材，生长 10 年以上才有采伐价值，生长时间长，一旦采收，需整株砍伐，资源更新较慢，很多药农对其栽培没有热情，导致安徽省厚朴的栽培面积日渐萎缩。安徽省潜厚朴作为地方名产药材，宜加大资源培育，使优质资源得到恢复和可持续利用。

玉　兰

Magnolia denudata Desr.

中药名　辛夷（药用部位：花蕾）。

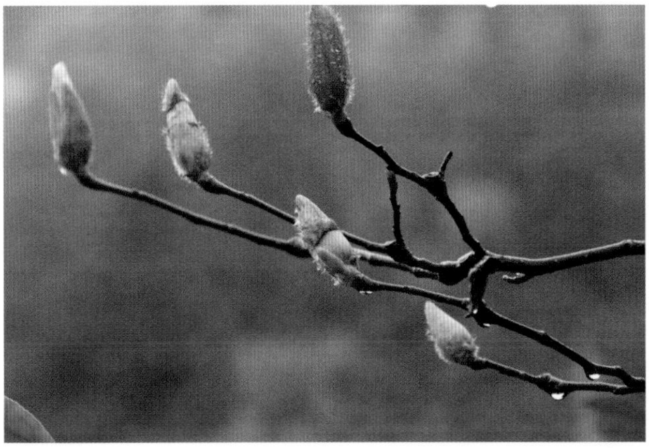

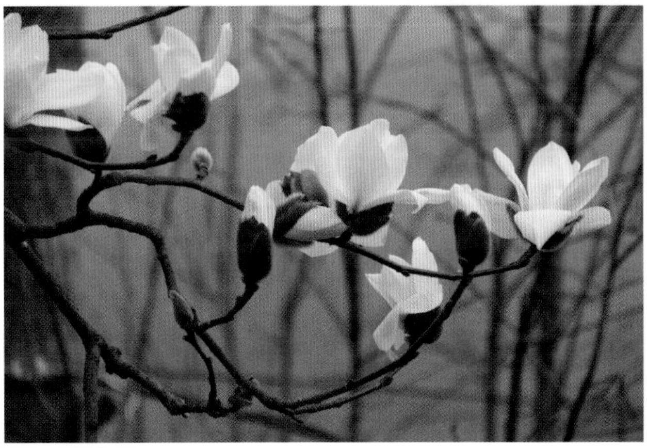

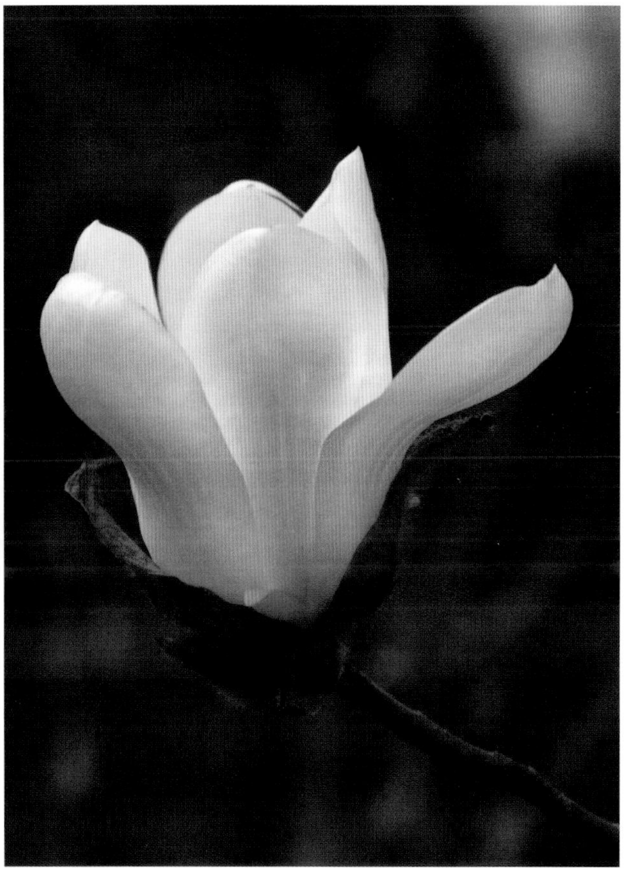

植物形态　落叶乔木。叶倒卵形，先端宽圆、平截或稍凹，具短突尖，基部楔形或宽楔形，沿叶脉上被柔毛；叶柄长 1~2.5cm，被柔毛。花蕾卵圆形。花先叶开放，直立，芳香；花被片 9 枚，白色，基部常带紫红色，近相似，长圆状倒卵形；雄蕊多数，螺旋状着生于凸起的花托，花药侧向开裂；雌蕊多数，螺旋状着生于花托上部。聚合蓇葖果圆柱形。种子宽卵形。

生境分布　生于海拔 1100m 以下的山坡、沟谷两侧的阔叶林中或林缘。分布于皖西大别山区及皖南山区。安徽省各地均有引种栽培。

资　　源　安徽省各地均有栽培，主要为行道树。药用以安庆市怀宁县石镜乡海螺山所产的辛夷品质佳，其药用历史悠久，习称“海螺望春”，为安徽省道地药材，资源蕴藏量较大。

采收加工　农历腊月中下旬至翌年正月上旬，花蕾外层苞片脱落至仅剩 1~3 层时采收。采集时，花蕾基部下需保留 1~2cm 左右的花柄，防止散蕾。置于阴凉通风处晾干，一般需晾 3 个多月。

药材性状

本品呈卵圆形至长卵形，多似毛笔头，长 1.2~2.6cm，直径 1~1.6cm。基部常具短梗，较粗壮，长约 5mm，梗上有类白色点状皮孔。苞片 2~3 层，每层 2 枚，两层苞片之间具有一小鳞芽；苞片外表面密被灰白色或灰黄色茸毛，内表面类棕色或棕褐色，无毛。花被片 9 枚，每轮 3 枚，轮状排列，紫棕色，内外轮同形。雄蕊和雌蕊均多数，螺旋状排列。体轻，质脆。气芳香，味辛凉而稍苦。

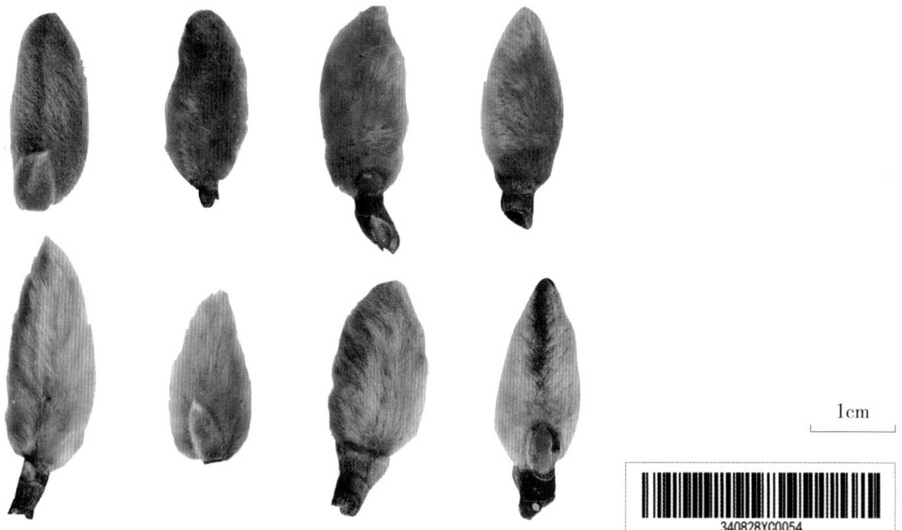

· 辛夷

功效主治 辛，温。归肺、胃经。散风寒，通鼻窍。用于风寒头痛，鼻塞流涕，鼻鼽，鼻渊。

评　述

1. 海螺望春的历史　辛夷始载于《神农本草经》，列为上品。《本草图经》曰：“生汉中川谷，今处处有之。人家园庭亦多种植。”清同治十一年（1872 年）《太湖县志·物产》记载：“辛夷，即望春，红白二种，花未开时取之。”民国二十五年（1936 年）《当涂县志·物产》载：“辛夷，一名木笔，一名迎春。人家园圃多种植之。其花未开时苞上有毛，尖如笔，有桃红、紫色二种。”可见清代、民国时期安徽省沿江丘陵各县均产辛夷药材，但最为著名的是怀宁县出产的海螺望春。早在明清时期海螺望春就驰名中外，并远销到南洋等地。清康熙年间《怀宁县志》即有记载。民国四年（1915 年）《怀宁县志·物产》记载：“惟海螺山辛夷，春初弥望，其用较他产为良，价亦较他产为高。”

2. 海螺望春的资源发展　20 世纪 50 年代，安徽省怀宁县海螺山及安庆市周边县所产辛夷经安庆市集散，称“安春花”为道地药材。1985 年，安徽省辛夷产量约 10t。20 世纪 80 年代初，道地产区怀宁县石镜乡邓林村海螺山作为望春花基地被列入国家星火计划，植林面积达 1.25 万亩。每棵成材树产辛夷药材 30~50kg。近年来海螺望春每年药材产量约 25t。

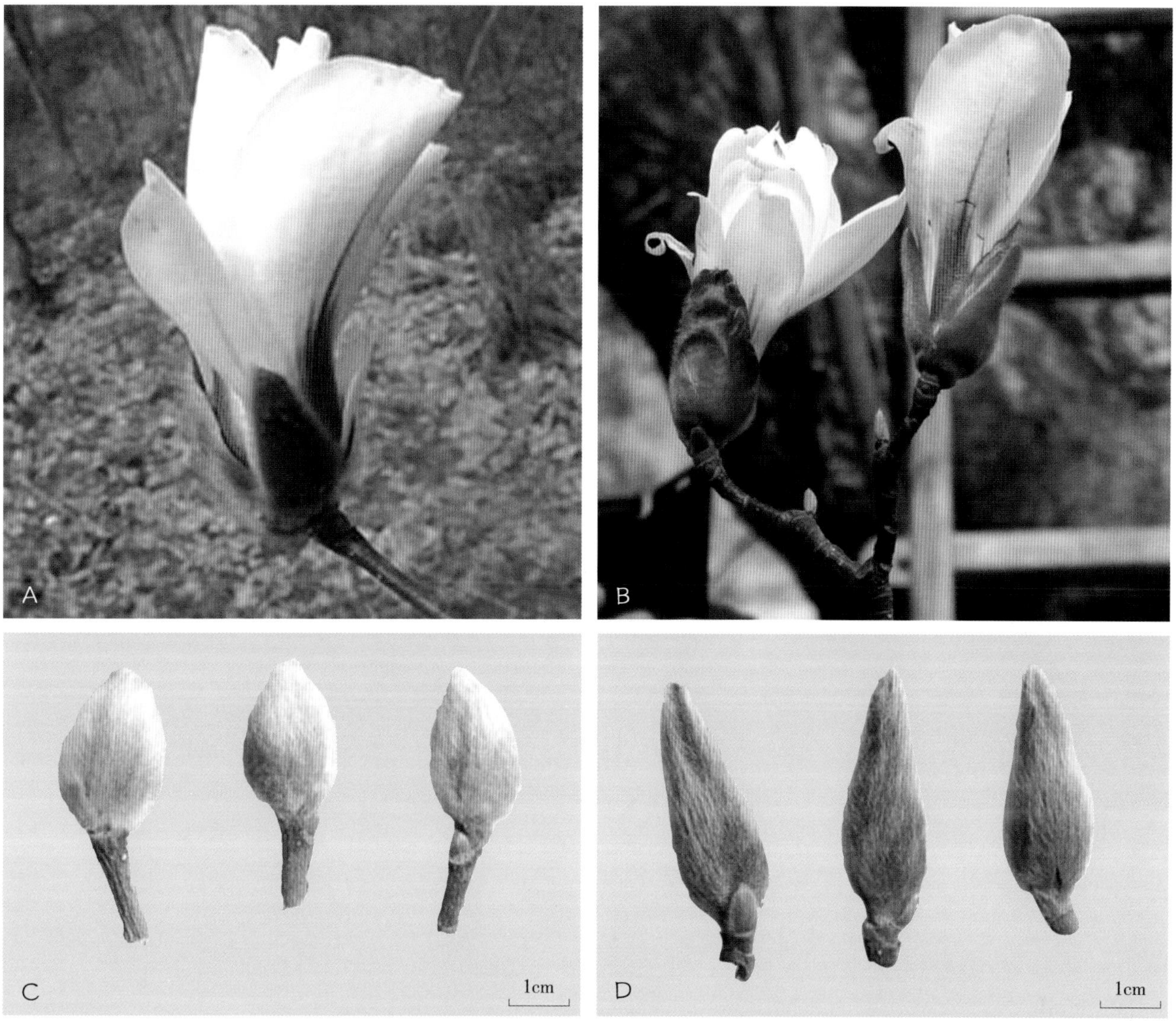

海螺望春花的农家品种
A：泡花的花
B：丁香花的花
C：泡花的花蕾
D：丁香花的花蕾

3. 海螺望春花的资源利用与保护 海螺望春花为道地药材。据怀宁县石镜乡药农介绍，药材辛夷以古树品质最佳，其产蕾情况明显较新树要好。目前邓林村有野生海螺望春百年以上古树300余棵，其中树龄在400年以上的就有60余棵，被林业部门列为国家二级保护名树名木。当地曾多次发生古树被盗事件。当地林业局就此开始对当地的古树进行调查，鉴定树龄，并进行挂牌。但仍有不少分布较偏僻的古树未被挂牌保护，古树鉴定与保护工作仍需加强。

4. 海螺望春的农家品种 安徽省怀宁县石镜乡海螺山的海螺望春有两个农家品种，分别为“泡花”及“丁香花”。两者物候有差异：泡花花蕾在农历腊月下旬采集，丁香花花蕾在正月上中旬采集。两者药材形态有差异：泡花花蕾较圆，古树泡花花蕾像桃子形状，直径较大，质地松泡，毛茸长，开花较大，所以又称“大花”；丁香花花蕾较细长，形状像毛笔头，直径较小，质地紧密，毛茸较短，开花较小。当地药农认为，辛夷药材泡花气味香辛浓郁，质优于丁香花，其中泡花又以古树为最佳。

华中五味子

Schisandra sphenanthera Rehd. et Wils.

中药名　南五味子（药用部位：果实）。

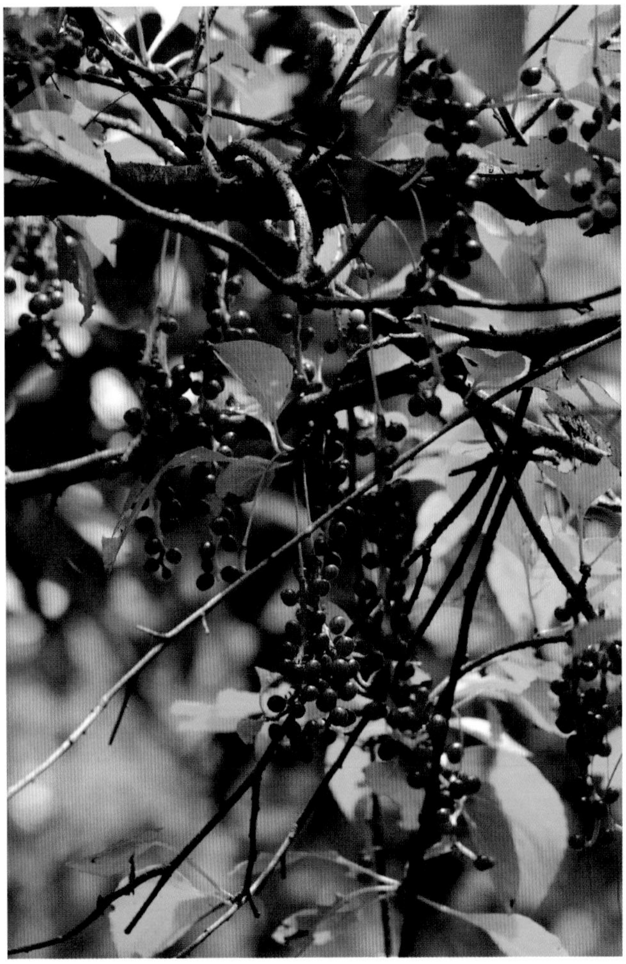
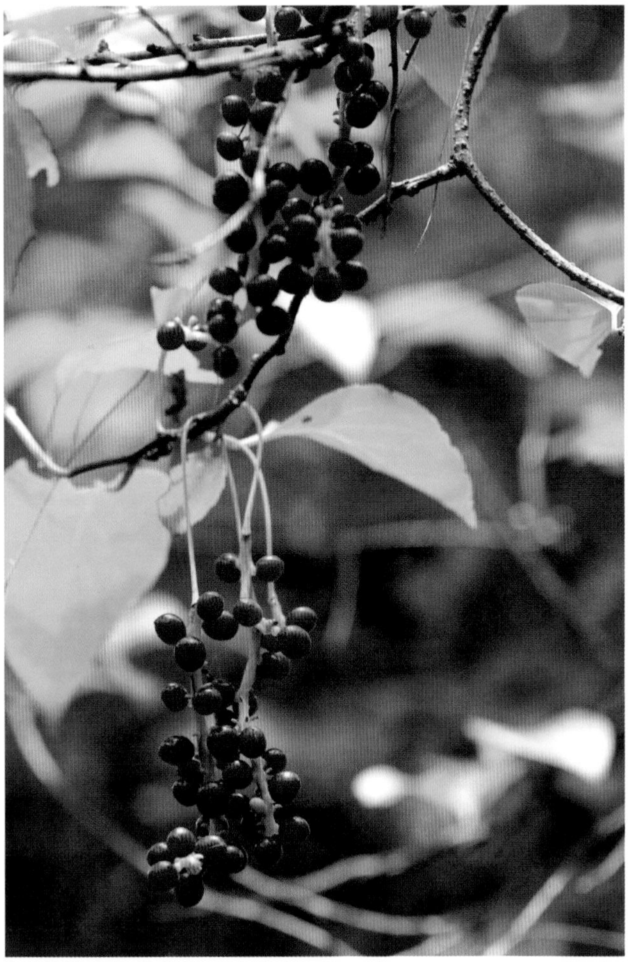
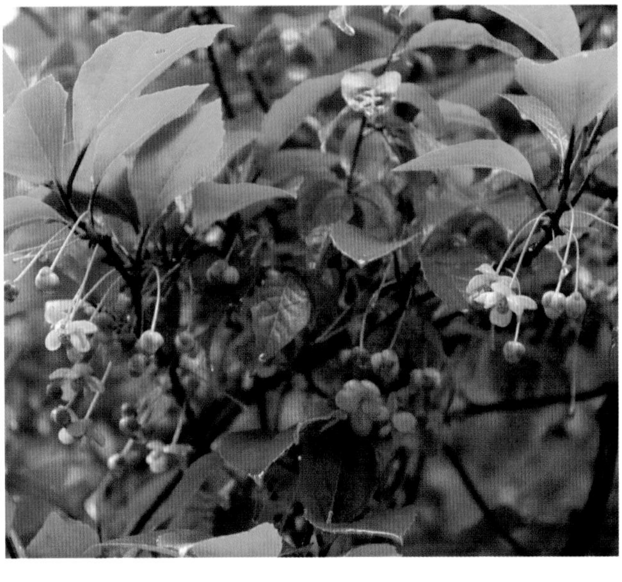
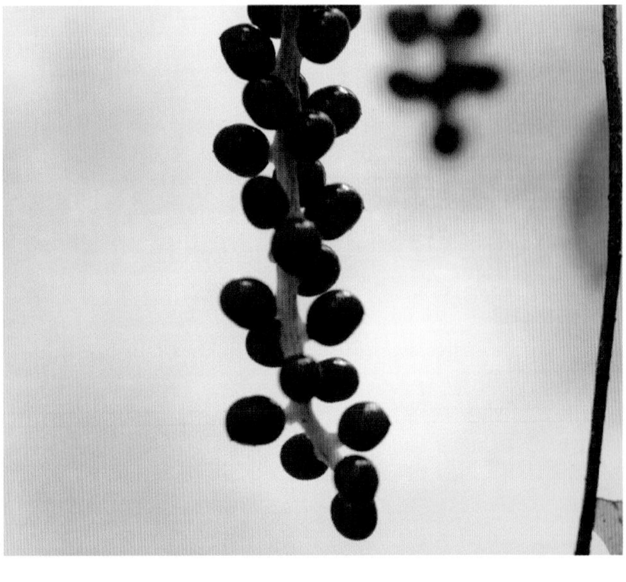

植物形态 落叶木质藤本。小枝红褐色，具密而凸起的皮孔。单叶互生；叶片倒卵形或宽倒卵形。花单生或 2 朵生于叶腋，基部具膜质苞片；花托圆柱形，顶端伸长；花单性，雌雄异株；花被片 5~9 枚，橙黄色，通常 2 轮，近相似，椭圆形或长圆状倒卵形；雄花的雄蕊 11~19（23）枚；雌花的雌蕊群近球形，离生心皮 30~60 个。聚合浆果。种子长圆形或肾形。

生境分布 生于海拔 1000m 以下的山坡杂木林中或林缘、灌丛、路旁、沟边。分布于皖南山区、皖西大别山区及江淮丘陵等地。

资　　源 安徽省南五味子药材为野生资源，主要呈零星分布，资源蕴藏量较小。

采收加工 秋季果实成熟时采摘，晒干，除去果梗和杂质。

药材性状

本品呈球形或扁球形，直径 4~6mm。表面棕红色至暗棕色，干瘪，皱缩，果肉常紧贴于种子上。种子 1~2 枚，肾形，表面棕黄色，有光泽，种皮薄而脆。果肉气微，味微酸。种子破碎后有香气，味辛、微苦。

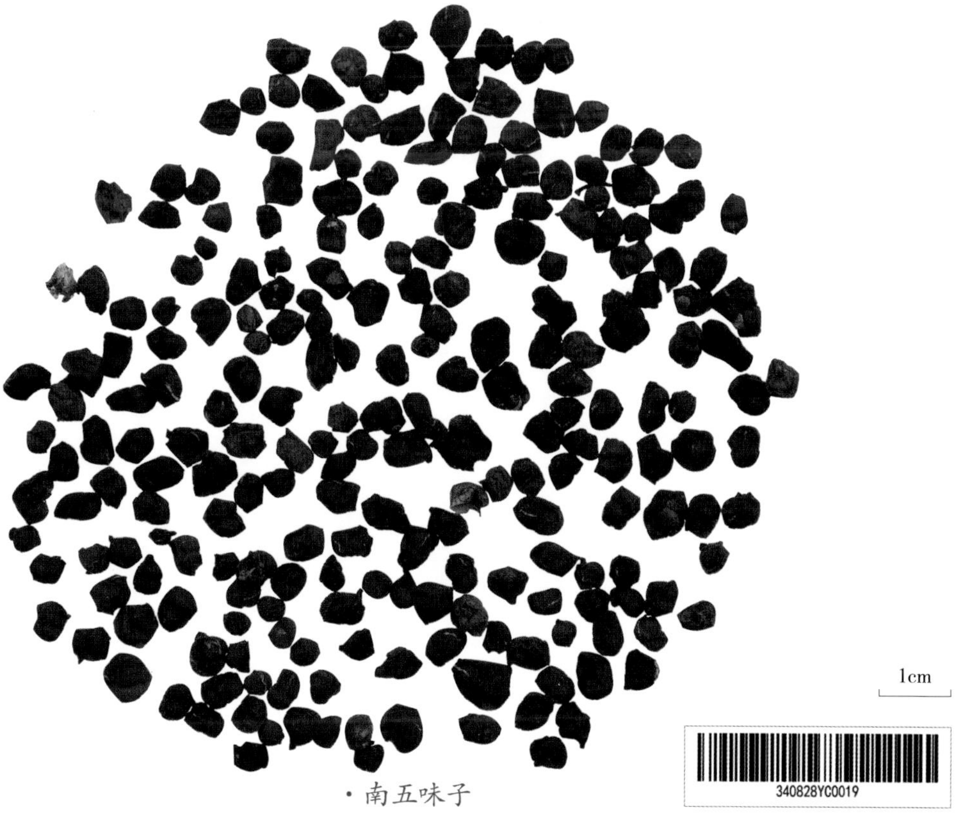

· 南五味子

功效主治 酸、甘，温。归肺、心、肾经。收敛固涩，益气生津，补肾宁心。用于久嗽虚喘，梦遗滑精，遗尿尿频，久泻不止，自汗盗汗，津伤口渴，内热消渴，心悸失眠。

山鸡椒

Litsea cubeba (Lour.) Pers.

中药名　澄茄子（药用部位：果实）。

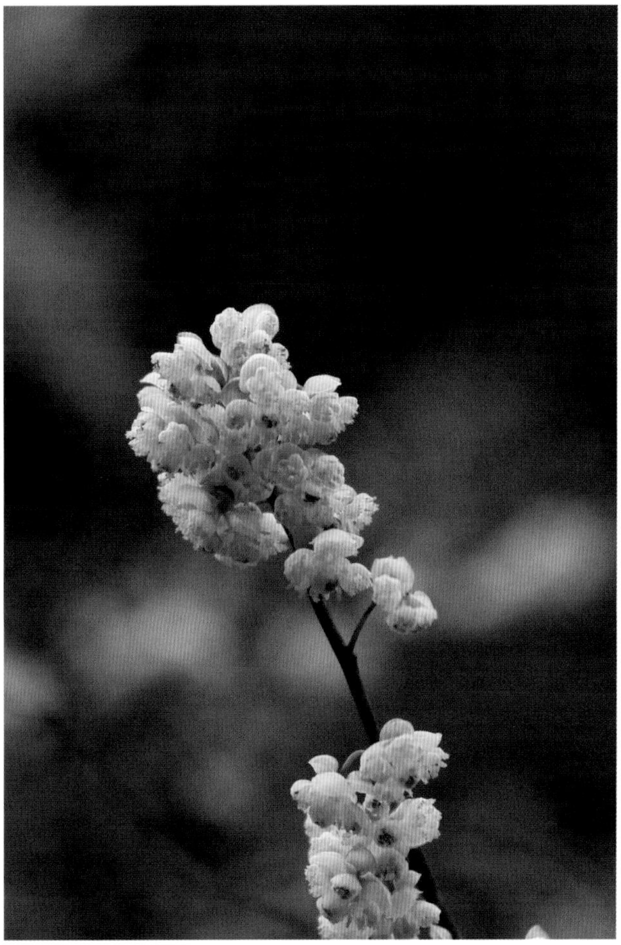
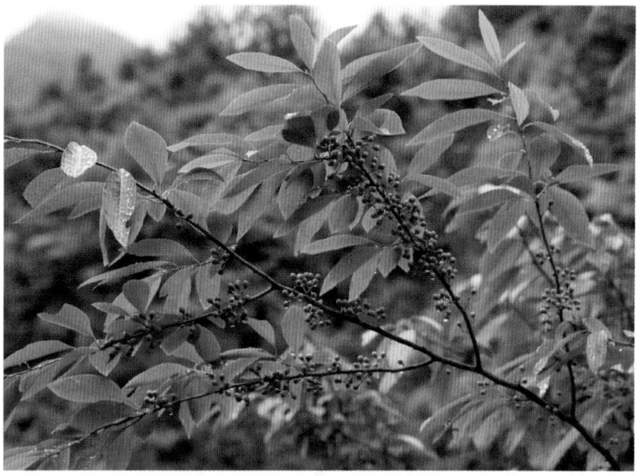
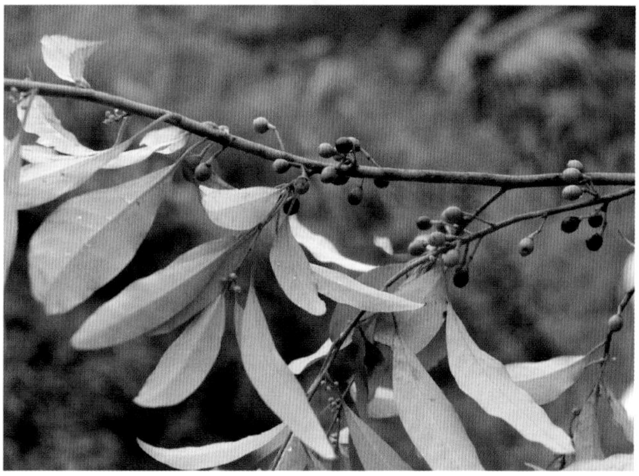

植物形态　落叶灌木或小乔木，全株有芳香气。叶互生，薄纸质，披针形或长椭圆形。花单性，雌雄异株，先叶开放；伞形花序单生或簇生，总苞片 4 枚，有花 4~6 朵；花小，花被片 6 枚，椭圆形；雄花具能育雄蕊 9 枚，3 轮，中央有退化雌蕊；雌花花被片 5~6 枚，具退化雄蕊，子房卵圆形，花柱短，柱头头状。果近球形。

生境分布　生于向阳山坡、丘陵、林缘、灌丛及疏林中。分布于皖南山区、皖西大别山区及江淮丘陵地区。

资　　源　安徽省澄茄子药材为野生资源，资源比较丰富。皖南山区歙县、休宁县和宁国市等地曾经大面积栽培山鸡椒，主要用于生产山苍子油。澄茄子药材资源尚未被利用。

采收加工　秋季摘取成熟果实，除去枝叶、杂质，晒干。

药材性状

本品呈类球形，直径 4~6mm。表面棕褐色至黑褐色，有网状皱纹。基部常有果柄痕，偶有宿存萼和细果梗。除去外皮可见硬脆的果核，种子 1 枚，子叶 2 枚，黄棕色，富油性。气芬芳，味稍辣而微苦。

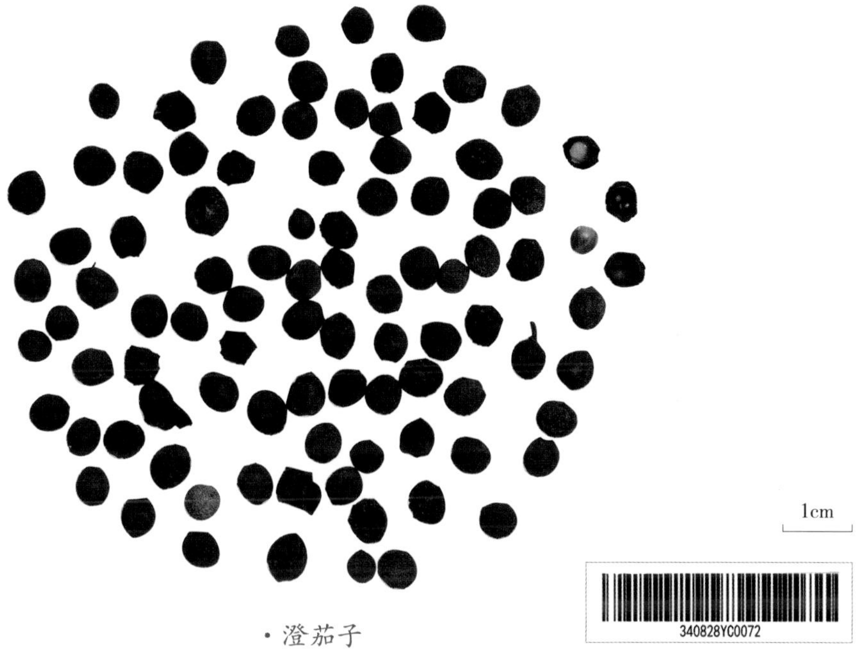

· 澄茄子

功效主治 辛，温。归脾、胃、肾、膀胱经。温中散寒，行气止痛。用于胃寒呕逆，脘腹冷痛，寒疝腹痛，寒湿郁滞，小便浑浊。

评 述

1. 山鸡椒的资源利用 山鸡椒的根（豆豉姜）、叶（山苍子叶）亦供药用。除作为中药材收购外，其果、叶亦可提取挥发油，为医药、化工工业的重要原材料。该种植物在安徽省资源丰富，可加大资源开发利用。

2. 山鸡椒的易混淆品鉴别 本品易与荜澄茄相混。荜澄茄为胡椒科植物荜澄茄 *Piper cubeba* Linn. 将成熟的果实。果实上部圆球形，直径 3~6mm，有网状皱纹，顶端残留柱基痕，下部果皮狭缩延伸成假果柄，长至 7mm。

乌 药

Lindera aggregata (Sims) Kosterm.

中药名 乌药（药用部位：块根）。

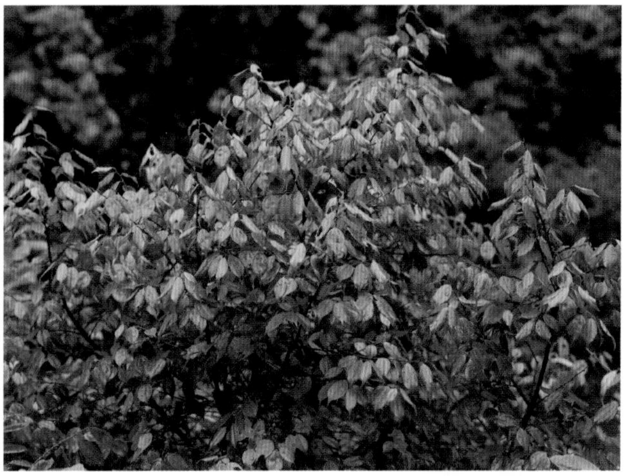
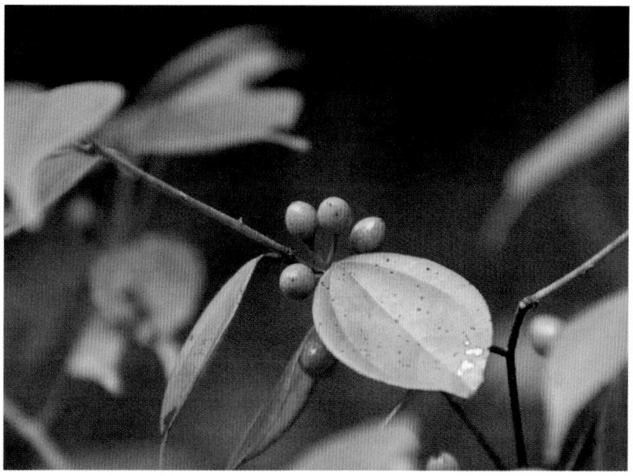
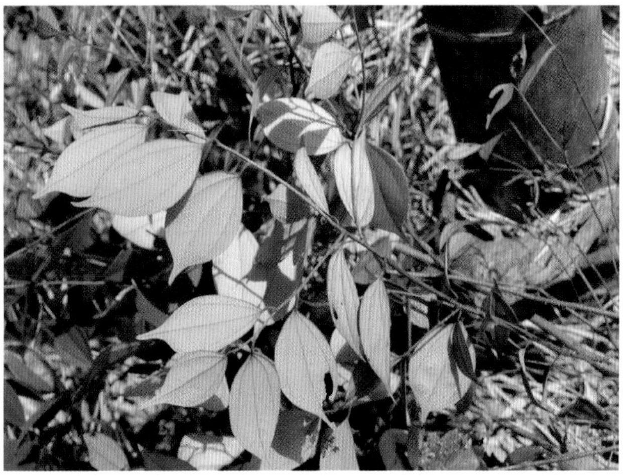
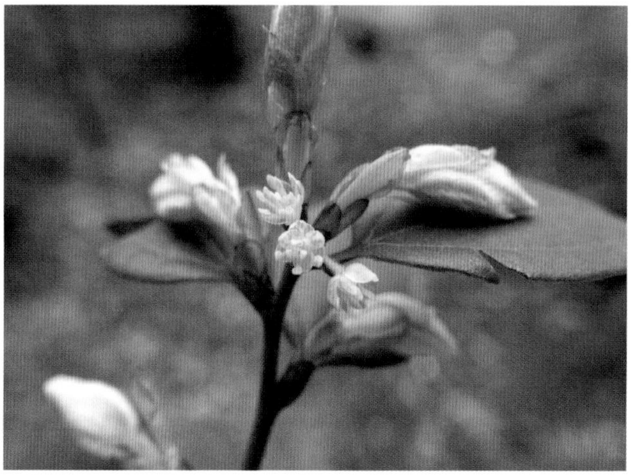

植物形态 常绿灌木或小乔木。根木质，局部膨大，呈纺锤形或结节状。小叶互生，革质，卵形、椭圆形或近圆形。伞形花序腋生；花单性，雌雄异株，花被片6枚，黄绿色，大小近相等，阔椭圆形；雄花有雄蕊9枚，3轮；雌花有退化雄蕊，子房1室，胚珠1枚。核果椭圆形。

生境分布 生于海拔200~500m的向阳坡地、疏林或灌丛中。分布于安徽省长江以南山区及丘陵。

资　　源 安徽省为全国乌药药材的主产区之一。其乌药药材为野生资源，主产于宣城市、黄山市及池州市等地，野生资源比较丰富。

采收加工 冬、春二季采挖根部，修去两端细根，剔除不呈纺锤状的直根，洗净，晒干，即为商品“乌药个”。刮去栓皮或不刮栓皮，切成厚1~2mm的横切片，烘干或晒干，即为商品“乌药片”。

药材性状

乌药个 本品多呈纺锤形，略弯曲，有的中部收缩而呈连珠状，称“乌药珠”。长6~15cm，直径1~3cm。表面黄棕色或黄褐色，有纵皱纹及稀疏的细根痕。质坚硬。

乌药片 本品为1~2mm的圆形薄片，切面淡黄棕色，中心颜色较深，无髓，有放射状纹理及环纹。气香，味微苦、辛，有清凉感。

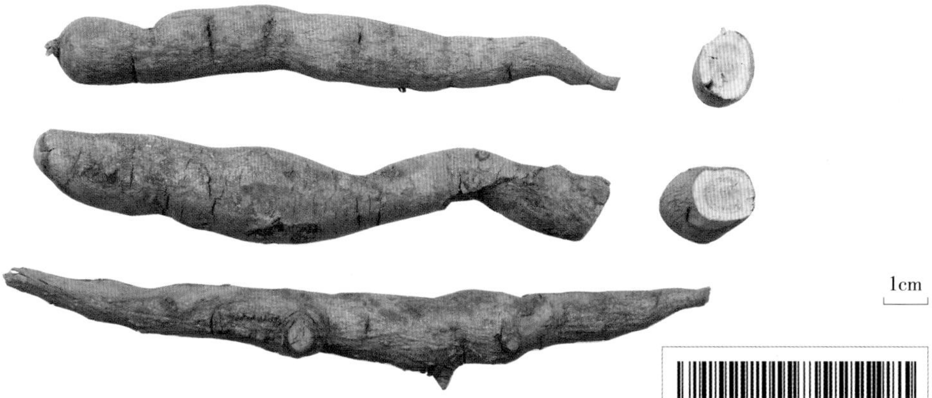

· 乌药个

340826YC0007

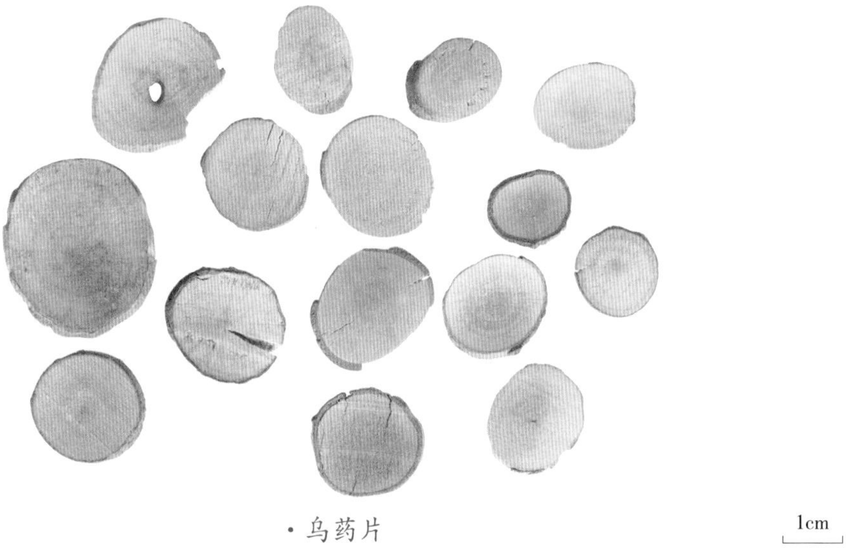

· 乌药片

功效主治 辛，温。归肺、脾、肾、膀胱经。行气止痛，温肾散寒。用于寒凝气滞，胸腹胀痛，气逆喘急，膀胱虚冷，遗尿尿频，疝气疼痛，经寒腹痛。

评 述

乌药的药用部位 《本草拾遗》云：“其直根者不堪用。”根据历代本草以及《中国药典》的记载，应以膨大的块根入药。据皖南山区药农介绍，近年来，因乌药块根资源有限，有药商收购乌药不膨大的根（俗称乌药柴）趁鲜切片以混作乌药用。因此，应注意鉴别，杜绝乌药柴混入市场。

黄山乌头

Aconitum carmichaelii Debx. var. *hwangshanicum* W. T. Wang

中药名 草乌（药用部位：块根）。

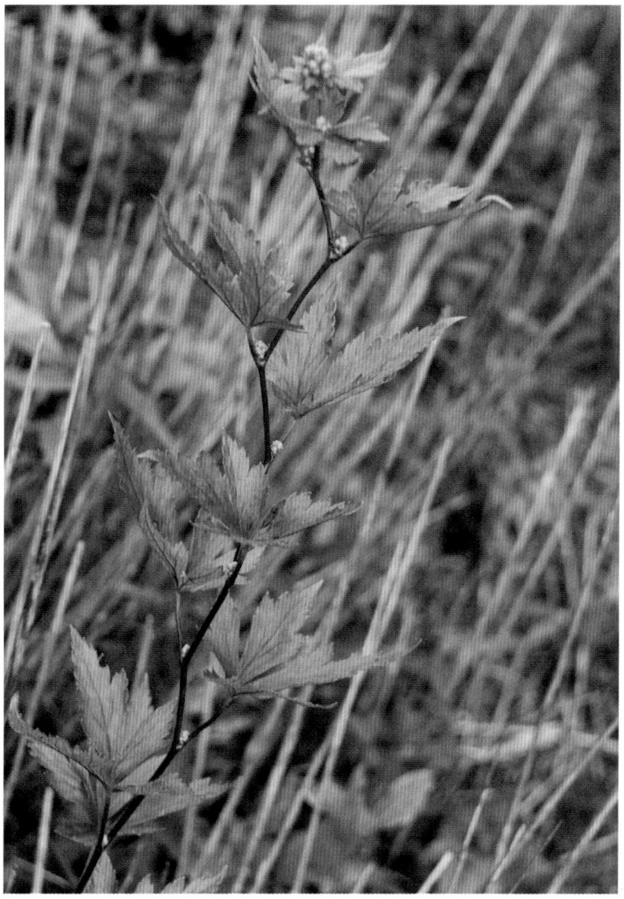

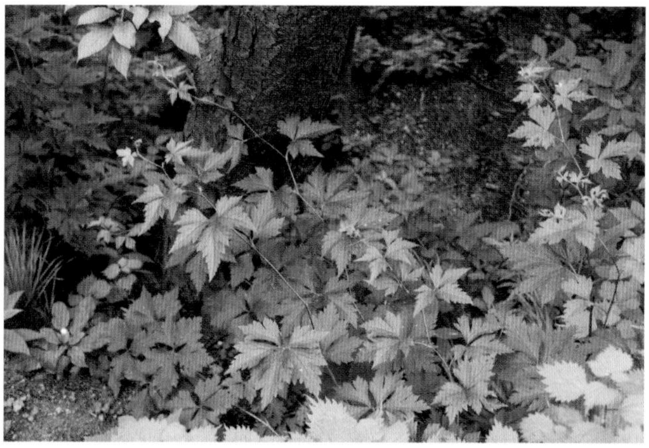

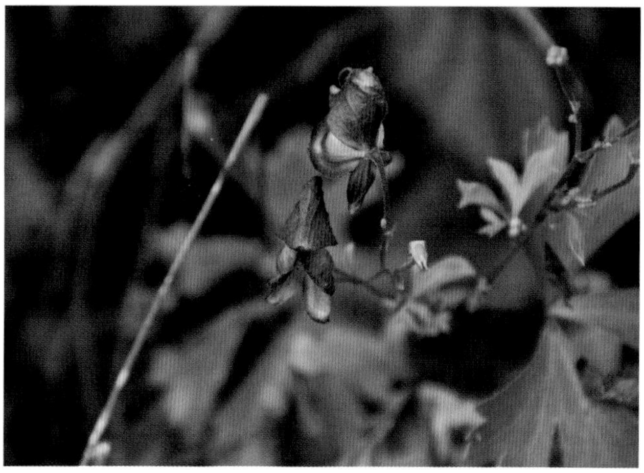

植物形态 多年生草本。块根倒圆锥形。单叶互生，纸质，卵圆状五角形，掌状 3 全裂。顶生总状花序形似伞形花序，多少被反曲短柔毛；小苞片 2 枚，线状钻形。花两侧对称；萼片 5 枚，花瓣状，上萼片高盔形，侧萼片 2 枚，下萼片 2 枚；花瓣 2 片，顶端微凹，具距，常拳卷；雄蕊多数；心皮 3~5 个，分离，子房上位，花柱短。蓇葖果有网脉。种子具 3 条棱。

生境分布 生于海拔 800m 以上的林缘、路边、疏林。分布于皖南山区和皖西大别山区。

资　源 安徽省草乌药材野生资源丰富。据《安徽药材（第 1 集）》（1958 年）记载，草乌年产量为五千担（1 担 =50kg）。《安徽省医药志》记载，1985 年安徽省草乌产地县有 23 个，主要为金寨县、宁国县、霍山县、黄山市、绩溪县、桐城市，年收购量为 50t 左右。目前有药农或民间医生自采自用。

采收加工 秋季采挖地下部分，除去须根及茎叶，晒干。

药材性状

本品呈不规则圆锥形，稍弯曲，长 2~7cm，直径 0.6~2cm。顶端常有残茎，有的一侧有圆形或长圆形不定根残基。表面棕褐色或黑棕褐色，极皱缩，有纵皱纹、点状须根痕和瘤突状侧根。质硬，不易折断，断面灰白色或暗灰色，粉性，偶有裂隙，形成层环纹多角形或类圆形，髓部较大。气微，味辛辣而麻舌。

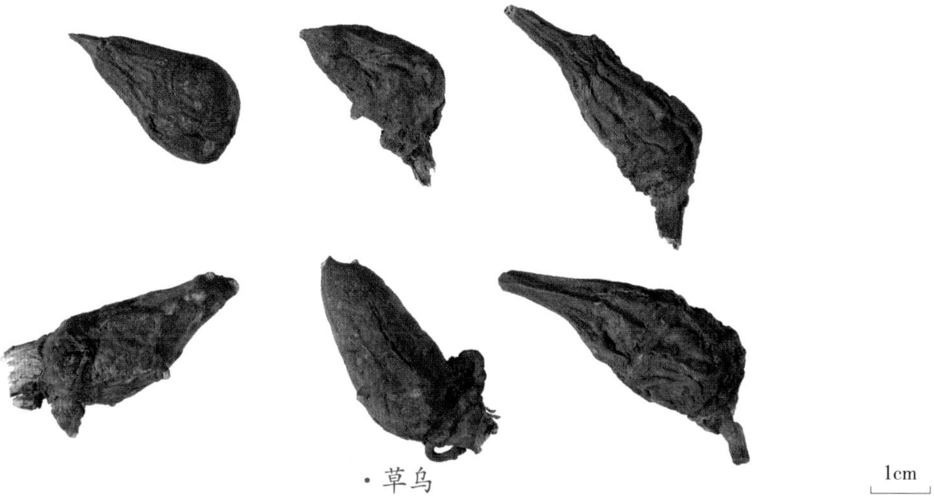

· 草乌

功效主治

辛、苦，热。有大毒。归心、肝、肾、脾经。祛风除湿，温经止痛。用于风寒湿痹，关节疼痛，头风头痛，中风不遂，心腹冷痛，寒疝作痛，跌打损伤，瘀血肿痛，阴疽肿毒，麻醉止痛。

评 述

1. 安徽乌头资源的药用历史 华东地区是中药乌头的传统产区。如《本草经集注》载乌头出“钱塘”，《新修本草》记载“江南”，《本草图经》载“江宁府”。安徽草乌的药用记载始见于宋代罗愿《新安志·卷二·药物》，书中名列草乌，《苏沈良方·卷二》“通关散”方中明确记载“旌德乌头”。《本草纲目》言“江左”。清光绪四年（1879 年）《重修安徽通志》、民国二十三年（1934 年）《安徽通志》均明确记载“草乌头”。《药材资料汇编》（1959 年）云：“（草乌）与乌头同属一科，野生于浙江及安徽山地。”据上述文献，安徽皖南历来是中药草乌的主产区，《安徽省医药志》将草乌列为安徽省大宗道地药材。据实地调查考证，安徽省草乌主要来源为黄山乌头 *Aconitum carmichaelii* Debx. var. *hwangshanicum* W. T. Wang et Hsiao 和乌头 *Aconitum carmichaelii* Debx.。

2. 中药草乌的基原及产地变化 历代本草记载草乌头产华东地区，其来源为黄山乌头 *Aconitum carmichaelii* Debx. var. *hwangshanicum* W. T. Wang et Hsiao 和乌头 *Aconitum carmichaelii* Debx.，而历版《中国药典》规定草乌基原植物为毛茛科植物北乌头 *Aconitum kusnezoffii* Reichb.，其产地为华北和东北地区，与传统产区和历史所用品种不符。

天 葵

Semiaquilegia adoxoides (DC.) Makino

中药名 天葵子（药用部位：块根）。

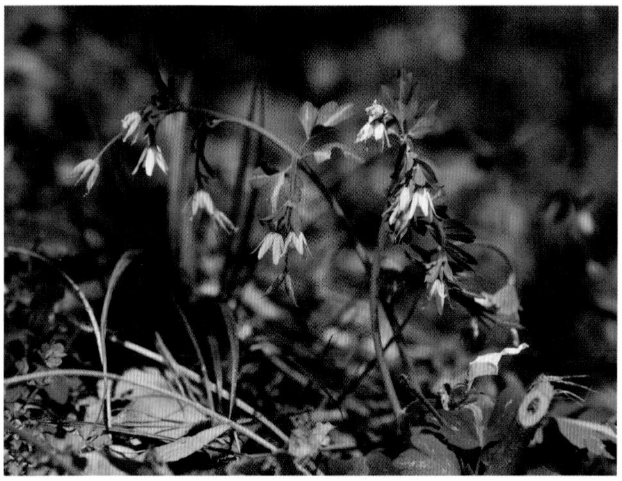

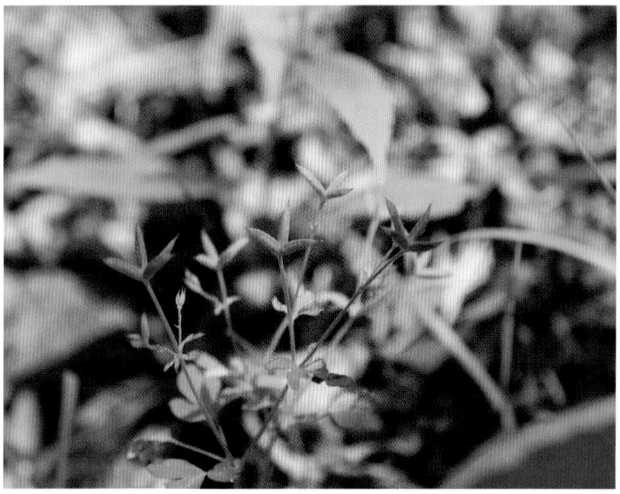

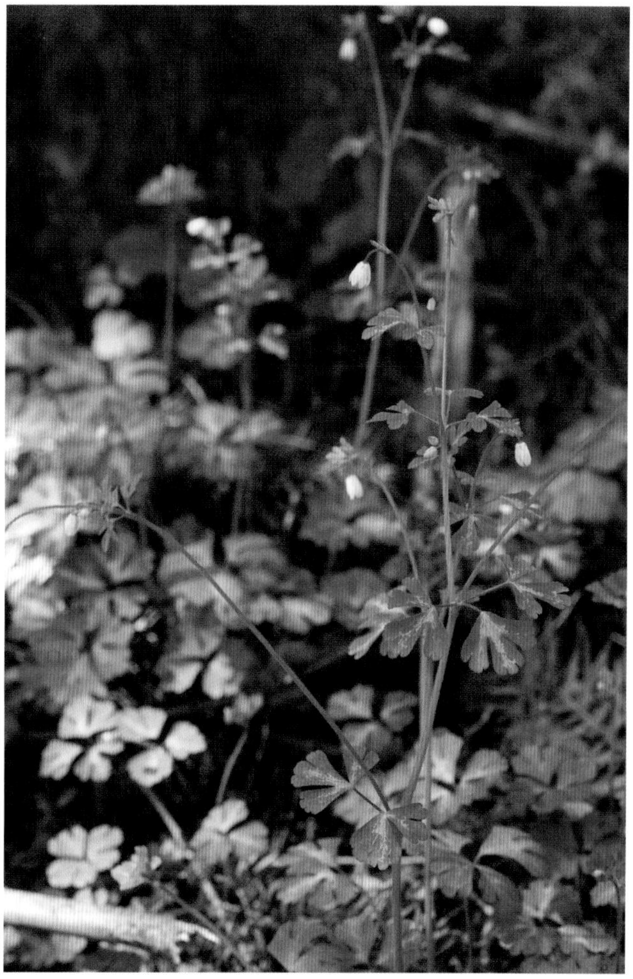

植物形态 多年生小草本。块根棕黑色。茎直立，纤细，被疏柔毛。基生叶为一回三出复叶；小叶扇状菱形或倒卵状菱形，背面常呈紫色；茎生叶与基生叶相似。单歧或二歧聚伞花序。萼片5枚，白色常带淡紫色，狭椭圆形；花瓣匙形；退化雄蕊线状披针形。蓇葖果倒卵状长椭圆形。种子多数，细小。

生境分布 生于林缘、草丛、沟边路旁或山谷的阴湿处。分布于安徽省淮河以南各地。

资　　源 安徽省天葵子药材为野生资源，资源比较丰富，各地均有收购。

采收加工 5月植株未完全倒苗前采，一般选择较大的植株，去尽残叶，晒干，加以揉搓，去掉须根，抖净泥土。

药材性状

本品呈不规则块状、短柱状或纺锤状，略弯曲，长 1~3cm，直径 0.5~1cm。表面灰黑色至暗褐色，具不规则的皱纹及须根或须根痕。顶端常有茎叶残基，外被数层黄褐色鞘状鳞片。质地较软，易折断，断面皮部白色，木部黄白色或黄棕色，略显放射状纹理。气微，味甘、苦。

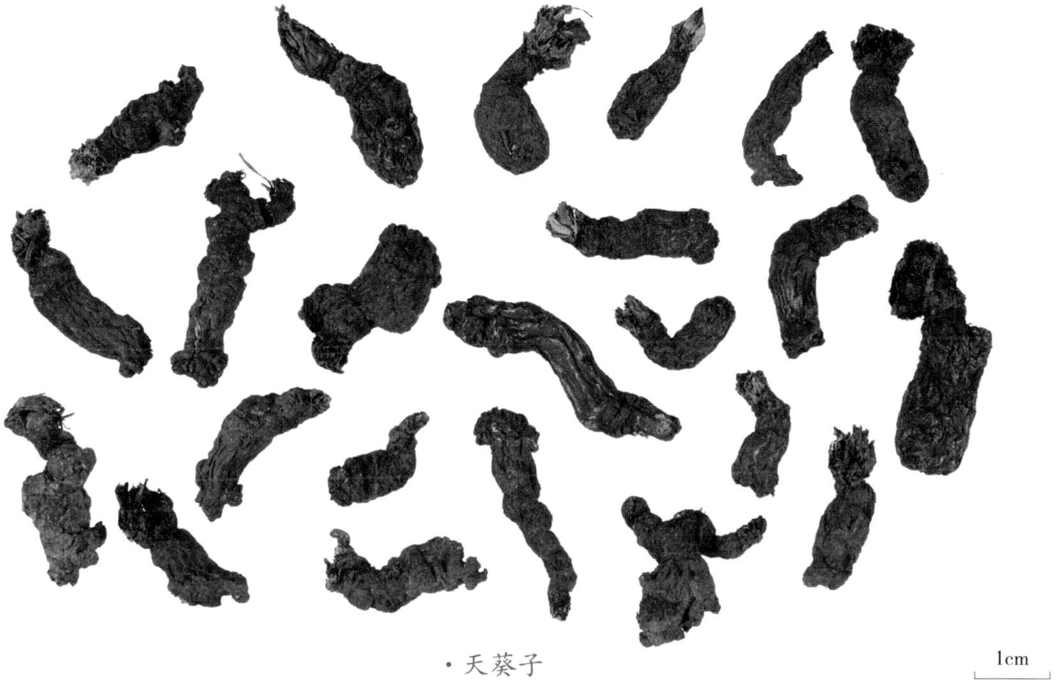

·天葵子

功效主治 甘、苦，寒。归肝、胃经。清热解毒，消肿散结。用于痈肿疔疮，乳痈，瘰疬，蛇虫咬伤。

评 述

1. 安徽省天葵的资源与采收 天葵在安徽省的丘陵和山区均有分布，以低海拔丘陵地区的资源为丰富，成片生长，可发展收购。只有基生叶的幼苗根太小无法做药材，药农采挖有地上茎开花的植株的根。

2. 安徽省天葵属新分类群研究 天葵属一直以来仅有天葵 1 种。安徽中医药大学王德群教授经过多年观察，发现了安徽省分布有天葵属的一新种和一变种。变种：黄山分布的大天葵 *Semiaquilegia adoxoides* (DC.) Makino var. *grandis* D. Q. Wang，植株高大，叶上表面多白斑，根也较大；分布于皖西大别山区的岳西县、霍山县、潜山市等地的直根天葵 *Semiaquilegia dauciformis* D. Q. Wang，植株高大，叶也有白斑，根为直根且长可达 10cm 以上。两者在安徽省亦作天葵药用。

短萼黄连

Coptis chinensis Franch. var. *brevisepala* W. T. Wang et Hsiao

中药名 宣黄连（药用部位：根状茎）。

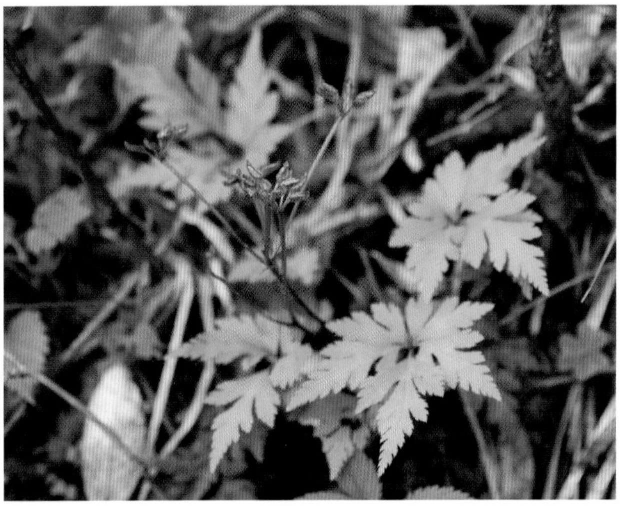

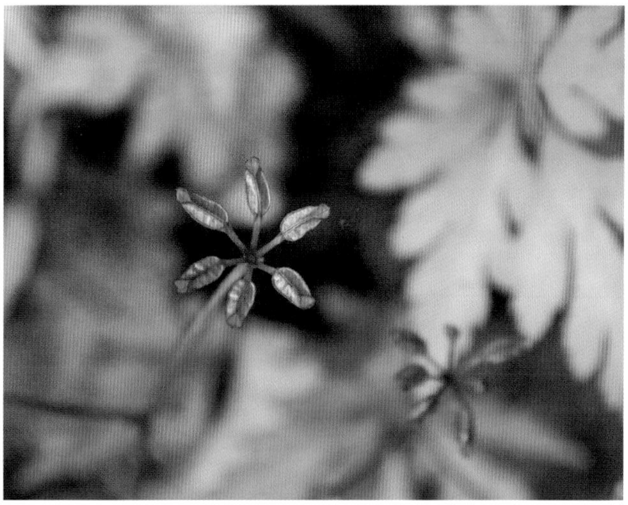

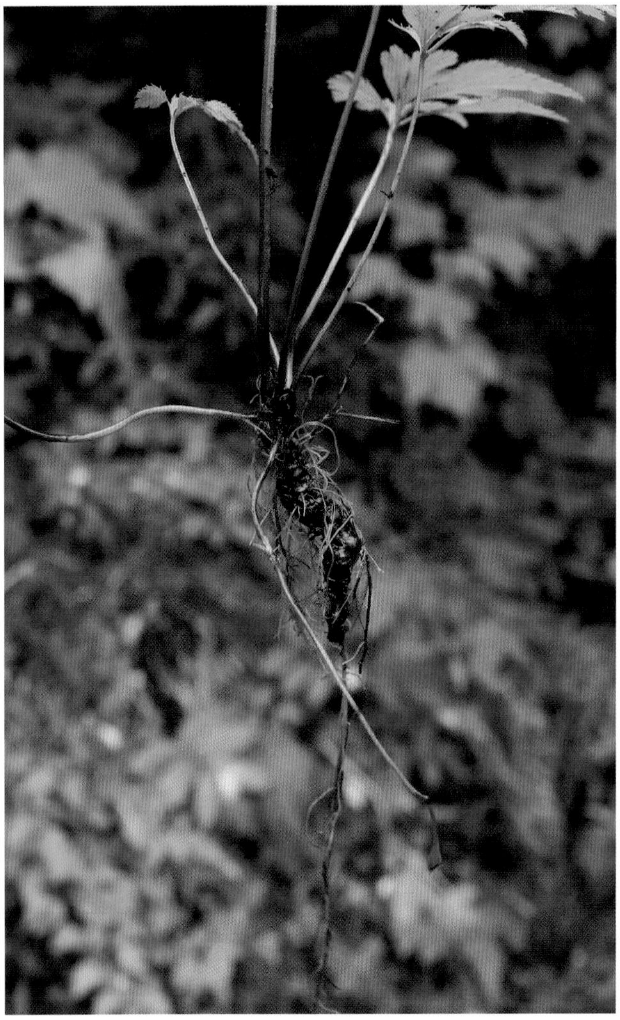

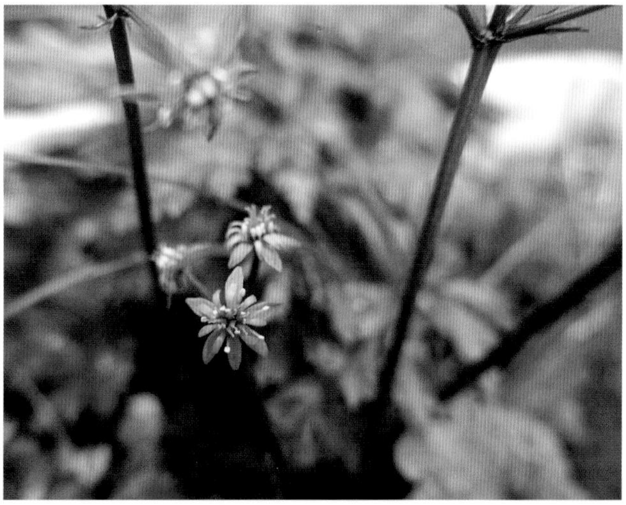

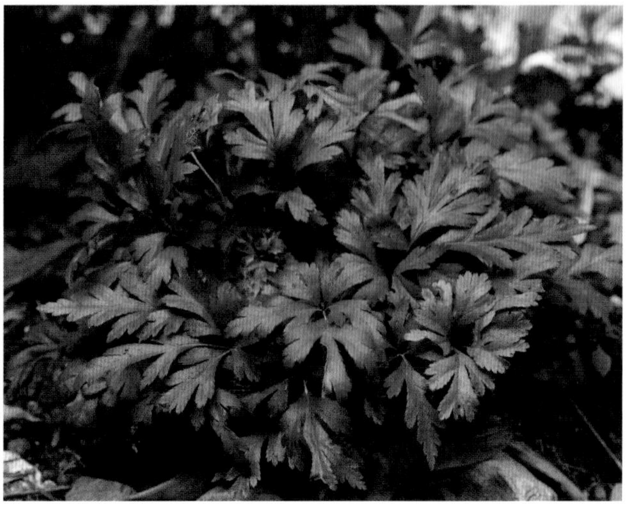

植物形态 多年生草本。根状茎黄色。叶基生，具长柄，叶片薄革质，卵状五角形，3全裂，中裂片菱状卵形，羽状深裂，边缘具锐锯齿，侧裂片不等2深裂。花葶高达25cm，花序具花3~8朵。苞片窄长，羽状分裂；萼片黄绿色，披针形；花瓣线形或线状披针形，中央有蜜槽；雄蕊多数；心皮8~12个，离生，有短柄。蓇葖果具细柄。

生境分布 生于山地沟边林下，或山谷阴湿处。分布于黄山区、绩溪县、黟县、歙县、休宁县、祁门县、石台县、泾县和青阳县等地。

资　源 安徽省宣黄连药材为野生资源，资源稀少，产于皖南山区。

采收加工 秋季挖出根状茎，除去茎叶及泥土，晒干或烘干后撞去须根及杂物。

药材性状

本品为略呈连珠状的圆柱形，分枝少，多弯曲，长1~6cm，直径2~5mm。表面灰褐色，有鳞叶痕及须根残迹。质坚实，断面不平整，皮部暗棕色，木部金黄色，呈放射状排列，中央有红棕色的小髓，有时中空。气微，味极苦。

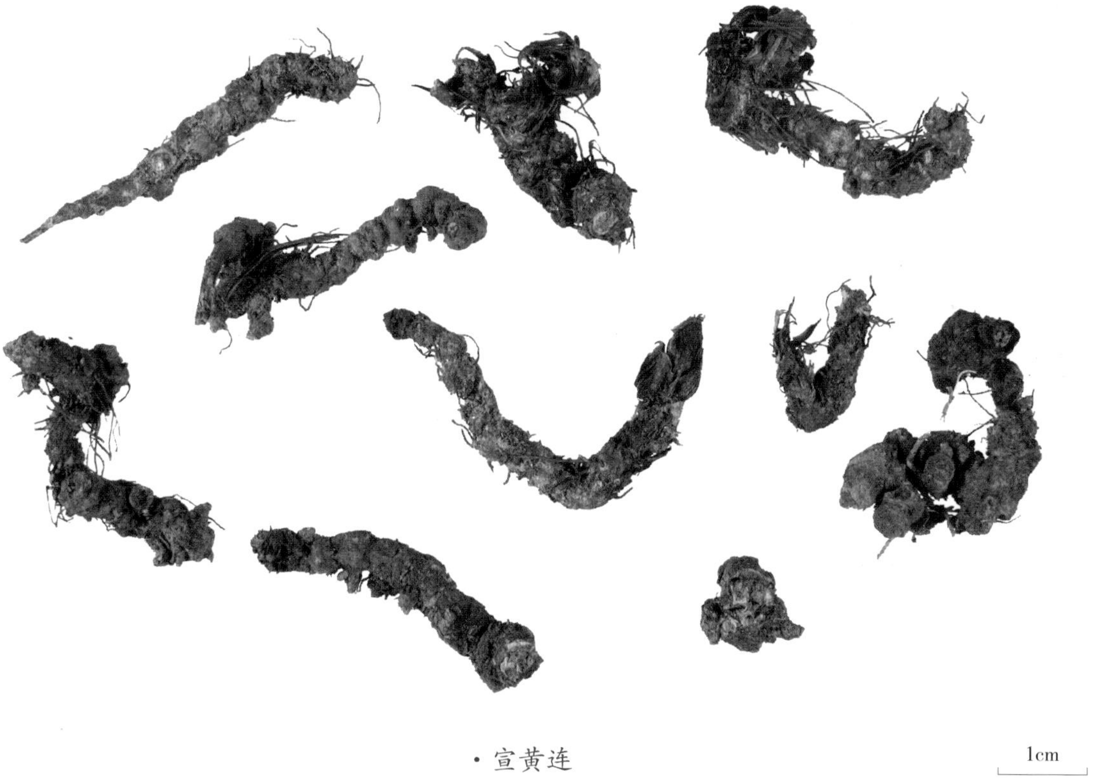

· 宣黄连

功效主治 苦，寒。归心、脾、胃、肝、胆、大肠经。清热燥湿，泻火解毒。用于湿热痞满，呕吐吞酸，泻痢，黄疸，高热神昏，心烦不寐，心悸不宁，血热吐衄，目赤，牙痛，消渴，痈肿疔疮；外治湿疹，湿疮，耳道流脓。

评　述

1. 道地药材宣黄连的历史变迁　短萼黄连分布于安徽省、浙江省、广东省、广西壮族自治区和福建省等地，是我国黄连属植物中分布最广的一个类群。宣黄连特指分布于与安徽省宣城市相邻的部分皖南山区和毗邻的浙江西北山区的短萼黄连。该地区的短萼黄连品质优异，宣黄连作为道地药材的记载上可追溯至《本草经集注》，下可至1803年的《本草纲目拾遗》。在长达1200多年的本草文献中，对宣黄连作为道地药材的记载一脉相承。由于长期对野生资源的采挖，导致宣黄连资源匮乏而逐渐衰落。据调查，新安医学医家及皖南山区民间一直视宣黄连为珍贵药材，推崇备至。宣黄连（短萼黄连）是一种因资源匮乏而衰落的历史上著名的道地药材，也是国家三级重点保护野生植物，所以有必要深入开展宣黄连的生物学特征研究，以保护珍稀种质资源，为发扬历史名药奠定基础。

2. 宣黄连的民间用法　民间常用宣黄连（鲜品更佳）炖水，给出生不久的婴儿服用，可祛胎毒，预防婴儿皮肤生痱、生疖、生疮。

3. 短萼黄连的资源保护　短萼黄连尽管是该属植物中分布最广的一个类群，但其对生态环境要求十分苛刻，种群分布面积狭小；又因其自然繁育能力弱，成品生长周期长，蕴藏量十分有限。由于工程建设、毁林开荒、乱砍滥伐、旅游开发和一些药农的过度采挖，破坏了短萼黄连的适宜生境，致使其野生种群分布范围逐渐缩小，种群及种群内个体数量不断减少，野生资源已日趋枯竭。《中国生物多样性红色名录》已将短萼黄连列为濒危（EN）植物，应采取相应的保护措施，加大资源保护。

小毛茛

Ranunculus ternatus Thunb.

中药名　猫爪草（药用部位：块根）。

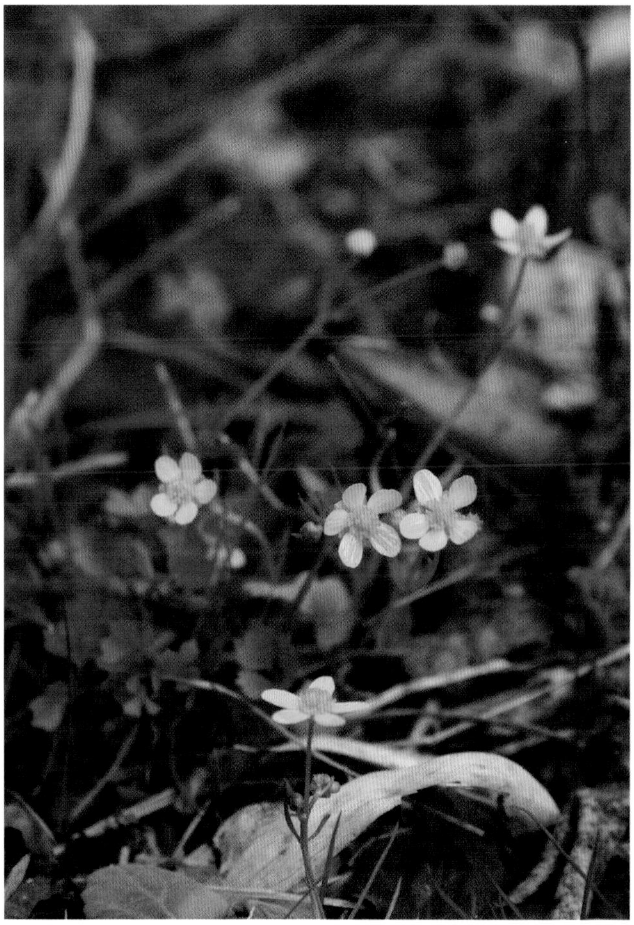
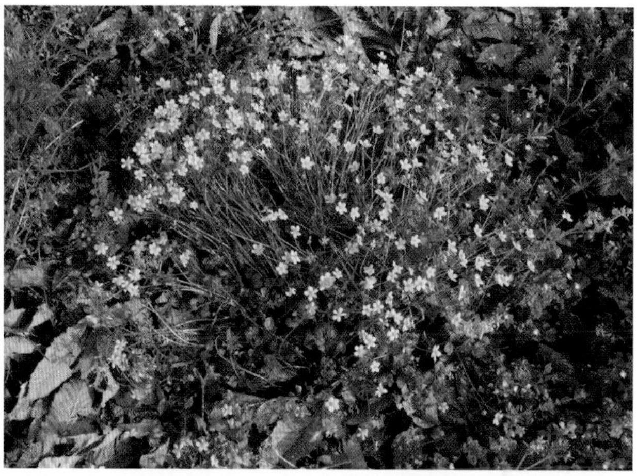
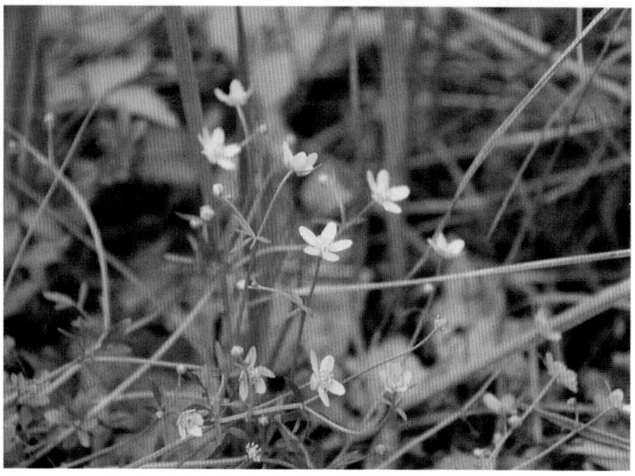

植物形态　多年生草本。簇生多数肉质小块根，块根纺锤形，顶端质硬，形似猫爪。茎铺散，多分枝，大多无毛。基生叶形状多变，宽卵形至圆肾形；茎生叶无柄，叶片较小。花单生于茎顶和分枝顶端；花瓣5片，少数7片或更多，倒卵形，蜜腺槽棱形；雄蕊多数；离生心皮多数，螺旋状着生于凸起的花托。聚合瘦果近球形；分果卵球形。

生境分布　生于丘陵、旱坡、田埂、路旁、荒地。分布于皖西大别山区、皖南山区及江淮丘陵地区。

资　　源　安徽省为全国猫爪草药材的主产区之一，其野生资源丰富，产于全省各地。近年来，阜阳市、亳州市以及明光市亦有少量的人工种植。

采收加工　猫爪草用种子育苗，栽种2~3年可以收获；种根种植，栽种1年可以采收。春季采挖，收获后的块根，单个掰开，除去须根，洗去泥沙，摊开晒干或50~60℃烘干即可。

药材性状

本品呈纺锤形，多5~6个簇生，形似猫爪，长3~10mm，直径2~3mm，顶端有黄褐色残茎或茎痕。表面黄褐色或灰黄色，久存色泽变深，微有纵皱纹，并有点状须根痕和残留须根。质坚实，断面类白色或黄白色，空心或实心，粉性。气微，味微甘。

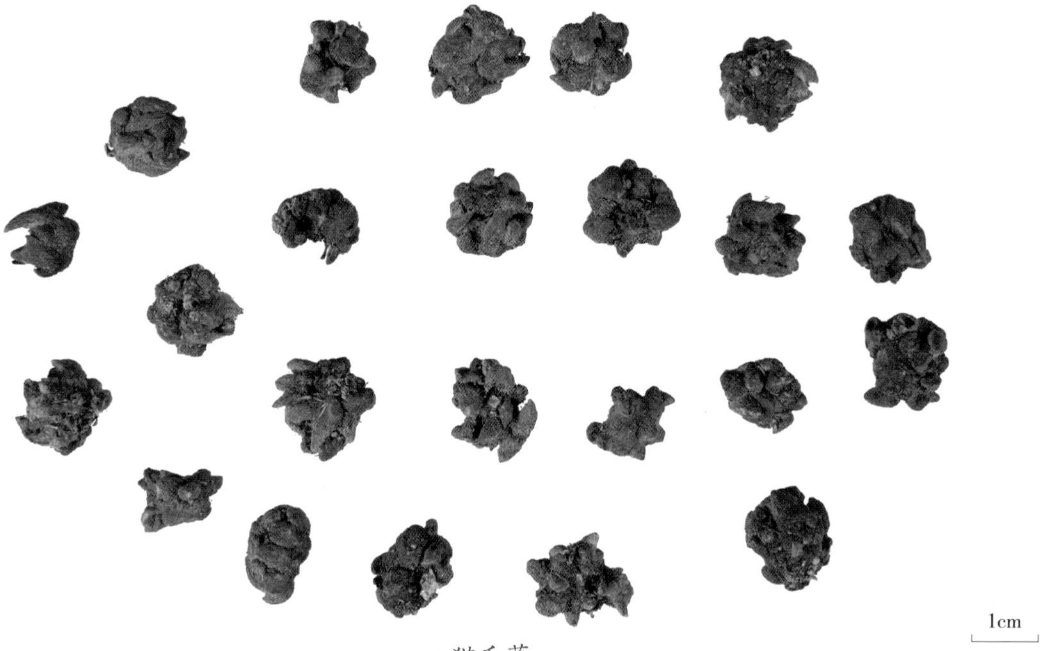

· 猫爪草

功效主治

甘、辛，温。归肝、肺经。化痰散结，解毒消肿。用于瘰疬痰核，疔疮肿毒，蛇虫咬伤。

评 述

猫爪草的资源现状 多年来猫爪草一直以野生资源供应市场需求。长期采挖致使其生态环境受到极大影响，曾经出现过资源紧缺的现象。近年来，虽有人工栽培，但规模较小，依然以野生资源为主，建议因地制宜开展仿野生种植的规模，提高猫爪草的质量与产量。

白头翁

Pulsatilla chinensis (Bunge) Regel

中药名　白头翁（药用部位：根状茎及根）。

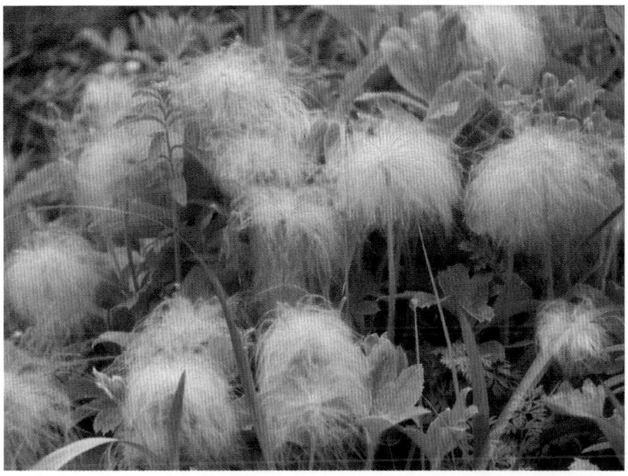
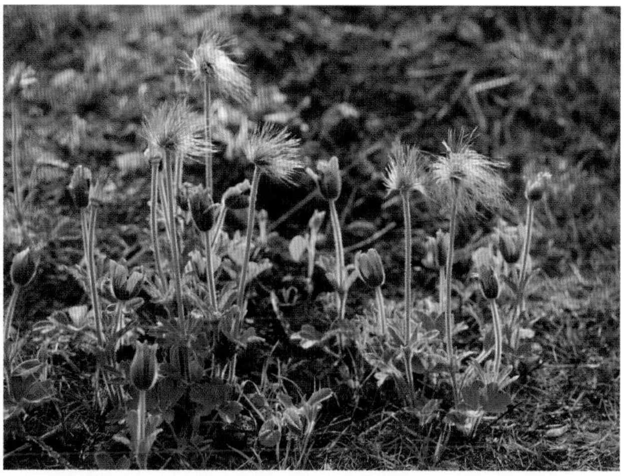
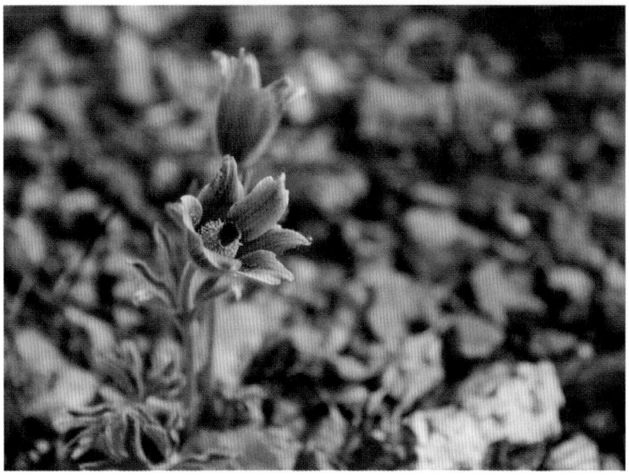
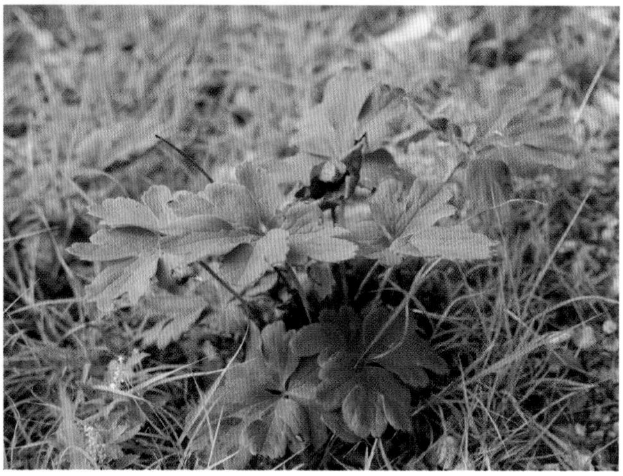

植物形态　多年生草本。根状茎粗。基生叶3~5枚，密被毛；叶片宽卵形，3全裂，中裂片宽卵形，3深裂；侧深裂片不等2浅裂至深裂，侧全裂片无柄或近无柄，呈不等3深裂。花葶有柔毛；苞片3枚，基部合生成筒，3深裂、不裂或上部3浅裂；花萼片蓝紫色，长圆状卵形；雄蕊多数。聚合瘦果，扁纺锤形，被长柔毛，宿存花柱羽毛状，长3.5~6.5cm。

生境分布　生于丘陵和低山山坡草丛中、林边或干旱多石的坡地。分布于安徽省长江以北的山区丘陵。

资　　源　安徽省白头翁药材为野生资源，主产于皖东丘陵，其中凤阳县、全椒县、明光市是传统白头翁药材产区，资源比较丰富。

采收加工　3月上旬，花蕾初生前或10月下旬地上植株呈青黄色颓败时采挖，除掉茎叶和须根，保留根头部白色茸毛，洗净泥土后晒干。栽培品第3~4年即可采收。

药材性状

本品呈长圆柱形或圆锥形，稍弯曲，或扭曲而稍扁，长5~20cm，直径0.5~2cm。表面黄棕色或棕褐色，有不规则纵皱纹或纵沟，有时可见2~3条支根分出，皮部易脱落而露出黄色木部，近根头处常朽蚀成凹洞状，有纵向突起的网状花纹；根头部稍膨大，多年生植株可见根状茎分叉，顶端残留数层鞘状叶柄基及幼叶，密生白色长绒毛。质硬而脆，断面皮部黄白色或淡黄棕色，木部淡黄色或黄白色，皮部与木部间有时出现空隙。气微，味微苦涩。

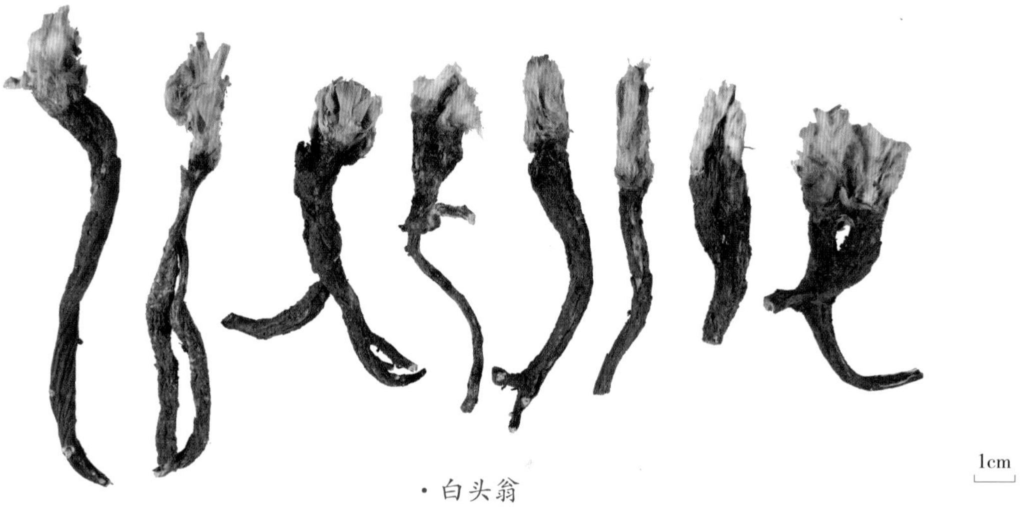

· 白头翁

功效主治 苦，寒。归胃、大肠经。清热解毒，凉血止痢。用于湿热泻痢，热毒血痢，休息痢，阴痒带下。

评 述

1. 白头翁道地药材的历史沿革 中国境内分布有白头翁属植物共12种，其中绝大多数集中在黄河以北及西南高海拔山区，而药用种 *Pulsatilla chinensis* (Bunge) Regel 是唯一一种能自然分布到淮河以南的类型。清光绪四年（1878年）《重修安徽通志·物志》所载安徽产大宗道地药材，即收录有白头翁。皖东丘陵分布的白头翁资源有较突出的发展与利用优势。

2. 安徽省白头翁的资源利用与保护 药用白头翁目前以野生资源为主，国内尚无大规模商品栽培。安徽省内白头翁资源尚无大规模的挖掘，亦无相应栽培。白头翁多野生于低山荒坡丘陵—草丛的阳生环境。20世纪80年代以后，皖东丘陵各地陆续开展封山育林，原本荒山稀疏灌丛—草地的植被结构逐渐被次生灌丛—小乔木结构代替，影响了白头翁野生资源蕴藏量。

3. 白头翁的药用部位 安徽中医药大学杨俊教授对白头翁开展了深入的调查与结构研究，发现其根系有明显的关节点，关节点以上有根状茎，关节点以下为根。白头翁的地下部分以根状茎占主体。其入土较深，采挖时根的部分也较少，因此市场上白头翁药材也是根状茎占主体。建议白头翁的药用部位由“根”改为“根状茎及根”。

威灵仙

Clematis chinensis Osbeck

中药名 威灵仙（药用部位：根及根状茎）。

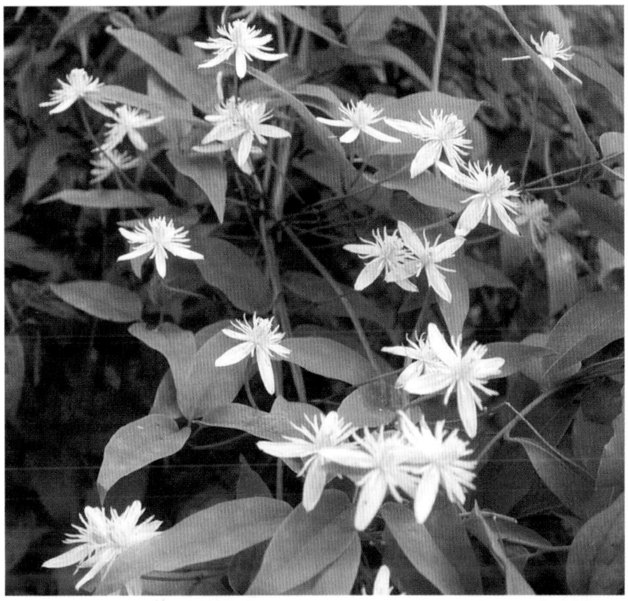

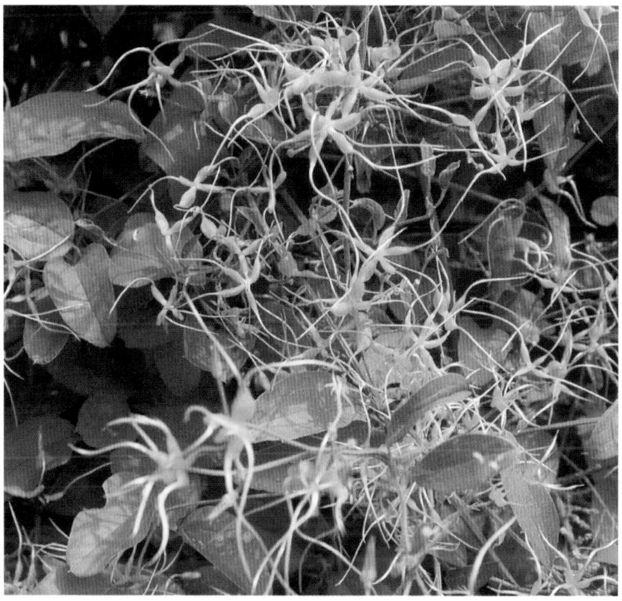

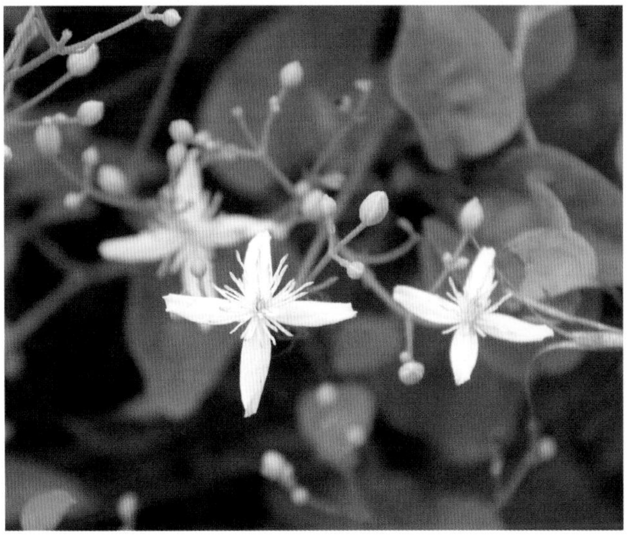

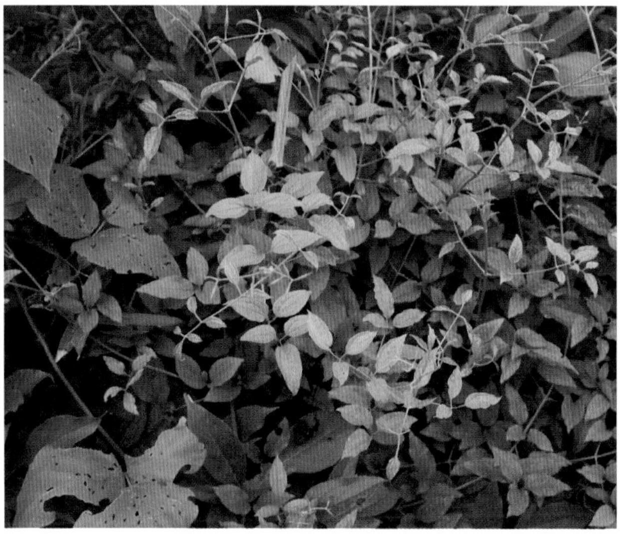

植物形态 多年生木质藤本。地下有丛生细根，外皮黑褐色。茎近无毛。叶对生，一回羽状复叶；小叶通常 5 枚，有时为 3 枚，窄卵形或卵状披针形，顶端钝或渐尖，全缘，近无毛。圆锥花序腋生或顶生；萼片 4 枚；无花瓣，雄蕊多数；雌蕊 4~6 枚，心皮分离。瘦果扁卵形，果实顶端有羽毛状花柱。

生境分布 生于丘陵山谷、山坡林边、灌木丛中或沟边路旁草丛中。分布于皖西大别山区、江淮丘陵、皖南山区。

资　源 安徽省为全国威灵仙药材主产区之一，其威灵仙药材为野生资源，主产于安徽省淮河以南各地。近年来，由于山区生态环境的改变，野生资源的蕴藏量不断减少。

采收加工 秋季茎叶枯萎时，挖取根状茎，除去茎叶和泥土，晒干。

药材性状

本品根状茎横长，呈圆柱状，长1.5~10cm，直径0.3~1.5cm；表面淡棕黄色至棕褐色，皮部常脱裂而呈纤维状，节隆起，顶端残留茎基；质较坚韧，断面纤维性；下侧着生多数细根。根呈细长圆柱形，稍扭曲，长7~20cm，直径0.1~0.3cm；表面黑褐色，有细纵纹，有时皮部脱落而露出淡黄色木部；质硬脆，易折断，断面皮部较宽，木部略呈方形，皮部与木部间常有裂隙。气微，味微苦。

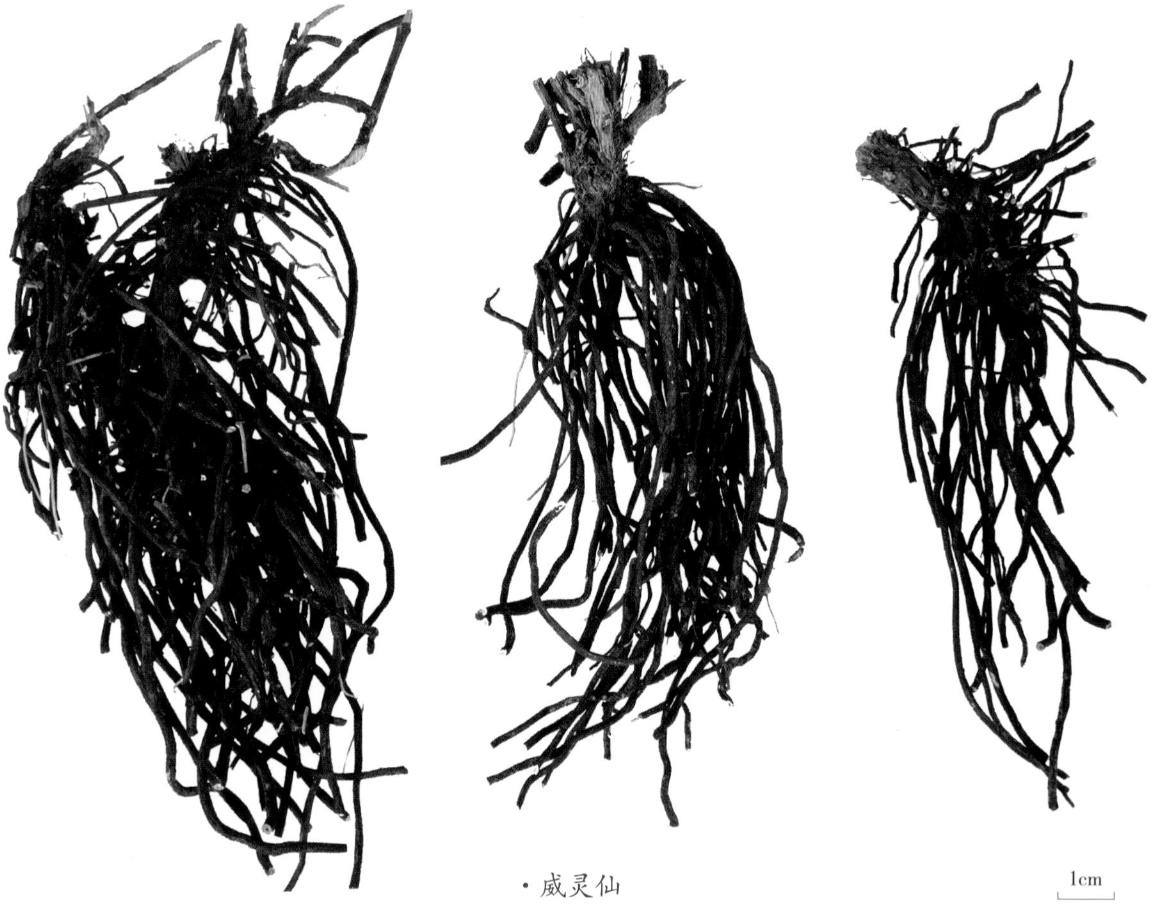

· 威灵仙

功效主治 辛、咸，温。归膀胱、肝经。祛风除湿，通络止痛。用于风湿痹痛，肢体麻木，筋脉拘挛，屈伸不利，骨鲠咽喉。

评 述

1. 安徽省威灵仙的药材资源 2015 年版《中国药典》收载威灵仙来源于威灵仙 *Clematis chinensis* Osbeck、棉团铁线莲 *Clematis hexapetala* Pall. 或东北铁线莲 *Clematis manshurica* Rupr. 的干燥根和根状茎。第四次全国中药资源普查发现，除威灵仙外，安徽省蚌埠市尚有棉团铁线莲分布。据调查，安徽省分布的其他铁线莲属植物也常混入采收，作威灵仙流通使用，如铁皮威灵仙（山木通）*Clematis finetiana* Lévl. et Vant.、圆锥铁线莲 *Clematis terniflora* DC.、柱果铁线莲 *Clematis uncinata* Champ.、毛蕊铁线莲（丝瓜花）*Clematis lasiandra* Maxim. 等。

巢湖铁线莲

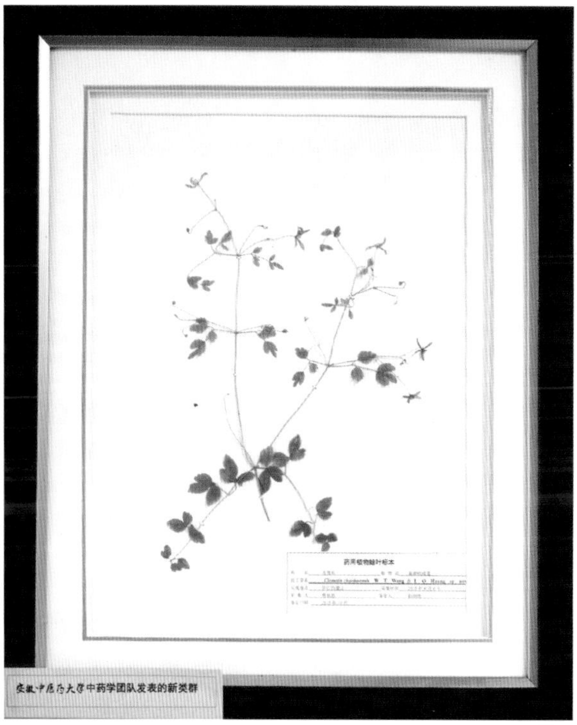
药用植物腊叶标本
安徽中医药大学中药学团队发表的新类群

2. 安徽省铁线莲属新分类群研究 在安徽巢湖市野生分布一种铁线莲属植物，2014 年黄璐琦院士与王文采院士在《植物研究》杂志上发表为一新种，将其命名为巢湖铁线莲 *Clematis chaohuensis* W. T. Wang & L. Q. Huang。从形态特征看，此种在亲缘关系方面接近短毛铁线莲 *Clematis puberula* Hook. f. & Thoms。

八角莲

Dysosma versipellis (Hance) M. Cheng ex Ying

中药名　八角莲（药用部位：根状茎）。

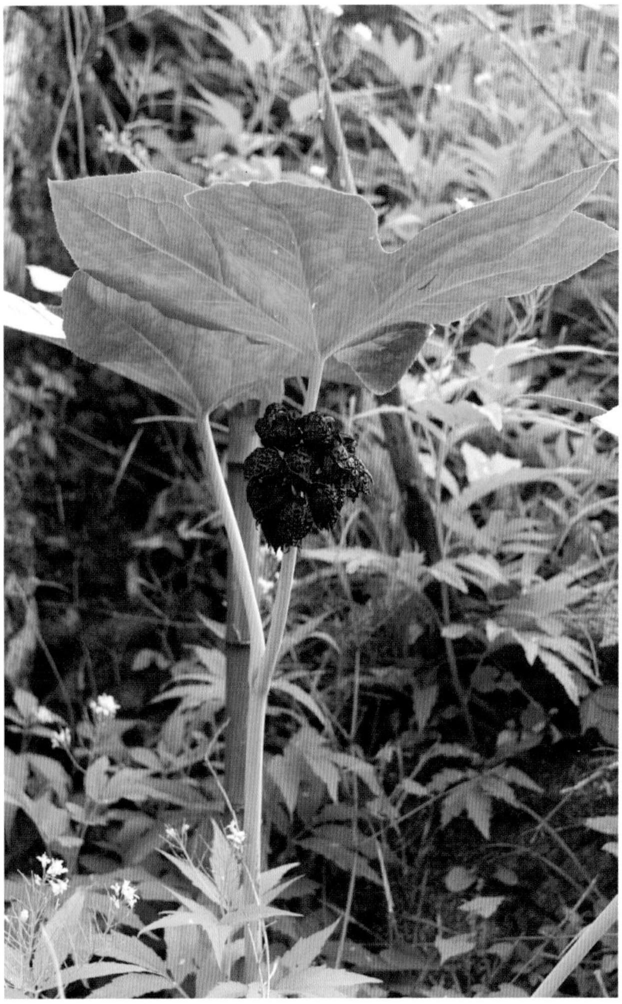

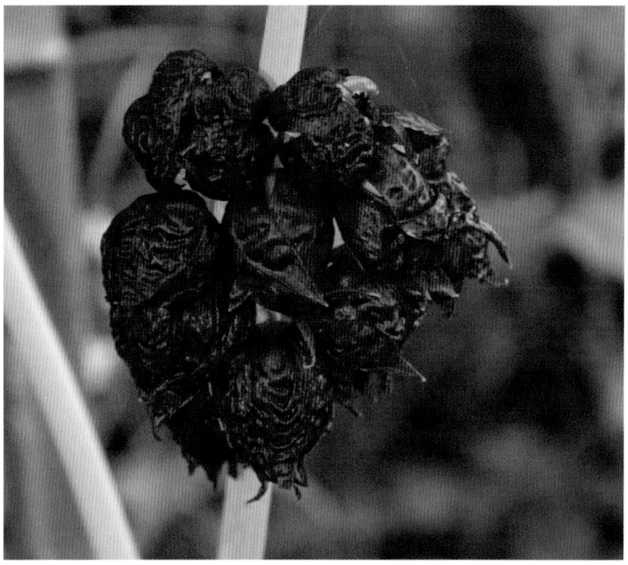

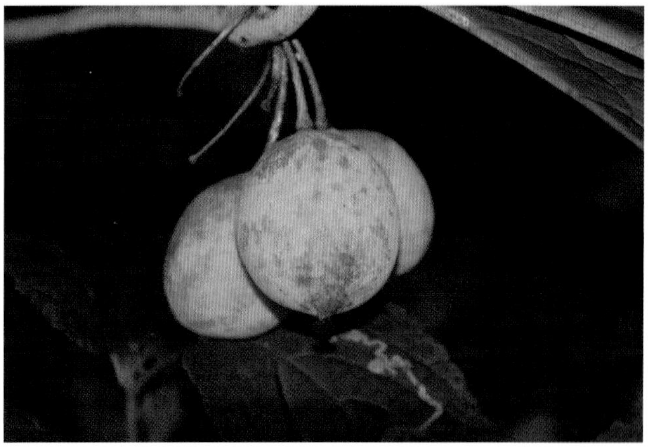

植物形态　多年生草本。根状茎粗壮，横生，结节状，节间有明显的凹陷茎基痕；茎直立，不分枝，淡绿色，无毛。茎生叶1枚，有时2枚，盾状，圆形。花常5~8朵，簇生于近叶基部的叶柄上，下垂；萼片6枚，外面疏生长柔毛；花瓣6片，深红色，勺状倒卵形，无毛；雄蕊6枚；子房上位，1室，柱头大，盾状。浆果椭圆形。种子多数。

生境分布　生于山谷、山坡林下阴湿处。分布于皖西大别山区及皖南山区。

资　　源　安徽省八角莲药材为野生资源，蕴藏量极小，产于皖西大别山区与皖南山区各地，多自产自销。近年来，本省亦有零星栽培。

采收加工　春、秋二季采挖根状茎，去净泥土，晒干。

药材性状

本品呈横生的结节状，长 8~10cm，直径 1.5~2cm。表面棕色，皱缩；结节呈圆形，上有略凹陷的茎基痕，下生棕色细根，较稀疏，长 3~5cm，直径约 1mm。质硬而脆，易折断，断后易抽出木心。气微，味苦。

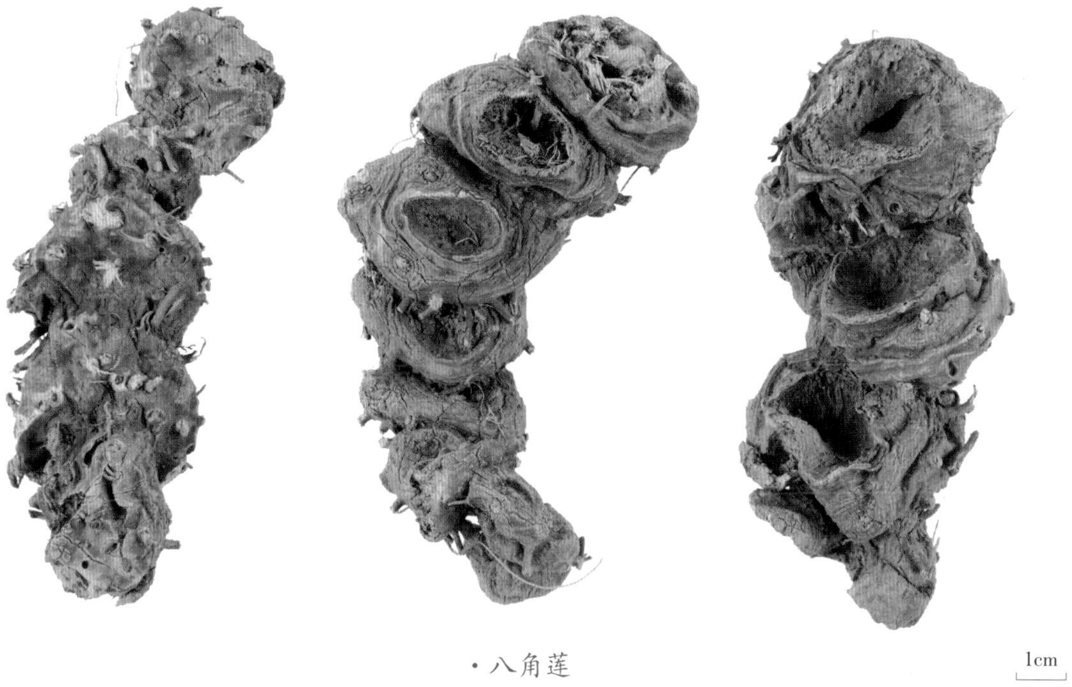

· 八角莲

功效主治

苦、辛，平。有毒。归肺、肝经。化痰散结，清热解毒，祛瘀止痛。用于咳嗽，咽喉肿痛，瘰疬瘿瘤，痈肿疔疮，毒蛇咬伤，跌打损伤，痹证。

评　述

1. 安徽省八角莲的应用历史　八角莲以“鬼臼”之名始载于《神农本草经》。宋代《本草图经》载有“舒州鬼臼”图，据考证，应为小檗科植物八角莲 *Dysosma versipellis* (Hance) M. Cheng ex Ying，可见，安徽省八角莲资源利用的历史可追溯至宋代。

2. 八角莲的资源利用与保护　八角莲植株高大，根状茎粗壮，单个根状茎的重量重于六角莲。此外，八角莲分布区域的海拔较低，对生态环境适应性强于六角莲。一些山区居民常将八角莲移栽至房前屋后，以供观赏或药用。《中国生物多样性红色名录》已将八角莲列为易危（VU）植物，应采取相应的措施加以保护。

六角莲

Dysosma pleiantha (Hance) Woods.

中药名 八角莲（药用部位：根状茎）。

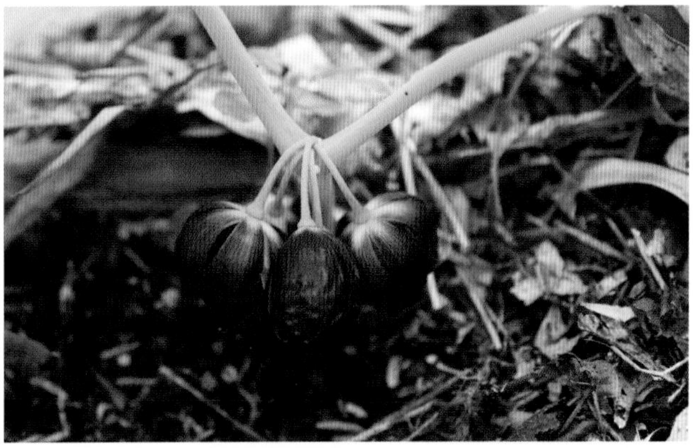
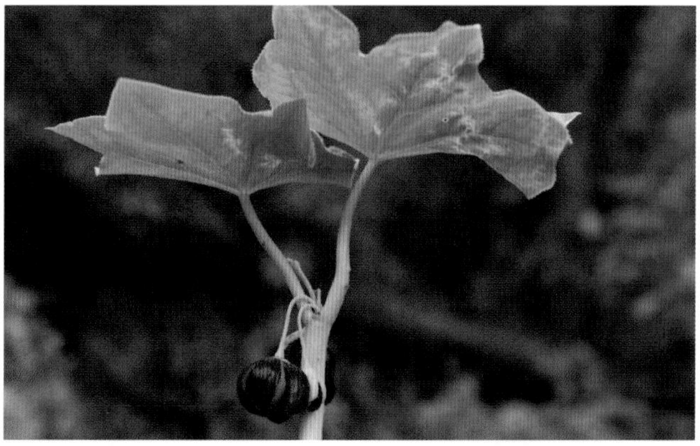
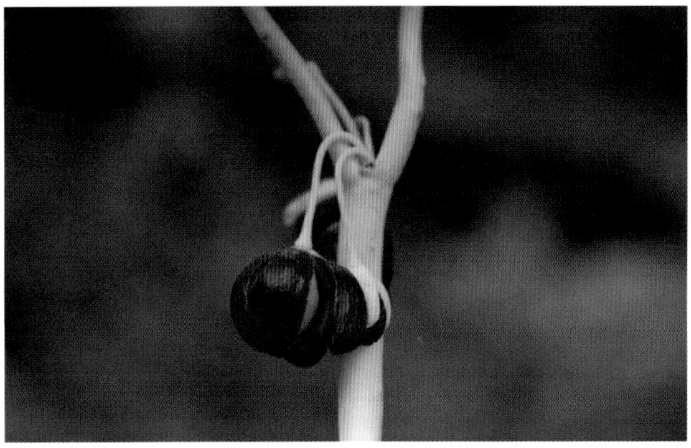
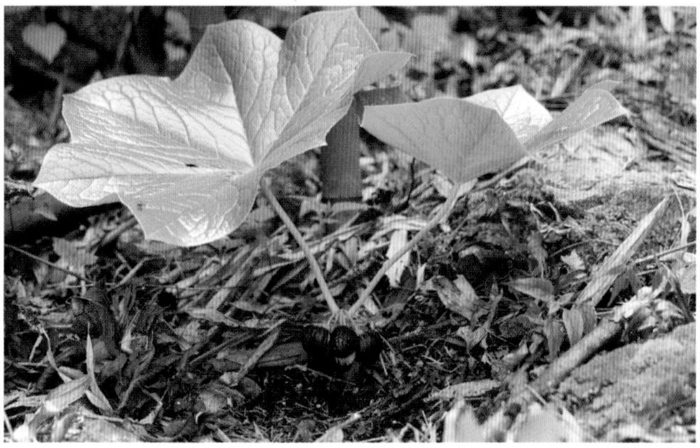

植物形态 多年生草本。根状茎横生，结节状，节间有明显的凹陷茎基痕；茎直立，不分枝，无毛。茎顶端生叶2枚，叶近纸质，盾状，近圆形，5~9掌状浅裂，裂片三角状卵形，先端尖，边缘具细锯齿。花常5~8朵，呈簇生状，着生于2枚茎生叶的叶柄交叉处，下垂；萼片6枚，卵形或椭圆状长圆形；花瓣6片，紫红色，倒卵状椭圆形；雄蕊6枚；雌蕊1枚，柱头头状。浆果近球形。

生境分布 生于海拔800m以上的山谷、山坡林下阴湿处。分布于皖西大别山区及皖南山区。

资　　源 六角莲根状茎为八角莲药材来源之一。本品在安徽省野生资源稀少，蕴藏量极小，产于皖南山区和皖西大别山区各地，多自产自销。此外，本品已被《中国生物多样性红色名录》列为近危（NT）植物，应加强资源保护。

采收加工 春、秋二季采挖根状茎，去净泥土，晒干。

药材性状 本品呈横生的小结节状，长2~3cm，直径约5mm。表面棕色。质硬而脆，易折断，断面浅黄色。气微，味苦。

功效主治 苦、辛，平。有毒。归肺、肝经。化痰散结，清热解毒，祛瘀止痛。用于咳嗽，咽喉肿痛，瘰疬瘿瘤，痈肿疔疮，毒蛇咬伤，跌打损伤，痹证。

箭叶淫羊藿

Epimedium sagittatum (Sieb. et Zucc.) Maxim.

中药名 淫羊藿（药用部位：叶）、仙灵脾（药用部位：根状茎）。

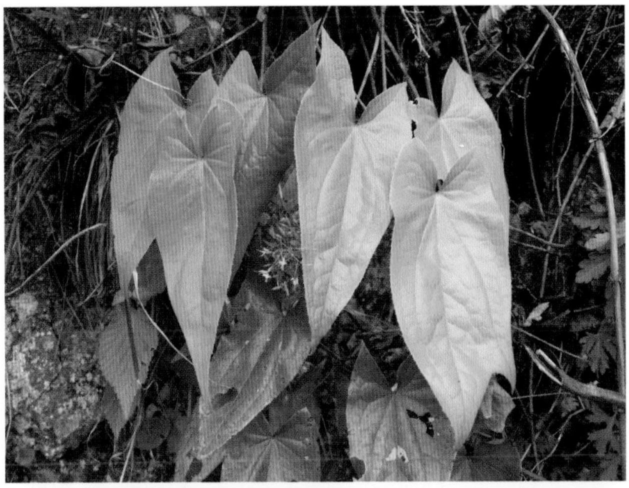

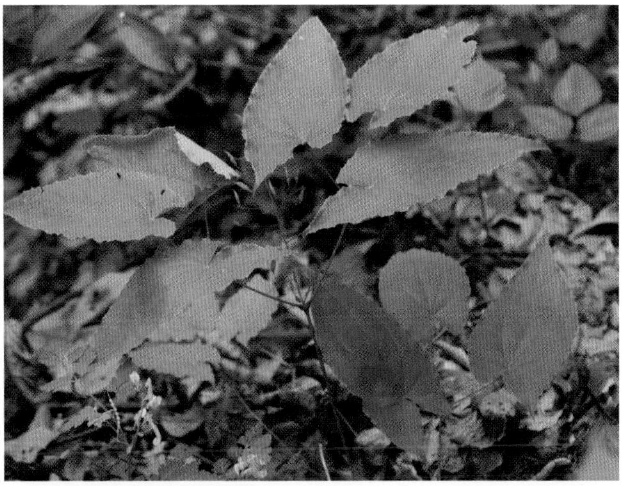

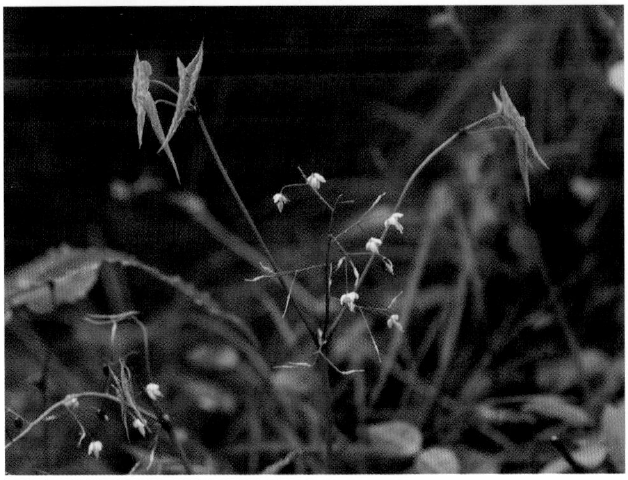

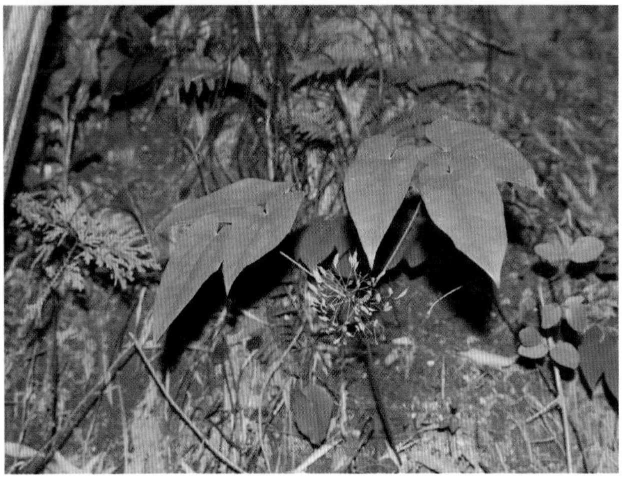

植物形态 多年生草本。根状茎粗短，结节状，质硬。根出叶 1~3 枚，三出复叶；小叶革质，卵形至卵状披针形，基部深心形，侧生小叶基部明显不对称。圆锥花序或总状花序，顶生；萼片 4 枚，两轮排列，内轮花瓣状，白色；花瓣 4 片，通常有距或囊，黄色；雄蕊的花药瓣裂；子房上位，1 个心皮，1 室。蓇葖果。

生境分布 多生于山坡草丛或疏林下。分布于皖西大别山区、江淮丘陵和皖南山区。

资　源 安徽省淫羊藿、仙灵脾药材主要为野生资源，主产于皖西大别山区和皖南山区各地。野生资源较为丰富。近年来，金寨县已开展野生变家种试验。

采收加工 **淫羊藿**　夏、秋二季茎叶茂盛时采割地上部分，除去粗梗及杂质，晒干或阴干。

仙灵脾　夏、秋间采挖，除去泥沙及须根，洗净，干燥。

药材性状

淫羊藿 本品三出复叶，小叶片长卵形至卵状披针形，长4~12cm，宽2.5~5cm；先端渐尖，边缘具刺毛状锯齿。顶生小叶基部心形，两侧小叶基部明显偏斜，外侧呈箭形。上表面黄绿色，有光泽，下表面灰绿色，疏被粗短伏毛或近无毛。叶片革质。气微，味微苦。

仙灵脾 本品呈不规则的结节状，有的具分枝。表面棕褐色至灰褐色，结节呈小瘤状突起，有残留根痕。断面皮部薄，浅棕褐色；木部黄白色至灰黄色，致密。质硬。气微，味微苦、涩。

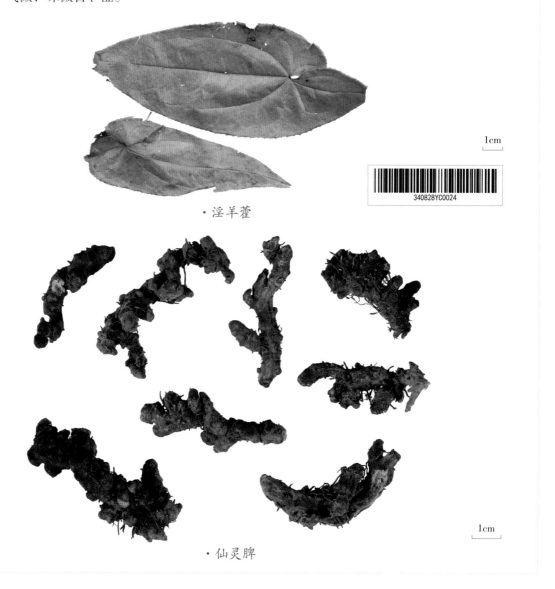

· 淫羊藿

· 仙灵脾

功效主治

淫羊藿 辛、甘，温。归肝、肾经。补肾阳，强筋骨，祛风湿。用于肾阳虚衰，阳痿遗精，筋骨痿软，风湿痹痛，麻木拘挛。

仙灵脾 辛、甘，温。归肾、肝经。补肾助阳，祛风除湿。用于肾虚阳痿，小便淋沥，喘咳，风湿痹痛。近年来亦有用于治疗更年期高血压。

江南牡丹草

Gymnospermium kiangnanense (P. L. Chiu) Loconte

中药名 江南牡丹草（药用部位：块茎）。

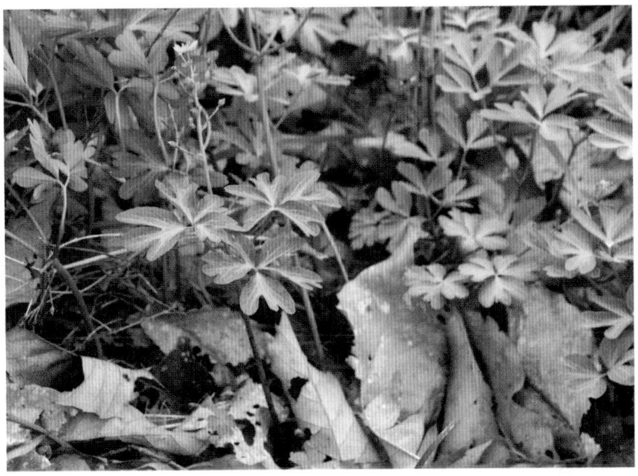
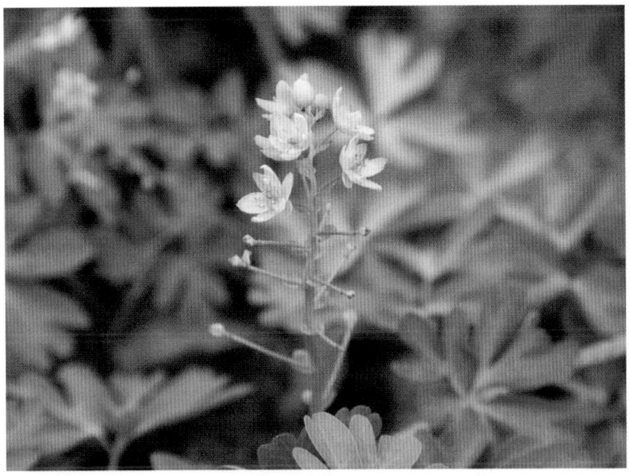
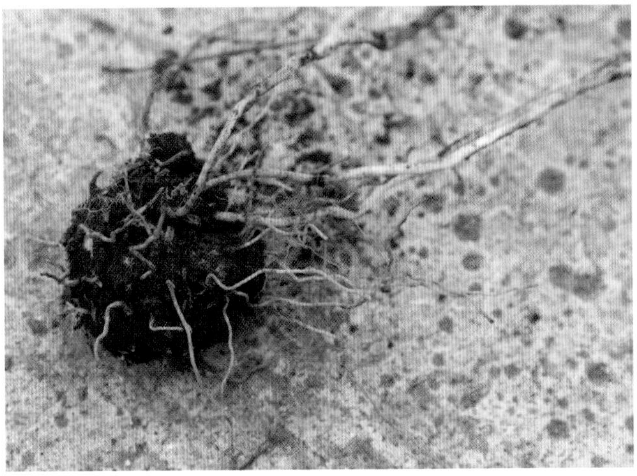
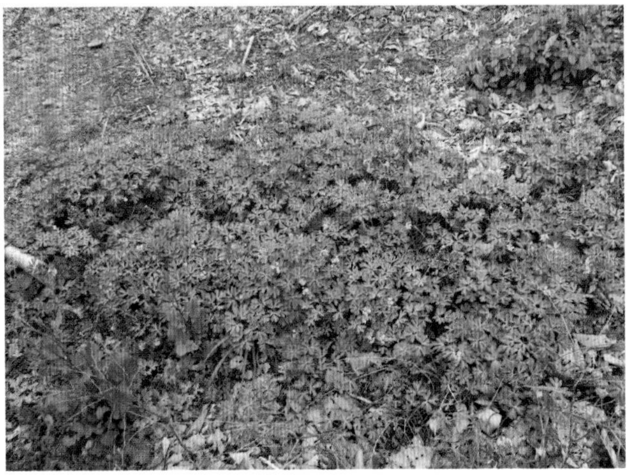

植物形态 多年生草本。根状茎近球形；茎直立。叶1枚，生于茎顶，二至三回三出羽状复叶，草质，裂片全缘，上表面淡绿色，下表面粉绿色；托叶一侧与叶柄愈合，2裂。总状花序顶生；苞片三角状卵形或肾形；花黄色；萼片通常6枚，花瓣状，长椭圆形或卵形；花瓣6片；雄蕊6枚；雌蕊具短柄。蒴果近球形，5瓣裂。种子近倒卵形。

生境分布 生于海拔700~800m的山坡阴湿肥沃土壤或山地林下、林缘等地。分布于宣城市、泾县等地的山区。

资　源 安徽省江南牡丹草药材为野生资源，主要在皖南山区民间药用。其野生资源稀少，临近濒危。现有零星栽培，多自采自用。

采收加工 江南牡丹草为多年生植物，一般4年生即可采收。多于地上部分倒苗后采挖，晒干。

药材性状

本品呈类圆球形，直径可达8cm，表面土黄色，有颗粒状突起，上部有凹陷的茎基痕，周围密布淡黄色点状根痕。质坚硬，不易折断，断面黄白色，富粉性。味苦，微涩。

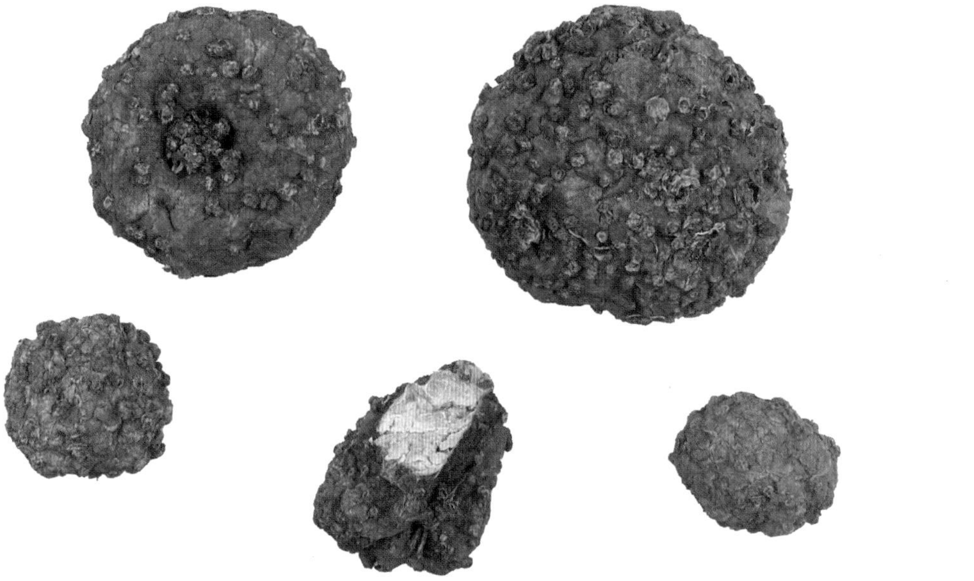

· 江南牡丹草

功效主治 苦，平。归心、肝经。活血止痛，解毒消肿，止血。用于跌打损伤，骨折疼痛，头痛，胃痛，吐血，外伤出血。

评 述

江南牡丹草的药用价值发现历史 江南牡丹草是1980年发表的植物类群。其药用价值由安徽中医药大学王德群教授调查发现。在泾县，民间医生一直将其用于活血止痛，效果甚佳。因其叶形似花生之叶，习称“花生三七”。又因其块茎似延胡索，故又称“江南玄胡”。民间用其治疗跌打损伤、头晕、胃溃疡出血等，疗效显著。本品经安徽中医药大学药学院深入研究后，被《中华本草》收录。

阔叶十大功劳

Mahonia bealei (Fort.) Carr.

中药名 功劳木（药用部位：茎）、功劳叶（药用部位：叶）。

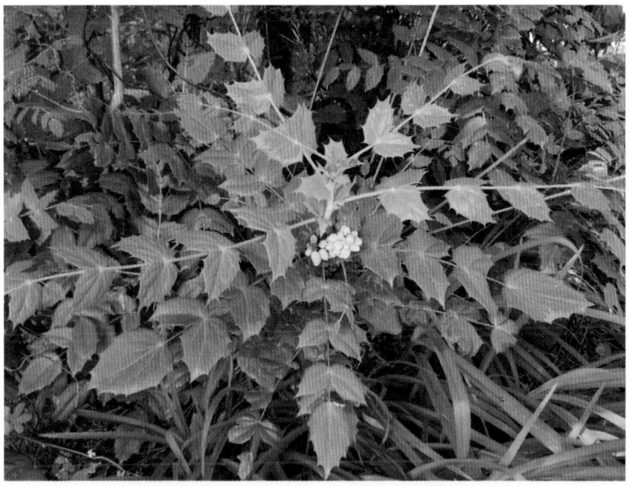

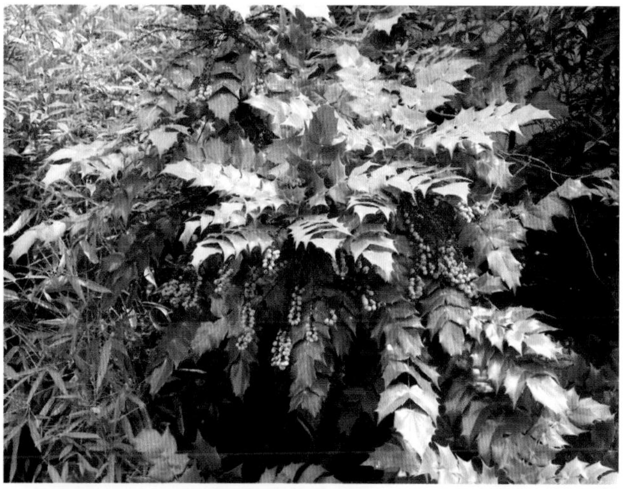

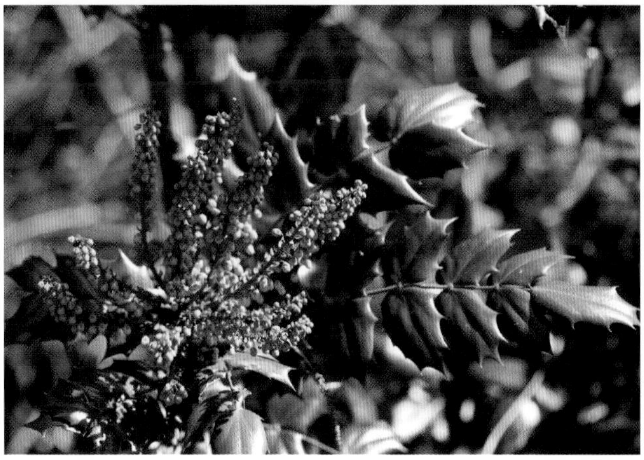

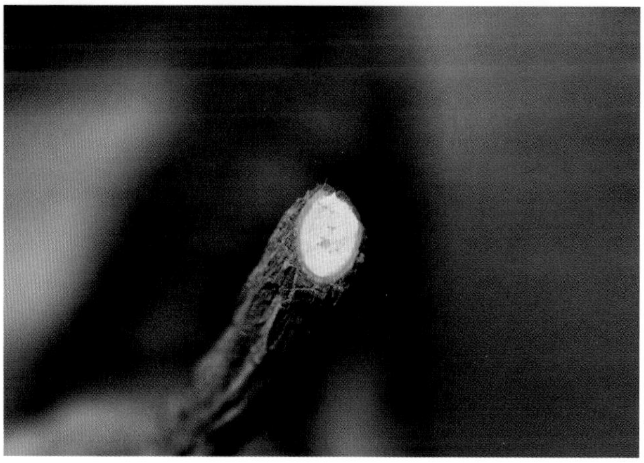

植物形态 常绿灌木。奇数羽状复叶，互生；小叶卵形，厚革质，边缘有锯齿。总状花序丛生于枝顶；花黄褐色；萼片9枚，3轮，花瓣状；花瓣6片；雄蕊6枚；花药瓣裂。浆果，暗紫色，有白粉。

生境分布 生于海拔800m以下的中低山的山坡林下、沟谷阔叶林或灌丛中。分布于皖南山区和皖西大别山区；近年来，阔叶十大功劳作为园林绿化植物，在安徽省各地广泛栽培。

资　　源 安徽省功劳木、功劳叶药材均为野生资源，主产于皖南山区和皖西大别山区各地。其野生资源稀少，未被利用。

采收加工 **功劳木**　全年可采，截段，晒干。

功劳叶　8~10月采叶，拣去细枝，晒干。

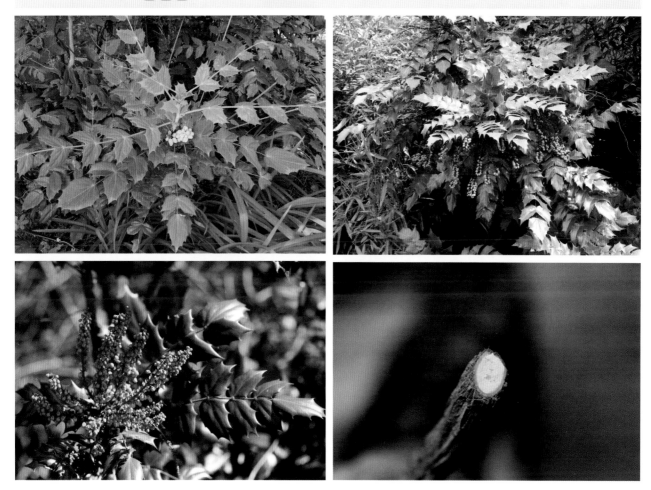

药材性状

功劳木　本品呈圆柱形，表面灰褐色，有纵沟及横向裂纹；嫩茎较平滑，具纵裂隙及突起的叶痕，节明显。皮部较薄，易剥离，内面鲜黄色，附有线状纤维。质坚硬，折断面破裂状。横切面皮部棕褐色；木部黄色，可见数个同心性环纹及排列整齐的放射状纹理；髓部淡黄色。气微，味苦。

功劳叶　本品呈阔卵形，基部宽楔形或近圆形，不对称（顶生小叶两侧对称），先端渐尖，边缘略反卷，两侧各有2~6个刺状锯齿；上表面绿色，具光泽，下表面色浅，黄绿色；厚革质；叶柄短或无。气弱，味苦。

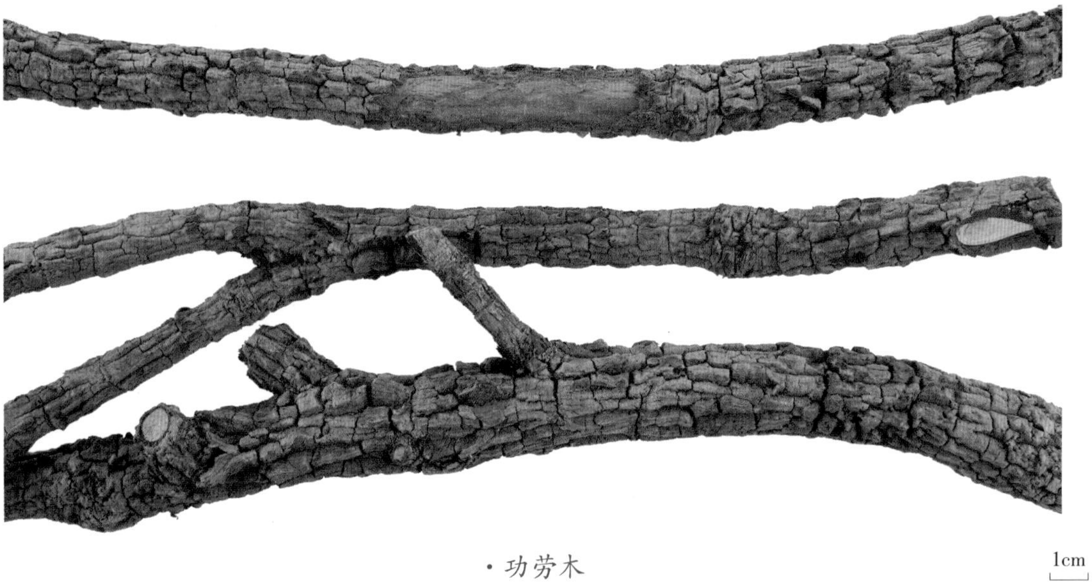

· 功劳木

功效主治

功劳木　苦，寒。归大肠、肾、肺经。清热，燥湿，解毒。用于肺热咳嗽，黄疸，泄泻，痢疾，目赤肿痛，疮疡，湿疹，烫伤。

功劳叶　苦，凉。归肺、肾、肝经。清热补虚，止咳化痰，燥湿，解毒。用于肺痨咯血，骨蒸潮热，头晕耳鸣，腰酸腿软，湿热黄疸，带下，痢疾，风热感冒，目赤肿痛，痈肿疮疡。

大血藤

Sargentodoxa cuneata (Oliv.) Rehd. et Wils.

中药名 大血藤（药用部位：藤茎）。

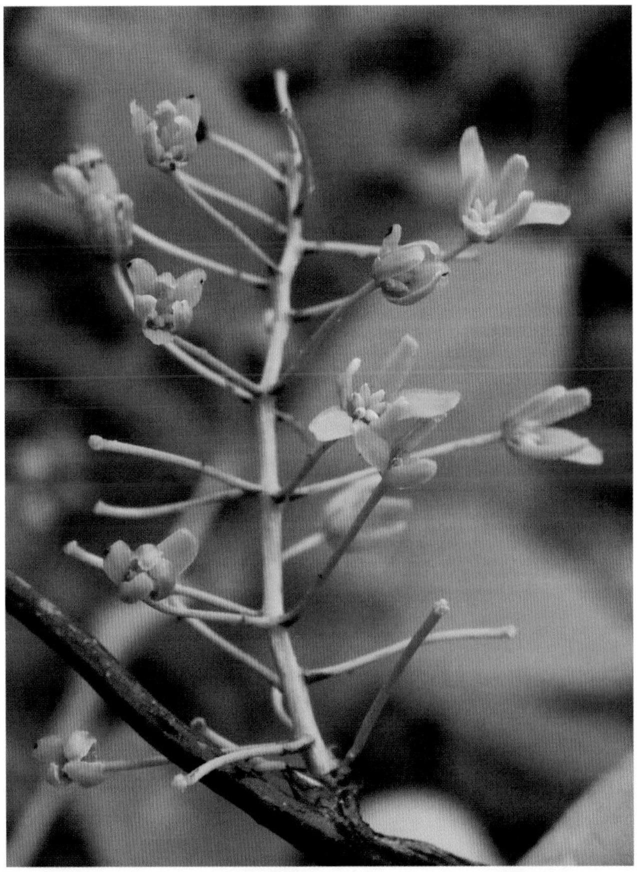
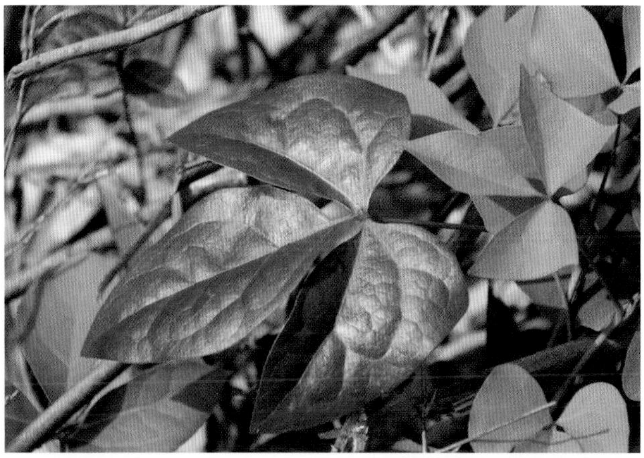
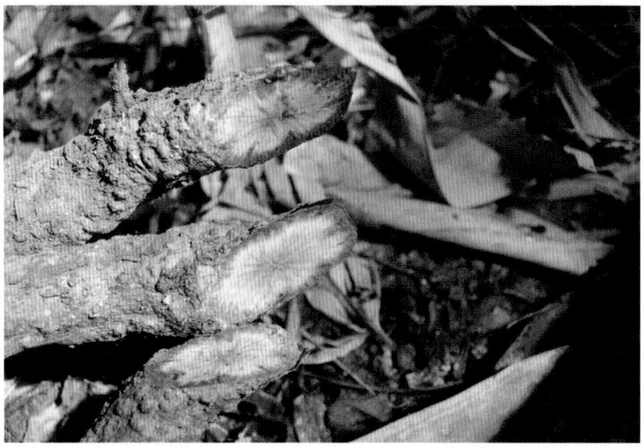
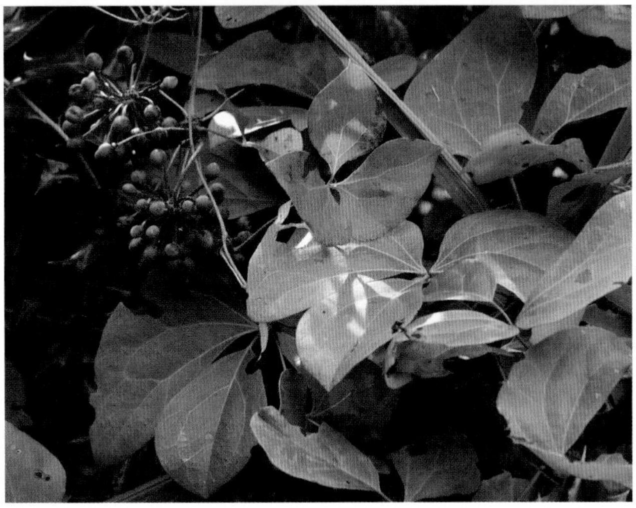
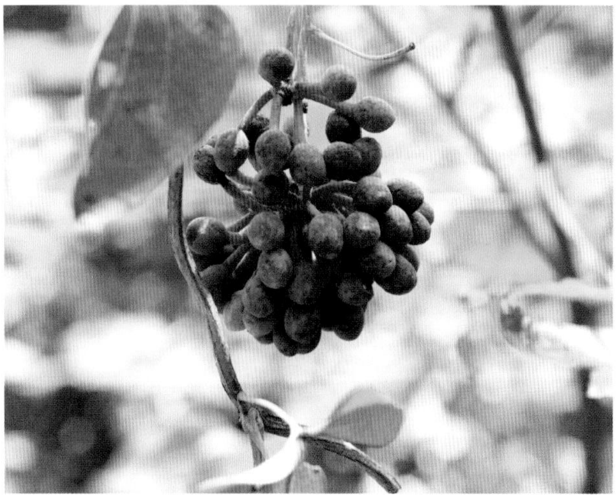

植物形态 落叶木质藤本。三出复叶，互生，有长柄，无托叶。总状花序，雄花与雌花同序或异序，同序时，雄花生于基部；苞片1枚，长卵形，膜质；萼片6枚，花瓣状，长圆形，顶端钝；花瓣6片，圆形，蜜腺性；雄蕊长3~4mm，退化雄蕊长约2mm，先端较突出，不开裂；雌蕊多数，螺旋状生于卵状突起的花托上，子房瓶形，花柱线形，柱头斜，退化雌蕊线形。浆果近球形。种子卵球形。

生境分布 生于山坡灌丛、疏林和林缘等。分布于皖西大别山区、皖南山区和江淮丘陵地区。

资　　源 安徽省大血藤药材以野生资源为主，主产于皖南山区和皖西大别山区，野生资源丰富。安徽省为全国大血藤药材的主产区之一，其一直将大血藤作为大宗药材常年收购。随着大血藤野生资源的过度利用，野生资源急剧减少。近年来，皖西大别山区已开展大血藤野生变家种试验研究。

采收加工 秋、冬二季采收，除去侧枝，截段，干燥。

药材性状

本品呈圆柱形，略弯曲，通常截成长约30cm的段，直径1~3cm。外表棕色或灰棕色，粗糙，具浅纵槽纹及明显的横裂纹，有时可见膨大的节及略凹陷的枝痕或叶痕，外皮有时呈鳞片状剥落而露出暗棕色的皮部。质坚韧，有弹性，断面裂片状；平整的横切面皮部红棕色，有数处向内嵌入木部，木部黄白色，有多数细孔状导管及红棕色、放射状排列的射线。气微，味微涩。

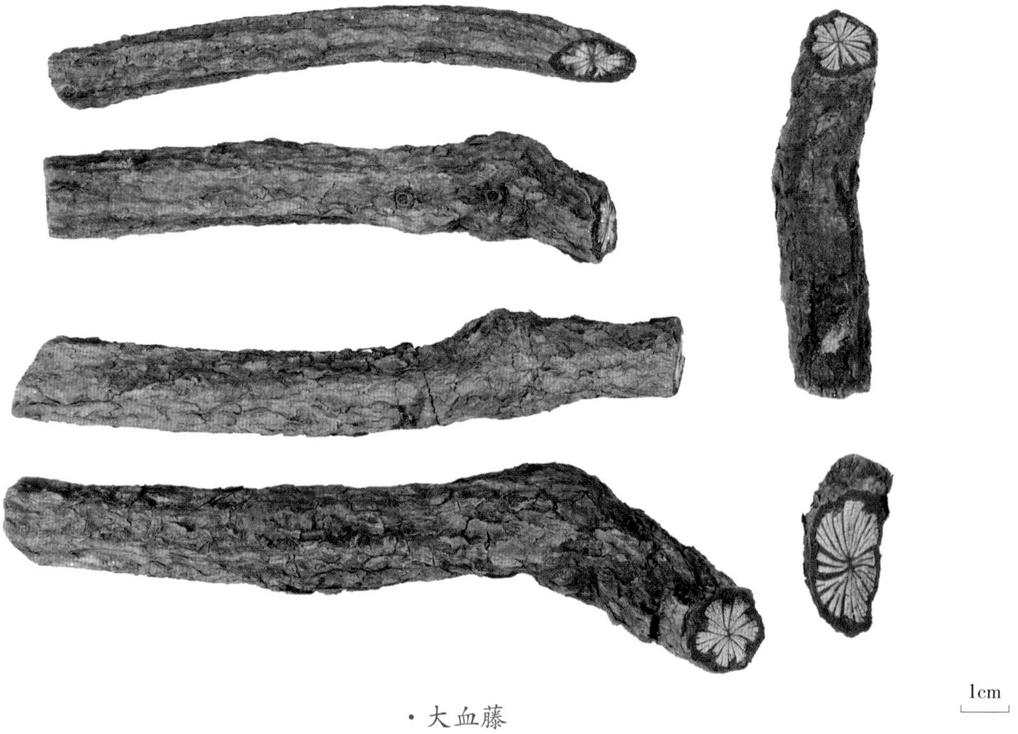

·大血藤

340828YC0005

· 大血藤

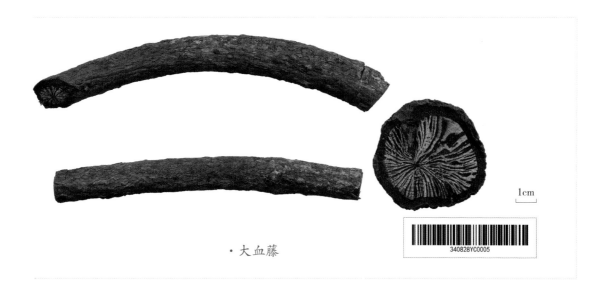

功效主治 苦，平。归大肠、肝经。清热解毒，活血，祛风。用于肠痈腹痛，经闭痛经，风湿痹痛，跌扑肿痛。

评 述

安徽省大血藤的资源现状 目前，大血藤药材以野生资源为主，皖南山区和皖西大别山区野生资源较为丰富，尤其以皖西大别山区的年收购量为大。大血藤为多年生木质藤本，生长周期长，其野生资源遭到长期砍伐后，恢复慢，资源量逐年减少。在中药资源调查过程中了解到，2005 年在大别山地区收购的大血藤藤茎直径可达 5cm，而且资源较为丰富；而近年来收购的大血藤藤茎直径常小于 2cm，且资源量较小。可见，长期大量收购已导致大血藤野生资源量减少，宜加快其资源的保护和栽培。

木 通

Akebia quinata (Houtt.) Decne.

中药名 木通（药用部位：茎藤）、预知子（药用部位：近成熟果实）。

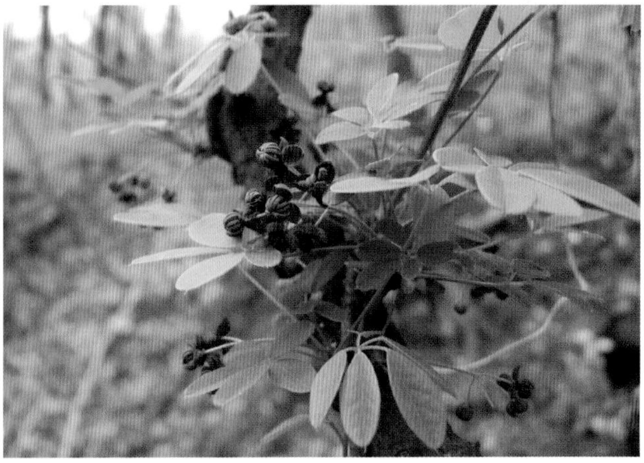
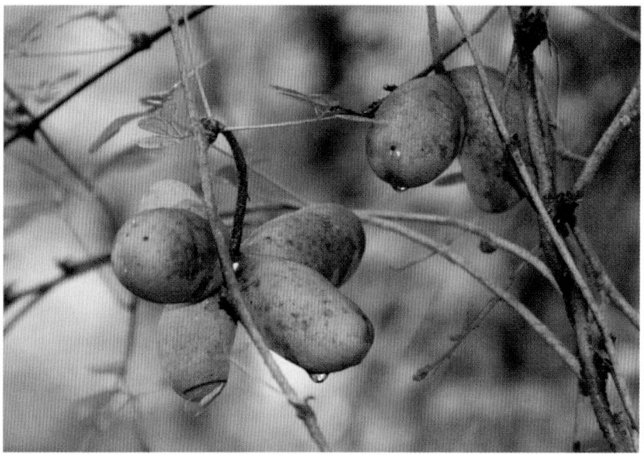
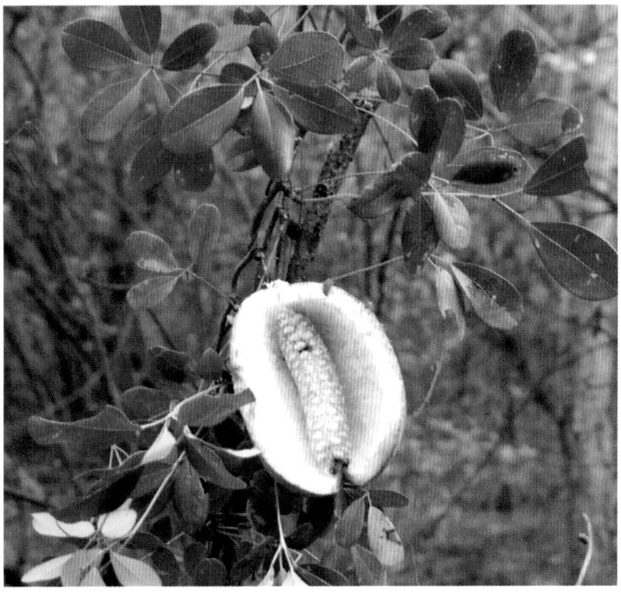
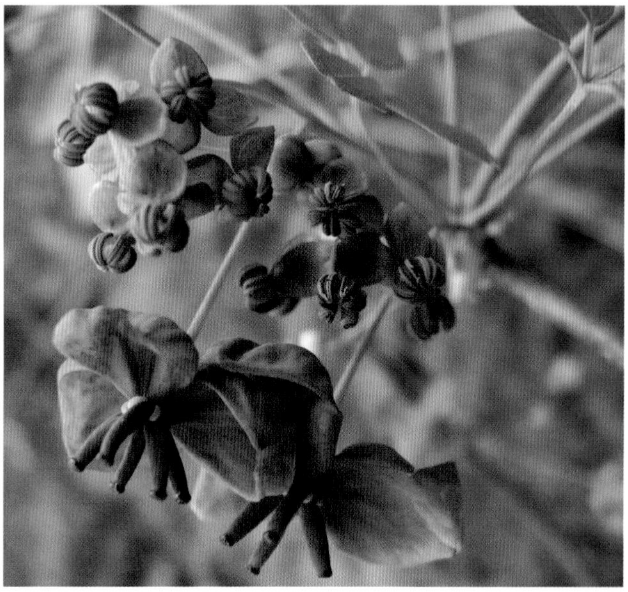

植物形态 木质藤本。幼茎带紫色，老茎密布圆形皮孔。掌状复叶互生，常簇生于短枝顶端，叶柄细长；小叶5枚，倒卵形至长倒卵形，先端微凹，全缘，上表面深绿色，下表面带白粉。总状花序腋生，雌雄同株。聚合蓇葖果，肉质，浆果状，长椭圆形，暗紫色，成熟时纵裂。

生境分布 生于低海拔山坡林下。分布于安徽省淮河以南各地的山区丘陵。

资　　源 安徽省木通、预知子药材均为野生资源，其资源集中分布于江淮丘陵地区且蕴藏量较大。安徽省常年收购木通和预知子药材，是其主产区之一。

采收加工 **木通** 藤茎全年可采，切片或切段晒干。

预知子 夏末秋初果实绿黄时采收，晒干，或置沸水中略烫后晒干，或对半剖开或纵切四瓣晒干。

药材性状

木通 本品呈圆柱形，常稍扭曲，长 30~70cm，直径 0.5~2cm。表面灰褐色，外皮粗糙，有多数不规则裂纹或纵沟纹，皮孔突起。节部膨大或不明显，具侧枝断痕。体轻质硬，不易折断，断面不整齐，皮部较厚，黄棕色，木部黄白色，导管孔排列紧密，夹有灰黄色放射状条纹，可见明显的髓部。气微，味微苦而涩。

预知子 本品呈肾形或长椭圆形，稍弯曲，长 3~9cm，直径 1.5~3.5cm。表面黄棕色或黑褐色，有不规则的深皱纹，顶端钝圆，基部有果梗痕。质硬，破开后，果瓤淡黄色或黄棕色；种子多数，扁长卵形，黄棕色或紫褐色，具光泽，有条状纹理。气微香，味苦。

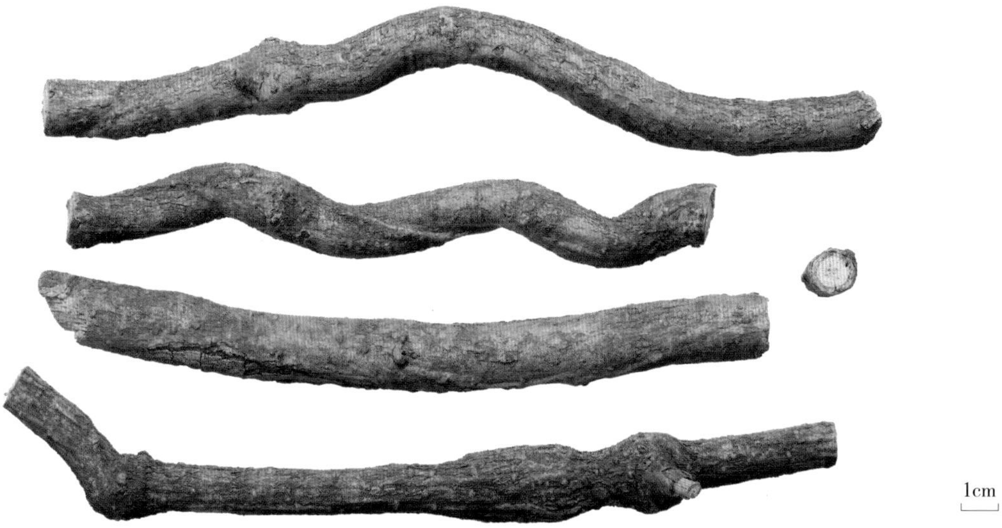

· 木通

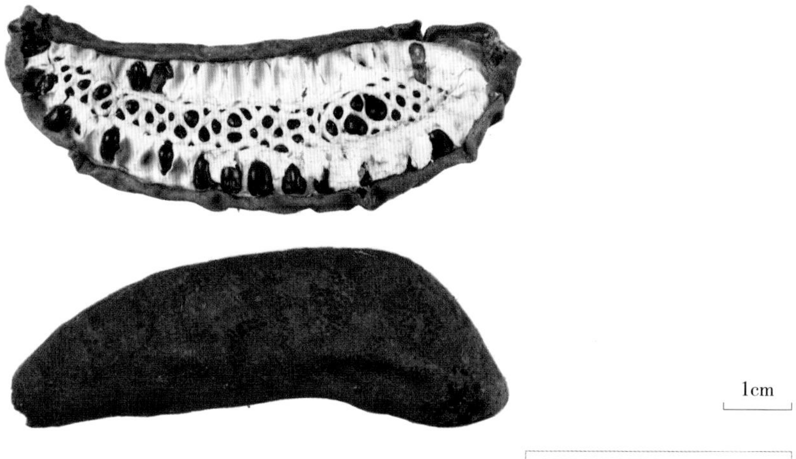

· 预知子

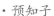

341022YC0011

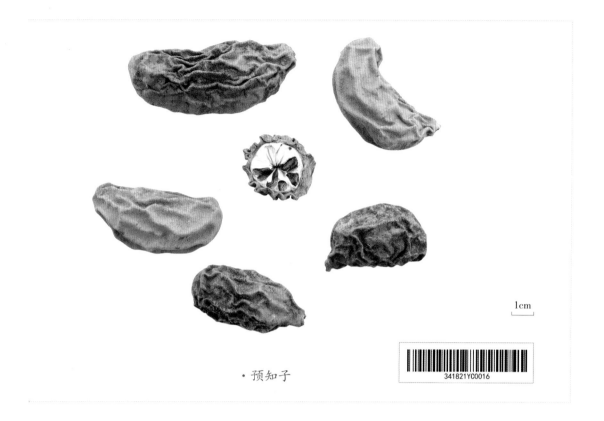

• 预知子

功效主治　**木通**　苦，寒。归心、小肠、膀胱经。利尿通淋，清心除烦，通经下乳。用于淋证，水肿，心烦尿赤，口舌生疮，经闭乳少，湿热痹痛。

预知子　苦，寒。归肝、胆、胃、膀胱经。疏肝理气，活血止痛，散结，利尿。用于脘胁胀痛，痛经经闭，痰核痞块，小便不利。

评　述

安徽省木通的资源利用　安徽省的丘陵与山区均分布有木通，但皖东丘陵所处的海拔较低，木通多成片生长，资源相对丰富。目前，安徽省境内尚无收购木通的习惯，建议可在资源丰富的地区开展轮采与半野生抚育。安徽省常年收购预知子，是其主产区之一，但木通果实结实率不高，建议开展传粉生物学研究，以增加预知子的产量。木通果实成熟后，果肉非常鲜美，在部分风景区常见出售，建议可加强选育，将其发展为特色果品。

粉防己

Stephania tetrandra S. Moore

中药名 防己（药用部位：根）。

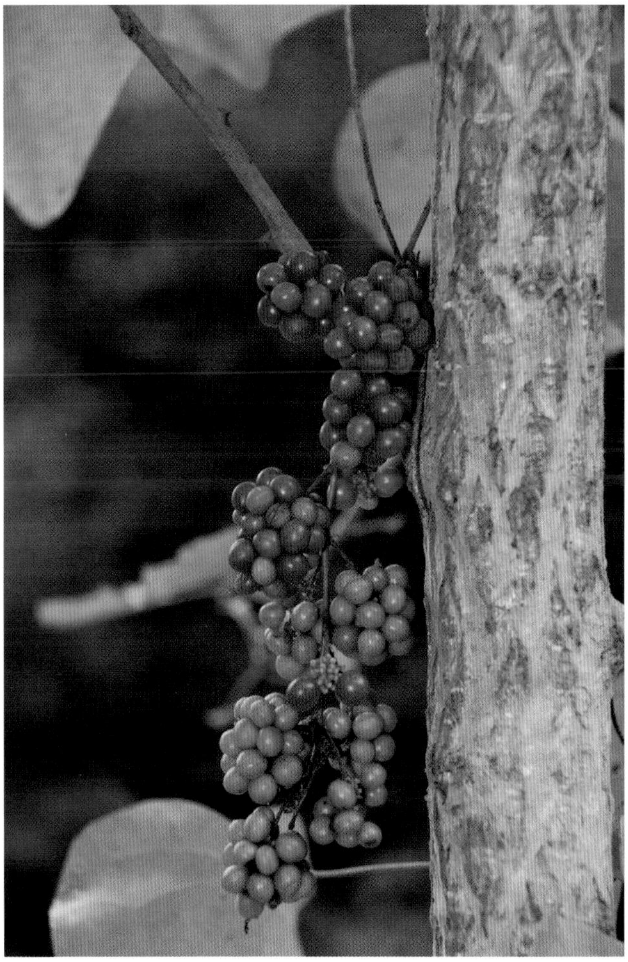
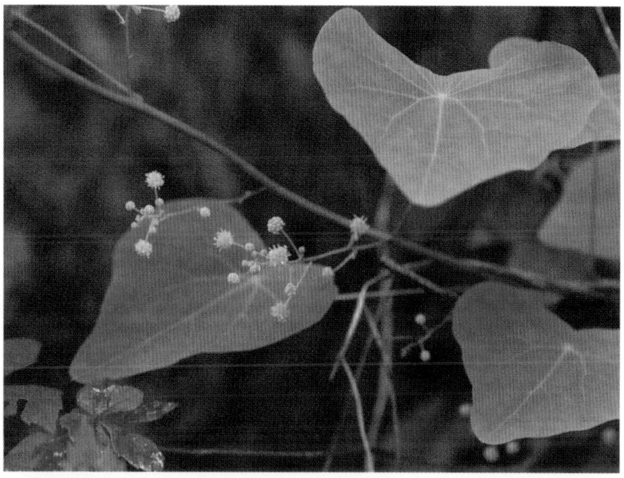
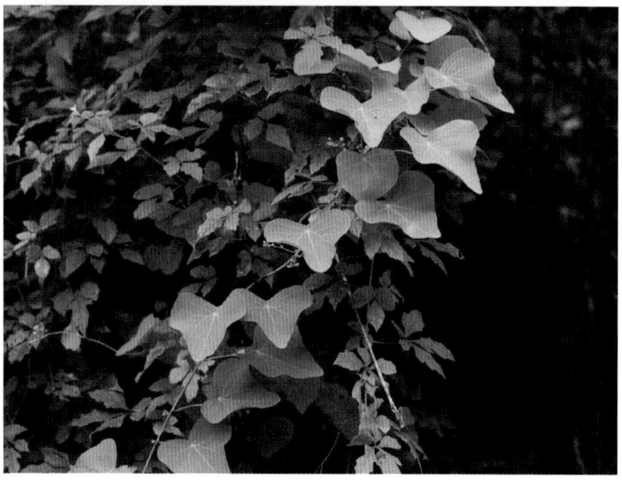

植物形态 多年生落叶藤本。肉质根圆柱形，具横纹。茎有纵条纹。叶互生；叶片盾状着生，三角状宽卵形或阔三角形，掌状脉5条。花单性异株；头状聚伞花序排列成总状；雄花：花萼4枚，绿色匙形，基部楔形；雌花：萼片和花瓣与雄花相似。核果球形，内果皮骨质且有纹饰。

生境分布 生于海拔500m以下的山坡、丘陵地带的灌丛林缘或溪边。分布于长江以南低山和丘陵地区。

资　源 安徽省为全国防己药材的主产区之一，主产于宁国市、黄山区、泾县、歙县、绩溪县、黟县、石台县、祁门县和东至县等地，野生资源比较丰富，常年收购，产量较大。

采收加工 秋季采挖，修去芦梢，洗净或刮去栓皮，切成长段，粗根剖为2~4瓣，晒干。

药材性状

本品呈不规则圆柱形、半圆柱形或块状，多弯曲，长 5~10cm，直径 1~5cm。表面淡灰黄色，在弯曲处常有深陷横沟而呈结节状的瘤块样。体重，质坚实，断面平坦，灰白色，富粉性，有排列稀疏的放射状纹理。气微，味苦。

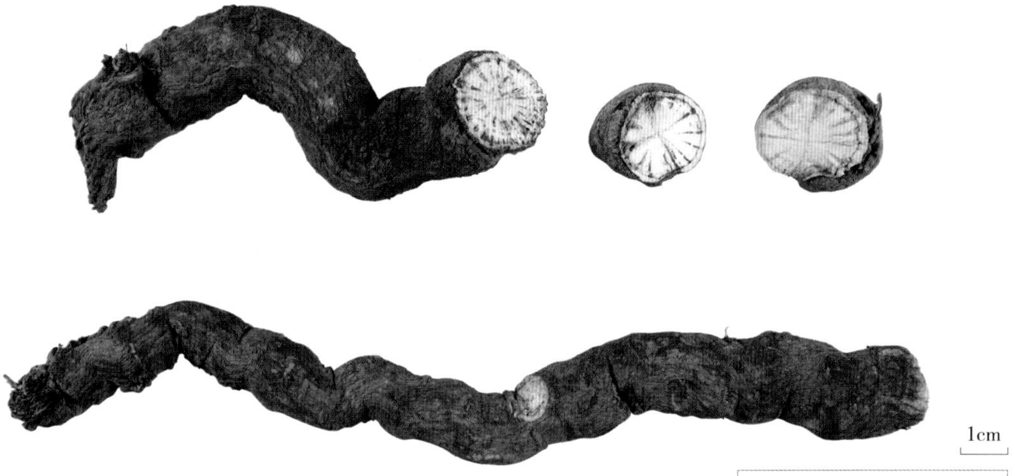

· 防己

功效主治

苦、辛，寒。归膀胱、肺经。祛风湿，止痛，利水消肿。用于风湿痹痛，水肿，小便不利，脚气病，湿疹疮毒。

评　述

1. 安徽省粉防己的本草溯源　防己作为中药防己使用的明确记载，始自清代赵学敏《本草纲目拾遗》，说明当时仅浙江地区习用。民国后粉防己作为中药防己的主流品种进行流通。赵燏黄《本草药品实地观察》（1937 年）记载：“今日各地药肆出售之防己……普通仅称之曰防己，若指明需用汉防己，即取最普通之一种防己，代充汉防己；此即上海药市俗称之粉防己或粉寸己，杭州药市俗称之土防己是也。查此种市品，为一种防己科植物，*Stephania tetrandra* S. Moore 之根部，产于吾国浙江及安徽省南部，并非古本草所载之汉中防己。”表明在民国时期安徽南部已成为粉防己的主产区。

2. 粉防己的资源现状　防己以根入药，其根的生长周期缓慢，需生长 6~8 年才可采收。粉防己自 2005 年成为中药防己唯一法定来源至今，市场需求持续高涨，人工连年过度采挖，已远远超过粉防己自然更新量，导致近山丘陵地区的野生资源几乎绝迹。《药材资料汇编》（1959 年）曾记载青阳、贵池一带为粉防己主产区，但目前这些地区的蕴藏量和产量呈直线下降趋势，药材收购难以为继，皖产粉防己资源已濒危，亟需保护。

青　藤

Sinomenium acutum (Thunb.) Rehd. et Wils.

中药名　青风藤（药用部位：藤茎）。

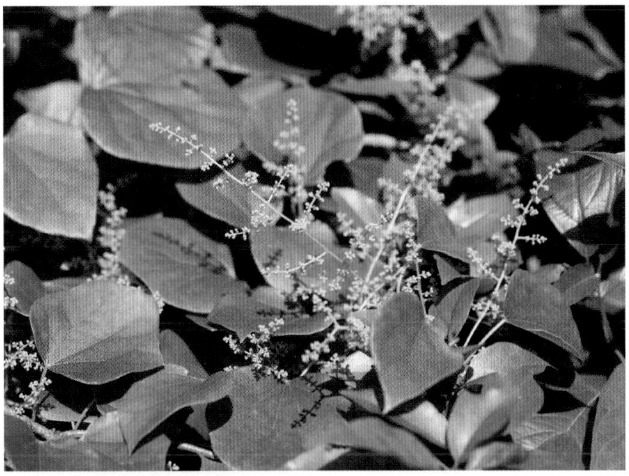
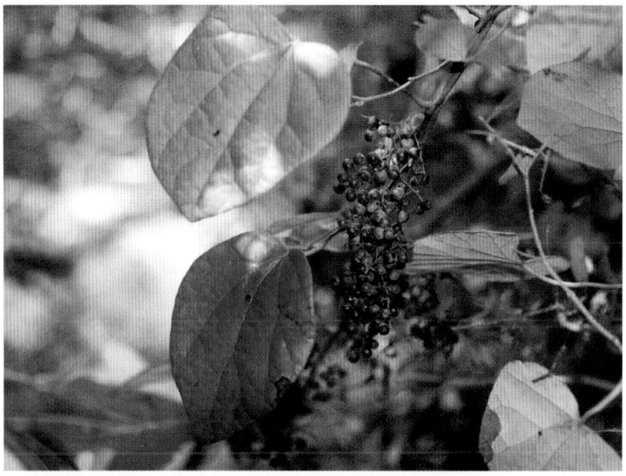
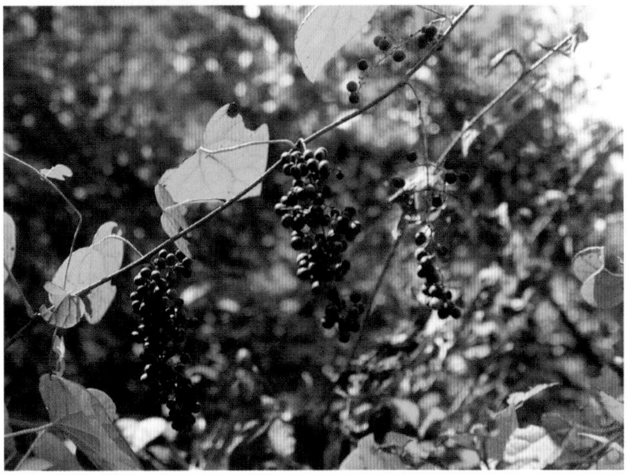
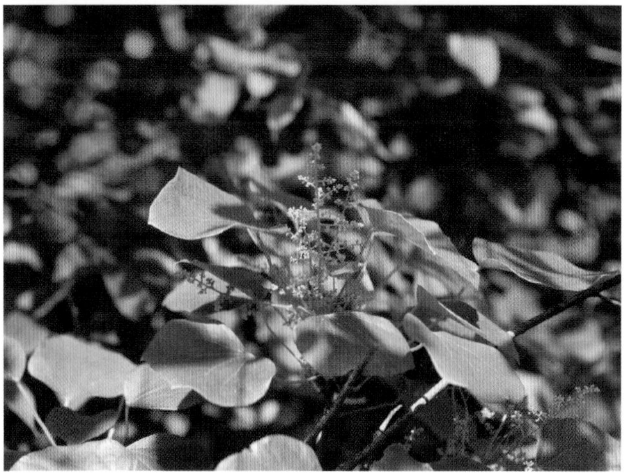

植物形态　木质大藤本。叶纸质至革质，形状变化大，分两类：匍匐于地面的营养枝条的叶心状圆形或卵圆形，多 3~7 角状浅裂；缠绕状生殖枝条的叶形则呈心状圆形或卵圆形。大型圆锥花序腋生；花淡黄绿色，单性异株；萼片 6 枚，2 轮；花瓣 6 片；雄花雄蕊 9~12 枚；雌花不育雄蕊丝状，心皮 3 个。核果扁球形。

生境分布　生于山坡路旁、林中、林缘、沟边或灌丛中，攀缘于树上或石山上。分布于皖西大别山区、皖南山区、江淮丘陵。

资　　源　安徽省青风藤药材为野生资源，蕴藏量较为丰富，主产于皖西大别山区及皖南地区。由于该药材少用，市场需求较少，其资源尚未被利用。

采收加工　秋末冬初采割，扎把或切长段，晒干。

药材性状

本品呈长圆柱形，常微弯曲，长20~70cm或更长，直径0.5~2cm。表面绿褐色至棕褐色，有的灰褐色，有细纵纹和皮孔。节部稍膨大，有分枝。体轻，质硬而脆，易折断，断面不平坦，灰黄色或淡灰棕色，皮部窄，木部射线呈放射状排列，髓部淡黄白色或黄棕色。气微，味苦。

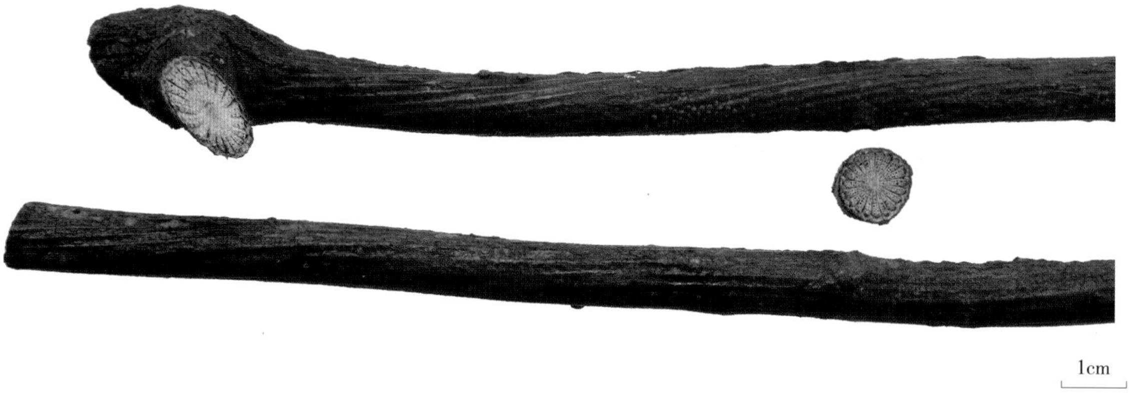

341822YC0001

·青风藤

功效主治

苦、辛，平。归肝、脾经。祛风湿，通经络，利小便。用于风湿痹痛，关节肿胀、麻木，皮肤瘙痒。

评　述

安徽省青藤的资源综合利用　据第四次全国中药资源普查，青藤在皖西大别山区民间得到较为广泛的应用。青藤不仅用于治疗风湿性关节炎等疾病，而且其地上藤茎可用于编制藤箩筐，所采的均是其地上萌蘖枝条，持续利用亦不会危及其资源的自然更新，故可对其开展综合利用。

蝙蝠葛

Menispermum dauricum DC.

中药名 北豆根（药用部位：根状茎）。

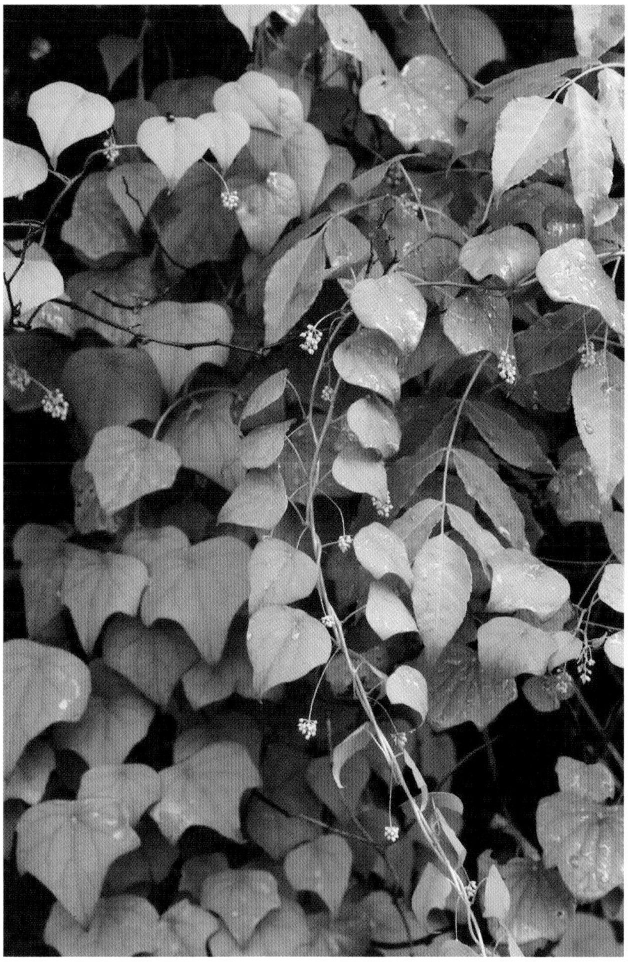

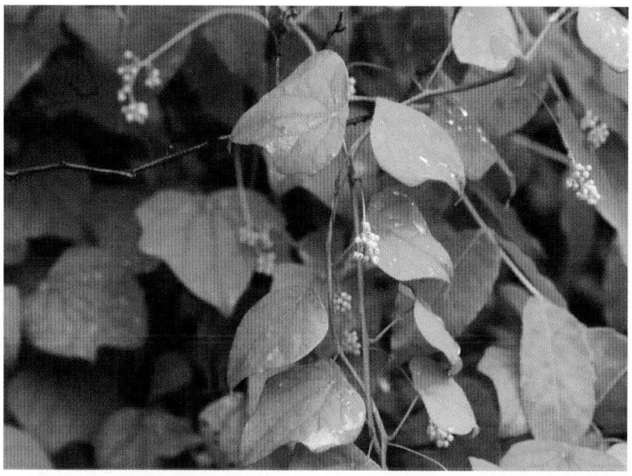

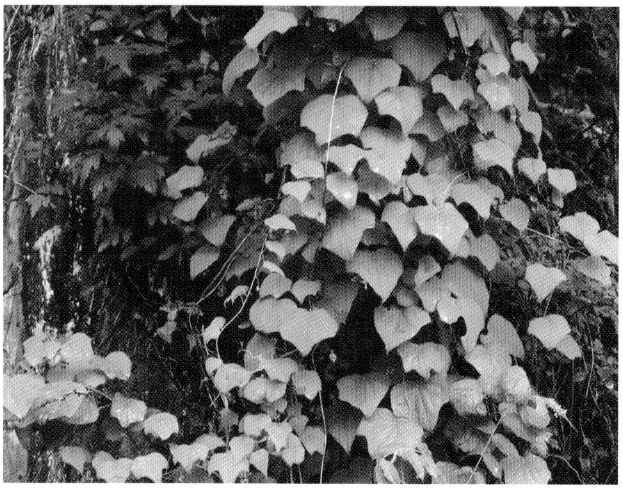

植物形态 多年生缠绕藤本。根状茎细长。叶互生，圆肾形或卵圆形。圆锥花序腋生，花黄绿色，有小苞片；单性异株；雄花萼片6或8枚，倒卵形；花瓣6~9片，小于萼片；雄蕊10~20枚；雌花花萼、花瓣与雄花近似，心皮3个，分离。核果扁球形，内果皮坚硬，肾状扁圆形，有环状突起的雕纹。

生境分布 生于山坡林缘、灌丛中、田边、路旁及石砾滩地，或攀缘于堤岸岩石上。分布于江淮丘陵、皖西大别山区及皖南山区。

资　　源 安徽省北豆根药材为野生资源，资源较为丰富，主产于皖西大别山区及皖南地区，其中以六安市霍山县、池州市东至县、黄山市黄山区和宣城市宁国市等地产量较大。

采收加工 春、秋二季采挖，除去须根和泥沙，干燥。

药材性状

本品呈细长圆柱形，弯曲，有分枝，长可达 50cm，直径 0.3~0.8cm。表面黄棕色至暗棕色，多有弯曲的细根，并可见突起的根痕和纵皱纹，外皮易剥落。质韧，不易折断，断面不整齐，纤维性，木部淡黄色，呈放射状排列，中心有髓。气微，味苦。

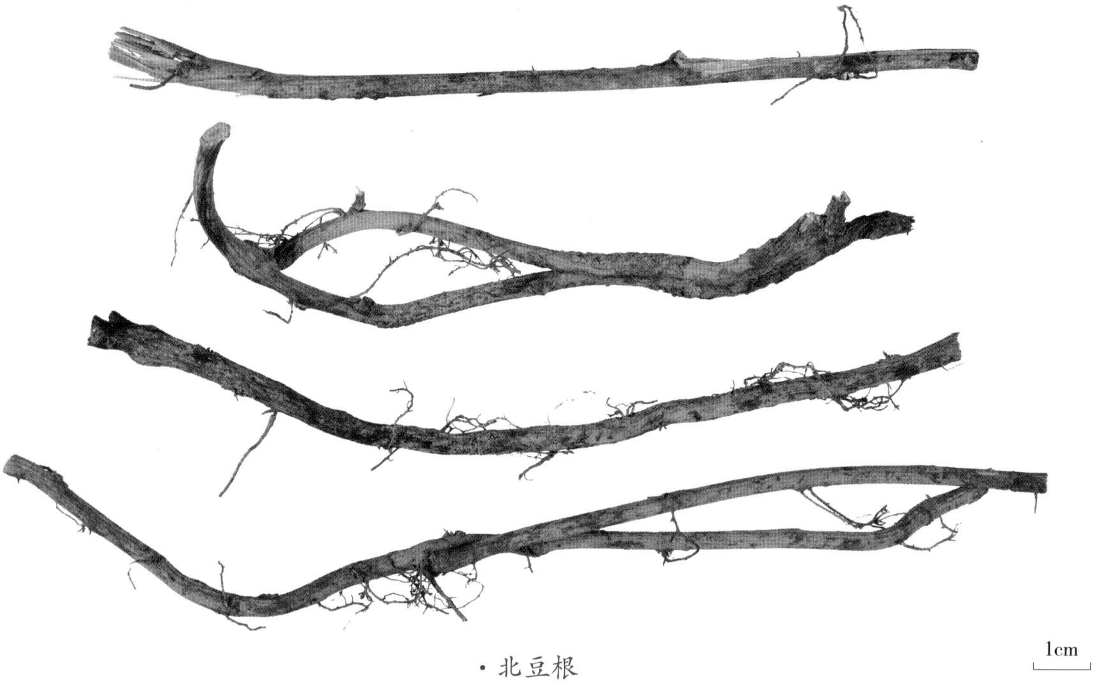

• 北豆根

功效主治

苦，寒。有小毒。归肺、胃、大肠经。清热解毒，祛风止痛。用于咽喉肿痛，热毒泻痢，风湿痹痛。

芡

Euryale ferox Salisb. ex König et Sims

中药名　芡实（药用部位：种仁）。

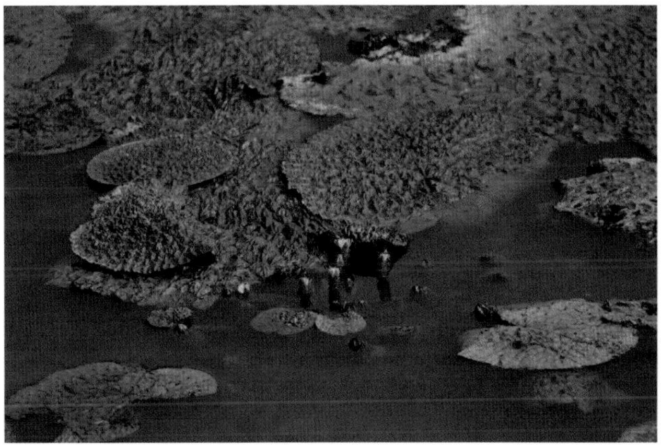
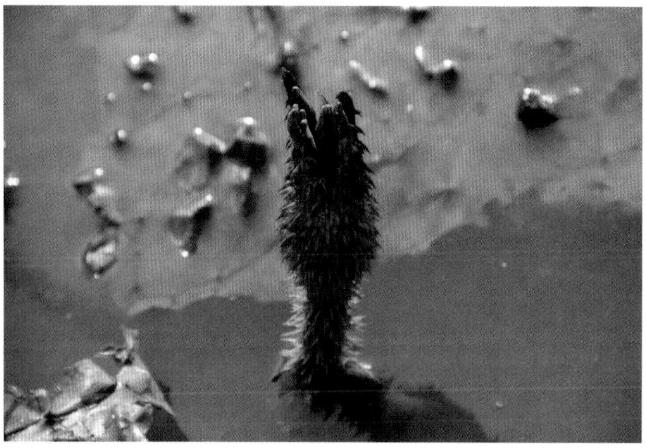

植物形态　一年生大型水生草本。叶柄具刺；沉水叶箭形或椭圆肾形，两面无刺；浮水叶盾状着生，类圆形，两面有锐刺。花单生于花梗顶端，浮出水面，花梗具刺；萼片 4 枚，密生稍弯硬刺；花瓣多数，排成数轮，向内渐变成雄蕊；雄蕊多数；子房下位，8 个心皮，8 室，嵌入膨大的花托中，红色。浆果球形，状如鸡头，外密生硬刺。种子多数，球形。

生境分布　生于池塘、湖泊中。分布于芜湖市、铜陵市、安庆市、六安市、淮南市、马鞍山市及滁州市等地。

资　　源　安徽省芡实药材主要为栽培资源，野生资源较少。安徽省为全国芡实药材主产区之一，其中，天长市、郎溪县、宿松县、望江县、庐江县、凤台县和霍邱县等地均有大面积种植，种植面积约达 15000hm^2，芡实年产量约为 20000 t。

采收加工　9 月中下旬果皮呈红褐色时采收。采收时，割取成熟果实，用木棒等物锤击带刺的果皮，取出种子；或将果实堆放，待果皮腐烂后，置清水中淘洗干净，取出种子。从取出的种子中选出幼嫩者，保存在水中或冷冻后作为食品。其余晒干，用机器脱去外种皮，取出种仁。因芡实种子大小和形状差异较大，剥壳机加工时种仁破碎较多。也可手工操作，将种子放入开水中浸泡，湿润至种皮发软，切开外种皮，取出种仁，晒干。手工去种皮时种仁破碎较少，但费时费力，适用于少量加工。

药材性状

本品呈类球形，多为破粒，完整者直径 5~8mm。表面有棕红色内种皮，一端黄白色，约占全体 1/3，有凹点状的种脐痕，除去内种皮显白色。质较硬，断面白色，粉性。气微，味淡。

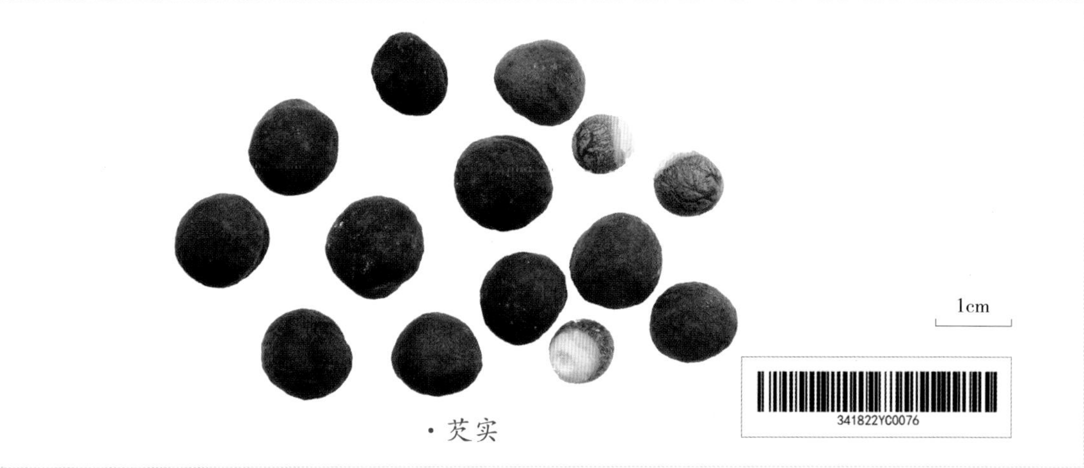

· 芡实

功效主治 甘、涩，平。归脾、肾经。益肾固精，补脾止泻，除湿止带。用于遗精滑精，遗尿尿频，脾虚久泻，白浊，带下。

评　述

1. 芡实的品种　芡实的品种有南芡、北芡之分。南芡，又称苏芡，是芡的改良品种，花白色或紫色，紫花者为早熟品种，白花者为晚熟品种。南芡主产于江苏太湖流域一带，现湖南、广东、皖南以及苏南一带多有栽培。叶背面有细刺，叶柄、果梗和果实外均无刺。外种皮厚2~2.5mm，最薄的只有1mm，种仁圆整，不光滑，白玉色，糯性，品质优，产量高。北芡，又称刺芡，为野生种，适应性强，分布广泛。主产于江苏洪泽湖、宝应湖一带，为野生或半野生状态，现山东、皖北及苏北一带多有栽培。全株密被刚刺，花紫色，叶比南芡小。外种皮厚3.5~4mm，种仁圆，不整齐，光滑，白色，糯性不及南芡，品质略次于南芡。安徽省南芡、北芡均有栽培。市场上还可见杂交后的大芡实，但口感不及原种。

2. 药食同源　芡实被誉为“水中人参”，药食两用，有健脾养胃、益肾固精的作用。作食品时，为保持种仁的弹糯性口感，常将带有外种皮的种子带水冷冻保存，食用时连壳煮熟，取种仁食用。

3. 安徽省芡实的资源利用前景　芡实种仁可供酿酒；嫩叶柄和花柄剥去外皮可作蔬菜；全草不仅可作绿肥，而且煮熟后可作饲料；芡也可供观叶，园林池塘中常见。安徽省境内有长江、淮河、新安江三大水系，长江、淮河自西向东横贯全境，沿江、沿淮有许多湖泊分布，大、中、小型人工水库遍及安徽省各地。辽阔的水域对于芡实的生长繁殖极为有利，结合丰富的人工栽培经验，在安徽省无论是栽培还是野生的芡实都具有很大的开发潜力。

4. 国家地理标志　安徽省天长市龙岗镇是华东最大的芡实集散地，并有天长市龙岗芡实市场。2012年9月，“天长龙岗芡实”成功注册为“地理标志产品”，天长龙岗芡实属于南芡的一种。天长市内许多乡镇在生产芡实过程中，也都开创了自己的品牌，成立了专业合作社，并联合成立了天长市芡实协会。

细　辛

Asarum sieboldii Miq.

中药名　细辛（药用部位：根及根状茎）。

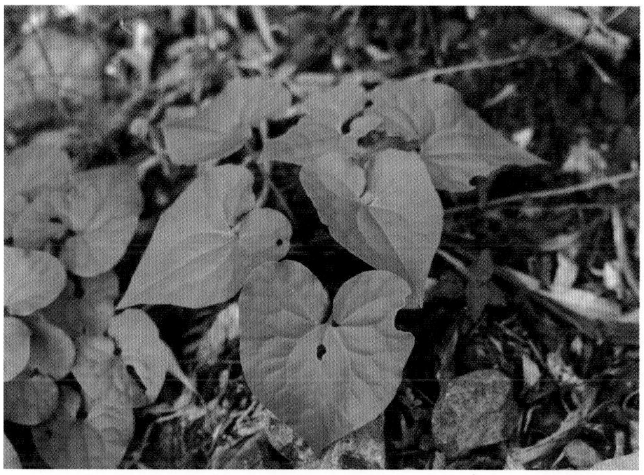
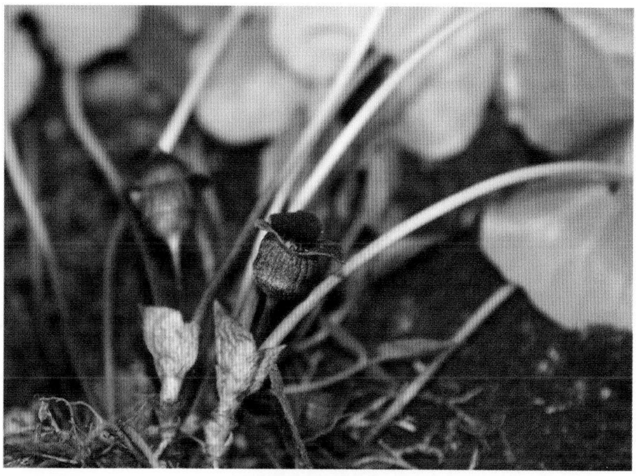
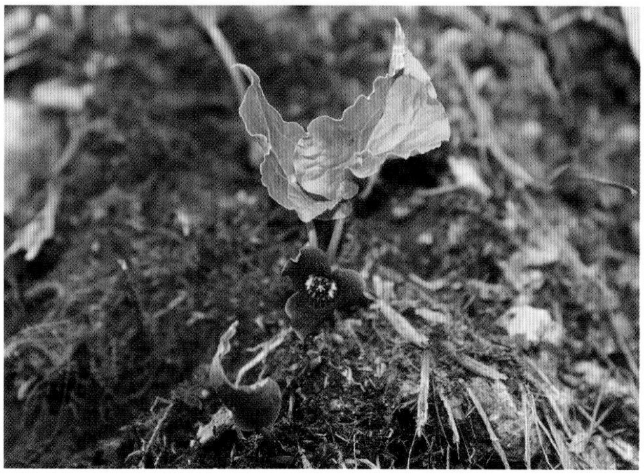
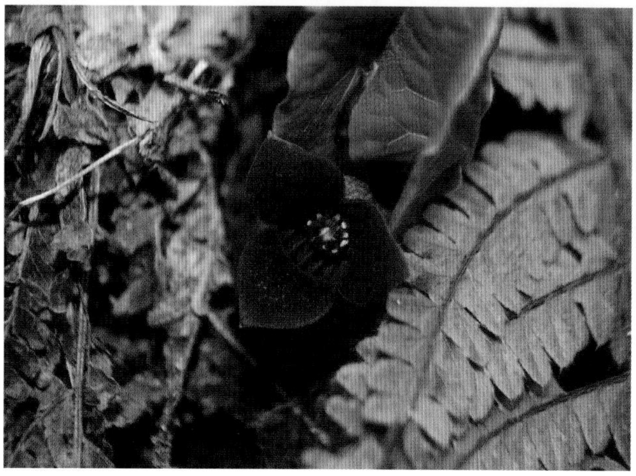

植物形态　多年生草本。根状茎横走，下生多数细长不定根。叶 2 枚，叶柄长 8~20cm；叶片心形或卵状心形，基部心形，两面有毛。花单生于叶腋；花被暗紫色，顶端 3 裂，花被管扁球形；雄蕊 12 枚；子房半下位或近上位，花柱 6 个。蒴果肉质，近球形。

生境分布　生于海拔 800m 以上的林下阴湿腐殖土中。分布于皖南山区及皖西大别山区。

资　　源　细辛为细辛药材的基原之一，安徽省野生资源稀少，尚无收购的习惯。

采收加工　夏季果熟期或秋季采挖，除净地上部分和泥土，阴干。

药材性状

本品根状茎呈不规则圆柱形，有短分枝，长 5~20cm，直径 1~2mm，节间长 2~10mm；表面灰棕色或灰褐色，粗糙，环节明显。根细长，密生节上，长 10~20cm，直径约 1mm；表面灰黄色，平滑或具纵皱纹；有须根及须根痕；质脆，易折断，断面黄白色。有时可见皱缩的花和近球形的果实。气辛香，味辛辣、麻舌。

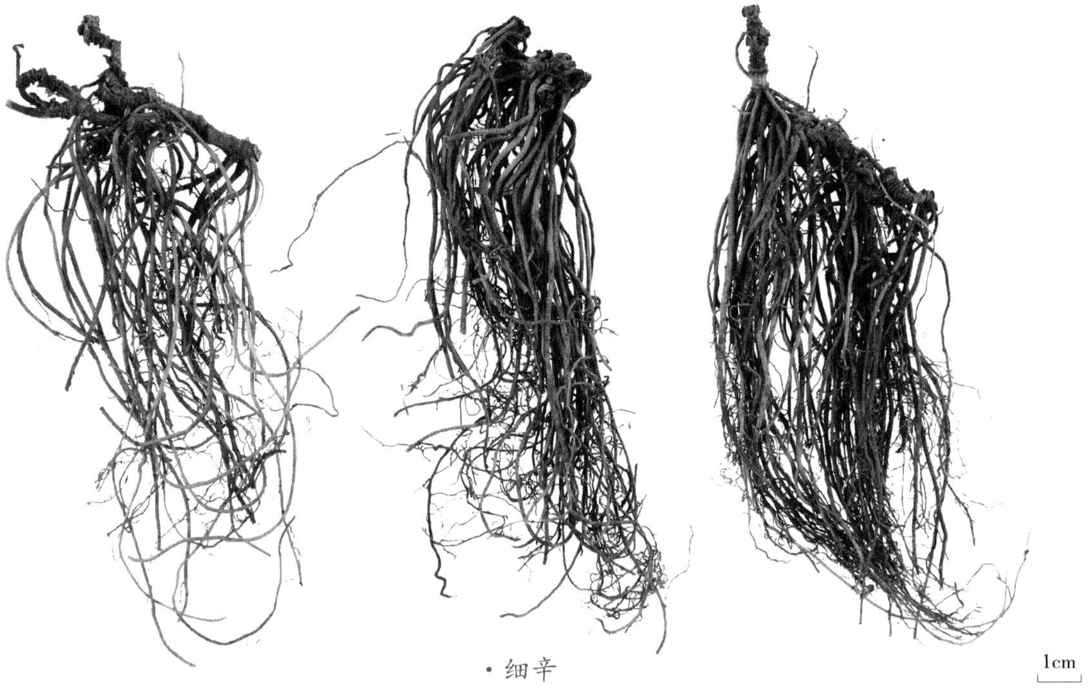

・细辛

功效主治 辛，温。归心、肺、肾经。祛风散寒，止痛通窍，温肺化饮。用于风寒感冒，头痛，牙痛，鼻塞流涕，鼻鼽，鼻渊，风湿痹痛，痰饮喘咳。

评　述

安徽省细辛的资源与利用　皖南山区民间多用细辛以防治中暑。由于细辛在安徽境内的分布海拔较高，且资源量也较有限，因此尚需加大野生资源保护。

马兜铃

Aristolochia debilis Sieb. et Zucc.

中药名 马兜铃（药用部位：成熟果实）、天仙藤（药用部位：藤茎）。

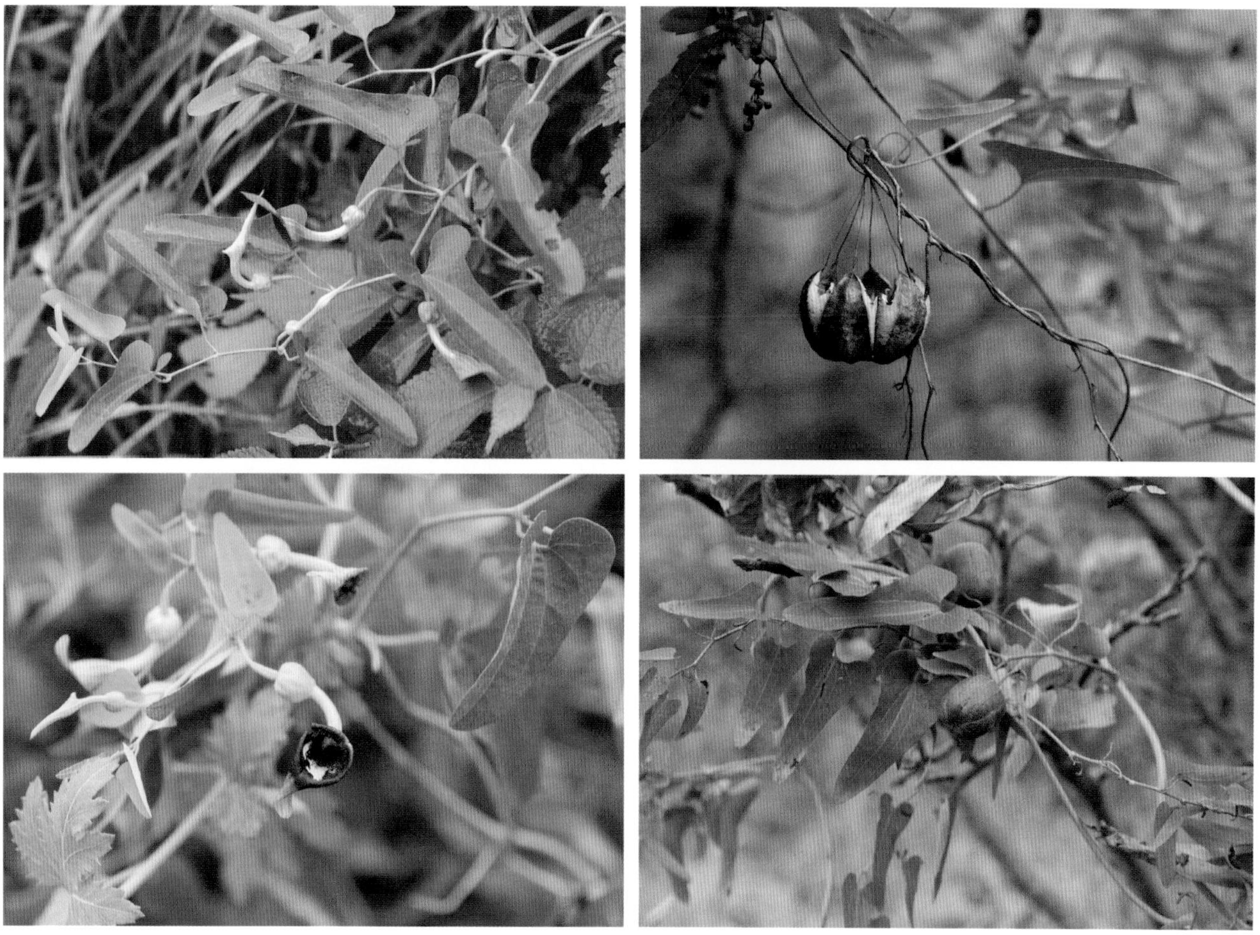

植物形态 草质藤本。叶互生，三角状狭卵形，基部心形。花单生或 2 朵聚生于叶腋；花被基部膨大成球形，中部管状，上部逐渐扩大成一偏斜的舌片；雄蕊 6 枚，贴生于花柱顶端；子房下位。蒴果近球形，基部室间开裂。种子扁平，钝三角形，边缘具翅。

生境分布 生于山野疏林、林缘或山坡路旁。安徽省各地均有分布，其中以江淮丘陵、皖南山区和皖西大别山区多见。

资　　源 安徽省马兜铃、天仙藤药材均为野生资源，主产于江淮丘陵地区，资源丰富，其中马兜铃药材常年有收购，年产量较大，而天仙藤药材尚未见收购。

采收加工 马兜铃　秋季果实成熟时采摘，晒干，除去杂质。

天仙藤　一般于霜降前、叶未落时割取地上部分，晒干，打捆。

药材性状

马兜铃 本品呈卵圆形，长3~7cm，直径2~4cm，表面黄绿色、灰绿色或棕褐色，有纵棱线12条，由棱线分出多条横向平行的细脉纹。顶端平钝，基部有细长果柄。果实轻而脆，易裂为6瓣，果梗也分裂为6条。果皮内表面平滑而带光泽，有较密的横向脉纹。果实分6室，每室种子多数，层层平叠。种子薄而扁平，钝三角形或扇形，边缘有翅，淡棕色。气特异，味微苦。

天仙藤 本品茎呈细长圆柱形，略扭曲，直径1~3mm；表面黄绿色或淡黄褐色，有纵棱及节，节间不等长；质脆，易折断，断面有数个大小不等的维管束。叶互生，多皱缩、破碎，完整叶片展平后呈三角状狭卵形或三角状宽卵形，基部心形，暗绿色或淡黄褐色，基生叶脉明显，叶柄细长。气清香，味淡。

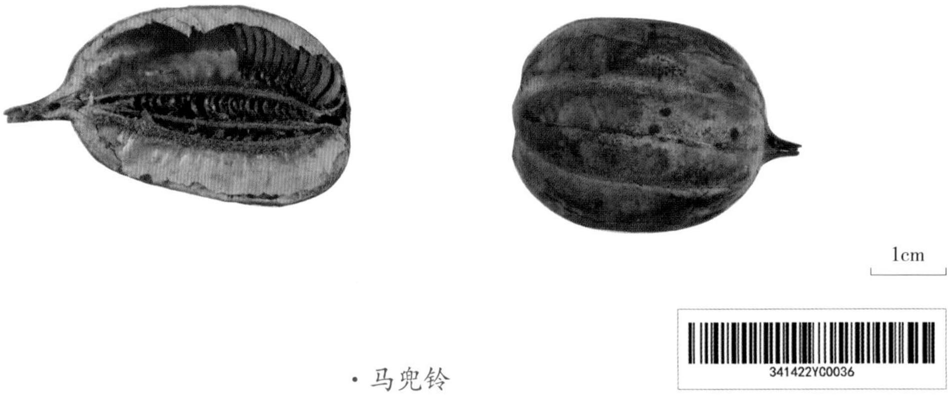

· 马兜铃

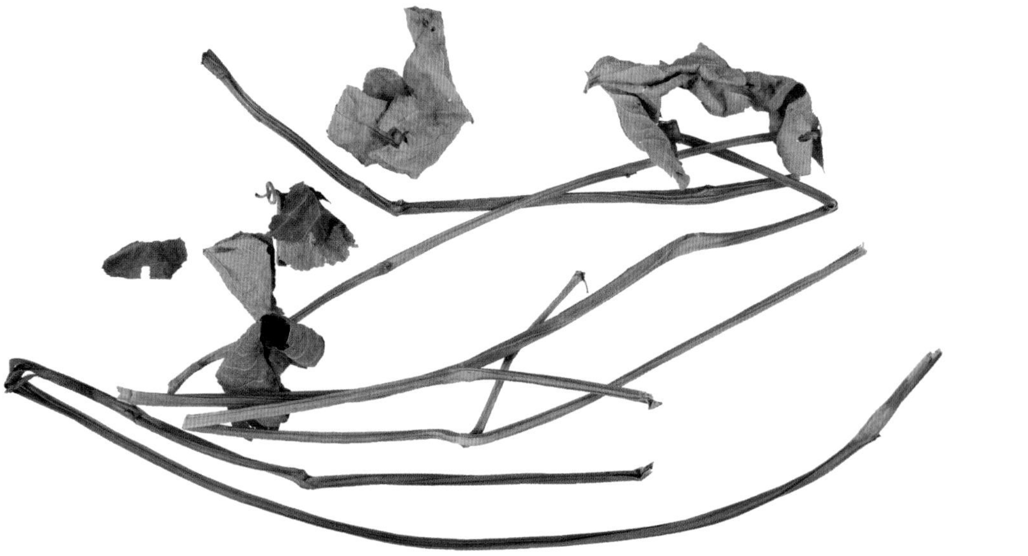

· 天仙藤

功效主治 **马兜铃** 苦，微寒。归肺、大肠经。清肺降气，止咳平喘，清肠消痔。用于肺热喘咳，痰中带血，肠热痔血，痔疮肿痛。

天仙藤 苦，温。归肝、脾、肾经。行气活血，通络止痛，利尿。用于脘腹刺痛，疝气疼痛，风湿痹痛，妊娠水肿。

评 述

1. 滁州马兜铃的本草记载 天仙藤始载于《本草图经》，曰："天仙藤，生江淮及浙东山中。味苦，温，无毒…… 春生苗，蔓延作藤，叶似葛叶，圆而小，有毛，白色，四时不凋。"该书并附有"滁州马兜铃""滁州青木香"图。据考，与现今马兜铃、青木香一致。表明自宋代开始出现有安徽滁州产马兜铃记载。

2. 安徽省青木香的资源利用 在安徽当地，马兜铃的根常作为草药使用，称为青木香。具有行气止痛、解毒消肿、祛风除湿、降血压的功效。第三次全国中药资源普查期间，青木香的年收购量为 50t 左右。但现在因为马兜铃酸导致肾毒性的问题，已经禁止收购。

凤　丹

Paeonia ostii T. Hong et J. X. Zhang

中药名　凤丹皮（药用部位：根皮）。

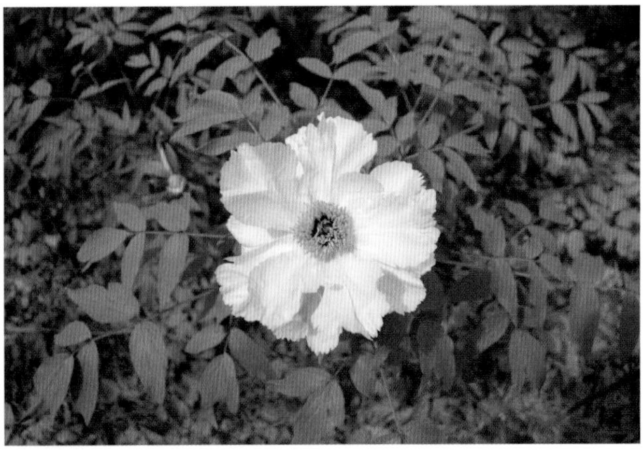
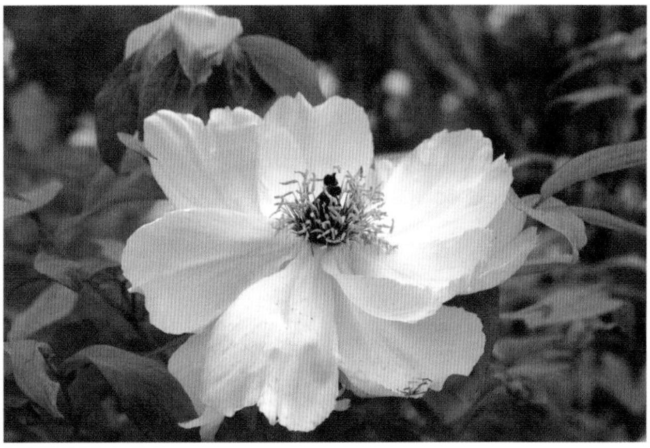
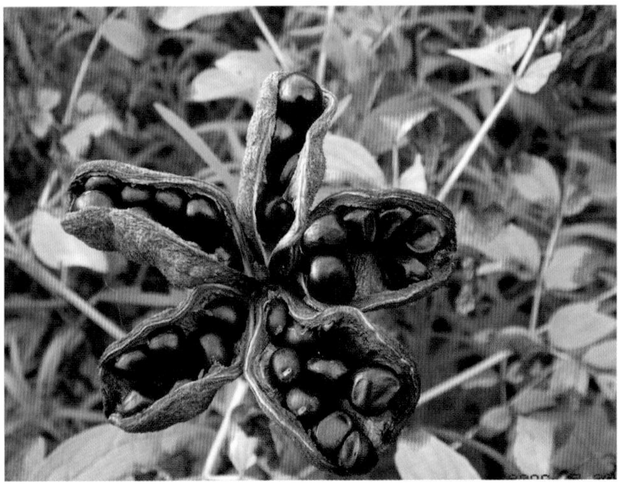
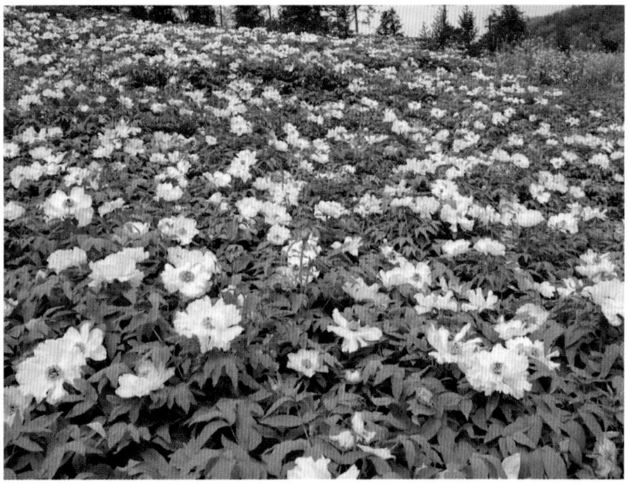
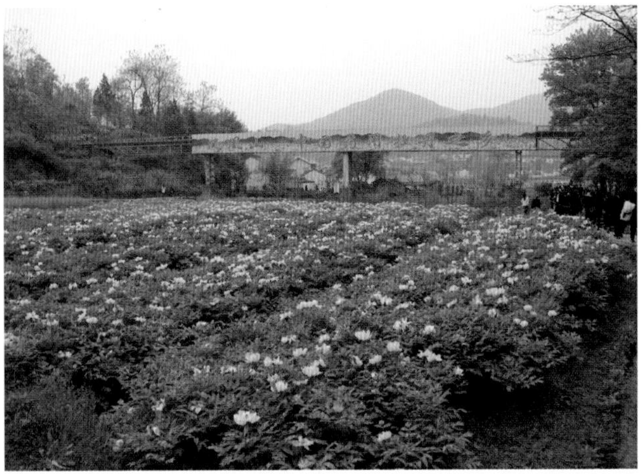
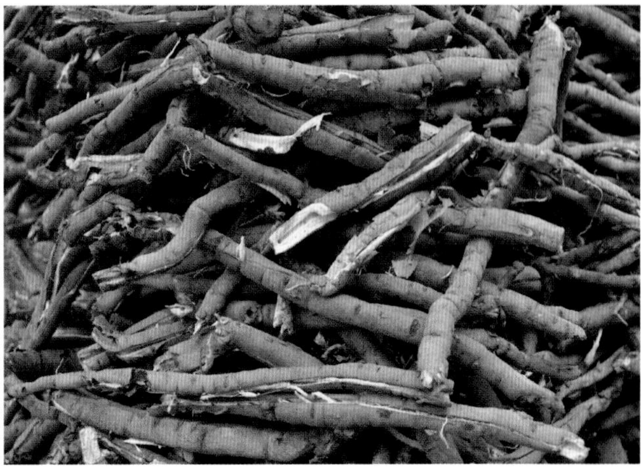

植物形态 落叶灌木。叶纸质，一至二回羽状复叶。单花顶生；萼片 5 枚；花瓣 10~15 片，多为白色；雄蕊多数，花药黄色；花盘杯状，紫色革质，完全包住心皮；心皮 5~8 个，离生。蓇葖果卵形。

生境分布 主要栽培于安徽省铜陵市、南陵县、亳州市等地。

资　　源 铜陵市、南陵县、亳州市为安徽省牡丹皮药材的主产地，其中铜陵市、南陵县均为我国牡丹皮药材的道地产区，铜陵市所产称“凤丹皮”，南陵县所产称“瑶丹皮”。近年来，亳州市牡丹生产基地发展很快，栽培面积为全国最大。

采收加工 种子播种生长 4~6 年，分株繁殖 3~4 年后收获，9 月下旬至 10 月上旬待地上部分枯萎时，将根挖起去除泥土和须根，趁鲜抽出木心，晒干，即为连丹皮。刮去外皮后，去除木心者，称刮丹皮。

凤丹皮　移栽生长 3 年后方可采挖，7 月底至 10 月地上部分枯萎将根挖起，将鲜根置室内堆放 2~3 天，待部分水分挥发变软后，先去须根，再从支干根至主干根逐一抽去木心后晒干。

药材性状

本品呈筒状或半筒状，有纵剖开的裂缝，略向内卷曲或张开，长 5~25cm，直径 0.5~1.2cm，厚 0.1~0.4cm。外表面灰褐色或黄褐色，有多数横长皮孔样突起和细根痕，栓皮脱落处显粉红色；内表面淡灰黄色或浅棕色，有明显的细纵纹，常见发亮的结晶（丹皮酚）。质硬而脆，易折断，断面较平坦，淡粉红色，粉性。气芳香，味微苦而涩。

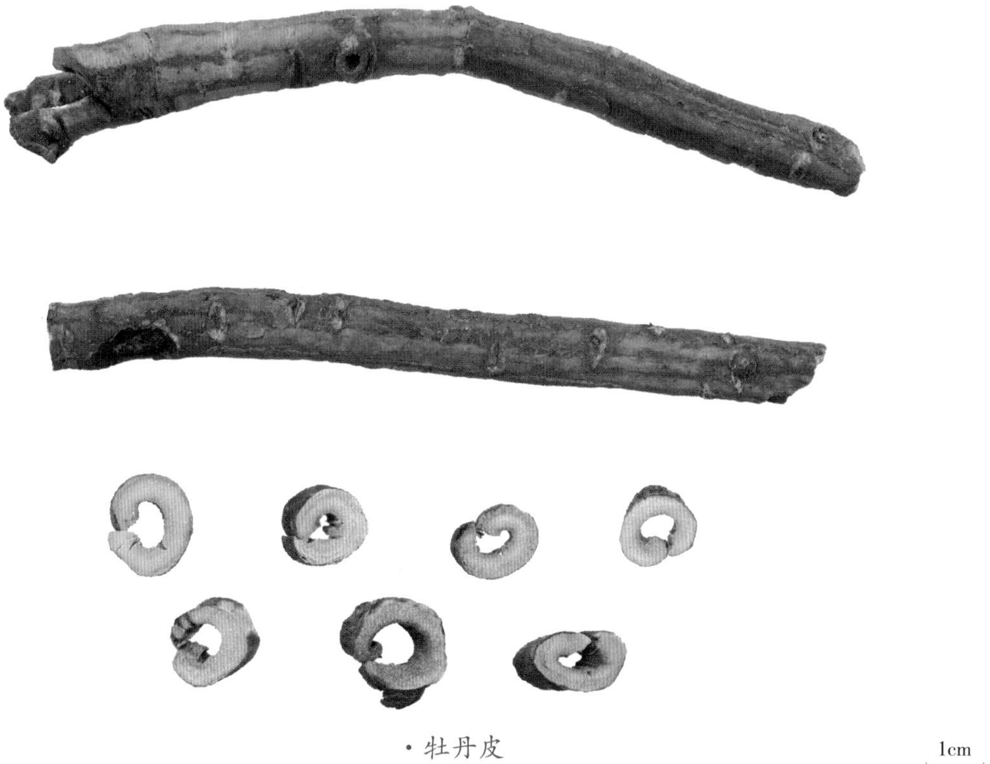

· 牡丹皮

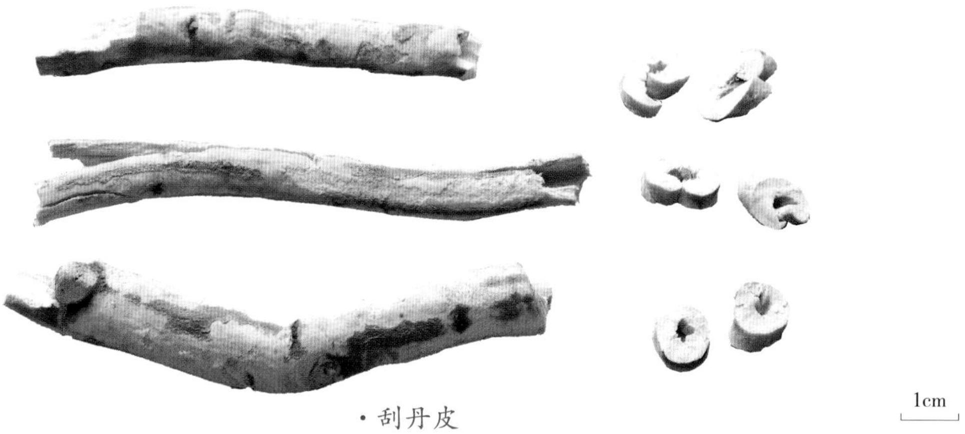

· 刮丹皮

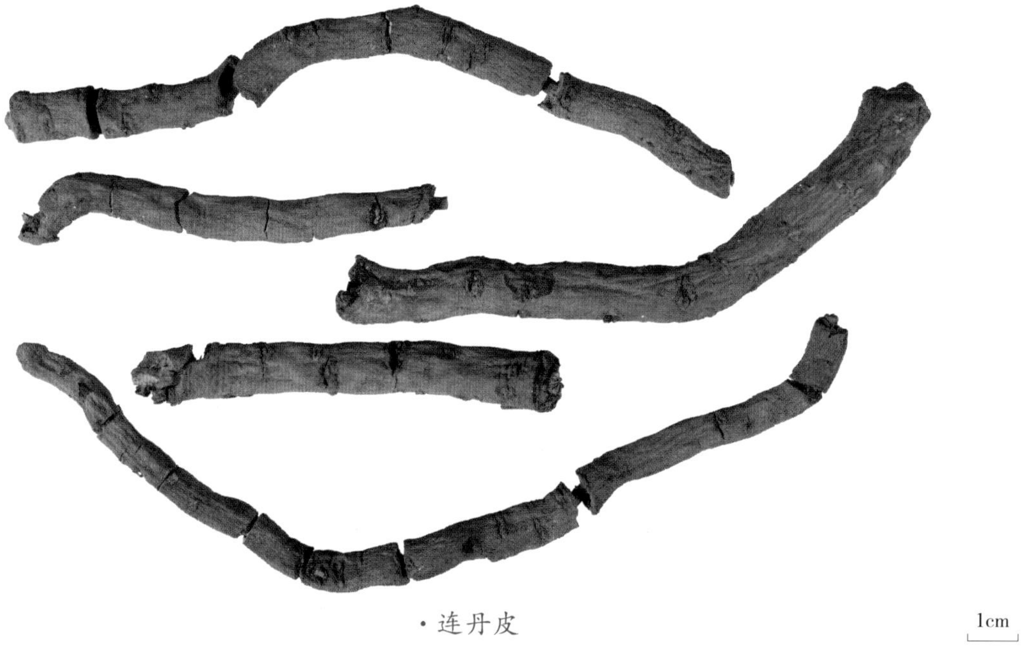

· 连丹皮

功效主治 苦、辛，微寒。归心、肝、肾经。清热凉血，活血化瘀。用于热入营血，温毒发斑，吐血衄血，夜热早凉，无汗骨蒸，经闭痛经，跌扑伤痛，痈肿疮毒。

评　述

牡丹的栽培历史　唐代，观赏牡丹盛于长安（今陕西西安）。除宫廷种植外，平民百姓也经常栽种牡丹供赏玩。后唐以洛阳为都，洛阳逐渐兴起成为观赏牡丹的栽培中心。至北宋时期，洛阳牡丹甲天下，洛阳成为著名的观赏牡丹栽培中心。明代，安徽亳州成为新的观赏牡丹栽培中心。明末清初以后，观赏牡丹的栽培中心又由亳州移至山东曹州。清代，洛阳牡丹有所恢复。迄今，山东省菏泽市、河南省洛阳市依然是观赏牡丹的栽培中心。

芍 药

Paeonia lactiflora Pall.

中药名 白芍（药用部位：根）。

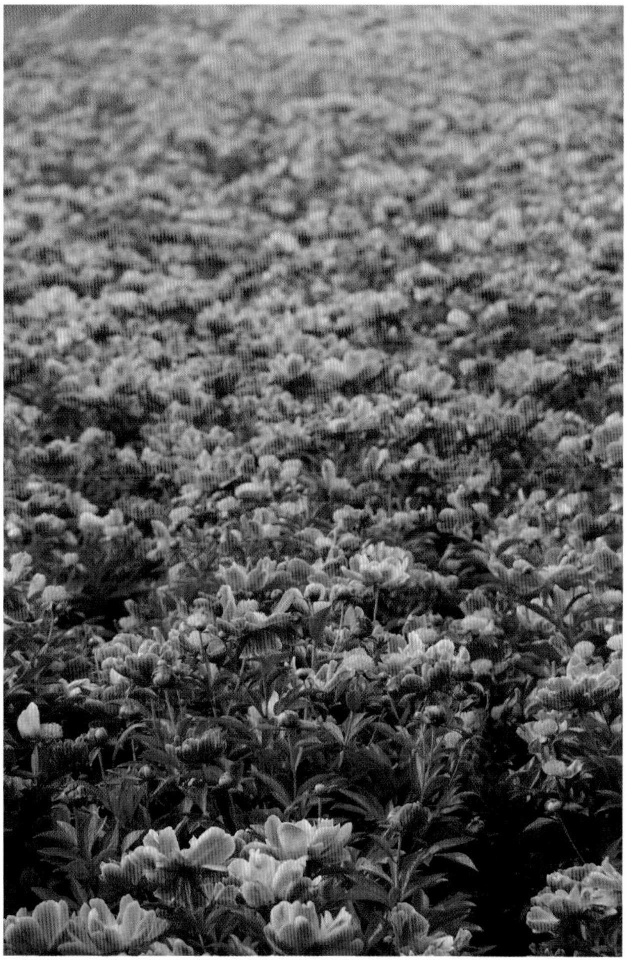

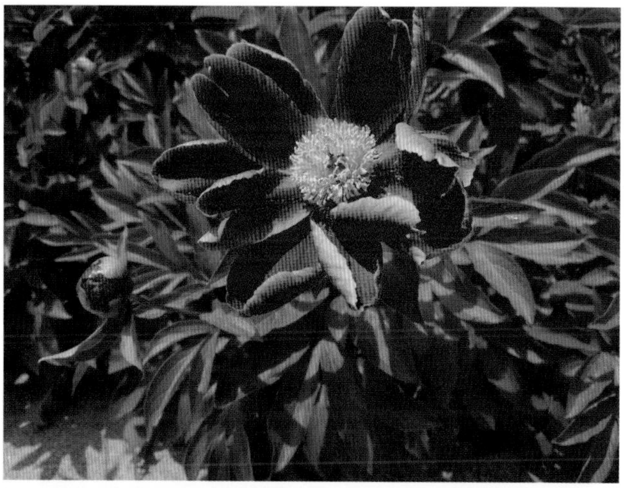

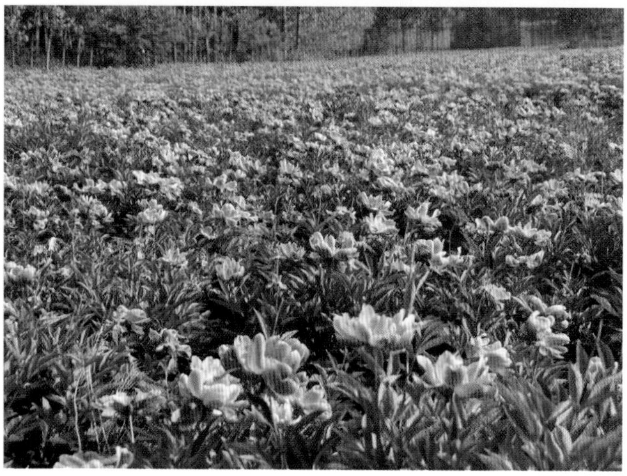

植物形态 多年生草本。根粗壮，圆柱形。二回三出复叶，小叶窄卵形。花数朵，顶生或腋生；萼片3枚；花瓣9~11片，白色或粉色；花盘浅杯状，包裹心皮基部；雄蕊多数；心皮4~5个。聚合蓇葖果。

生境分布 主要栽培于亳州市、阜阳等地。

资　　源 安徽省亳州市为白芍药材的道地产区之一。亳州市栽培白芍药材历史悠久，其栽培面积和产量全国最大，集中栽培于亳州市涡河、小洪河两岸。由于产区的光热、水分、土壤等自然环境条件得天独厚，尤其是土壤多系沙土和两合土，养分充足，通透性较好，极适宜芍药的栽培，再加上传统的加工工艺及人文因素等，形成了品质优良的道地药材“亳白芍”。

采收加工 亳州市谯城区栽培的白芍有“线条”和“蒲棒”两个品种，“线条”多在栽培后4~6年采收，“蒲棒”多在栽培后3~4年采收。8~9月用铁叉挖出根部，折下主根，以断面呈白色且粉浆足者为佳，摘下根状茎及须根，按大、中、小3档分级，洗净后放入沸水中烫煮并不断翻动，3~4锅换一次水。粗根煮约15min，中根煮约10min，细根煮约5min，待芍根表皮发白，有香气，手能捏动，用竹签可不费力穿透，断面内外色泽一致时立即捞出，放入冷水中浸泡，最后刮皮。目前，亳州市的药农和企业多用滚筒脱皮机脱皮（即将芍根与适量的煤渣或粗沙放入滚筒中，利用摩擦力去掉外皮）。晾晒时要多次翻动，切忌强光暴晒。晒至七八成干时，堆放室内，使内部水分蒸出，然后再晒3~5天，至完全干燥即可。

药材性状

本品呈圆柱形，平直或稍弯曲，两端平截，长5~18cm，直径1~2.5cm。表面类白色或淡棕红色，光洁或有纵皱纹及细根痕，偶有残存的棕褐色外皮。质坚实，不易折断，断面较平坦，类白色或微带棕红色，形成层环明显，射线放射状。气微，味微苦、酸。

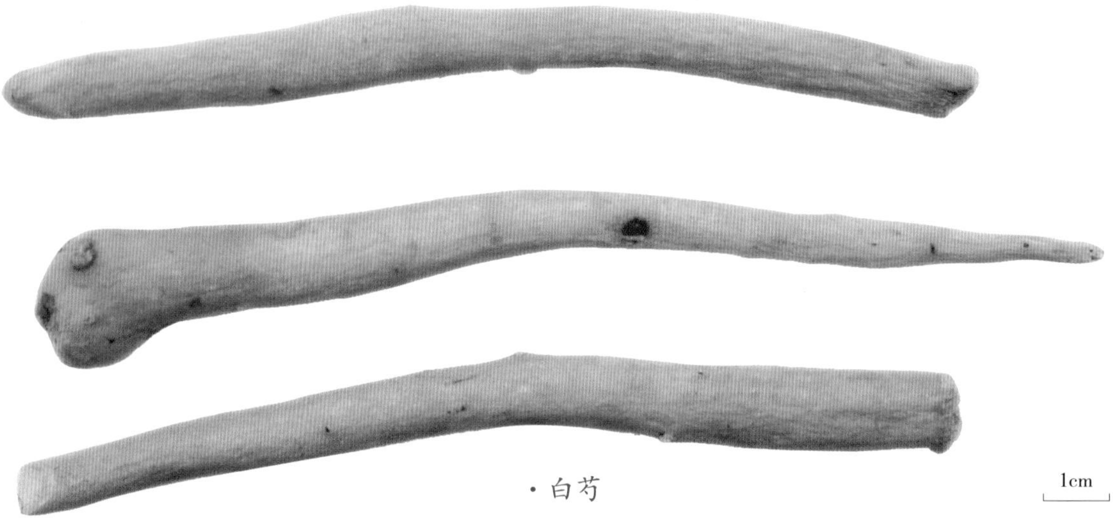

· 白芍

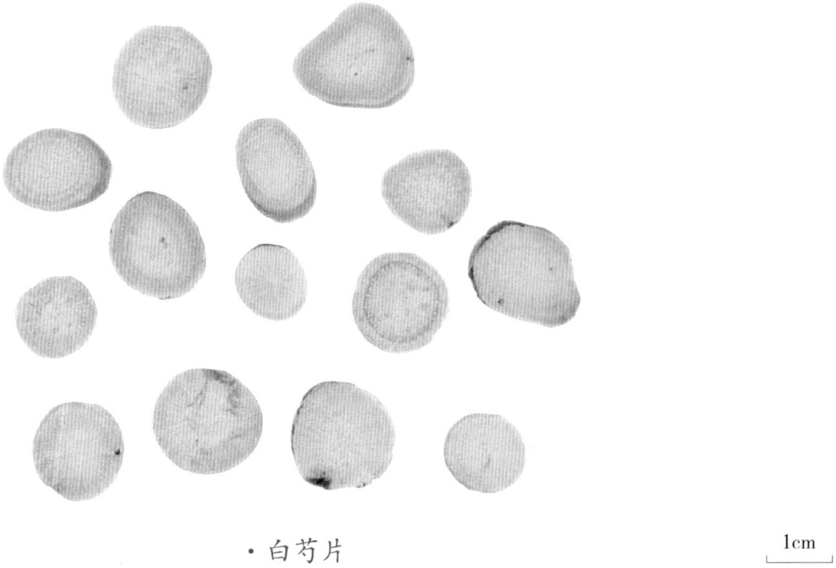

· 白芍片

功效主治 苦、酸，微寒。归肝、脾经。养血调经，敛阴止汗，柔肝止痛，平抑肝阳。用于血虚萎黄，月经不调，自汗，盗汗，胁痛，腹痛，四肢挛痛，头痛眩晕。

评　述

1. 亳白芍的本草历史 清代诗人刘开有诗赞曰："小黄城外芍药花，十里五里升朝霞。花前花后皆人家，家家种花如桑麻。"生动描绘了当时亳州种植芍药的盛况。《中国中药区划》（1995 年）记载，主产于亳州沿涡河两岸潮沙土一带的芍药称"亳白芍"。亳白芍色白、粉足、质量好、栽培面积大（占全国白芍产量的 80%），最为道地。

2. 亳白芍的资源发展 2013 年，亳白芍的种植面积约 25 万亩，并拥有规范的种植示范园区。同年，亳白芍被批准列为国家地理标志产品。

3. 白芍的趁鲜加工研究 市售白芍饮片质量较差，芍药苷含量较低。研究发现白芍加工过程中的去皮、煮制、干燥、软化等环节会使白芍质量呈下降趋势，但这并非导致白芍质量下降的主要原因，引起白芍质量差的主要原因是硫黄熏制。针对市场上白芍的加工现状，安徽中医药大学金传山教授团队开展了白芍鲜药加工技术研究。该技术利用趁鲜切制、低温烘干等技术，建立了无硫化加工生产白芍饮片规范化炮制工艺，有效避免硫黄熏制，实现无硫化加工产业化，同时有效避免了白芍饮片在高温加工环节中有效成分的损失，实现了白芍饮片质量稳定、可控。

4. 亳白芍煮后直接切片工艺 取中等大小（直径 1~2cm）鲜芍药的根，洗净后，投入 8 倍量的 90℃水中，煮 10min 取出，入冷水中浸 5min，取出，再投入滚筒脱皮机内刮去外皮，放入低温烘干机，60℃左右烘至近干时（白芍药材的含水量为 28%~32%），以适量水喷淋后，用塑料薄膜覆盖闷润 2~3h，置往复式切药机中切成厚 1.5~2mm 的薄片，再放入低温烘干机内，温度控制在 55℃，烘 6~8h。放凉，密封包装。

5. 亳白芍鲜品直接切片工艺 取中等大小（直径 1~2cm）鲜芍药的根，投入滚筒脱皮机，脱皮洗净后直接放入低温烘干机，温度控制在 60℃，烘 9h 至近干时（白芍药材的含水量为 28%~32%），以适量水喷淋后，用塑料薄膜覆盖闷润 2~3h，置往复式切药机中切成厚 1.5~2mm 的薄片后，再放入低温烘干机，温度控制在 55℃，烘 6~8h。放凉，密封包装。通过白芍无硫化加工生产与传统工艺生产比较研究，结果表明：采用白芍煮后直接切片和鲜白芍产地趁鲜直接切制成饮片的工艺所生产的白芍饮片，其芍药苷含量均大于 2.8%，远高于 2015 年版《中国药典》的标准（芍药苷含量为 1.6%）；说明白芍在产地通过趁鲜加工、无硫化生产，有利于其饮片质量的提高。

毛叶草芍药

Paeonia obovata Maxim. var. *willmottiae* (Stapf) Stern

中药名 赤芍（药用部位：根）。

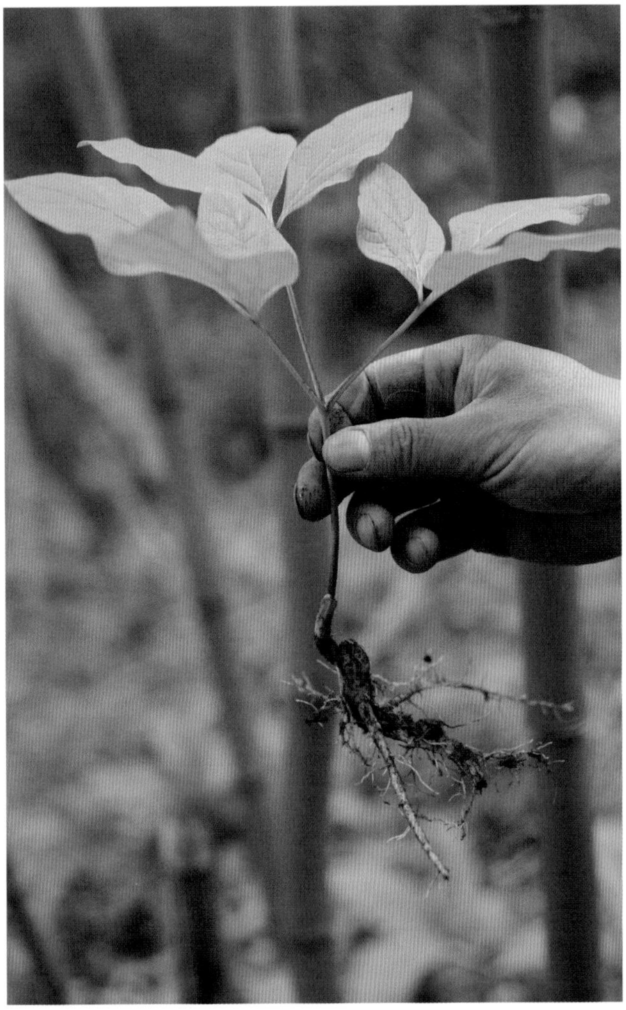

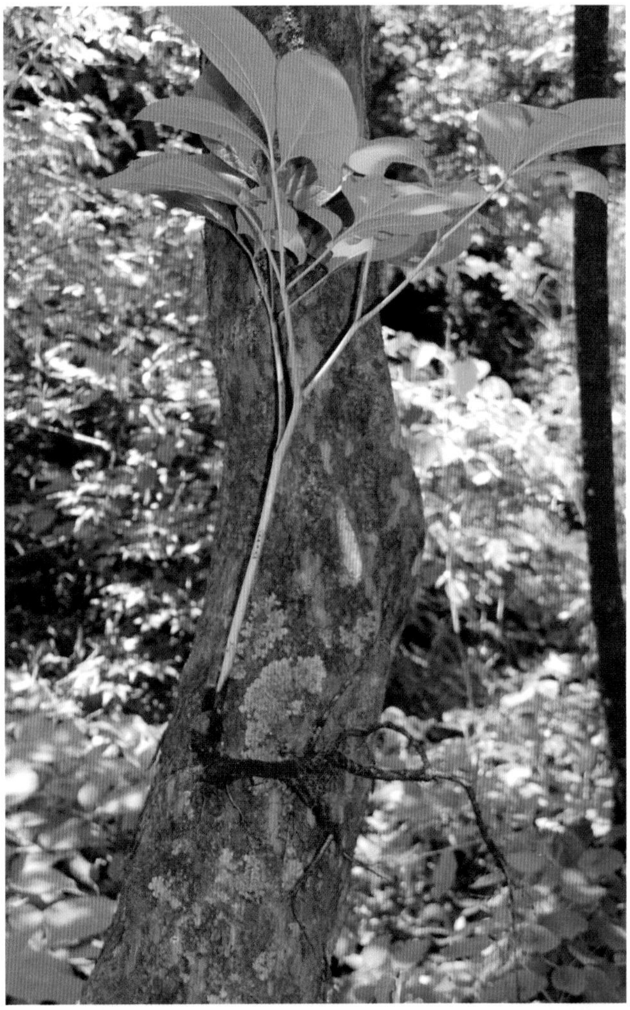

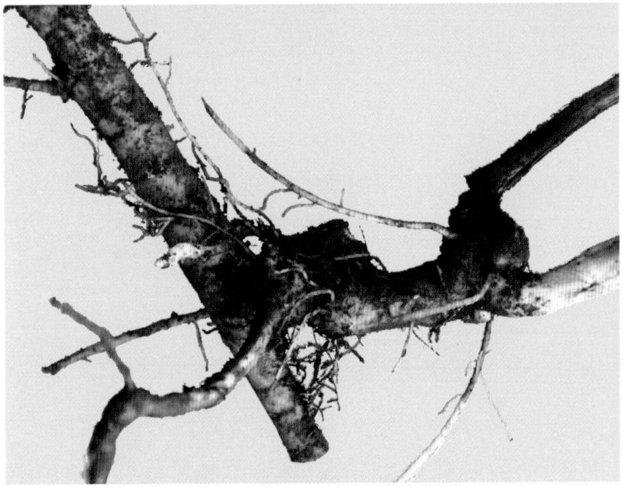

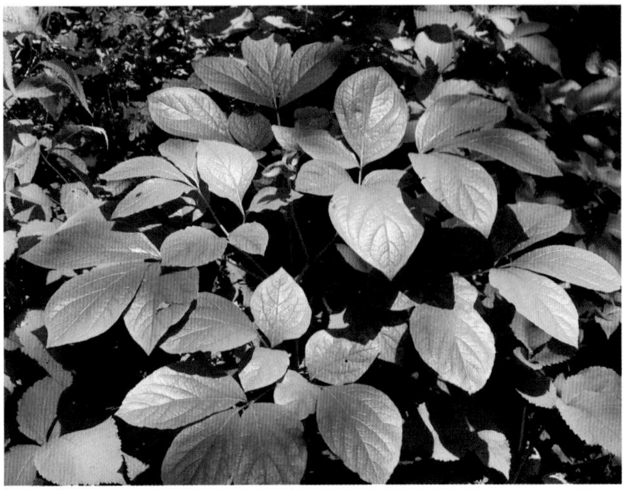

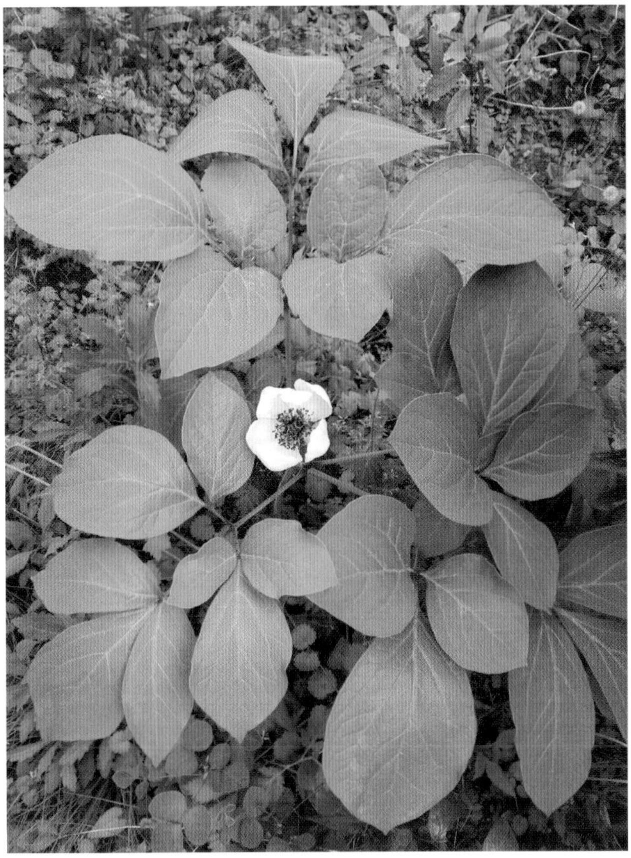
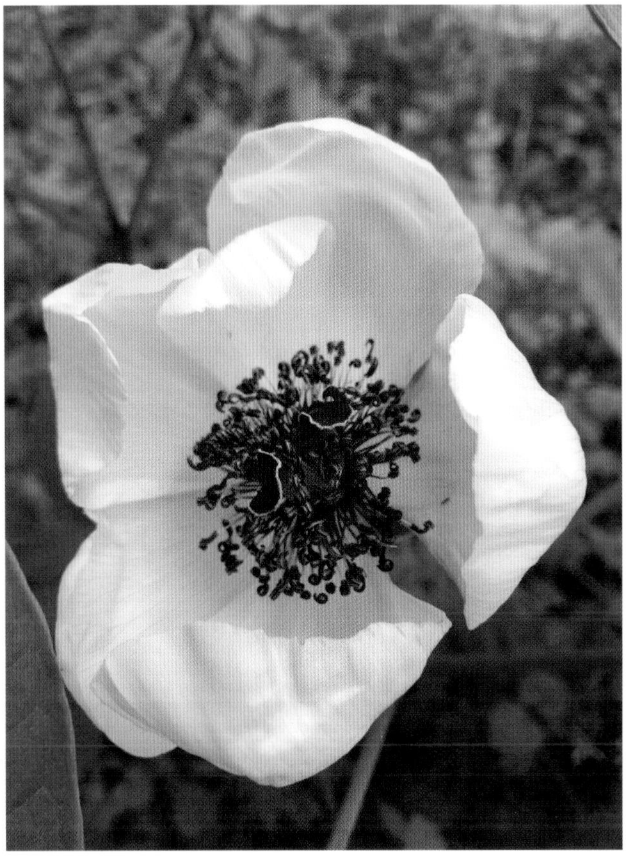

植物形态 多年生草本。根状茎短粗，主根长圆柱形，常有分枝；茎直立，基部有数枚鞘状鳞叶。二回三出复叶，顶生小叶倒卵形或宽椭圆形，背面密被长柔毛或短柔毛，侧生小叶较小。单花顶生；花瓣通常 6 片，倒卵形，白色、红色或紫红色；雄蕊多数，花丝淡红色；心皮通常 3 个，无毛，花盘浅杯状，包裹心皮基部。蓇葖果卵圆形。

生境分布 生于海拔 800~1700m 的山坡草地及林缘。分布于皖南山区及皖西大别山区。

资　　源 安徽省毛叶草芍药野生药材资源稀少，自产自销。

采收加工 春、秋二季采挖，除去根状茎、须根及泥土，晾晒至半干，捆成小把，晒干。

药材性状 本品呈圆柱形，扭曲，长 15~20cm，直径 0.5~2cm。表面棕褐色，横向凸起皮孔明显，有细密纵皱纹。质脆易断，断面皮部类白色，木部色较深，有放射状纹理。气浓烈、芳香，味微甜、涩。

功效主治 苦，微寒。归肝经。清热凉血，散瘀止痛。用于热入营血，温毒发斑，吐血衄血，目赤肿痛，肝郁胁痛，经闭痛经，癥瘕腹痛，跌扑损伤，痈肿疮毒。

延胡索

Corydalis yanhusuo W. T. Wang ex Z. Y. Su et C. Y. Wu

中药名 延胡索（药用部位：鳞茎）。

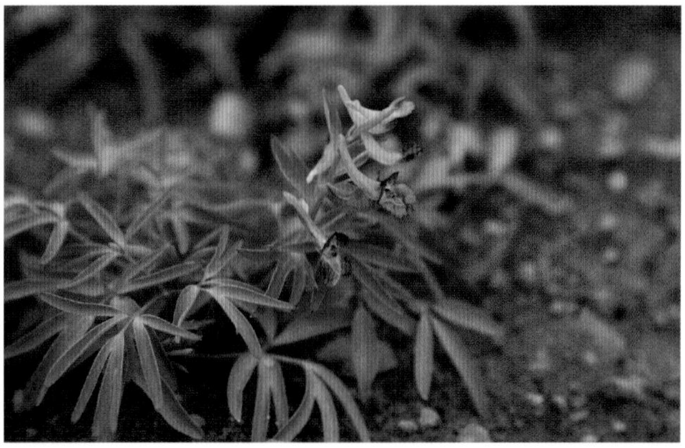

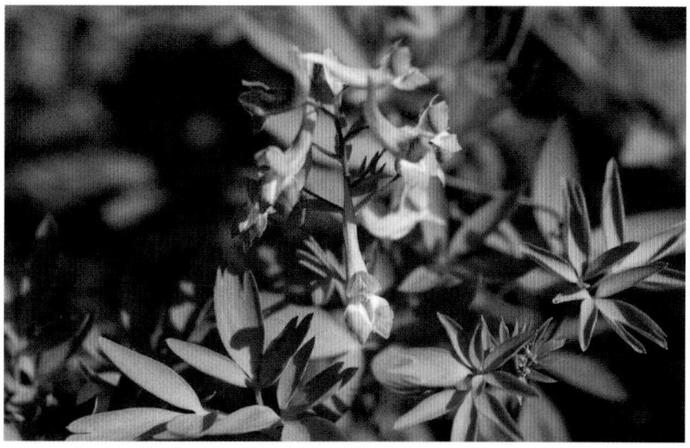

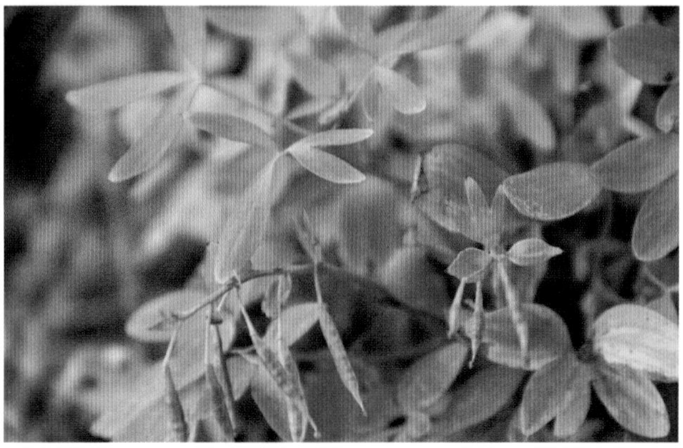

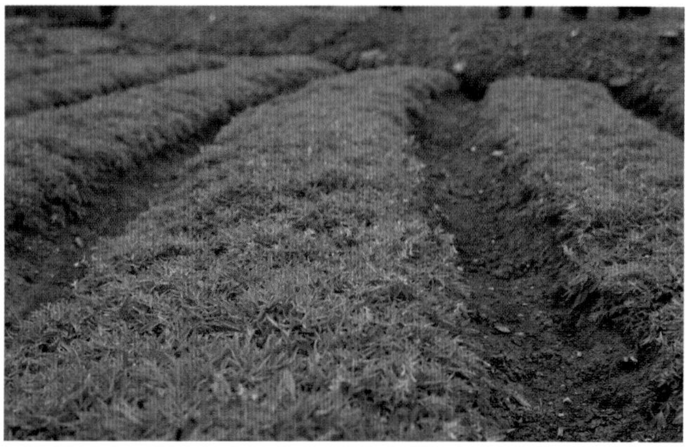

植物形态 多年生草本。鳞茎为不规则扁球形。叶二回三出全裂，二回裂片近无柄或具短柄。总状花序顶生；萼片小，早落；花冠两侧对称，花瓣 4 片，紫红色，上面花瓣基部有长距；雄蕊 6 枚，花丝联合成 2 束；心皮 2 个。蒴果线形。种子肾形。

生境分布 生于山坡、山地林下，或为栽培。分布于皖西大别山区、皖南山区及江淮丘陵地区。

资　源 安徽省延胡索药材为野生资源，野生资源丰富，其中以滁州市、南陵县、桐城市蕴藏量相对较大，但不能形成产量。宣城市、桐城市、宁国市为延胡索栽培药材的主产地，其种植历史悠久，药材品质好。

采收加工 4 月下旬至 5 月上旬地上植株完全枯萎后 5~7 天采收，可直接晒干；也可搓掉浮皮并洗净，按大小分级，分别放入开水中烫煮，大鳞茎煮 4~6min，小鳞茎煮 3~4min，煮至中心还有如米粒大小白心时捞起。一般一锅清水可连续烫煮 3~5 次，每次都要补充清水，当锅水变黄混浊时，调换清水，可保证成品色泽好。将煮好的延胡索鳞茎摊晾曝晒，3~4 天后在室内堆放回潮 1~2 天，使鳞茎内部的水分充分外渗，再继续晒 2~3 天即可。

药材性状

本品呈不规则扁球形或圆锥形，直径 0.5~1.5cm。表面黄色或黄褐色，表皮脱落处显灰棕色，有不规则网状皱纹。顶端有茎痕，凹陷，底部中央稍凹陷，呈脐状，有的底部略呈圆锥状突起。质坚而脆，断面黄色，角质样，有蜡样光泽。气微，味苦。

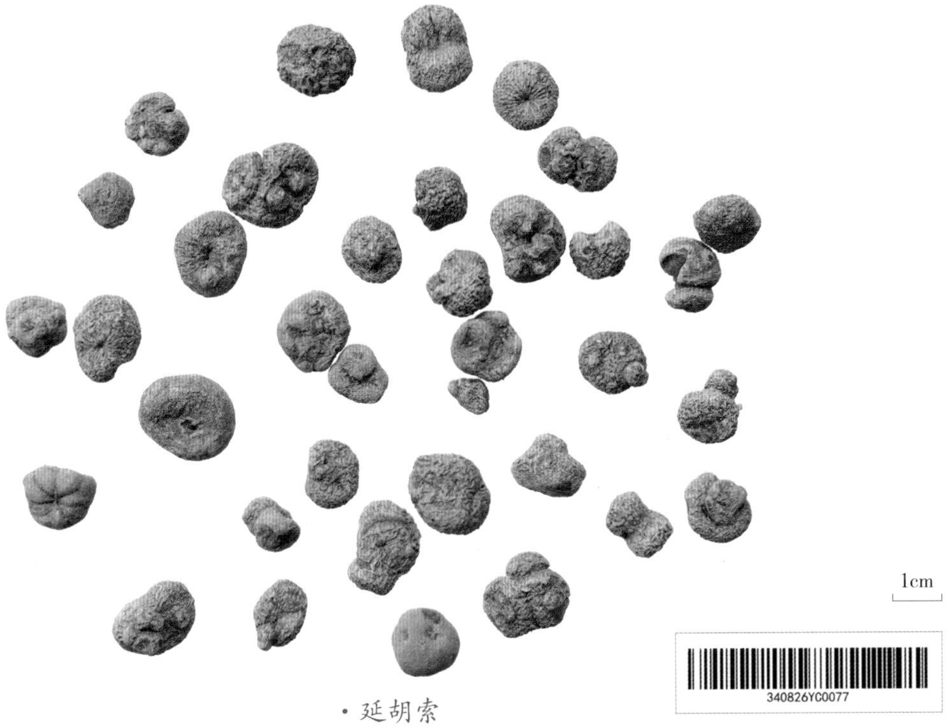

• 延胡索

功效主治

辛、苦，温。归肝、脾经。活血散瘀，理气止痛。用于跌打损伤，胸胁、脘腹疼痛，疝痛，月经不调，痛经，产后瘀阻腹痛。

评　述

1. 延胡索的农家品种　目前生产上可利用的农家品种有大叶型、小叶型和普通型 3 个，其中大叶型延胡索生长旺盛，植株高大，鳞茎籽粒均匀，一级品率和百粒重较高，适宜在生产上推广应用。

2. 延胡索资源发展　药材延胡索本是著名的“浙八味”之一，曾经全国 80% 以上的药材商品均由浙江产区提供，主产于浙江省东阳市、磐安县等地，其中磐安县为药材主要集散地。随着我国对农村产业结构的调整，以及在 20 世纪 90 年代中期出现的供应紧张的现象，延胡索的生产区域迅速扩大，全国很多地区发展了延胡索种植，包括安徽省宣城市、桐城市、铜陵市等地。目前安徽省延胡索蕴藏量 20 余吨，常流入浙江地区作为当地延胡索再转销全国。

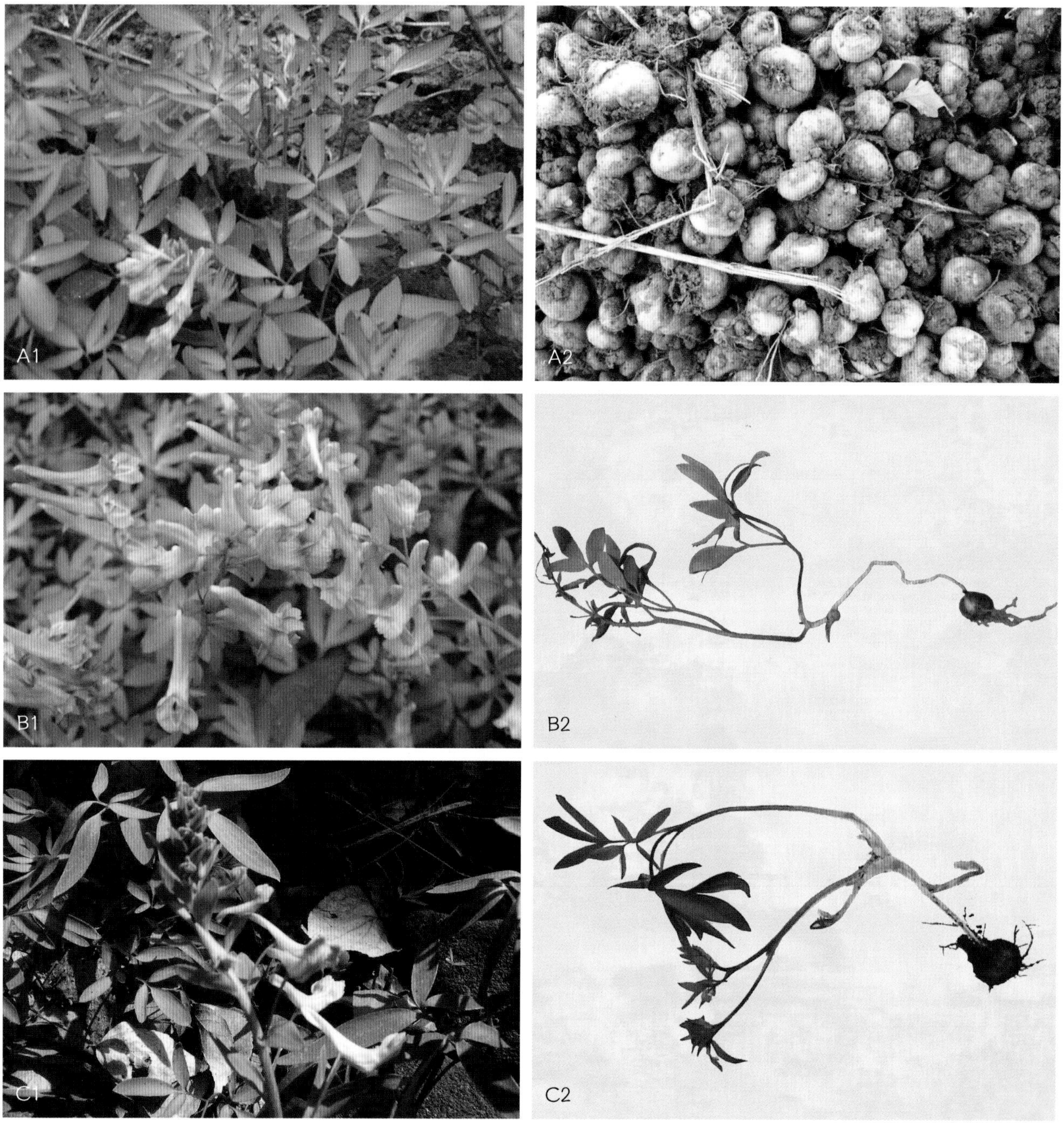

延胡索三个农家品种的花与鳞茎特征
A1：大叶型的花
A2：大叶型的鳞茎
B1：小叶型的花
B2：小叶型的鳞茎
C1：普通型的花
C2：普通型的鳞茎

3. 延胡索产地加工的变化　2015年版《中国药典》记载延胡索的加工方法为夏初茎叶枯萎时采摘，除去须根，洗净，置沸水中煮至恰无白心时取出，晒干。但近年来相关研究表明，将鳞茎大小分开后，分别倒入沸水中煮，至鳞茎切面中心尚有米粒大小的白点时捞起，装入箩内，经余热后熟，晒干，搓去外皮部，此法折干率高、质量好。若切面中心已无白点，表示已熟透，折干率低，表皮皱缩；若煮得过生，外观虽好，但易虫蛀变质，难以保存。采用上述加工方法煮过的延胡索，其主要成分损失严重，大量的延胡索乙素溶解在水中，目前产区已开始采用直接晒干的加工方法。

伏生紫堇

Corydalis decumbens (Thunb.) Pers.

中药名　夏天无（药用部位：块茎）。

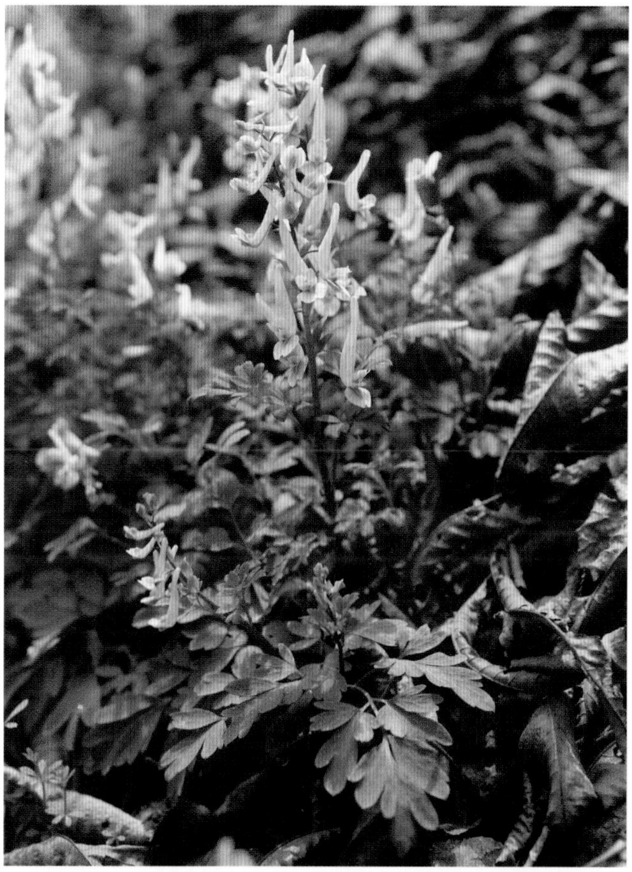

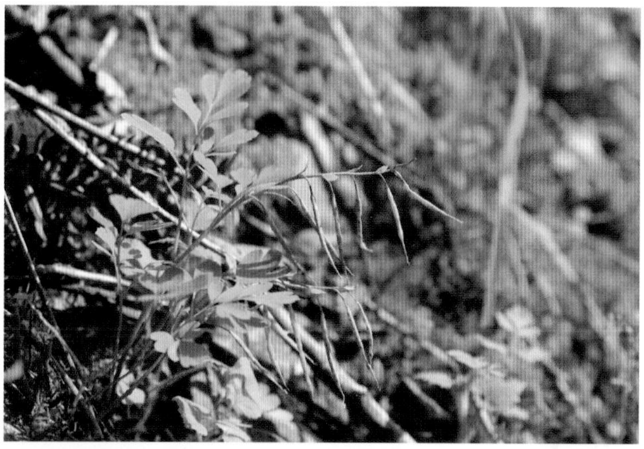

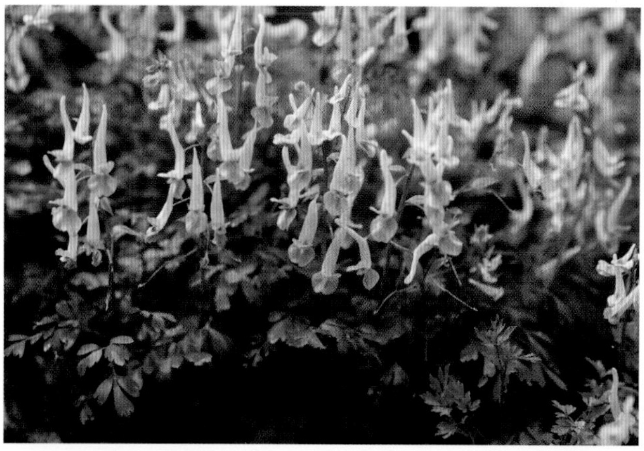

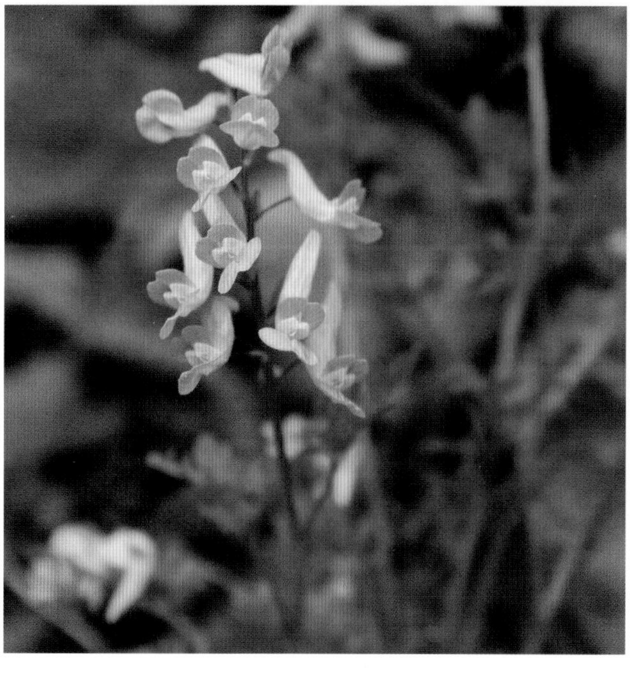

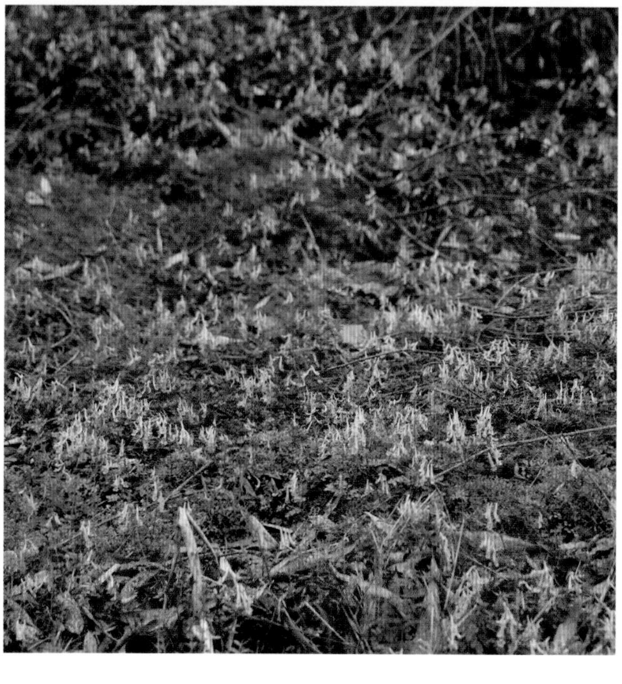

植物形态 多年生草本。块茎较小，圆形或长圆形。二回三出复叶。总状花序；苞片卵圆形，全缘；花近白色、淡粉红色或淡蓝色；花萼早落，外花瓣于顶端下凹，有狭鸡冠状突起；上花瓣瓣片上弯，距平直或稍上弯；下花瓣宽匙形；内花瓣具超出顶端的宽而圆的鸡冠状突起；雄蕊 6 枚，合生成 2 束；子房上位，2 心皮 1 室。蒴果线形。

生境分布 生于丘陵或低山潮湿的荒坡草地、路边、田埂。分布于皖西大别山区、皖南山区、江淮丘陵等地。

资　源 安徽省夏天无药材为野生资源，资源比较丰富，淮河以南各地均产，常年收购，产量较小。

采收加工 春季或初夏出苗后采挖，除去茎、叶及须根，洗净，干燥。

药材性状

本品呈类球形、长圆形或不规则块状，长 0.5~3cm，直径 0.5~2.5cm。表面灰黄色、暗绿色或黑褐色，有瘤状突起和不明显的细皱纹，顶端钝圆，可见茎痕，四周有淡黄色点状叶痕及须根痕。质坚脆，断面黄白色或黄色，颗粒状或角质样，有的略带粉性。气微，味极苦。

· 夏天无

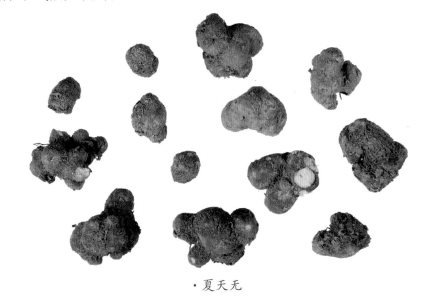

功效主治 苦、微辛，温。归肝经。活血止痛，舒筋活络，祛风除湿。用于中风偏瘫，头痛，跌扑损伤，风湿痹痛，腰腿疼痛。

评　述

安徽省发现黄山夏天无新种 2018 年，安徽中医药大学团队发表了黄山夏天无 *Corydalis huangshanensis* L. Q. Huang & H. S. Peng。该种与夏天无 *Corydalis decumbens* (Thunb.) Pers. 均属于紫堇属叠生延胡索组。

菘　蓝

Isatis indigotica Fort.

中药名　板蓝根（药用部位：根）、大青叶（药用部位：叶）。

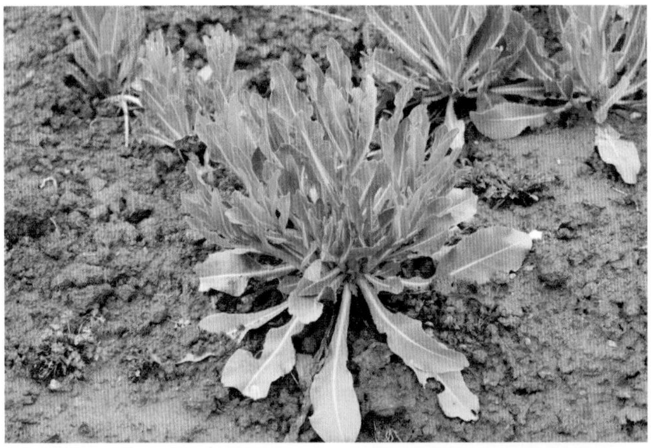

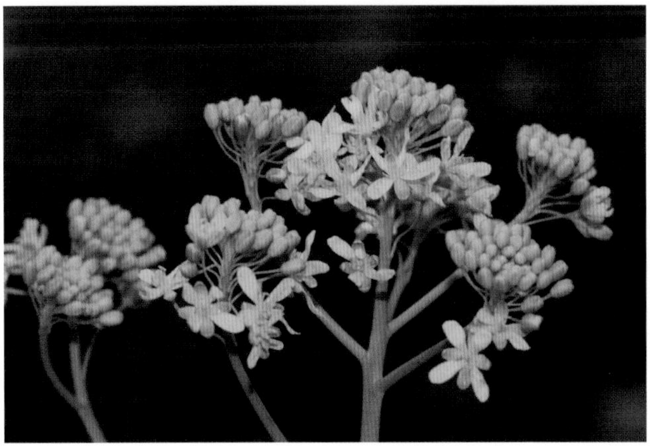

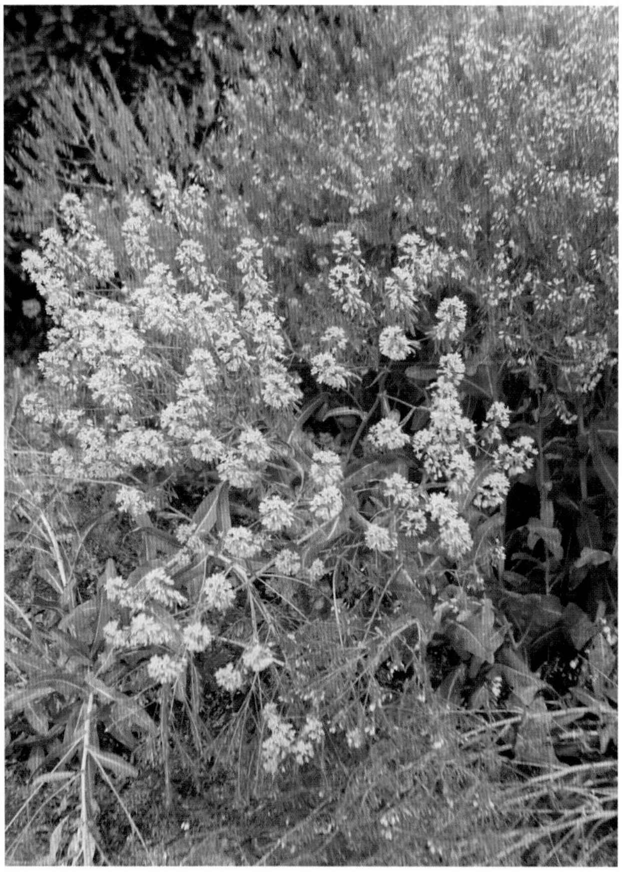

植物形态　二年生直立草本。主根圆柱形，肉质肥厚。叶互生；基生叶具柄，叶片长圆状椭圆形，全缘或波状；茎生叶长圆形或长圆状披针形；基部叶耳圆形，半抱茎或不明显，近全缘。复总状花序顶生，花梗细长，花黄色；花萼 4 枚，绿色；花瓣 4 片，倒卵形；雄蕊 6 枚，四强；雌蕊 2 枚，心皮合生。短角果长圆形。

生境分布　生于湿润、肥沃的沟边或林缘。多栽培于安徽淮河以北地区。

资　　源　安徽省为全国板蓝根药材的主产区之一。其板蓝根药材均为栽培资源，主产于谯城区、太和县、界首市、临泉县、利辛县、涡阳县等地。

采收加工　**板蓝根**　秋末采挖，除去地上部分和泥沙，晒干或烘干。

大青叶　秋末采挖板蓝根之前，镰刀贴地面 2~3cm 处割下叶片，捡起割下的叶片，洗净后晒干。

药材性状

板蓝根 本品呈长圆柱形，稍扭曲，长 10~20cm，直径 0.5~1cm。根头部稍大，可见暗绿色或暗棕色轮状排列的叶柄残基和密集的疣状突起。表面淡灰黄色或淡棕黄色，有纵皱纹、横生皮孔，偶有支根及支根痕。体实，质略软，断面皮部黄白色，木部黄色。气微，味微甜后苦涩。

大青叶 本品多皱缩卷曲，部分破碎。完整叶片展平后呈长椭圆形至长圆状倒披针形，长 5~20cm，宽 2~6cm；上表面暗灰绿色，部分可见色较深、稍突起的小点；先端钝，全缘或微波状，基部狭窄下延至叶柄，呈翼状；叶柄长 4~10cm，淡棕黄色。质脆。气微，味微酸、苦、涩。

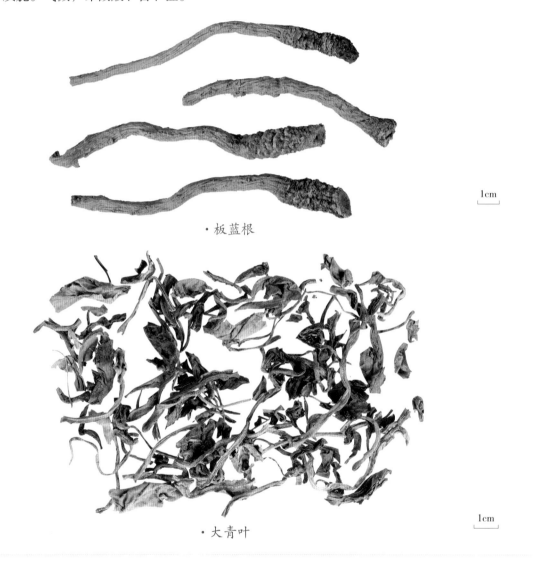

· 板蓝根

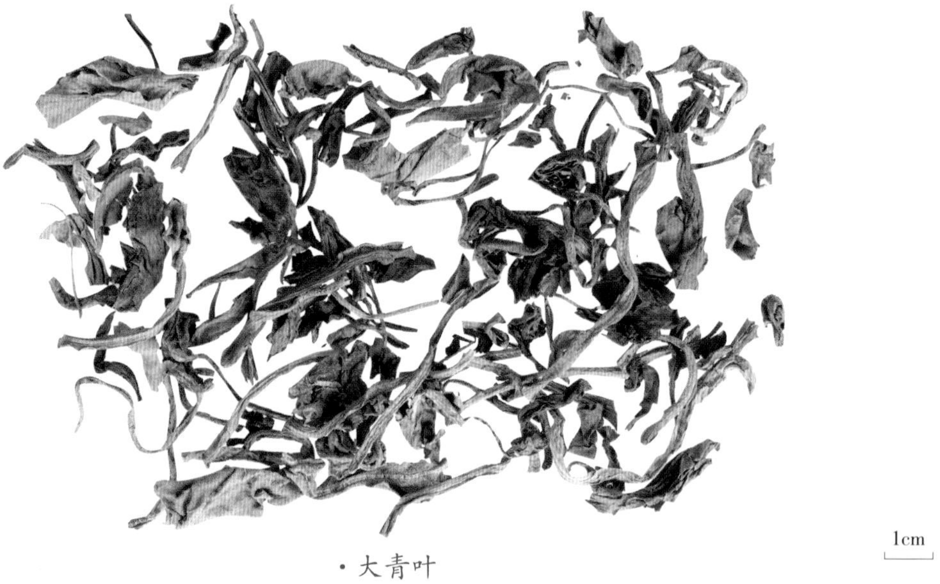

· 大青叶

功效主治

板蓝根 苦，寒。归心、胃经。清热解毒，凉血利咽。用于温疫时毒，发热咽痛，温毒发斑，痄腮，烂喉丹痧，大头瘟疫，丹毒，痈肿。

大青叶 苦，寒。归心、胃经。清热解毒，凉血消斑。用于温病高热，神昏，发斑发疹，痄腮，喉痹，丹毒，痈肿。

菥 蓂

Thlaspi arvense L.

中药名 菥蓂（药用部位：地上部分）。

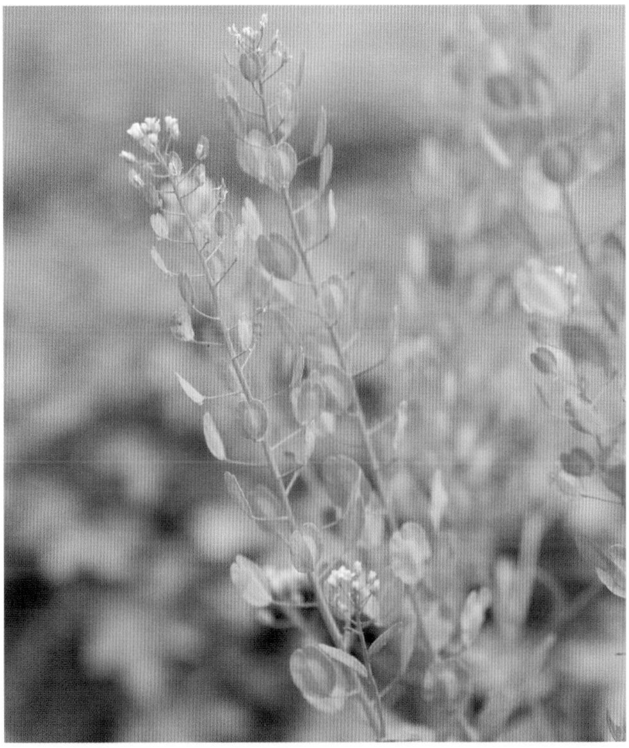
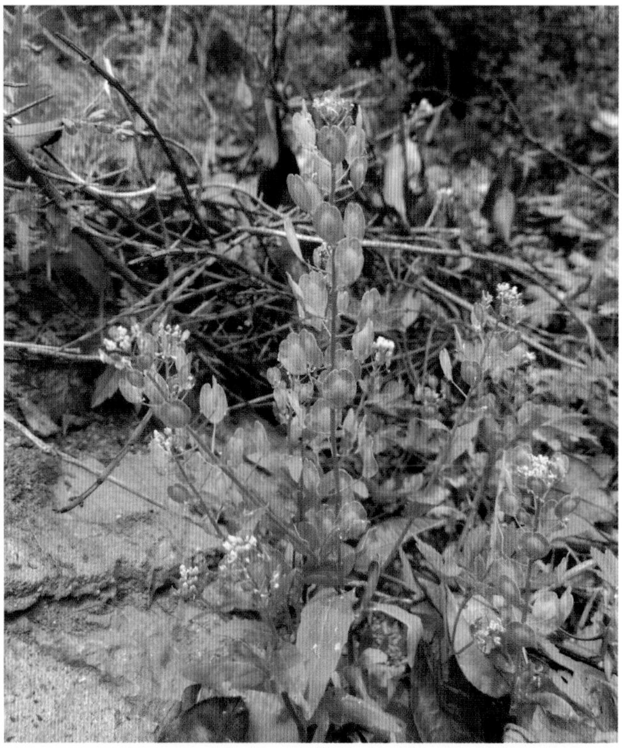
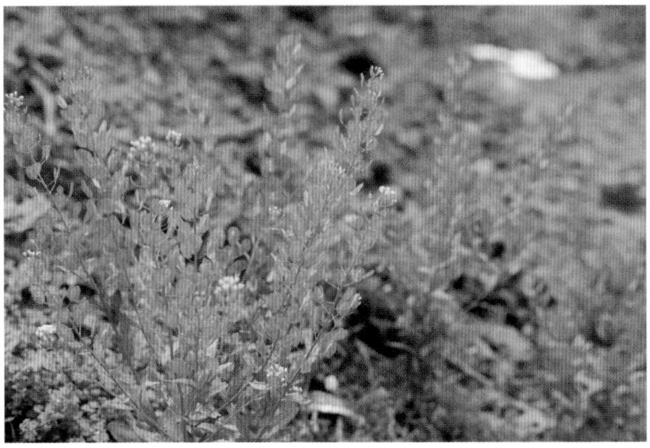
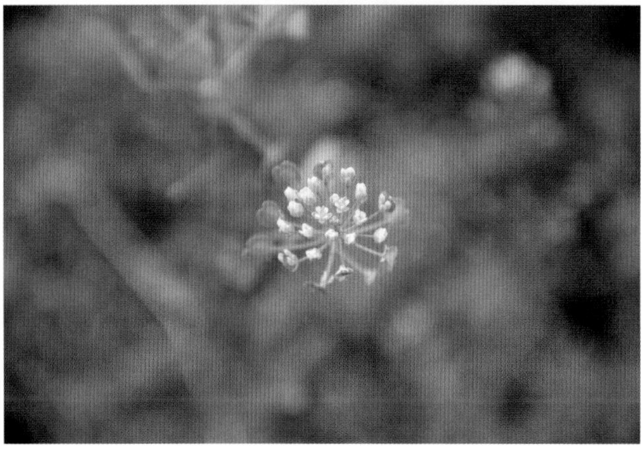

植物形态 一年生草本。茎直立。基生叶倒卵状长圆形，基部抱茎，两侧箭形，边缘具疏齿。总状花序顶生；花白色，花梗细；萼片直立卵形，顶端圆钝；花冠长圆状倒卵形，顶端圆钝或微凹。短角果倒卵形或近圆形，边缘有翅，种子每室 2~7 枚，倒卵形。

生境分布 生于荒地路旁、沟边或村落附近。安徽省各地均有分布。

资　　源 安徽省菥蓂野生药材资源丰富，常年收购，以凤阳县、霍山县、金寨县等地的产量为大。

采收加工 夏季果实成熟时采割，除去杂质，晒干。

药材性状

本品茎呈圆柱形，长 20~40cm，直径 0.2~0.5cm；表面黄绿色或灰黄色，有细纵棱；质脆，易折断，断面髓部白色。叶互生，多脱落。总状果序生于茎枝顶端和叶腋，果实卵圆形而扁平，直径 0.5~1.3cm；表面灰黄色或灰绿色，中心略隆起，边缘有翅，宽约 2mm，两面中间各有 1 条纵棱线，先端凹陷，基部有细果梗，长约 1cm；果实内分 2 室，中间有假隔膜，每室种子 5~7 枚。种子扁卵圆形，棕褐色，表面有颗粒状环纹。气微，味淡。

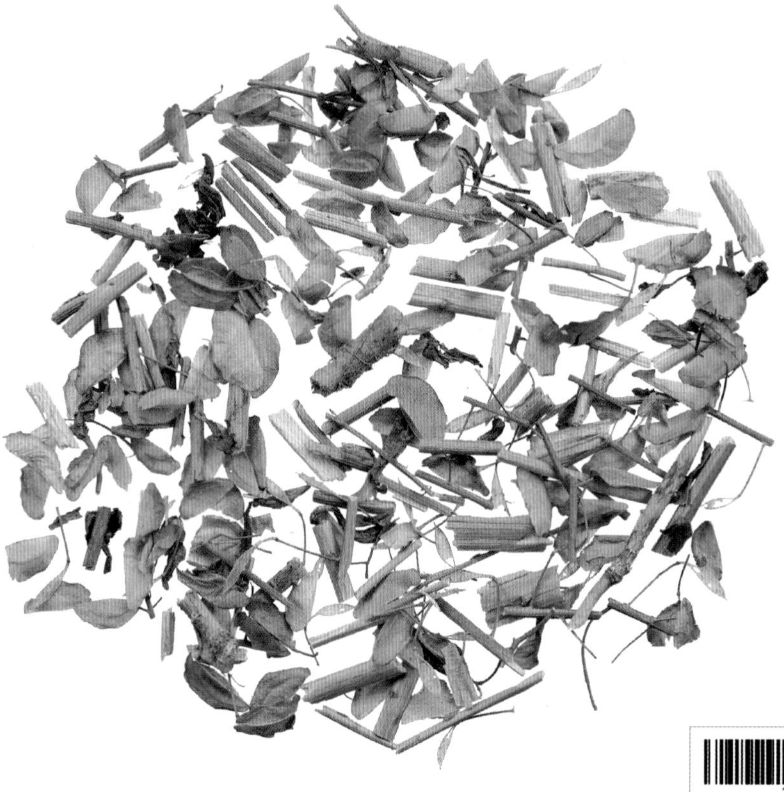

1cm

340828YC0092

· 菥蓂

功效主治 辛，微寒。归肝、胃、大肠经。清肝明目，和中利湿，解毒消肿。用于目赤肿痛，脘腹胀痛，胁痛，肠痈，泄泻，痢疾，水肿，带下，疔疮痈肿。

评 述

菥蓂的药用与资源 安徽省北部有收购，常流通到江苏，称“苏败酱”。随着农业除草剂的大量使用，目前菥蓂产量呈减少趋势。

枫 香

Liquidambar formosana Hance

中药名 路路通（药用部位：成熟果序）、枫香脂（药用部位：树脂）。

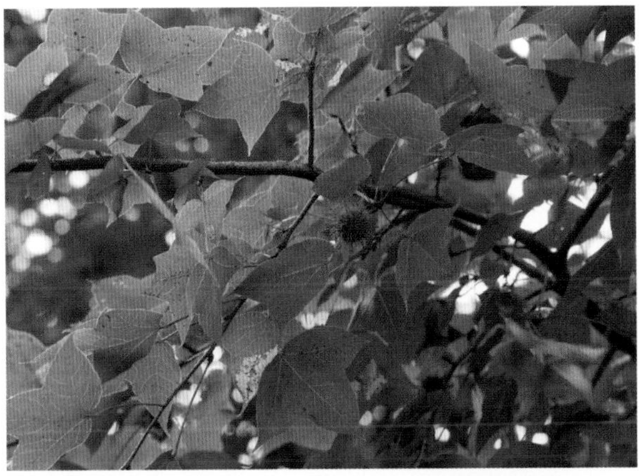

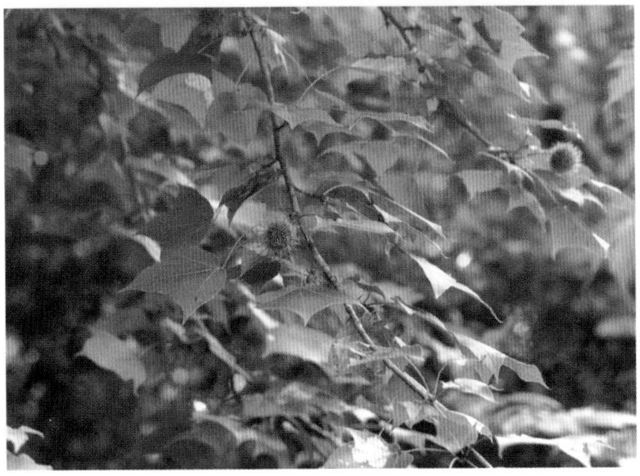

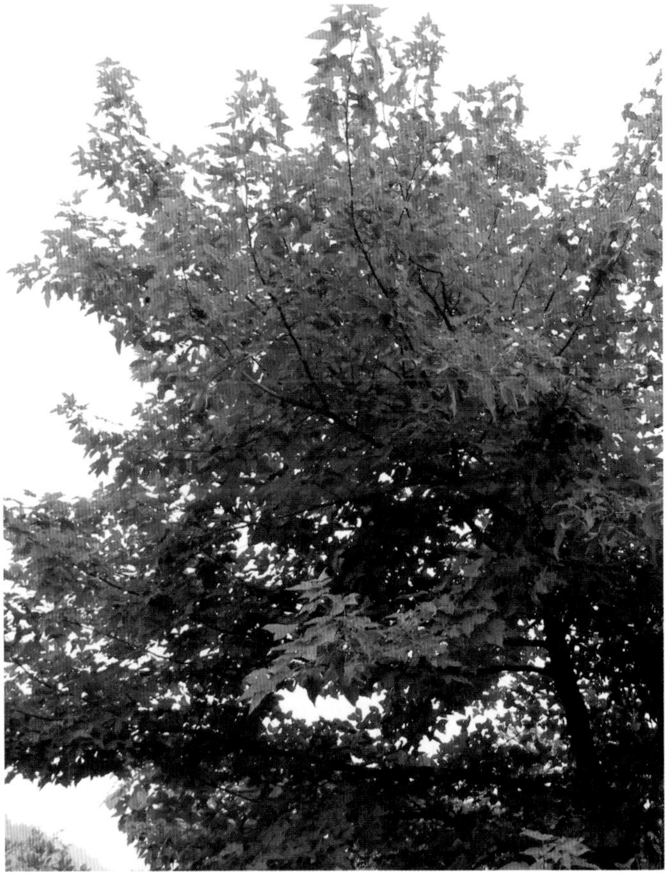

植物形态 落叶大乔木。叶掌状3裂，托叶早落。花单性同株；雄性短穗状花序常多个排成总状，雄蕊多数；雌性头状花序有花24~43朵，子房半下位。果序较大，刺状萼片宿存。种子多数，多角形或有窄翅。

生境分布 生于海拔800m以下的山坡或低山丘陵、岗地，皖北地区偶见有栽培。分布于安徽淮河以南山区、丘陵。

资　　源 安徽省路路通药材资源较为丰富，野生或栽培，产于全省各地，常年有收购。

采收加工 **路路通** 冬季采摘，除去杂质，洗净，晒干。

枫香脂 选择生长20年以上的粗壮大树，7~8月间凿开树皮，从树根起每隔15~20cm交错凿洞，使树脂流出，11月至翌年3月采收，晒干或风干。

药材性状

路路通 本品为聚花果，由多数小蒴果集合而成，呈球形，直径2~3cm。基部有总果梗。表面灰棕色或棕褐色，有多数尖刺及喙状小钝刺，长0.5~1mm，常折断，小蒴果顶部开裂，呈蜂窝状小孔。体轻，质硬，不易破开。气微，味淡。

枫香脂 本品呈不规则块状或类圆形颗粒状，大小不等，直径多为0.5~1cm，少数可达3cm。表面淡黄色至黄棕色，半透明或不透明。质脆易碎，破碎面具玻璃样光泽。气清香，燃烧时香气更浓，味淡。

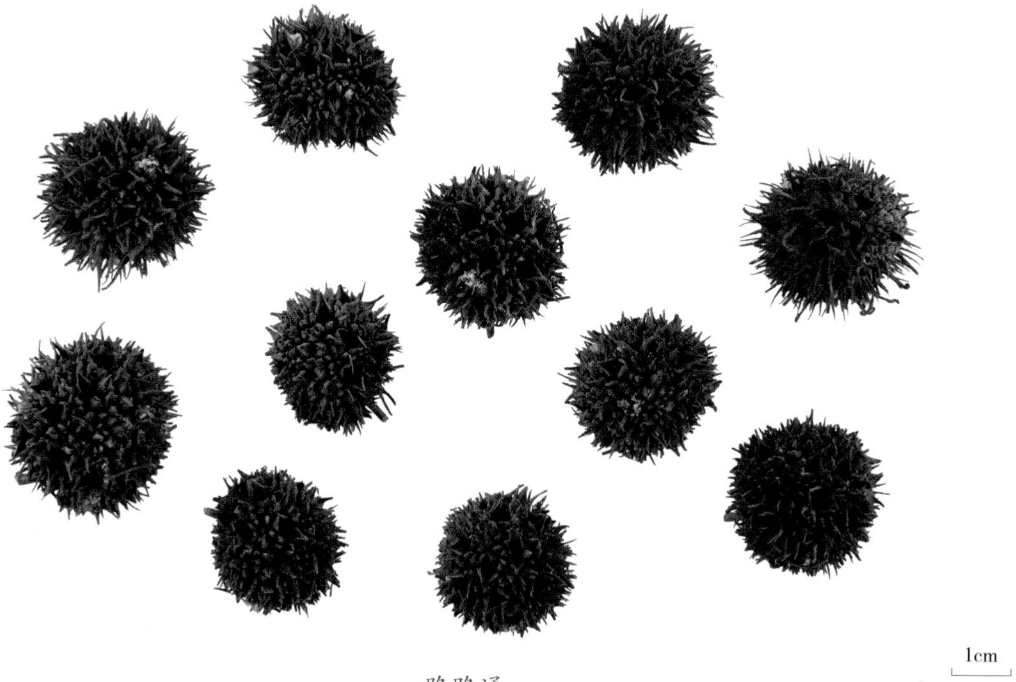

· 路路通

功效主治

路路通 苦，平。归肝、肾经。祛风活络，通经，利水。用于关节痹痛，麻木拘挛，乳少，经闭，水肿胀满。

枫香脂 辛、微苦，平。归肺、脾经。活血止痛，解毒生肌，凉血止血。用于跌打损伤，痈疽肿痛，吐血，衄血，咯血，皮肤皲裂。

评 述

安徽省路路通的资源利用 安徽主产路路通药材，枫香脂鲜有产出。市场调查发现，安徽所产之路路通常为自然掉落的果实。

枇　杷

Eriobotrya japonica (Thunb.) Lindl.

中药名　枇杷叶（药用部位：叶）。

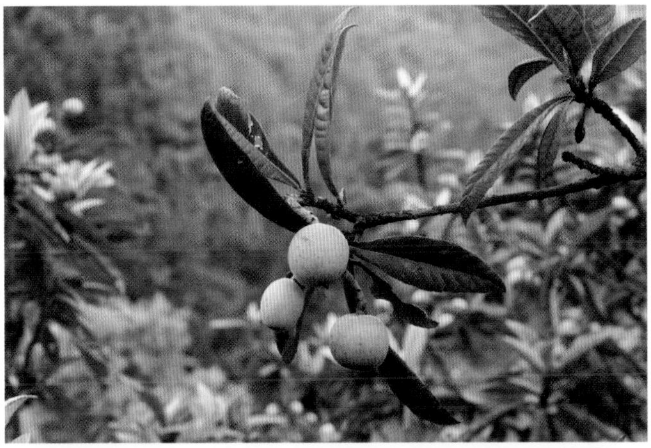

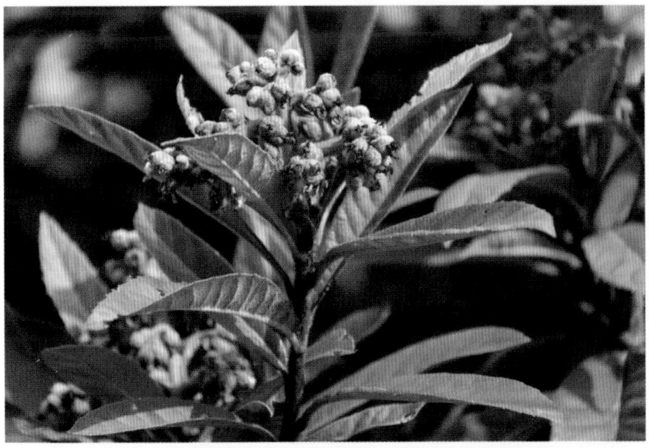

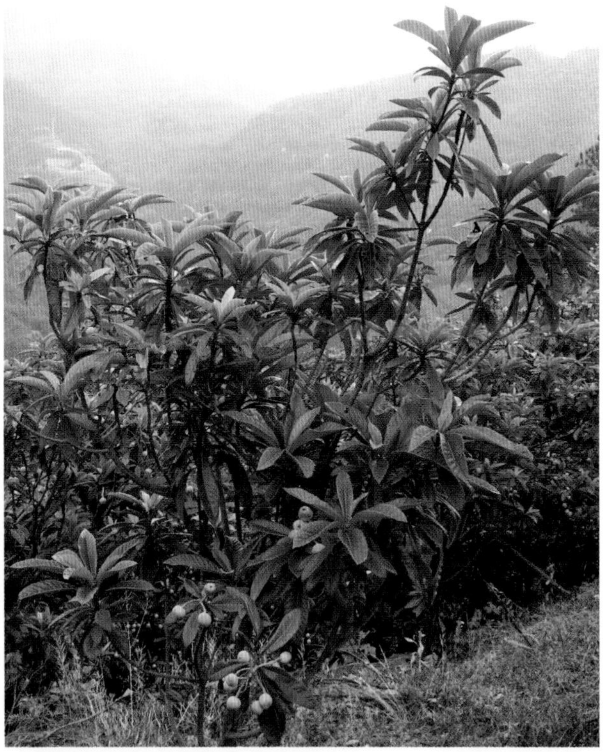

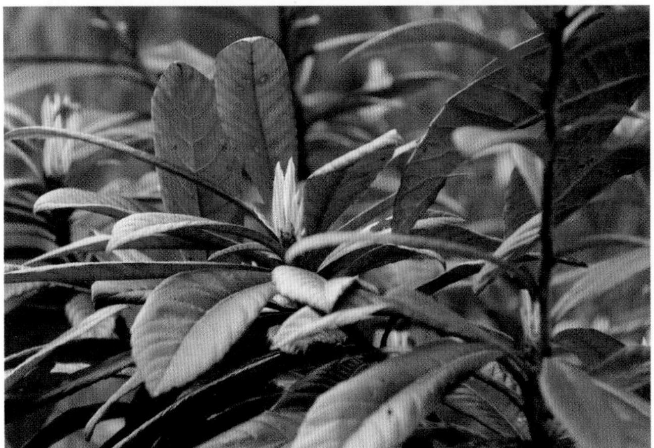

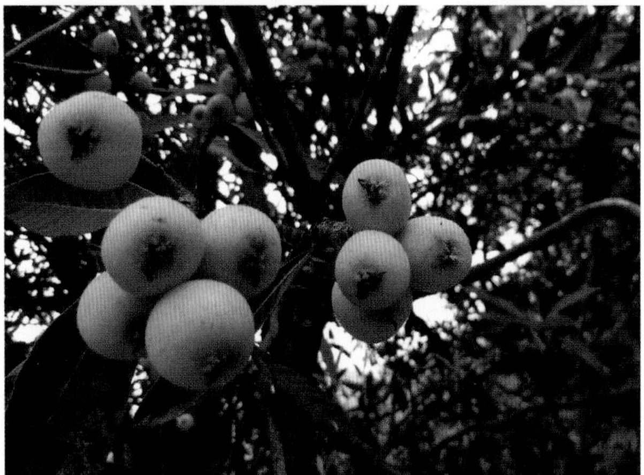

植物形态 常绿小乔木。密生锈色或灰棕色绒毛。叶片革质，披针形、倒卵形或椭圆长圆形；托叶钻形。圆锥花序顶生；苞片钻形；花萼5枚，萼筒浅杯状，萼齿三角卵形；花瓣5片，白色，长圆形或卵形，基部具爪，有锈色绒毛；雄蕊20枚；花柱5个，离生，柱头头状，子房5室。果实球形或长圆形。种子球形或扁球形。

生境分布 常栽种于村边、平地或坡边。安徽省淮河以南各地均有栽培，以皖南山区为主。

资　源 安徽省枇杷叶药材以栽培资源为主，其中歙县的栽培面积最大。歙县新安江库区的“漳潭、绵潭、瀹潭”枇杷栽培历史悠久，种植面积上万亩，为全国著名的五大枇杷产区之一，其所产枇杷著称“三潭枇杷”，枇杷叶药材资源比较丰富，常年收购。

采收加工 全年均可采收，以过冬叶为佳，采后晒至七八成干时，刷去叶背面绒毛，扎成小把，再晒干。

药材性状

本品呈长圆形或倒卵形，长12~30cm，宽4~9cm。先端尖，基部楔形，边缘有疏锯齿，近基部全缘。上表面灰绿色、黄棕色或红棕色，较光滑；下表面密被黄色绒毛，主脉于下表面显著突起，侧脉羽状；叶柄极短，被棕黄色绒毛。革质而脆，易折断。无臭，味微苦。

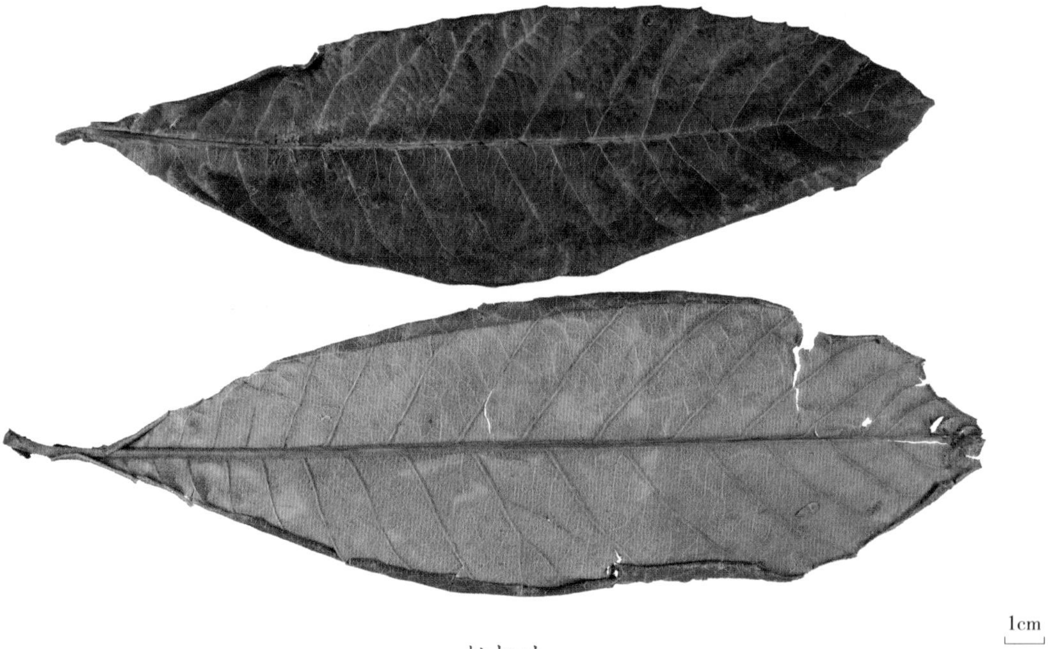

· 枇杷叶

功效主治 苦，微寒。归肺、胃经。清肺止咳，降逆止呕。用于肺热咳嗽，气逆喘急，胃热呕逆，烦热口渴。

贴梗海棠

Chaenomeles speciosa (Sweet) Nakai

中药名　木瓜（药用部位：近成熟果实）。

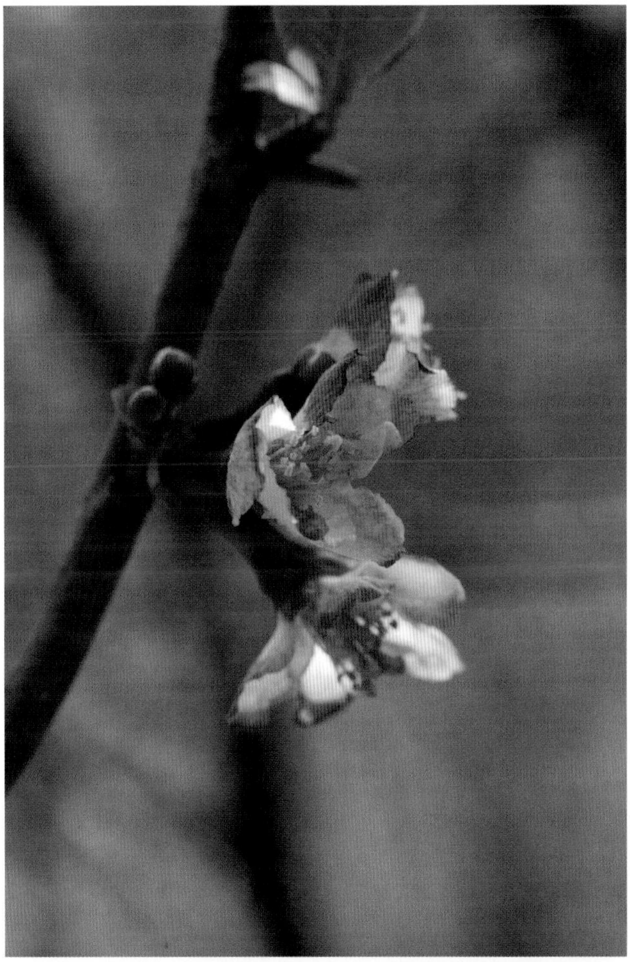

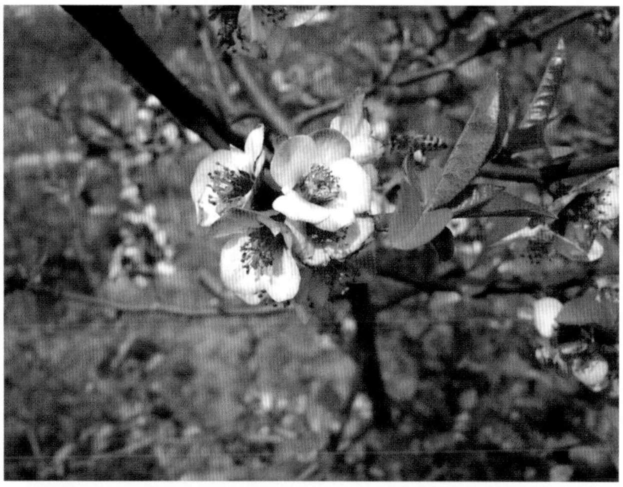

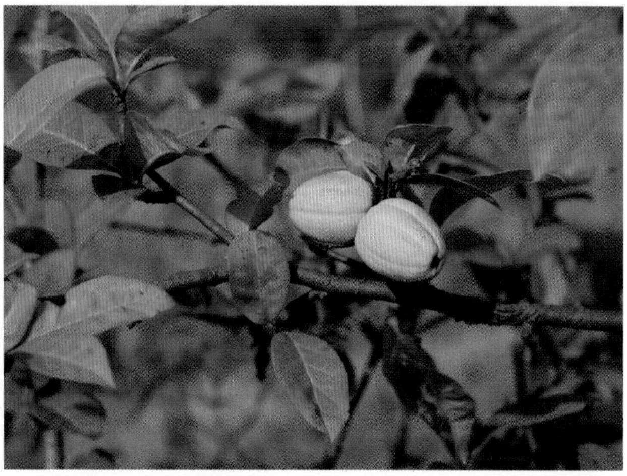

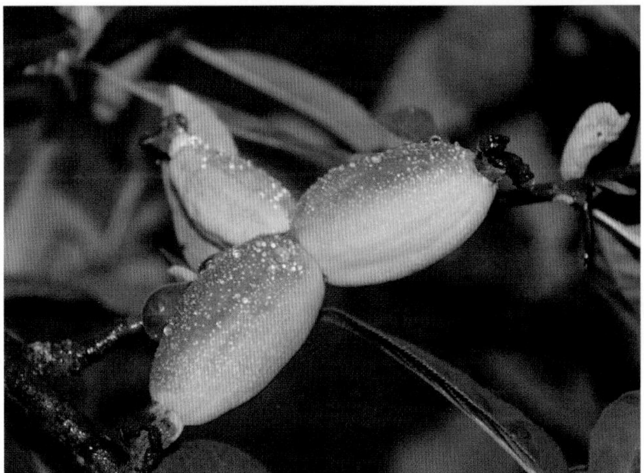

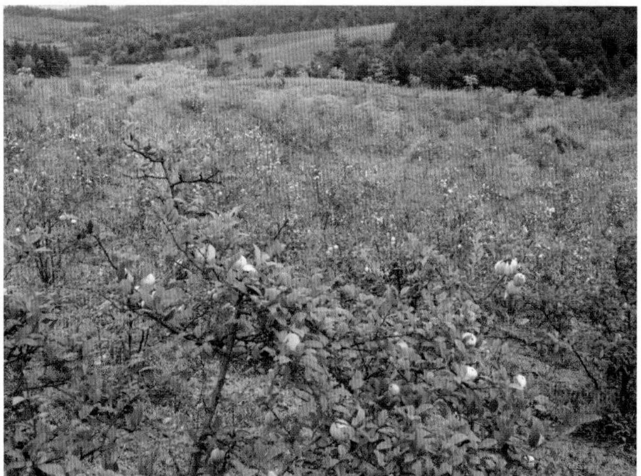

植物形态 落叶灌木，枝常有刺。叶片卵形至椭圆形，稀长椭圆形；托叶肾形或半圆形。花先叶开放，3~5朵簇生于二年生老枝上；花瓣倒卵形或近圆形，猩红色，稀淡红色或白色；雄蕊45~50枚；子房下位，花柱5个。果实球形或卵球形，味芳香，萼片脱落。

生境分布 主要栽培于宣城市宣州区、泾县和宁国市，其他市县亦有栽培。

资　　源 安徽省木瓜药材以栽培品为主，主产于宣城市宣州区、泾县、宁国市等地，其中以宣州区新田镇产量最大。历代本草均以安徽宣城为木瓜的道地产区，习称“宣木瓜”。

采收加工 7月上旬（小暑前后），木瓜外皮呈青黄色时采收，用铜刀切成两瓣，不去籽。薄摊放在竹帘上晒，先仰晒几天至颜色变红时，再翻晒至全干。阴雨天可用文火烘干。

药材性状

本品多呈对半纵剖的长圆形，两端微翘。长4~9cm，宽2~5cm，厚1~2.5cm。外表面紫红色或红棕色，有不规则的深皱纹；剖面边缘向内卷曲，顶端有凹窝，基部有果柄痕。果肉红棕色，中心部分凹陷，棕黄色。种子扁长三角形，多脱落。质坚硬。气微清香，味酸。

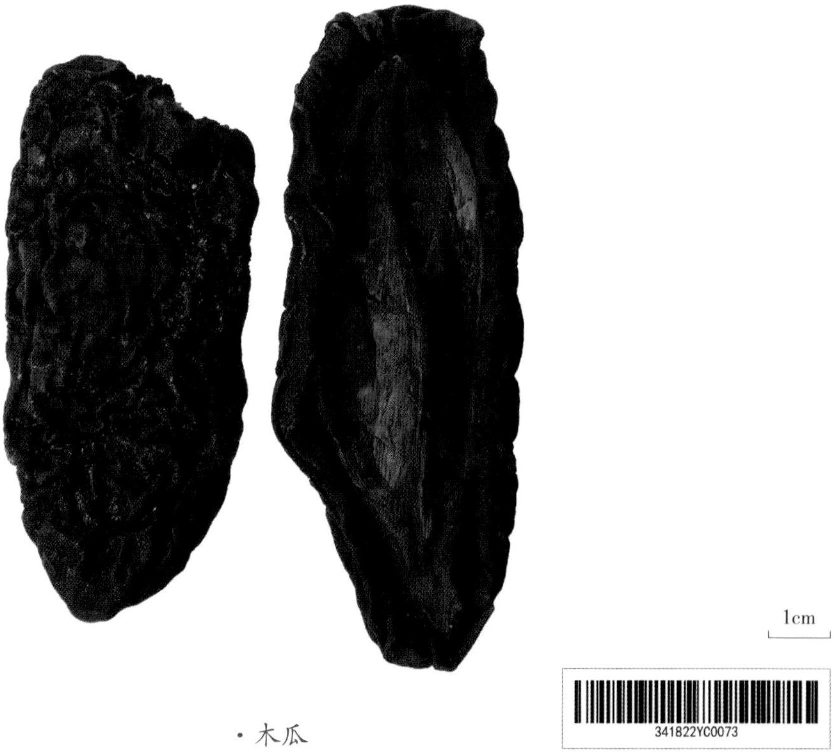

· 木瓜

功效主治 酸，温。归肝、脾经。舒筋活络，和胃化湿。用于风湿痹痛，肢体酸重，筋脉拘挛，吐泻转筋，脚气水肿。

评 述

1. 宣木瓜的本草历史 宋代《本草图经》曰："木瓜处处有之，而宣城者为佳。"该书还描述了当时宣木瓜的生产盛况："宣州人种莳尤谨，遍铺山谷。"明代嘉靖年间《宁国府志》记载："宣城岁贡木瓜上等一千个，中等五百个，下等二百个，又干瓜十斤，俱拜礼部。"

2. 宣木瓜的资源发展 1957 年安徽省产量 1657kg，1977 年产量达到 17500kg，20 年间产量增长了近 10 倍。然而，由于 20 世纪 70 年代初盲目扩大宣木瓜的辐射效应，大量种苗外调，许多地区引种栽培，导致非道地的木瓜药材对道地药材宣木瓜形成市场冲击，挫伤了宣木瓜产区药农的积极性，许多木瓜树被砍伐。1976 年，宣木瓜种植面积为 13000 亩，1982 年，下降至 3300 亩。1982 年至 1989 年宣木瓜产量由 20 t 急剧下降至 4 t。21 世纪初，100 亩以上的木瓜林仅有 3 处。2003 年，宣木瓜产区开始推广规范化种植，使种植面积稳步回升。2010 年，宣木瓜列入国家地理标志产品。目前宣木瓜种植面积为 5000 亩左右。

3. 宣木瓜的基原 《中国药典》规定木瓜来源于蔷薇科植物贴梗海棠 *Chaenomeles speciosa* (Sweet) Nakai，但据《常用中药材品种整理与质量研究》（1994 年）报道，宣木瓜主要来源于毛叶木瓜 *Chaenomeles cathayensis* (Hemsl.) Schneid.，而贴梗海棠 *Chaenomeles speciosa* (Sweet) Nakai 为木瓜药材的次要来源。经过我们实地调查后，发现宣木瓜的基原与历代《中国药典》一致，应为蔷薇科植物贴梗海棠 *Chaenomeles speciosa* (Sweet) Nakai。

4. 宣木瓜的农家品种 宣木瓜的农家品种有芝麻点、罗汉脐和苹果型 3 种。目前种植面积最大的为苹果型，其次是罗汉脐。浸出物等测定表明以芝麻点质量为优，罗汉脐较优，而苹果型为次。但是，芝麻点目前已经濒危，建议加大保护力度。

5. 木瓜产地加工的变化 2015 年版《中国药典》记载："夏、秋二季果实绿黄时采收，置沸水中烫至外皮灰白色，对半纵剖，晒干。"目前产区通常在小暑前后采收以供药用，大暑前后采收以供食品开发。加工方式也由沸水烫改为对半纵剖后直接晒干。

6. 宣木瓜的资源利用与保护 木瓜为药食两用品种。安徽产区已经开展了以木瓜为主要原料的保健品开发，如木瓜酒、木瓜醋、木瓜果脯。宣木瓜已经列入国家地理标志产品，安徽省也建立了宣木瓜 GAP 规范化种植基地。

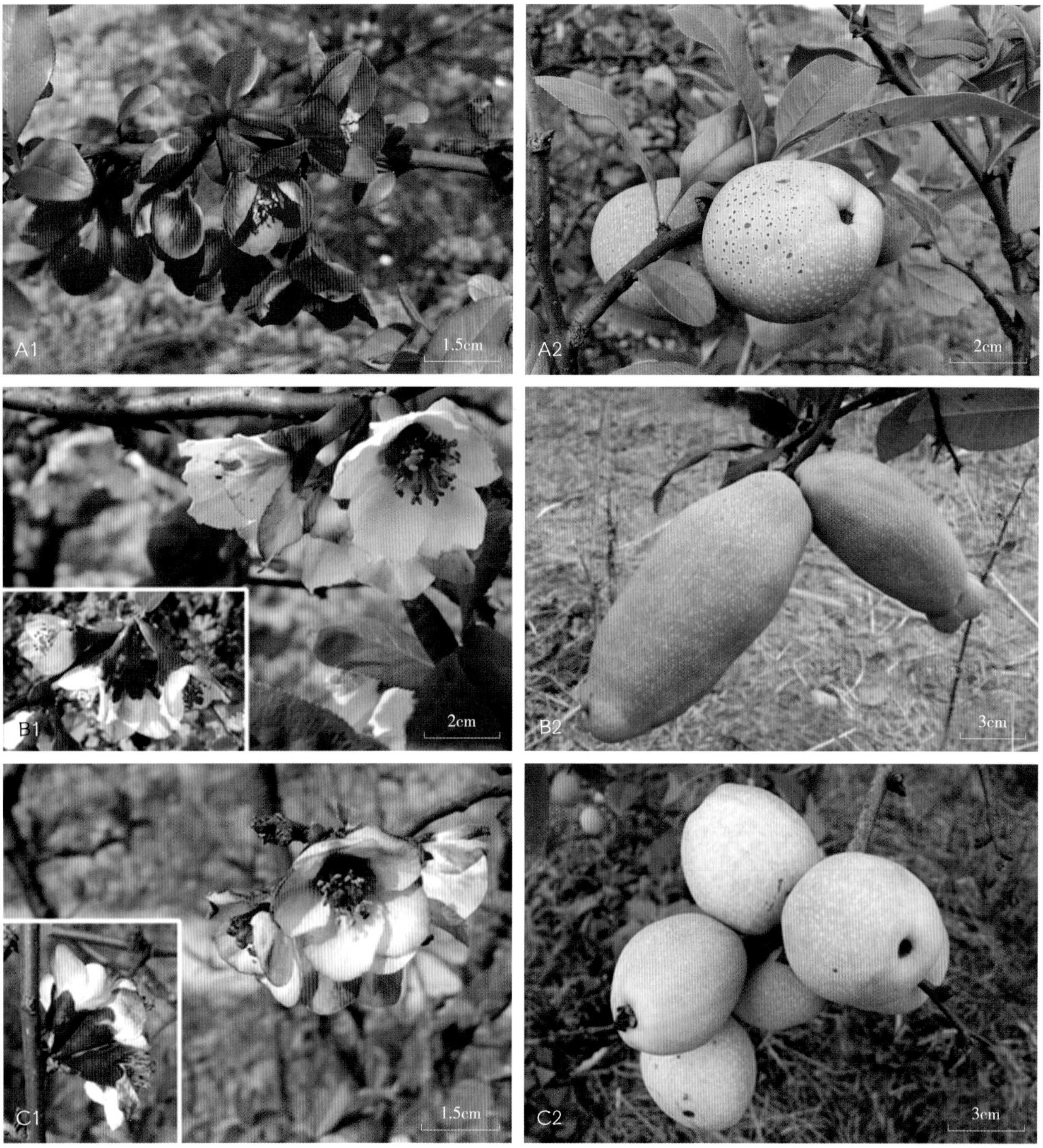

宣木瓜 3 个农家品种的花与果实特征

A1：芝麻点的花
A2：芝麻点的果实
B1：罗汉脐的花
B2：罗汉脐的果实
C1：苹果型的花
C2：苹果型的果实

金樱子

Rosa laevigata Michx.

中药名 金樱子（药用部位：果实）。

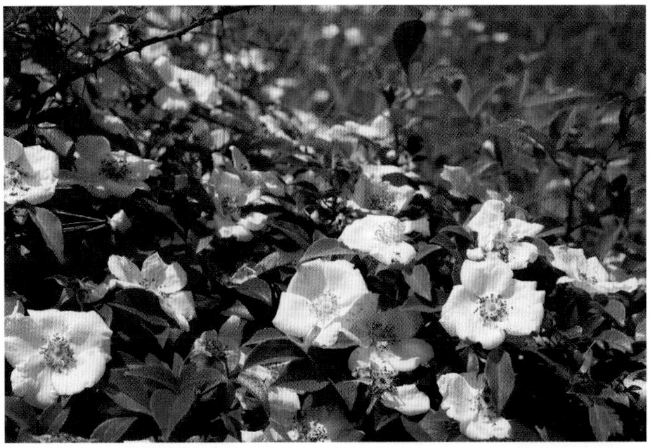
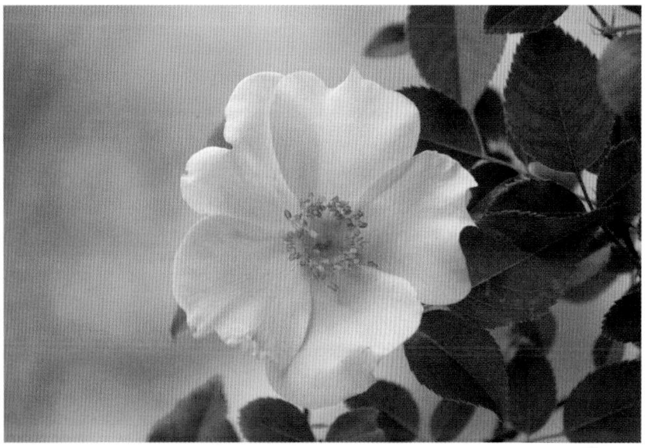
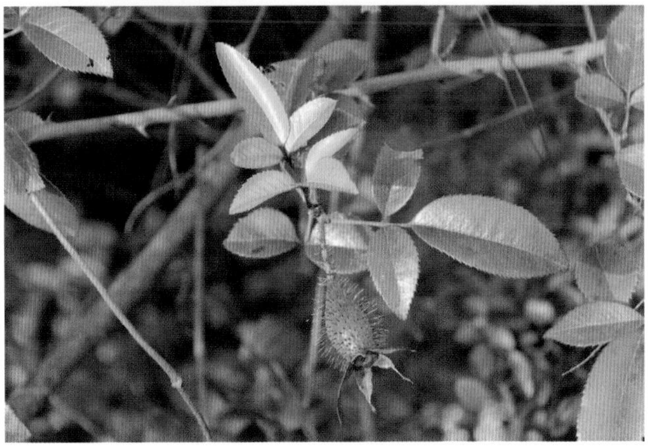
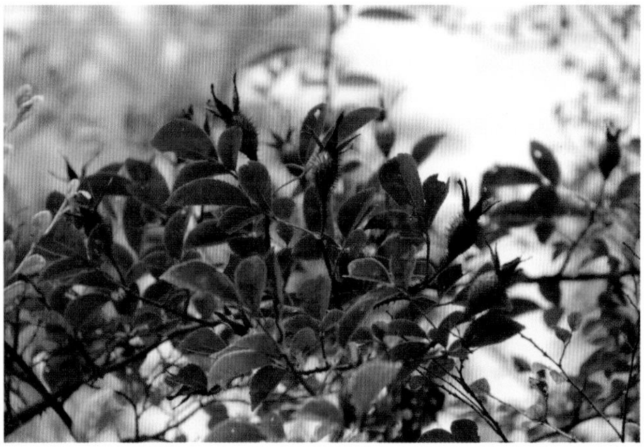

植物形态 常绿攀缘有刺灌木。羽状复叶，小叶革质，通常3枚，稀5枚，托叶披针形。花单生于叶腋，花梗和萼筒密被腺毛，随果实成长变为针刺；花瓣白色，宽倒卵形，先端微凹；雄蕊多数；心皮多数，花柱离生。蔷薇果近球形或倒卵形，有细刺，萼片宿存。

生境分布 生于山坡、林缘等。分布于皖西大别山区、皖南山区及江淮丘陵地区。

资　源 安徽省金樱子野生资源较为丰富，主产于皖西大别山区，产量较大。近年来，金樱子除药用外，随着金樱子用于药酒、保健食品、饮料和色素等产品的开发，用量逐年增长，需求量呈现不断增加的趋势。由于安徽省低山丘陵的退耕还林，植被发生变化，金樱子野生资源呈现减少趋势。

采收加工 一般10~11月果实成熟变黄红时采收。采摘后薄摊于晒场，晒至半干时，用木板搓揉，或放入竹篓内撞去毛刺，剔除杂质，再经晒干或炕干。

药材性状

本品为花托参与发育形成的聚合果，呈倒卵形，长约 3cm，直径 1~2cm。表面红黄色或红棕色，有突起的棕色小点。顶端宿存的花萼残基呈盘状，中央稍隆起；基部渐细，有残留果柄。质坚硬，纵切后可见花托壁厚约 1.5mm，内壁密生淡黄色有光泽的绒毛和多数坚硬的瘦果；瘦果长约 7mm，外被淡黄色绒毛。无臭，味甘，微酸涩。

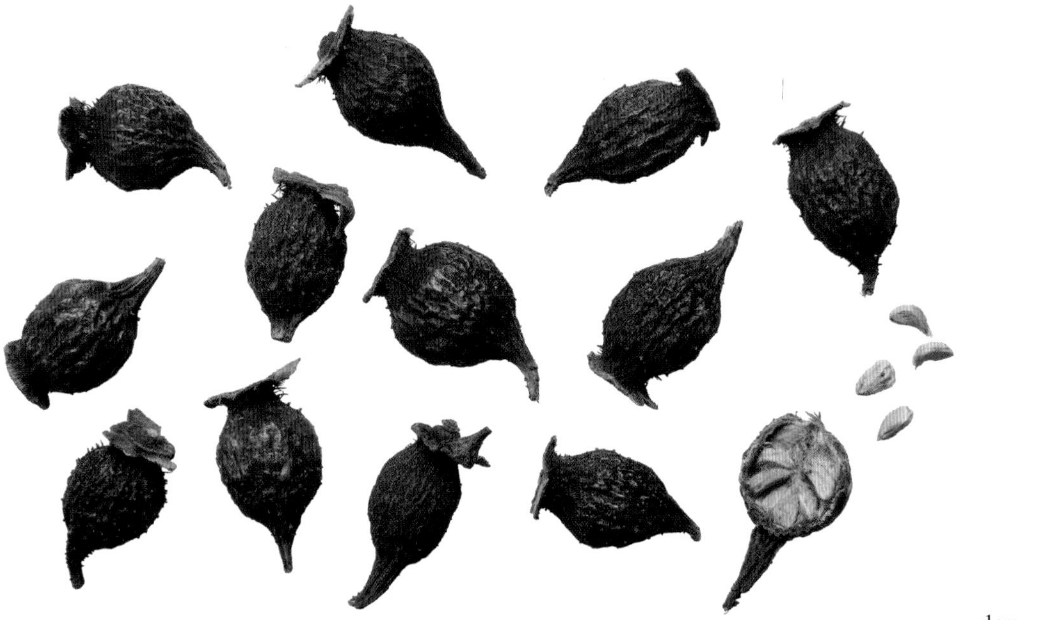

· 金樱子

功效主治

酸、甘、涩，平。归肾、膀胱、大肠经。固精缩尿，固崩止带，涩肠止泻。用于遗精滑精，遗尿尿频，崩漏带下，久泻久痢。

评 述

1. 安徽金樱子的本草历史 宋代《本草图经》中附有“舒州金樱子”图，所绘即今蔷薇科植物金樱子 *Rosa laevigata* Michx.，宋代舒州即今安徽潜山等大别山区。说明大别山区金樱子早在宋代已被本草记载。明代《本草品汇精要》在金樱子的道地项下亦记载有舒州。

2. 金樱子根及根皮的应用 五代《日华子本草》记载：“金樱东行根，平，无毒。治寸白虫，锉二两，入糯米三十粒，水二升，煎五合，空心服，须臾泻下，神验。”又云：“皮，平，无毒。炒止泻血及崩中带下。”《雷公炮炙论》载：“林檎向里子。”此即为金樱子，又云：“入药用东行根皮。”《本草纲目》载：“东行根，气味同子。主治寸白虫，锉二两。”表明金樱子根、根皮在古代已被药用。目前，亳州冷背药材市场有金樱子根出售。

掌叶覆盆子

Rubus chingii Hu

中药名 覆盆子（药用部位：近成熟果实）。

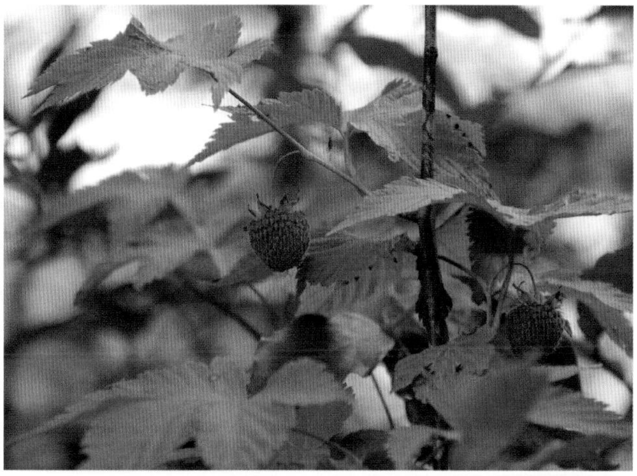
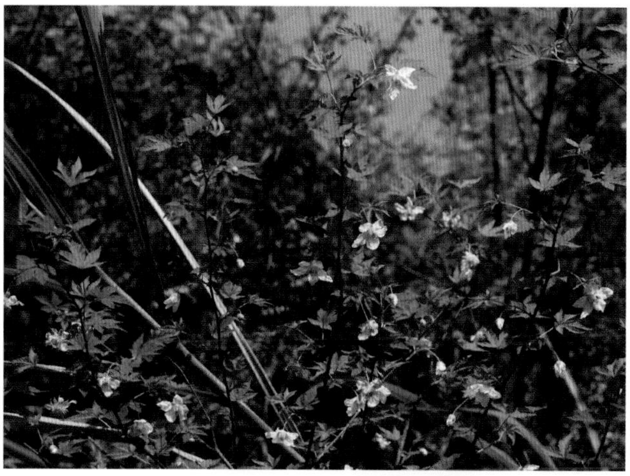
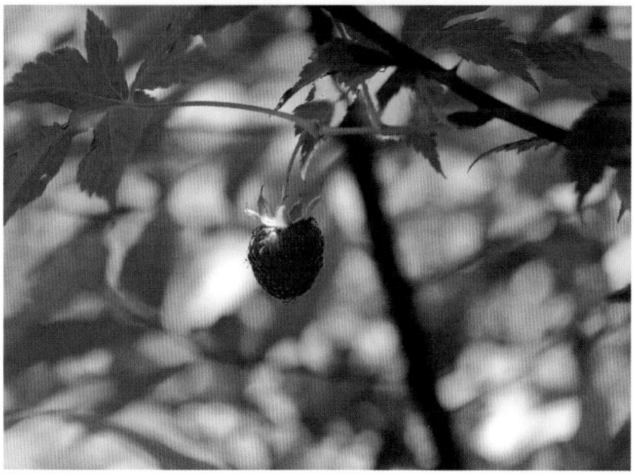
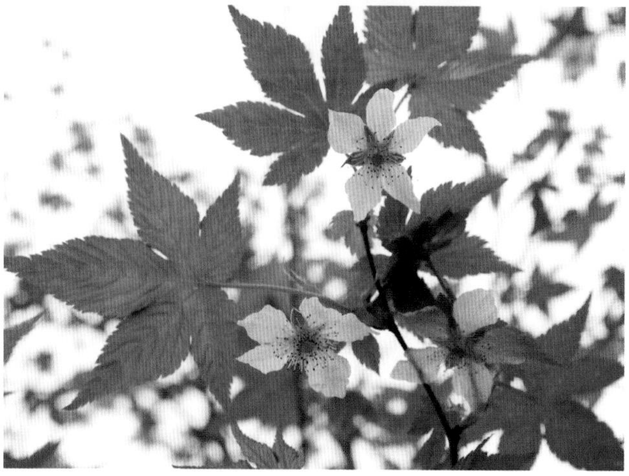

植物形态 落叶小灌木，具皮刺。单叶互生，掌状深裂，边缘有重锯齿；托叶条形。单花腋生，白色；雄蕊多数，花丝宽扁；雌蕊多数，具柔毛。聚合小核果。

生境分布 生于山坡、路边阳处或阴处灌木丛中。分布于皖南山区，宣城市、池州市为掌叶覆盆子的分布北界。

资　源 安徽省覆盆子药材以野生为主，主产于宣城市、黄山市。随着药用覆盆子需求量不断增加，野生覆盆子资源不能满足市场需求，市场价格逐年上涨，近年来，宣城市、黄山市、池州市等地已有一定规模的栽培。

采收加工 一般谷雨前后果实由绿变绿黄时采收，除去梗、叶，直接晒干，或置沸水中略烫或略蒸，取出，干燥。

药材性状

本品为由多数小核果聚合而成的聚合果。整体呈圆锥形或扁圆锥形，高 0.6~1.3cm，直径 0.5~1.2cm。表面黄绿色或淡棕色，顶端钝圆，基部中心凹入。宿存萼棕褐色，下有果梗痕。小果易剥落，每个小果呈半月形，背面密被灰白色茸毛，两侧有明显的网纹，腹部有突起的棱线。体轻，质硬。气微，味微酸涩。

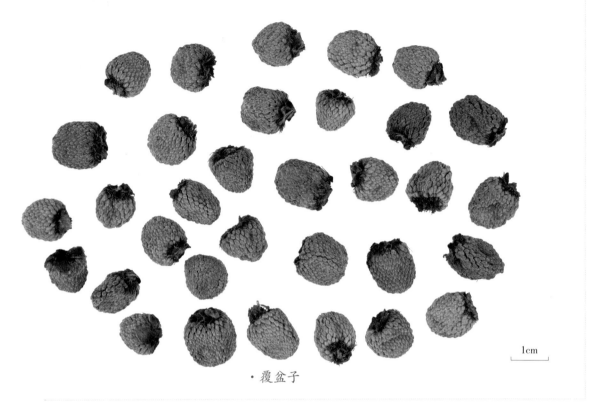

· 覆盆子

功效主治 甘、酸，温。归肝、肾、膀胱经。益肾固精缩尿，养肝明目。用于遗精滑精，遗尿尿频，阳痿早泄，目暗昏花。

评 述

1. 安徽省掌叶覆盆子的资源现状 掌叶覆盆子广泛分布于皖南中低山区的林缘、茶园、山坡、柴山等地。长期以来，山区农民大量采摘掌叶覆盆子以供药用。掌叶覆盆子的生存环境为中生、阳生，喜光。一般生于山坡、林缘阳光充足之处。若生于林下荫蔽度大的地方，则植株细长，花少，果少，产量低。以前柴山多有分布。近年来，由于山区人民由原来的炉灶烧薪柴的生活方式逐渐变为电气化的生活方式，曾经的“柴山”已被封山育林、禁止砍伐，掌叶覆盆子适宜生态环境逐渐减少，野生分布量明显下降。

2. 安徽省掌叶覆盆子的资源发展与利用 覆盆子适应性较强，环境适宜可大量繁殖。自然情况下根状茎上长出多数侧生不定根，不定根的远端易萌生不定根，并长成新的基生枝，新的基生枝可以成为新的根蘖株系。一般一个植株可以产生多个根蘖株系，产生多个基生枝。可采用野生抚育的方法加以发展，将生长较密的覆盆子植株移植到适宜环境，合理控制密度。这样既可以扩大覆盆子资源量，亦不耗费过多人力。覆盆子果实成熟后果大味美，可发展成为一种优质美味的野生水果。

3. 覆盆子药用变迁 覆盆子在长期的药用历史中，药用部位及药用功效均发生变迁，由成熟果实或种子演变为以未成熟果实入药，药用功效也随之改变，由“益气轻身，令人有子”的补益药渐渐演变为“固精，缩小便”的固涩药。调查中发现，当地人目前仍以覆盆子泡酒作为补益药使用。

4. 覆盆子产地加工的变化 2015年版《中国药典》记载：“夏初果实由绿变绿黄时采收，除去梗、叶，置沸水中略烫或略蒸，取出，干燥。”现在当地产区通常在谷雨至立夏之间采收，直接晒干。

梅

Prunus mume (Sieb.) Sieb. et Zucc.

中药名　梅花（药用部位：花蕾）、乌梅（药用部位：近成熟果实）。

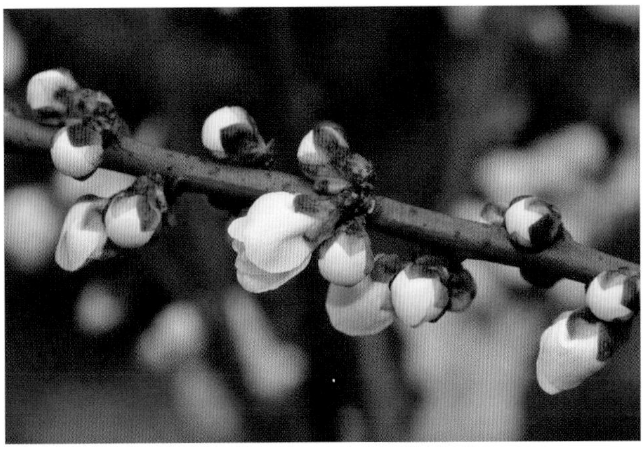
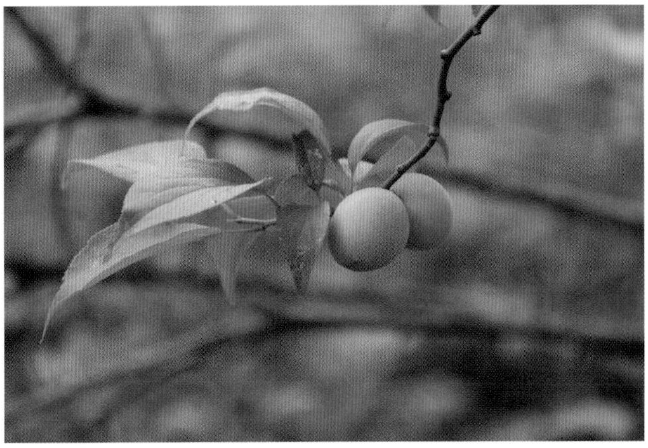
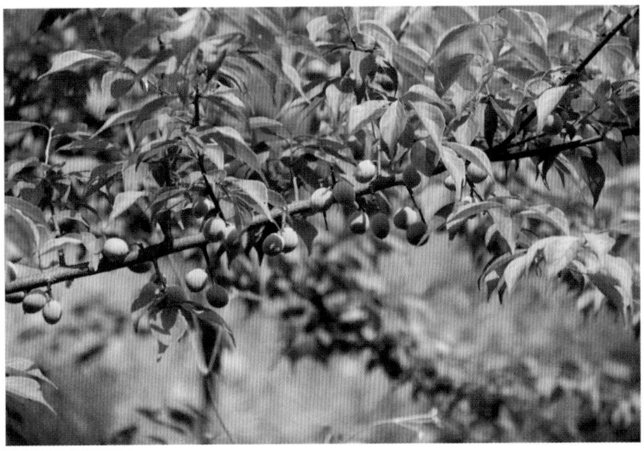
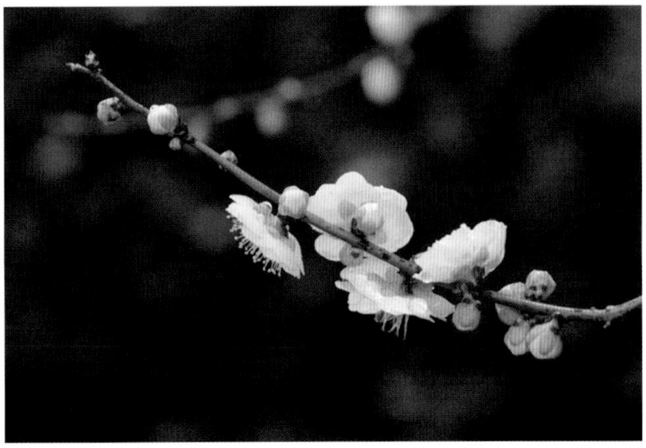

植物形态　落叶乔木。叶片卵形或椭圆形。花单生或有时 2 朵同生于 1 个芽内，香味浓，先于叶开放；花萼通常红褐色、绿色或绿紫色，萼筒宽钟形，萼齿卵形或近圆形；花瓣倒卵形；雄蕊多数；子房密被柔毛。核果，味酸；果核具蜂窝状孔穴。

生境分布　分布于皖西大别山区和皖南山区。

资　　源　安徽省梅花药材以栽培品为主，主产于皖南歙县和休宁县，栽培历史悠久，产量大和质优，在全国享有一定的声誉。宣城市将梅的果实加工为乌梅和话梅。

采收加工　**梅花**　产地往往在春节前后梅花未开放之前进行人工采摘，禁止用竹竿打，以保证梅花药材的完整性和品质。采摘后捡去枝梗杂质，晾去水汽后烘干。

乌梅　一般在清明节前后梅果半熟未熟时采摘，采后放于有细孔的竹匾内，在匾下掘洞，填放谷壳，点火熏烟，使梅果干燥。烟熏约 24h 取出，晒至种子能在核内摇动，即为乌梅。

药材性状

梅花 本品呈类球形，直径3~6mm，有短梗。苞片数层，鳞片状，棕褐色。花萼5枚，灰绿色或棕红色。花瓣5片或多数，黄白色或淡粉红色。雄蕊多数；雌蕊1枚，子房密被细柔毛。体轻。气清香，味微苦、涩。

乌梅 本品呈类球形或扁球形，直径1.5~3cm。表面乌黑色或棕黑色，皱缩不平，基部有圆形果梗痕。果核坚硬，椭圆形，棕黄色，表面有凹点。种子扁卵形，淡黄色。气微，味极酸。

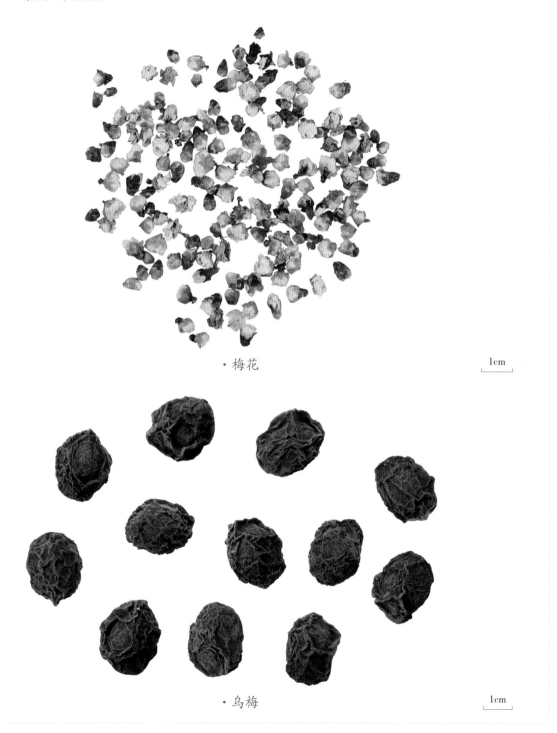

· 梅花

· 乌梅

功效主治 **梅花** 辛、苦，平。归肝、胃、肺经。疏肝和中，化痰散结。用于肝胃气痛，郁闷心烦，梅核气，瘰疬疮毒。

乌梅 酸、涩，平。归肝、脾、肺、大肠经。敛肺，涩肠，生津，安蛔。用于肺虚久咳，久泻久痢，虚热消渴，蛔厥腹痛，呕吐。炒炭用于崩漏，便血。

评 述

绿萼梅的价值及资源状况 梅花入药，以绿萼梅为佳。绿萼梅作为花类药材不仅具有显著的药用价值，近年来作为茶饮也有广阔的市场需求。作为茶饮的绿萼梅在价格上往往是菊花价格的2~3倍。梅为木本植物，可多年采收绿萼梅，可于农闲时采收，因此，绿萼梅具有一定开发前景。

合 欢

Albizia julibrissin Durazz.

中药名 合欢皮（药用部位：树皮）、合欢花（药用部位：花）。

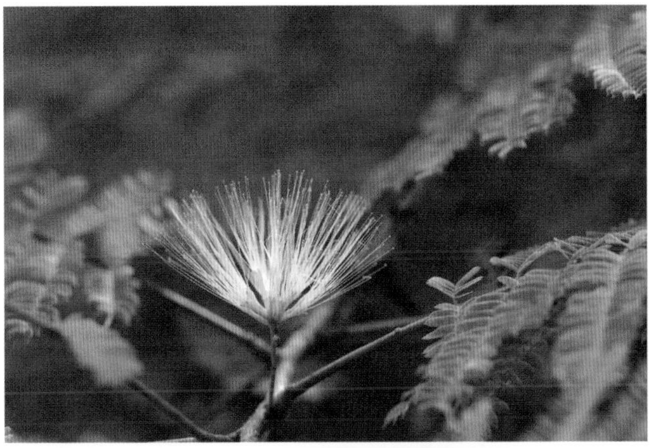

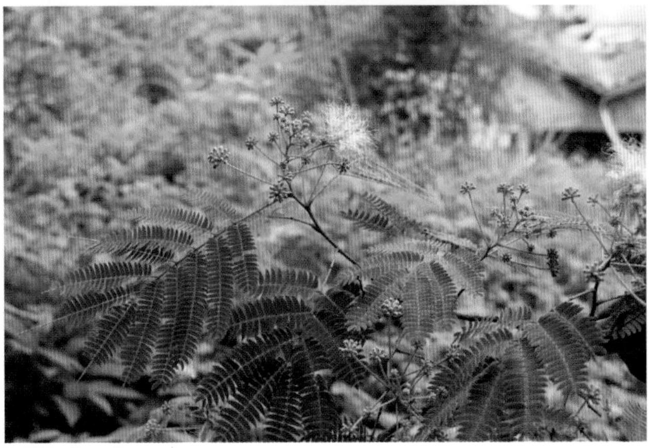

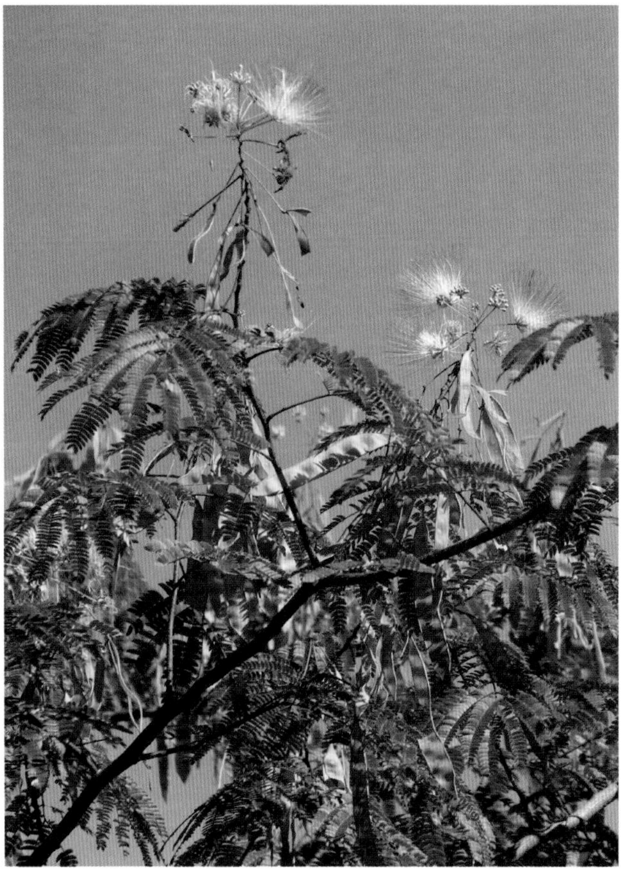

植物形态 落叶乔木。二回羽状复叶，总叶柄有腺体；小叶 10~30 对，线形至长圆形，两侧不对称。头状花序于枝顶排成圆锥花序；花粉红色；花萼管状；花瓣 5 裂；雄蕊多数，基部合生成管，花丝突出于花冠之外，淡红色。荚果扁条形。

生境分布 生于低山丘陵及平原。作为林木、行道树及庭院的景观树种广泛栽培于安徽省各地。

资　　源 安徽省合欢皮、合欢花药材均为栽培资源，主产于皖西大别山区与皖南山区，其中宣城市为主产区，但合欢花产量小，多自产自销。

采收加工 **合欢皮**　夏、秋二季花开放时择晴天剥下树皮，晒干。亦可于冬季锯下粗树枝或砍伐树木时，剥下树皮，折成把，晒干。

合欢花　夏季花初开时采收，除去枝叶，晒干。

药材性状

合欢皮 本品呈卷曲筒状或半筒状，长40~80cm，厚0.1~0.3cm。外表面灰棕色至灰褐色，稍有纵皱纹，有的具浅裂纹，密生明显的椭圆形横向皮孔，棕色或棕红色，偶有突起的横棱或较大的圆形枝痕，常附有地衣斑；内表面淡黄棕色或黄白色，平滑，有细密纵纹。质硬而脆，易折断，断面呈纤维性片状，淡黄棕色或黄白色。气微香，味淡、微涩，稍刺舌，而后喉头有不适感。

合欢花 本品头状花序，皱缩成团。花全体密被毛茸，细长而弯曲，长0.7~1cm，淡黄色或黄褐色，具短梗。花萼筒状，先端具5枚小齿；花冠筒长约为萼筒的2倍，先端5裂，裂片披针形；雄蕊多数，花丝细长，黄棕色至黄褐色，下部合生，上部分离，伸出花冠筒外。气微香，味淡。

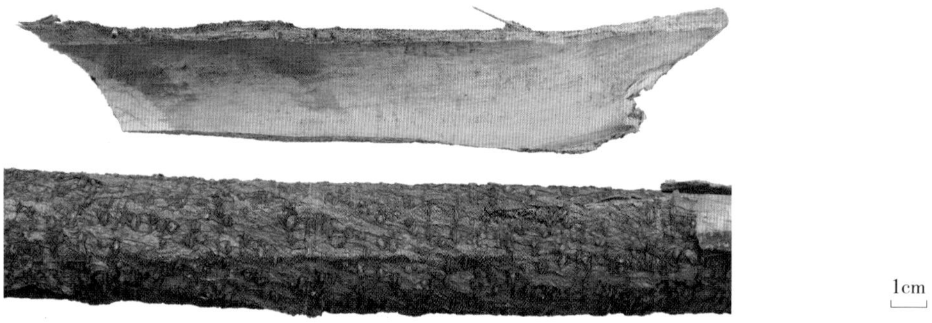

341822YC0021

· 合欢皮

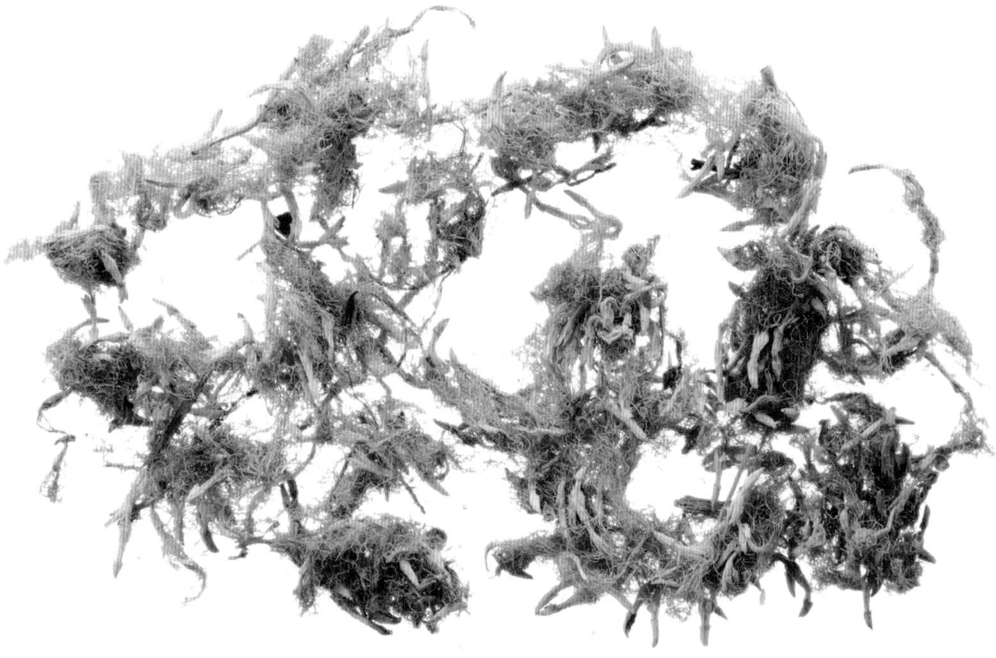

· 合欢花

功效主治 **合欢皮** 甘，平。归心、肝、脾经。解郁安神，活血消肿。用于心神不安，忧郁失眠，内外痈疡，跌扑损伤。

合欢花 甘，平。归心、肝经。解郁安神。用于心神不安，忧郁失眠。

评 述

1. 合欢药用部位的历史沿革 合欢始载于《神农本草经》，列为中品，但未言明入药部位。宋代开始以树皮、树叶和花入药，如苏颂《本草图经》有“采皮及叶用，不拘时月”的记载，寇宗奭《本草衍义》则以合欢花为正名。明代《本草品汇精要》中，记载合欢皮、叶、花分别入药。《本草求真》等书以合欢皮为正名。考证古代用药，以用合欢皮者为多，如唐代《本草拾遗》“合欢皮杀虫”，五代《日华子本草》“夜合皮杀虫，煎膏消痈肿并续筋骨”等，故古代本草所言“合欢”当指合欢皮，现代若需用花入药，则需写明“合欢花”。

2. 安徽省合欢的资源现状 合欢为民间广泛种植的树种，野生资源也比较丰富。目前安徽省合欢的野生资源基本处于无序开发状态，一般是基层收购站在产区设点收购。长期无序开发致合欢野生资源逐渐减少，加之毁林开荒以及城市和工业发展的影响，在很大程度上合欢野生资源已遭破坏，亟待加强保护。

3. 新入药品种 山合欢皮为豆科植物山合欢 *Albizzia kalkora* (Roxb.) Prain 的干燥树皮，化学成分与合欢皮基本相同，近年亦作合欢皮使用。

山合欢

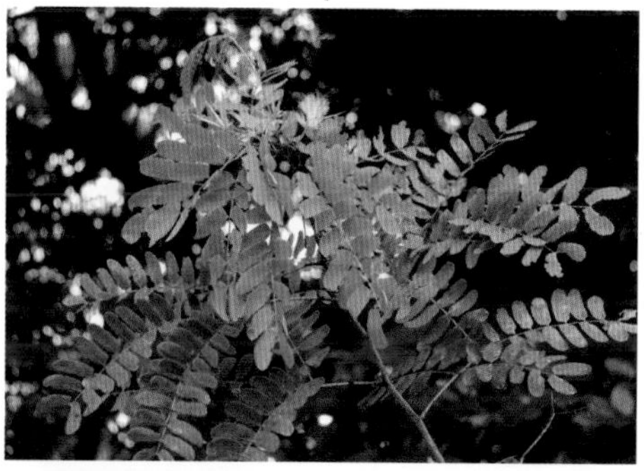

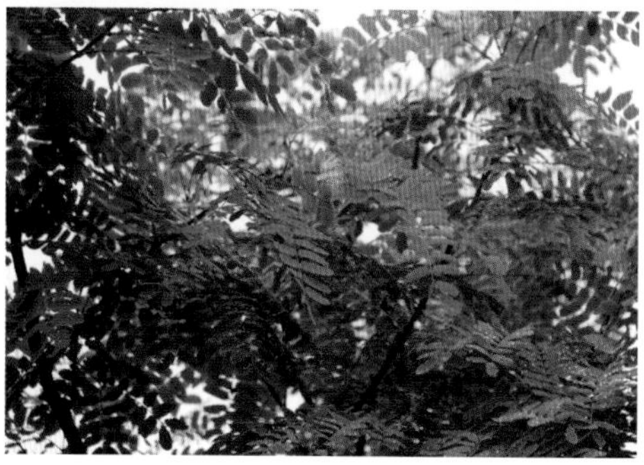

决　明

Cassia obtusifolia L.

中药名　决明子（药用部位：成熟种子）。

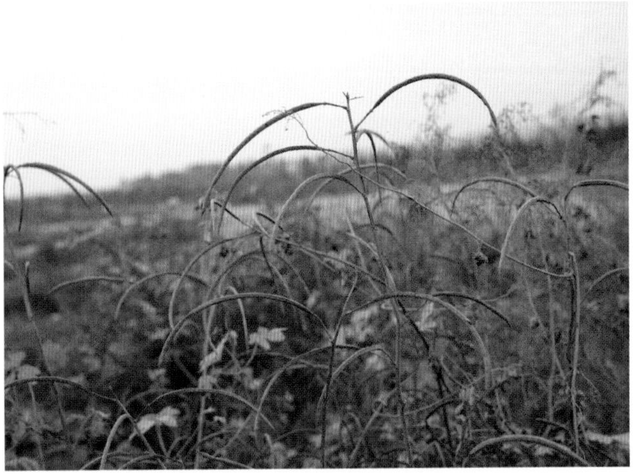

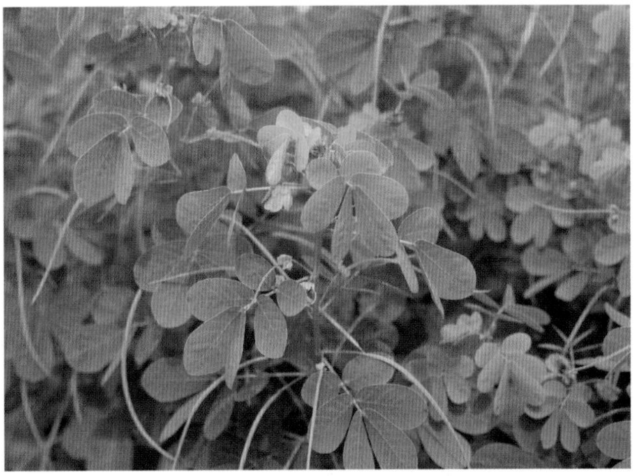

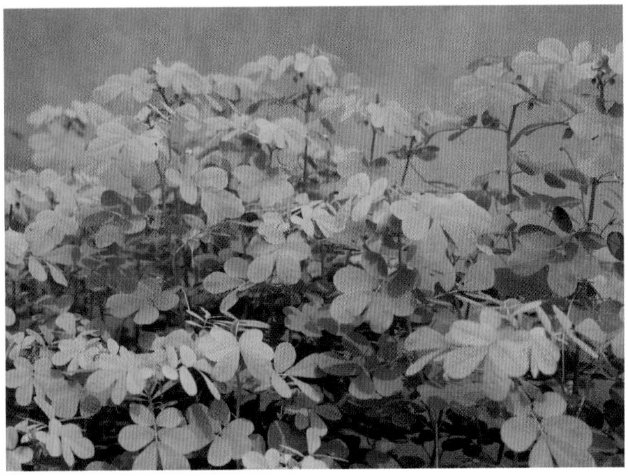

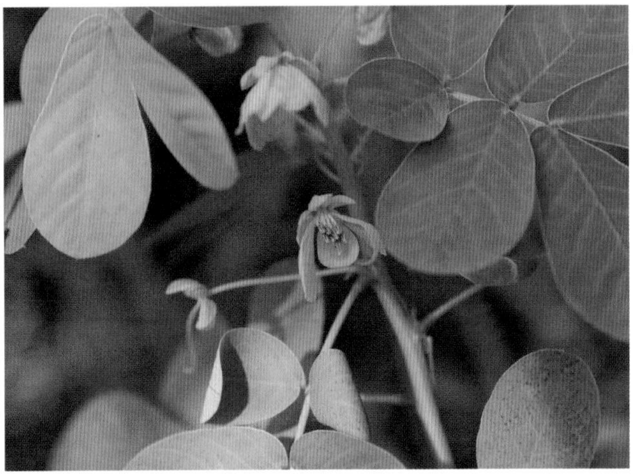

植物形态　一年生半灌木状草本。叶互生；羽状复叶，叶轴上有棒状腺体；小叶3对，膜质，倒卵形。花成对腋生；萼片、花瓣均为5枚，花冠黄色；雄蕊10枚，发育雄蕊7枚。荚果纤细，近四棱形，两端渐尖。种子棱柱形，淡褐色，光亮。

生境分布　生于山坡、旷野及河滩沙地上。安徽省各地均有分布，多为栽培或逸为野生。

资　　源　安徽省决明子药材以栽培品为主，主产于淮北、江淮及皖西大别山区，各地栽培面积不稳定，年产量较大。

采收加工　9~11月果实成熟、荚果变黄褐色时采收，选晴天早晨露水未干时将全株割下或摘下果荚，晒干，打出种子，扬净荚壳及杂质，再晒干。一般鲜品3kg可以加工成干品1kg。

药材性状

本品略呈菱方形或短圆柱形，两端平行倾斜，一端钝圆，另端倾斜并有尖头，长3~7mm，宽 2~4mm。表面绿棕色或暗棕色，平滑，有光泽。背腹面各有 1 条突起的棱线，棱线两侧各有 1 条浅棕色线形凹纹。质坚硬，不易破碎。种皮薄，子叶 2 枚，黄色，呈“S”字形折曲并重叠。完整种子气微，破碎后有微弱豆腥气，味微苦，稍带黏性。

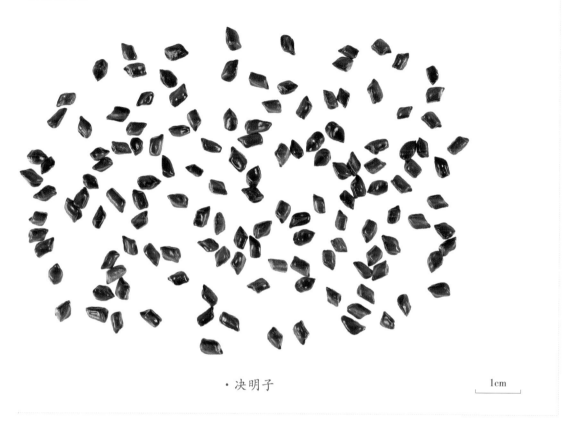

· 决明子

功效主治

苦、甘、咸，微寒。归肝、肾、大肠经。清肝明目，润肠通便。用于目赤肿痛，羞明多泪，青盲，雀目，目暗不明，头痛眩晕，大便秘结。

评　述

决明子的资源开发与利用　近年来，市场上对决明子的需求不断增加。据统计，《中国药典》《卫生部药品标准》收载含决明子的中成药达 80 余种。除广泛用于临床处方、中成药生产外，保健品及化工原料亦有大量需求。此外，决明子药食兼用，降脂降压功效确切，适合开发为各种保健品和用作食品添加剂。目前市售有各种决明子茶、决明子保健饮料、决明子酸豆奶、决明子山楂叶保健软糖等。决明子也适合加工制成日常保健用品，如保健药枕、按摩枕等。

苦　参

Sophora flavescens Ait.

中药名　苦参（药用部位：根）。

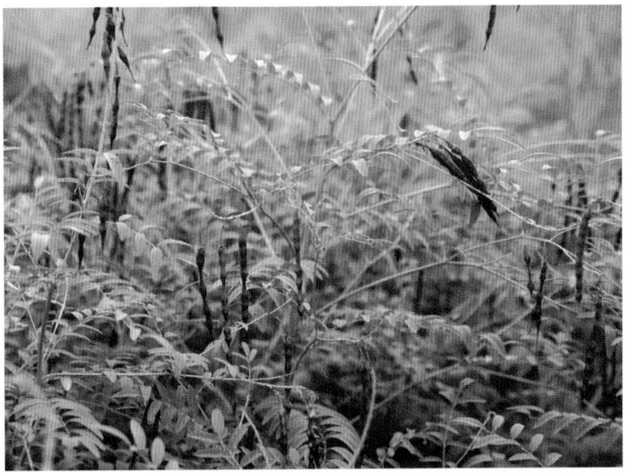
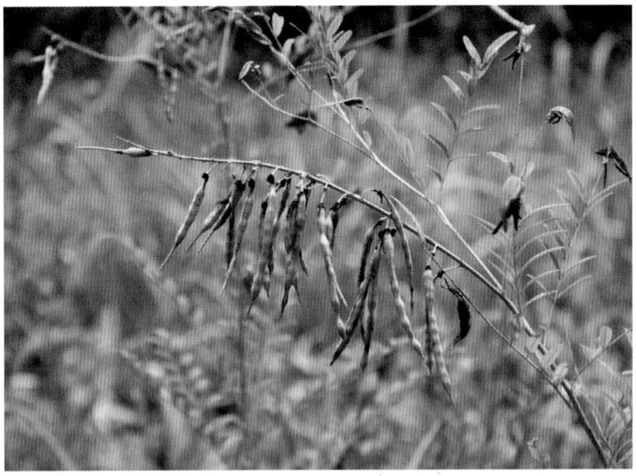
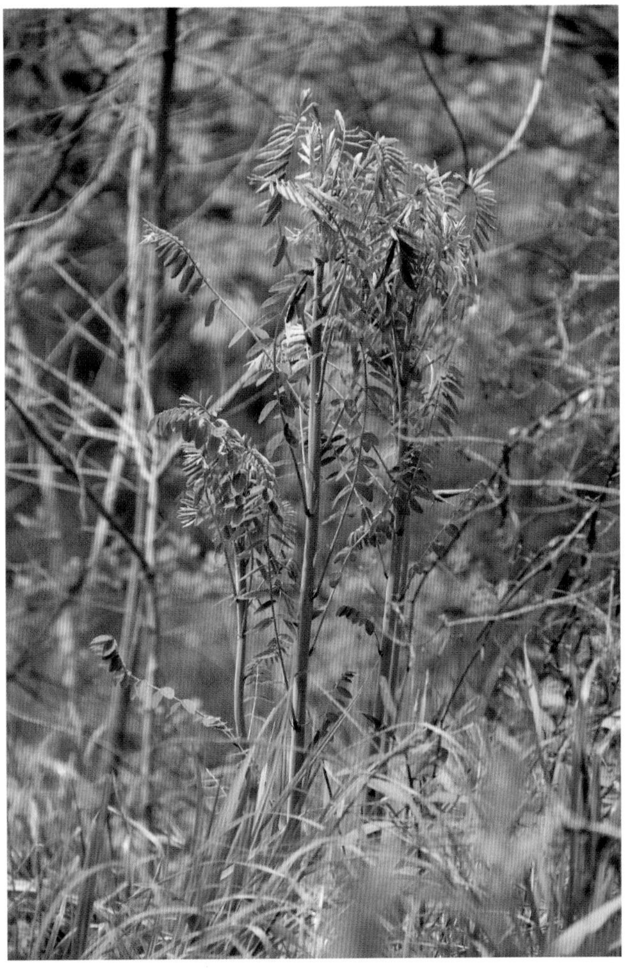
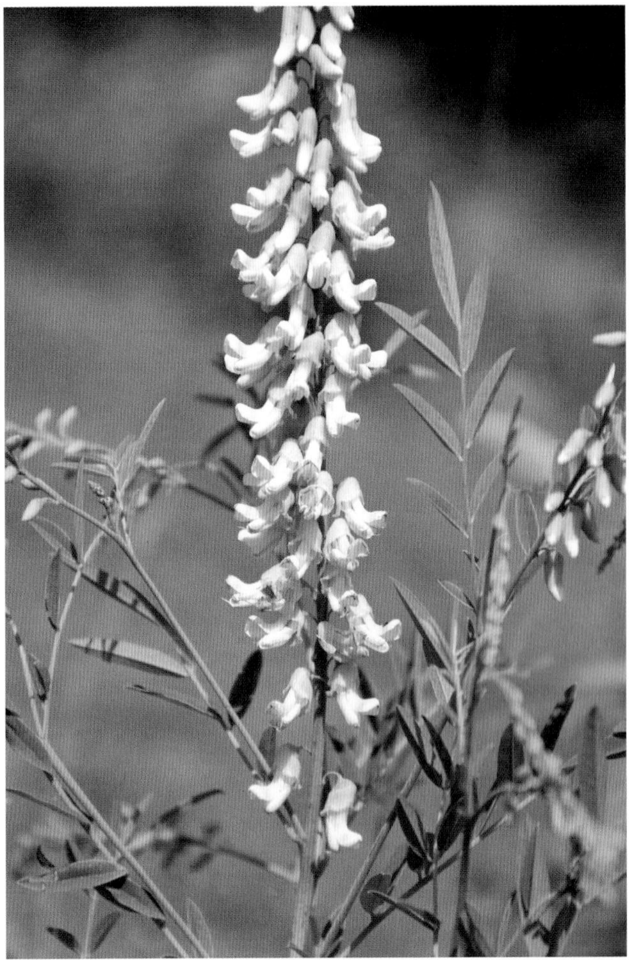

植物形态 落叶半灌木。奇数羽状复叶，小叶披针形。总状花序顶生，花多数，疏或稍密；花萼钟状；花冠比花萼长，旗瓣倒卵状匙形，翼瓣单侧生，龙骨瓣与翼瓣相似，稍宽；雄蕊 10 枚，分离或基部稍联合。荚果呈不明显的串珠状，稍呈四棱形，疏生短柔毛。种子长卵形。

生境分布 多生于向阳山坡草丛中、溪沟边及路边。分布于皖西大别山区、皖南山区、江淮丘陵地区。

资　源 安徽省苦参药材为野生资源，资源丰富，主产于皖西大别山区及江淮丘陵，为安徽省大宗野生药材之一。近年来苦参市场需求量较大，安徽省的野生苦参被大量采挖，资源量迅速减少。

采收加工 多于秋季采收，挖取全株，除去地上部分及须根，用刀分割成单根，洗去泥土，晒干或烘干。

药材性状

本品呈长圆柱形，下部常分枝，长 10~30cm，直径 1~2.5cm。表皮棕黄色至灰棕色，具纵皱纹及横生皮孔。栓皮薄，常破裂反卷，容易剥落，露出黄色内皮。质硬，不易折断，折断面纤维性。切片厚 3~6mm，黄白色，具放射状纹理。

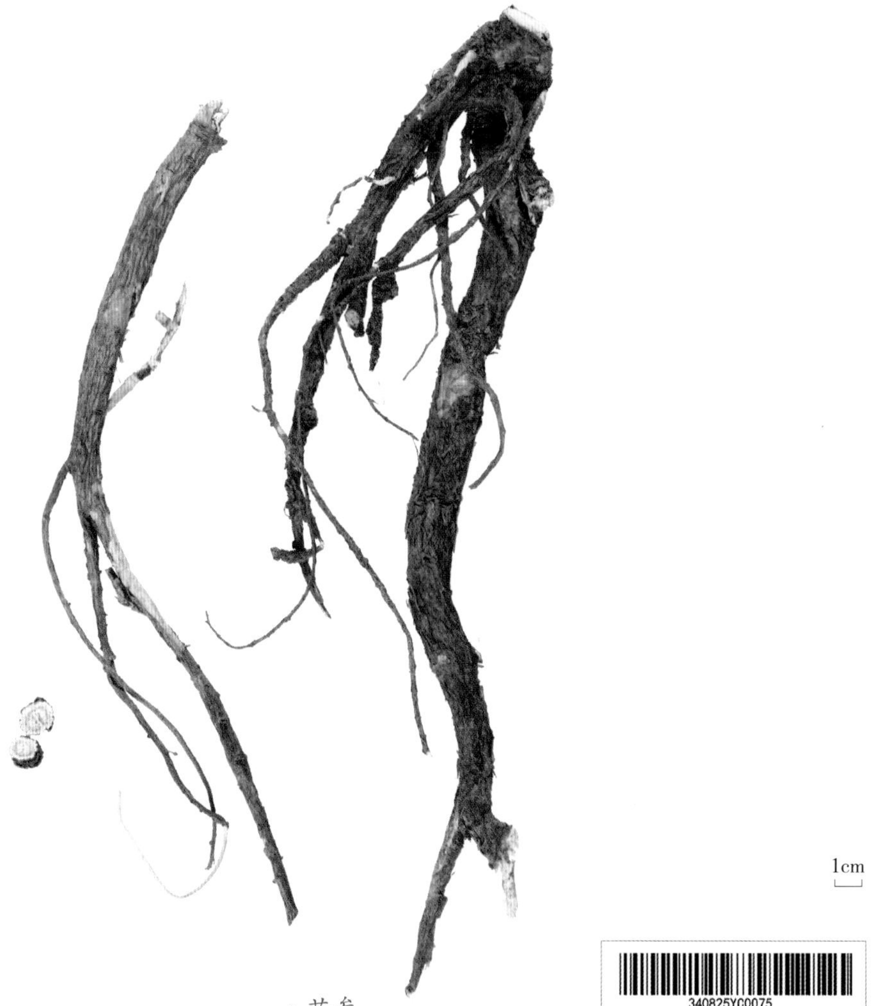

· 苦参

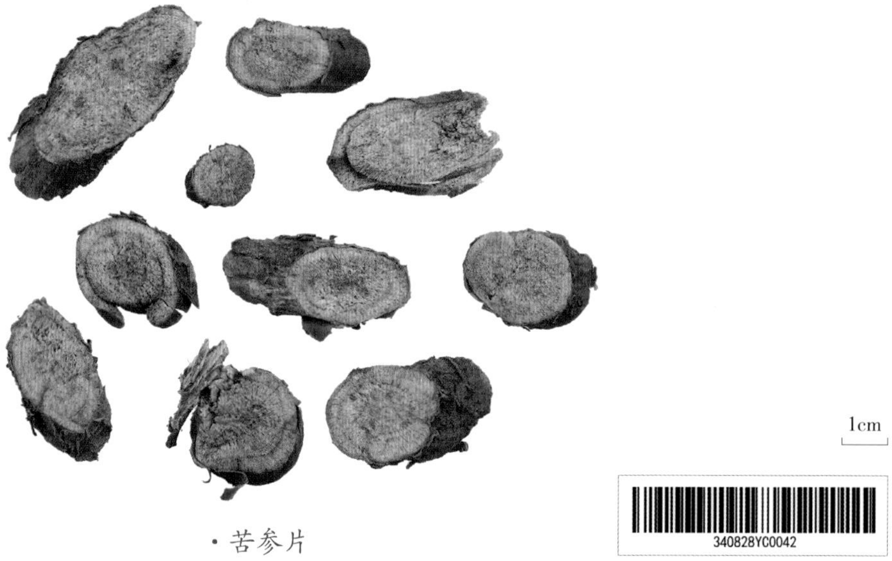

· 苦参片

功效主治 苦，寒。归心、肺、肾、大肠经。清热燥湿，祛风杀虫。用于湿热泻痢，肠风便血，黄疸，小便不利，水肿，带下，阴痒，疥癣，麻风，皮肤瘙痒，湿毒疮疡。

评　述

1. 苦参的根系调查　有学者报道苦参地下部分有根状茎，其上生有芽及向地上生长的茎。安徽中医药大学对苦参根系调查发现：生长在北方的苦参存在横走的根状茎，其与根的外观和显微特征方面都存在差异。北方的苦参根系与苦豆子根系特征相似，而生长在安徽等南方的苦参常不具有根状茎。

2. 苦参的异常构造　苦参根被报道有“环状年轮”和“髓”状结构。安徽中医药大学研究团队对苦参根的发育解剖研究发现，苦参根中“环状年轮”不是真正意义的生长轮，“髓”状结构也不是真正意义的髓，而是异常构造发育所致。

野 葛

Pueraria lobata (Willd.) Ohwi

中药名 葛根（药用部位：块根）。

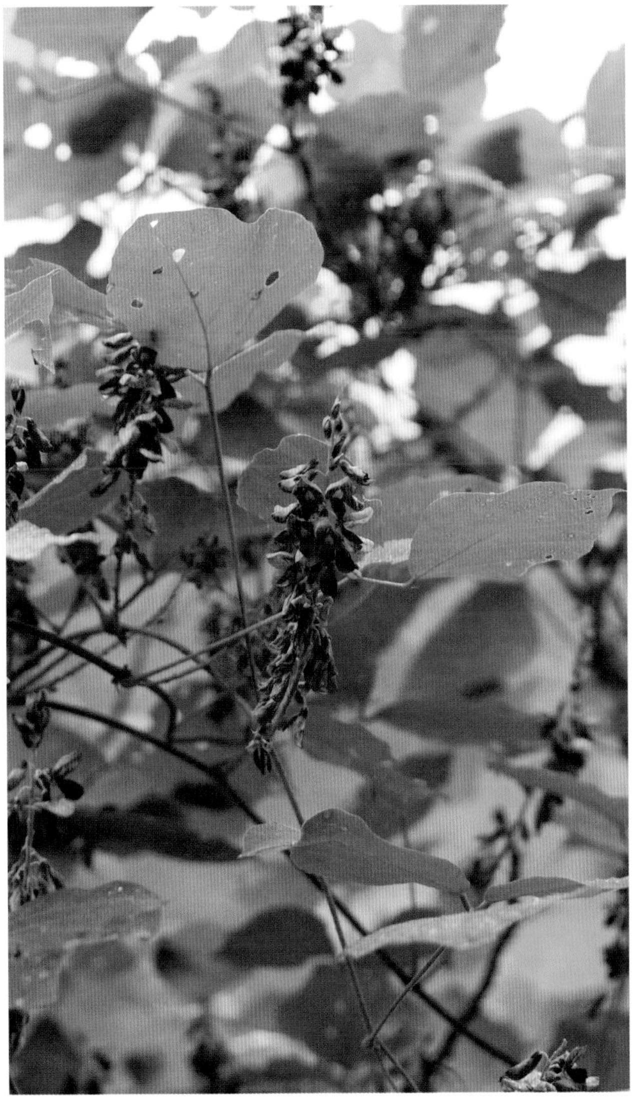

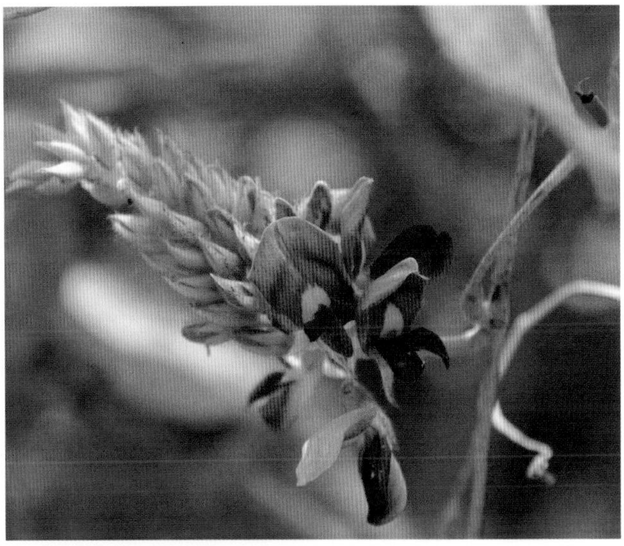

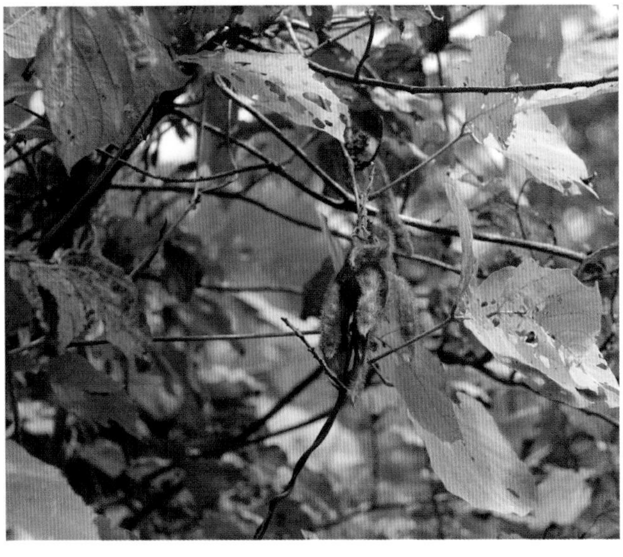

植物形态 大型木质藤本。全株被黄色长硬毛，茎基部木质，有粗厚的块状根。三出复叶，顶生小叶菱状卵形。总状花序腋生；花密集，花冠紫色，旗瓣倒卵形，翼瓣镰状，龙骨瓣镰刀状长圆形。荚果条形，扁平。

生境分布 多生于山坡林缘、路旁或树林下。安徽省各地均有分布。

资　　源 安徽省葛根药材为野生资源，淮河以南各地均产，主产于皖西大别山区，年产量可达数千吨。近年来，岳西县建立了葛根栽培基地。

采收加工 秋、冬二季采挖，趁鲜切成厚片或小方块，干燥。

药材性状

本品呈纵切的长方形厚片或小方块，长5~35cm，厚0.5~1cm。外皮淡棕色，有纵皱纹，粗糙。切面黄白色，纹理不明显，质韧，纤维性强。气微，味微甜。

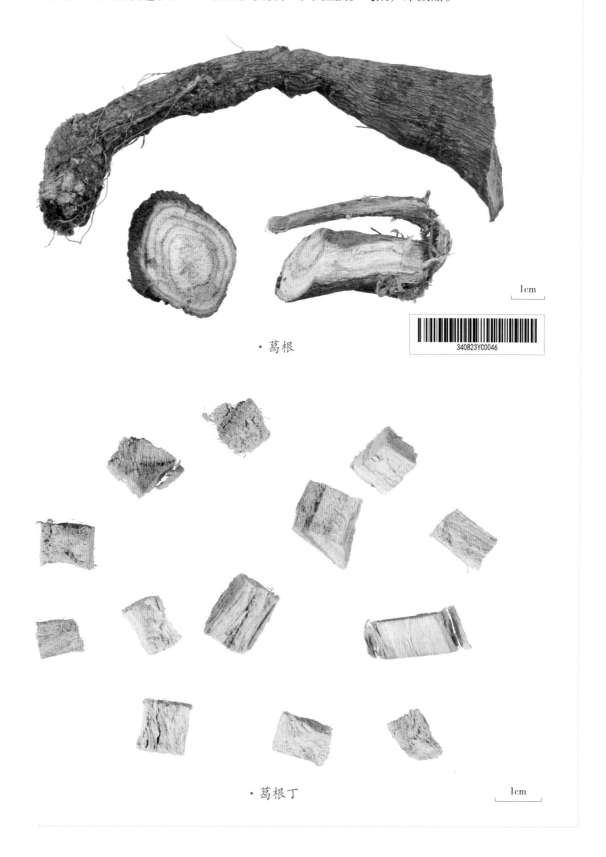

1cm

340823YC0046

· 葛根

· 葛根丁

1cm

功效主治 甘、辛，凉。归脾、胃、肺经。解肌退热，生津止渴，透疹，升阳止泻，通经活络，解酒毒。用于外感发热头痛，项背强痛，口渴，消渴，麻疹不透，热痢，泄泻，眩晕头痛，中风偏瘫，胸痹心痛，酒毒伤中。

评 述

1. 野葛的本草历史 葛根始载于《神农本草经》。宋代《本草图经》曰："今处处有之，江浙尤多。"明代《本草纲目》指出："葛有野生，有家种。"明代《本草品汇精要》记载以江浙、南康、庐陵为道地。清代《植物名实图考》曰："今则岭南重之，吴越亦鲜，无论燕豫、江西、湖广，皆产葛。"江浙自古与安徽为邻，安徽葛根资源利用的历史也源远流长。

2. 野葛与粉葛 一直以来，野葛和甘葛藤 *Pueraria thomsonii* Benth.（习称"粉葛"）均为葛根的基原植物。2005 版《中国药典》开始将葛根的来源规定为野葛，而将甘葛藤另作粉葛入药。临床上医生处方中习有柴葛和粉葛之分，柴葛与粉葛应均指野葛。

3. 野葛粉的开发利用与资源保护 野葛根中含有大量的淀粉，在安徽省大别山地区已被开发成葛粉及其他食品。野葛粉价格高，近年来安徽大别山地区的葛根被持续开发，导致葛根野生资源日益减少。采挖块根时，藤茎多弃之不用。藤茎中亦含有一定量的葛根素。加工葛粉的过程中，葛根的有效成分（异黄酮类成分）大量流失。近年来，市场上葛花有广泛需求，因野葛为高大藤伞，葛花市场上多有充伪。总之，应加大对野葛资源的综合利用。

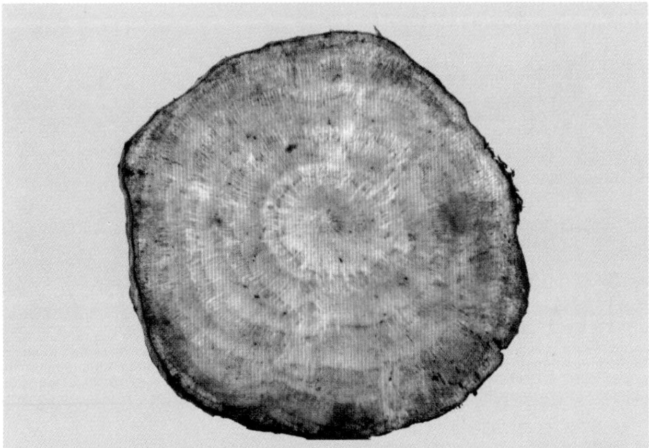

葛根横切面图

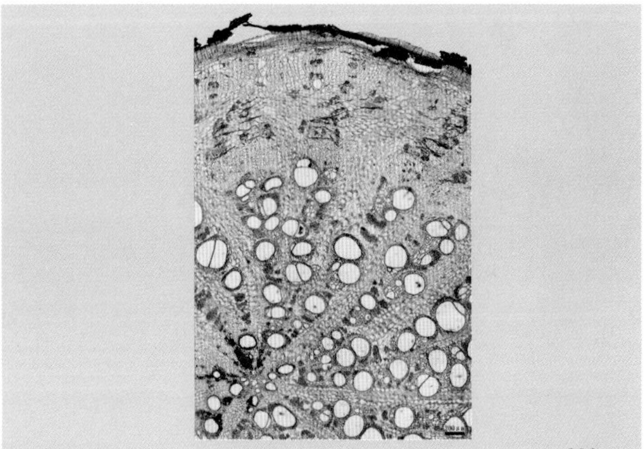

葛根横切面显微图

4. 葛根根系与块根异常结构 近年来安徽中医药大学开展了野葛根系研究，发现野葛根系中有贮藏功能的块根，也有吸收功能的不定根，还有输导功能的根。其中药用的为膨大的纺锤形块根。通过对野葛块根的发育解剖学研究，发现野葛块根中同心环结构为异常构造，异常维管组织的韧皮部与木质部相间排列，形成 2~5 个同心环。

大　戟

Euphorbia pekinensis Rupr.

中药名　京大戟（药用部位：根）。

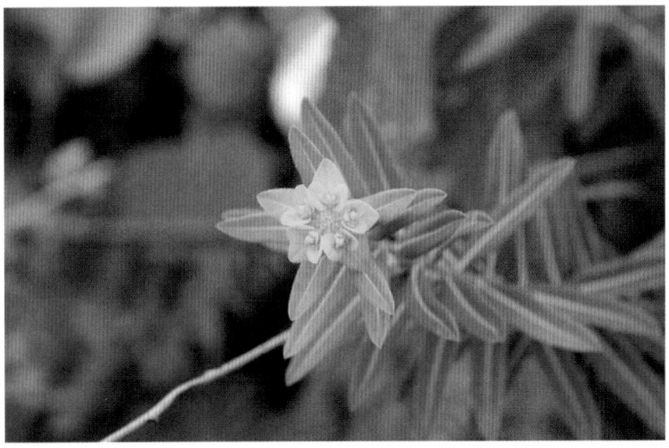
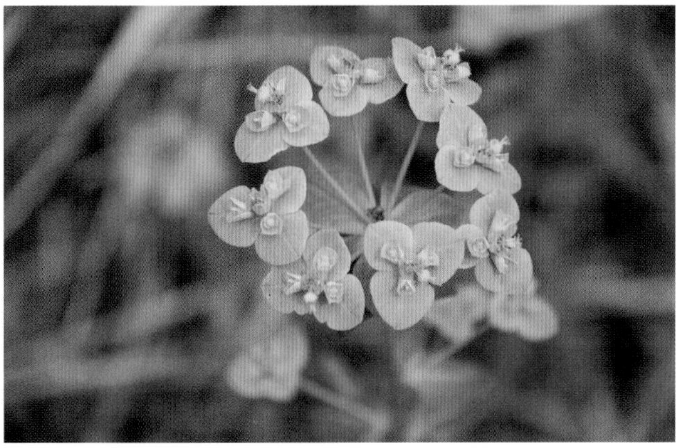
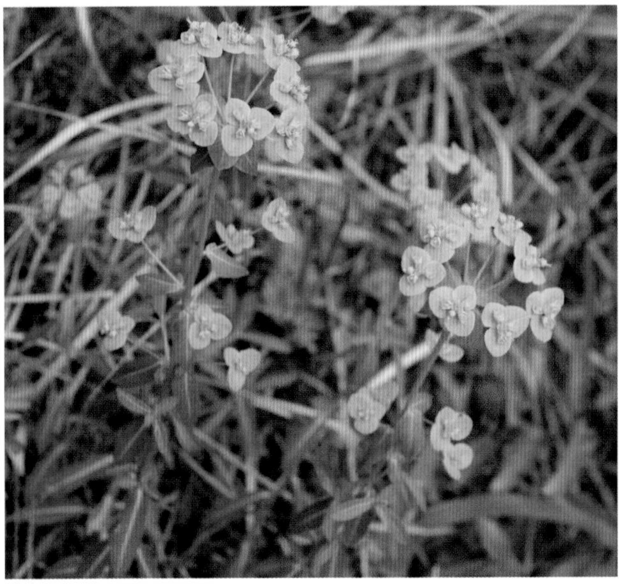
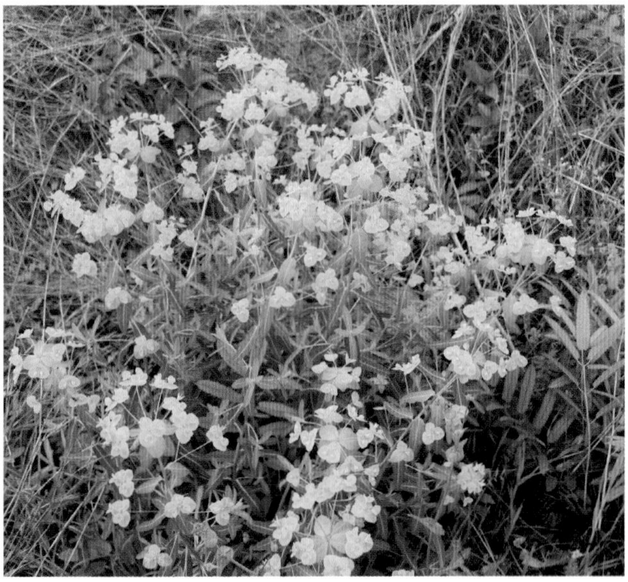

植物形态　多年生草本，有乳汁。根圆柱形至圆锥形。茎被短柔毛。单叶互生，矩圆状披针形。总花序常有 5 个伞梗，基部有 5 枚叶状苞片；杯状聚伞花序；杯状总苞顶端 4 裂，腺体 4 个；雄花多数，伸出总苞；雌花 1 朵，子房 3 心皮。蒴果表皮有疣状突起。

生境分布　生于落叶阔叶林的林缘、潮湿的灌丛草地、山涧沟边。分布于安徽省淮河以南地区。

资　　源　安徽省大戟药材为野生资源，资源比较丰富，主产于皖东丘陵及大别山部分地区，其中凤阳县、定远县、和县、全椒县、舒城县等地为大戟药材的传统主产区，年收购量较大。

采收加工　秋、冬二季地上部分枯萎后至早春萌芽前采挖，除去残茎及须根，洗净泥土，直接干燥，或切段、切片后干燥。

药材性状

本品呈不整齐的长圆锥形或圆柱形，略弯曲，常有分枝，长 10~20cm，直径 1.5~4cm。表面灰棕色或棕褐色，粗糙，有扭曲的纵皱纹、横向皮孔样突起及支根痕，支根少而扭曲。顶端略膨大，有多数茎基及芽痕。质坚硬，不易折断，断面类白色或淡黄色，折断面纤维性。气微，味微苦、涩。

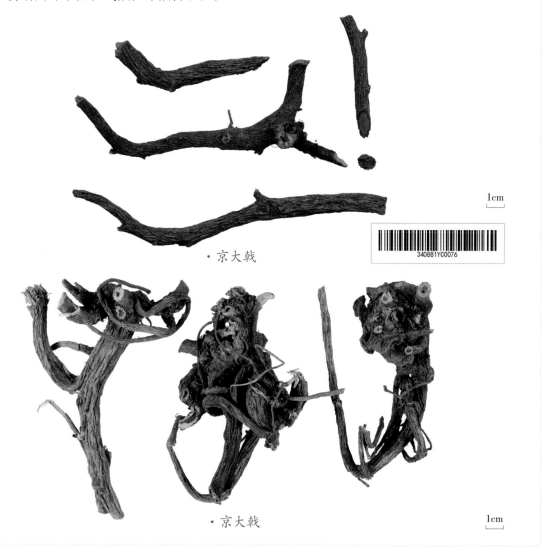

1cm

340881YC0076

·京大戟

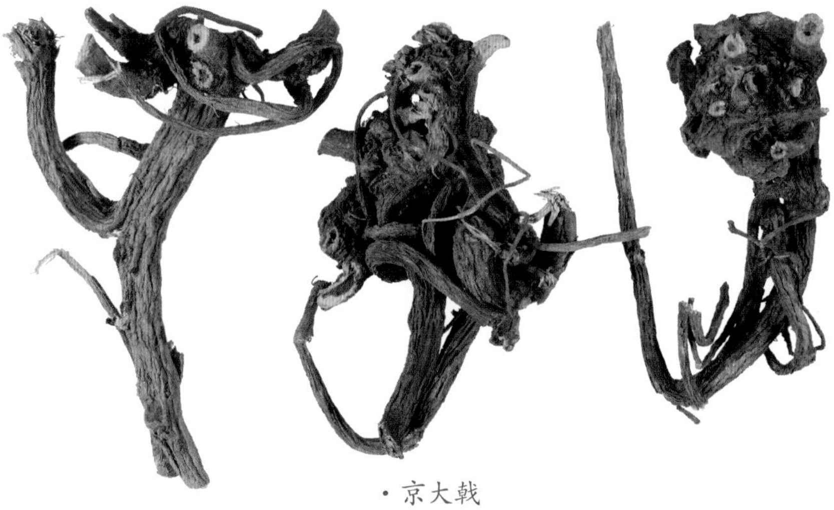

·京大戟

1cm

功效主治

苦、辛，寒。有毒。归肺、脾、肾经。泻水逐饮，消肿散结。用于水肿胀满，胸腹积水，痰饮积聚，二便不利，痈肿疮毒，瘰疬痰核。

评　述

大戟的主产区　宋代《本草图经》附有“滁州大戟”图。据第三次全国中药资源普查资料显示，1984 年滁州京大戟药材收购量为 35 t，这说明了大戟自宋代记载以来，安徽省江淮之间的皖东丘陵为全国大戟的主产区。滁州作为中药京大戟的传统产区具有悠久的历史。

甘肃大戟

Euphorbia kansuensis Prokh.

中药名 白狼毒（药用部位：根）。

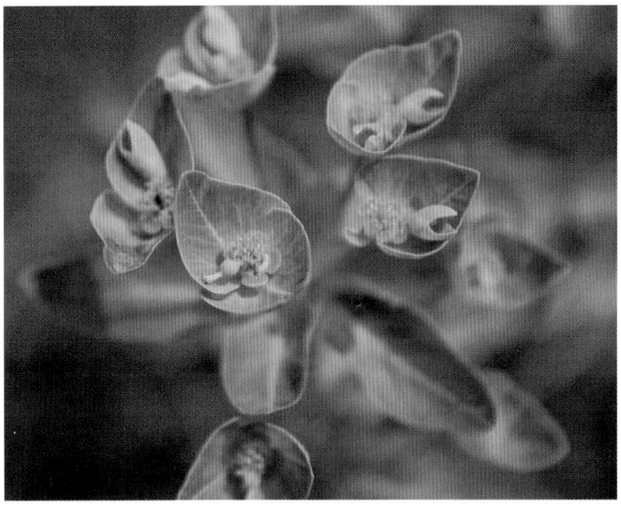
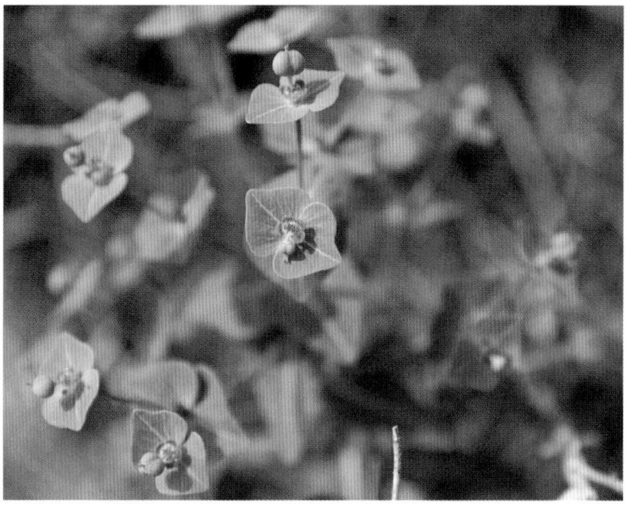
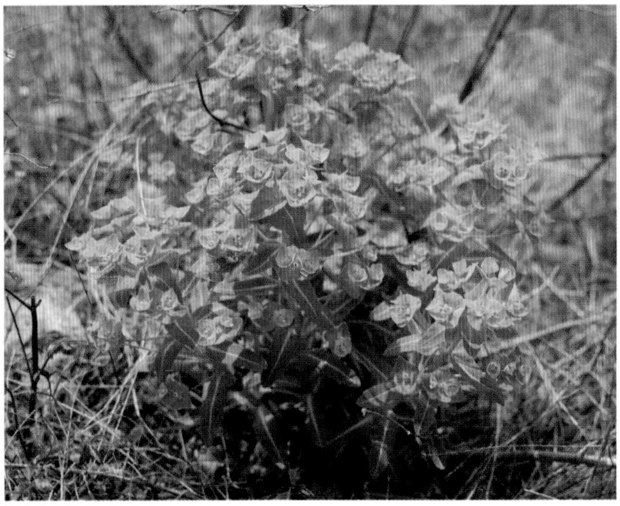
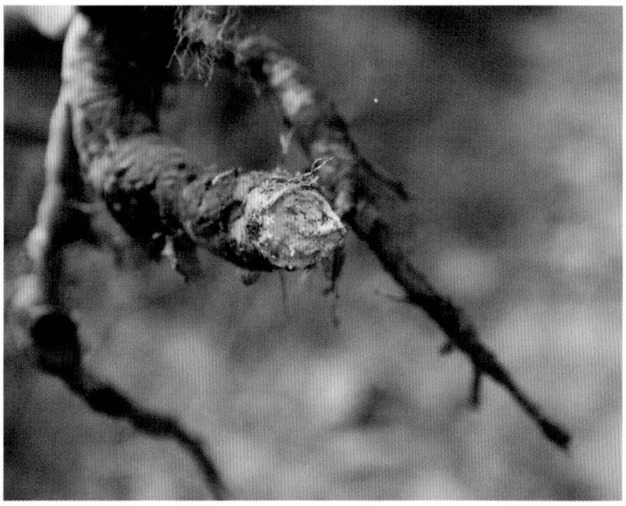
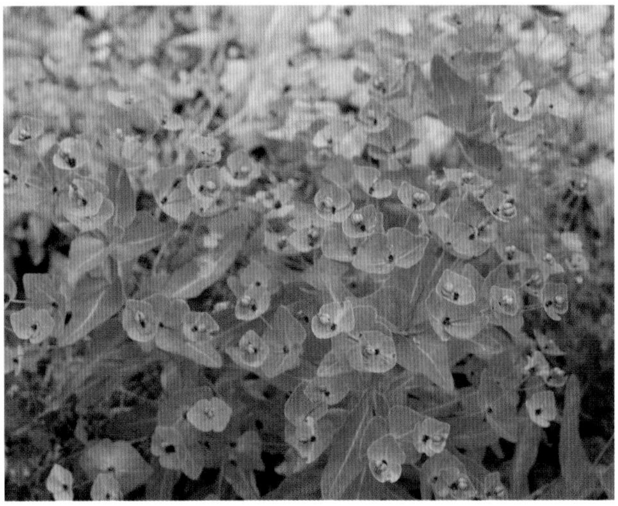
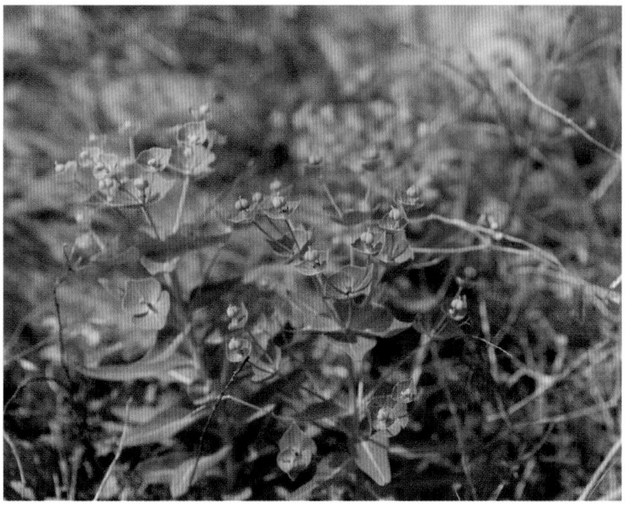

植物形态 多年生草本，全株无毛。肉质根纺锤形至圆锥形，外皮姜黄色，折断有黄色汁液。茎直立。叶互生，披针形或倒披针形。杯状聚伞花序顶生或腋生；杯状聚伞花序的总苞钟形，4 裂，腺体 4 个，雌雄花同序，雄花多朵；雌花 1 朵，柱头 2 裂。蒴果三角状球形，具微皱纹，无毛；花柱宿存；成熟时分裂为 3 个分果爿。种子三棱状卵形。

生境分布 生于山坡、草丛、沟谷、灌丛或林缘等。分布于安徽省沿江及淮北丘陵等地。

资　　源 安徽省白狼毒药材野生资源较为丰富，但尚未被利用。

采收加工 秋、冬二季待地上部分枯萎后至早春萌芽前采挖，除去残茎及须根，洗净泥土，直接干燥或切段、切片后干燥。

药材性状

本品多为横、斜或纵切片，呈类圆形或长圆形块片，直径 1.5~8cm，厚 0.3~4cm。外皮薄，黄棕色或灰棕色，呈重叠的薄片状，易剥落而露出黄色皮部。切面黄白色，有异型维管束，形成黄色或黄褐色大理石样纹理或环纹，黄色或黄褐色部分常为凝聚的分泌物。体轻，质脆，易折断，断面显粉性。气微，味微辛。

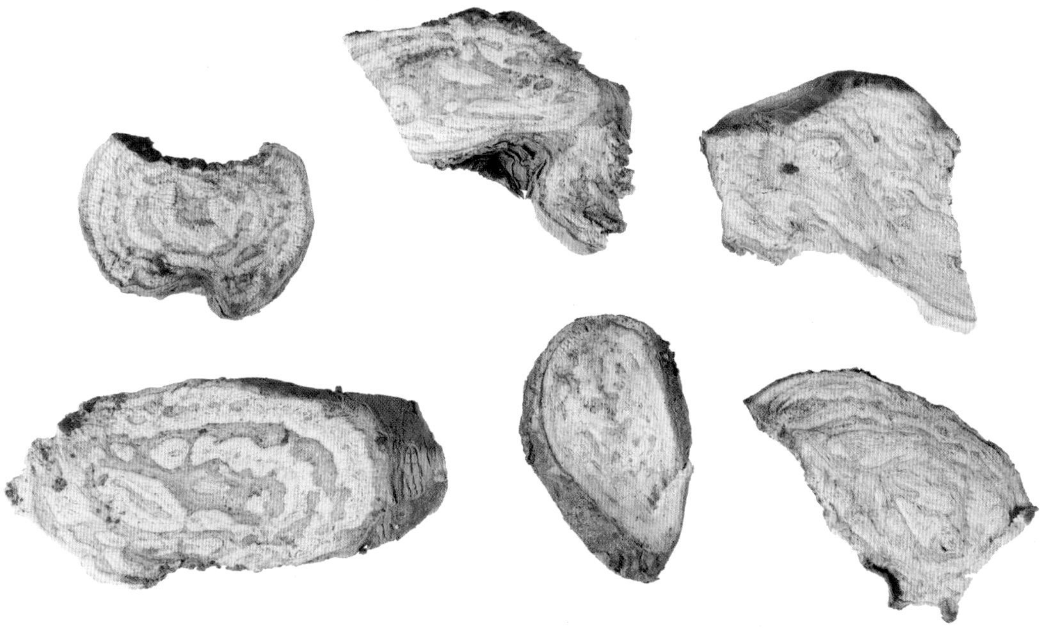

· 白狼毒　　1cm

功效主治 辛，平。有毒。归肝、脾经。散结，杀虫，祛风止痒，解毒。用于淋巴结结核，牛皮癣，神经性皮炎，慢性支气管炎，滴虫阴道炎。

白　鲜

Dictamnus dasycarpus Turcz.

中药名　白鲜皮（药用部位：根皮）。

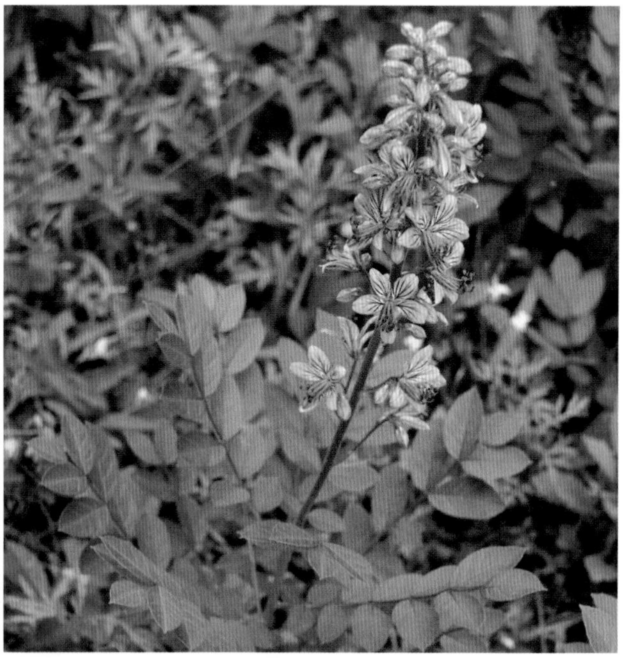
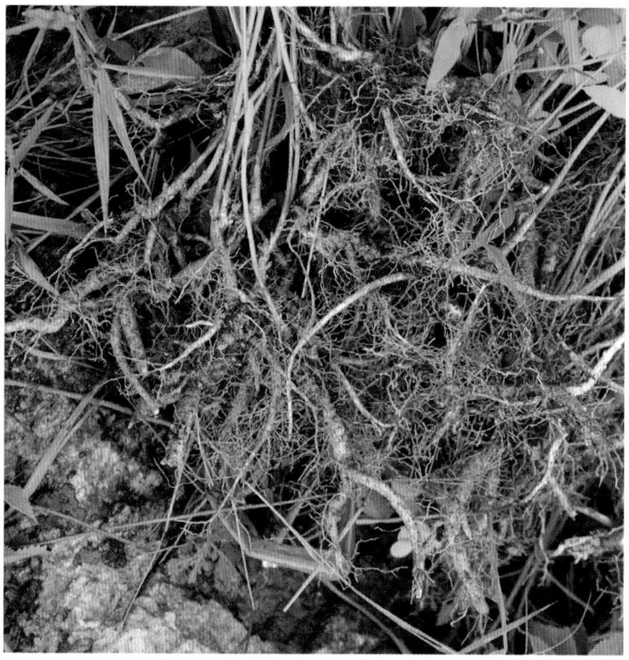
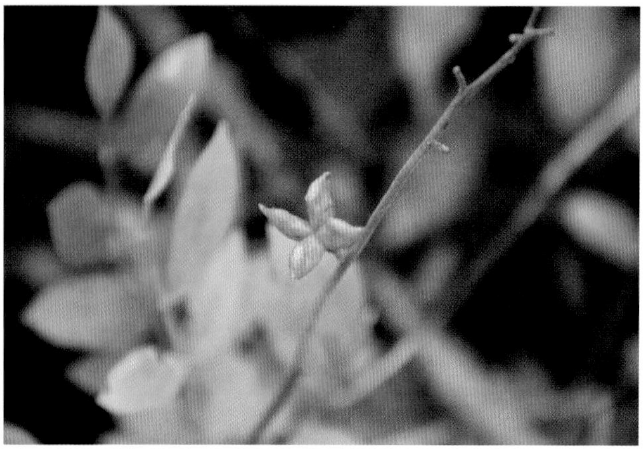
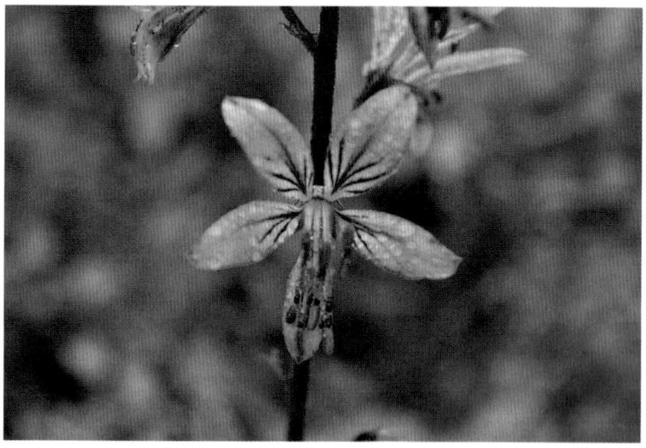

植物形态　多年生草本，有特异气味。根肉质粗长。茎基部稍木质化，幼嫩茎密被长毛及凸起的油点。奇数羽状复叶，小叶片 9~13 枚，有油点。总状花序，苞片狭披针形；花稍两侧对称，花各部分有紫色腺毛；萼片狭卵形；花瓣倒披针形；雄蕊 10 枚，伸出花瓣外，略向上反卷；心皮 5 个，离生。聚合蓇葖果。种子阔卵形或近圆球形。

生境分布　生于山坡或平地灌木丛中或草地或疏林下，石灰岩山地亦常见。分布于安徽省长江以北丘陵地区。

资源 安徽省白鲜皮药材以野生资源为主，资源丰富，主产于怀远县、定远县、来安县、全椒县、南谯区、明光市等地，产量较大，常年采收，年产量可达数百吨。

采收加工 春、秋二季均可采挖，怀远县、定远县等地一般在每年立夏后采挖，洗净泥土，去除须根，揉捻后趁鲜纵向剖开，抽去木心，晒干。

药材性状

本品呈卷筒状或双卷筒状，长 5~15cm，筒径 0.5~2cm，皮厚 0.2~0.5cm。外表面灰白色或淡灰黄色，稍光滑，具细纵皱纹和细根痕，常有突起的颗粒状小点，有时残留黄灰色栓皮；内表面类白色，光滑，有细纵纹。质轻而脆，易折断，断面黄白色，有粉性，不平坦，略呈层片状；剥去外层，迎光可见闪烁的小亮点。有羊膻气，味微苦而有清凉感。

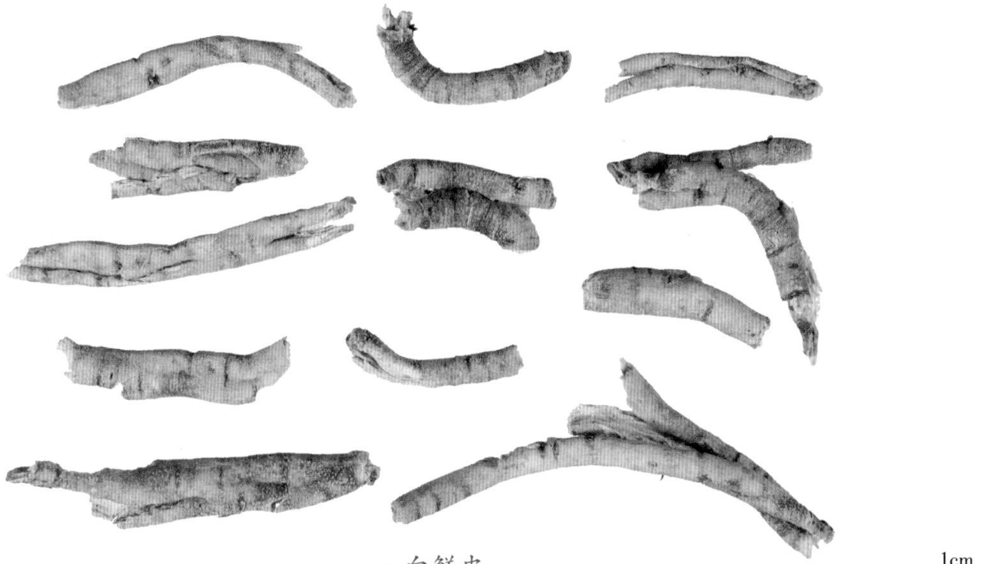

·白鲜皮

功效主治 苦，寒。归脾、胃、膀胱经。清热燥湿，祛风解毒。用于湿热疮毒，黄水淋漓，湿疹，风疹，疥癣疮癞，风湿热痹，黄疸尿赤。

评 述

安徽省白鲜的资源利用历史 《本草图经》附有“滁州白鲜”图，所描绘的轴根多粗壮分蘖、奇数羽状复叶互生叶序、总状花序、花大、花瓣倒披针形等特征与白鲜 *Dictamnus dasycarpus* Turcz. 的形态一致。清光绪四年（1878 年）《重修安徽通志·物志》记载安徽所产的大宗道地药材中亦收录有白鲜。据此可以推断，自北宋至清末，皖东丘陵所产白鲜为市场的主流产品。20 世纪 80 年代以后，随着产区北移，这些传统产区逐渐退出药材商品的收购范围。

吴茱萸

Evodia rutaecarpa (Juss.) Benth.

中药名　吴茱萸（药用部位：幼嫩果实）。

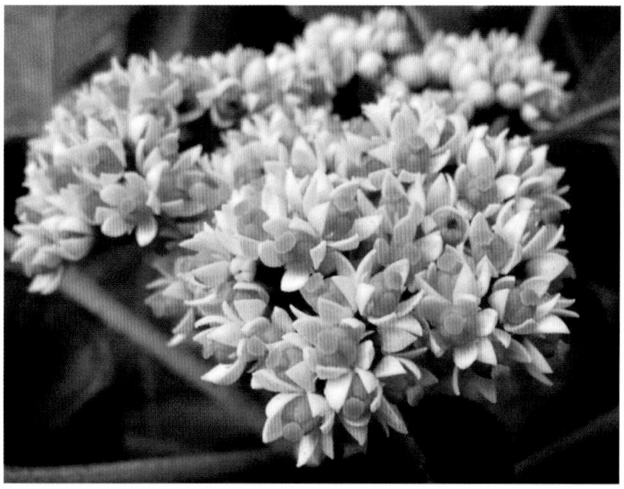
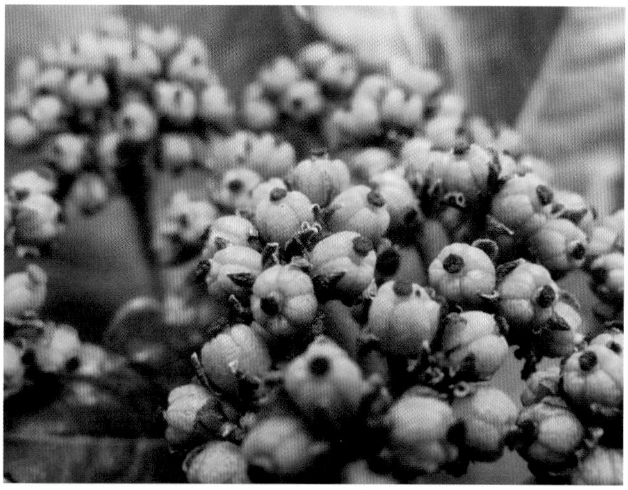
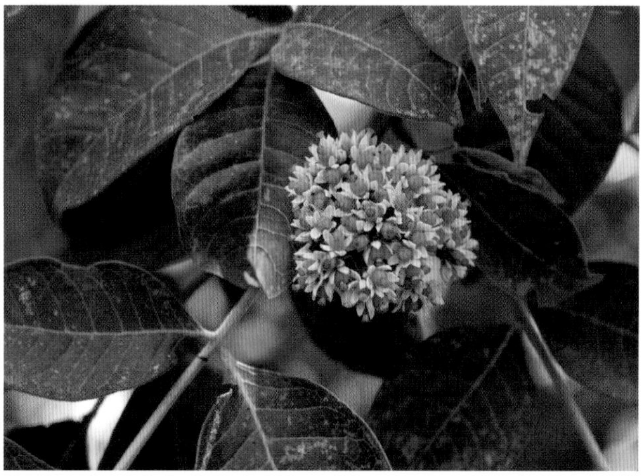
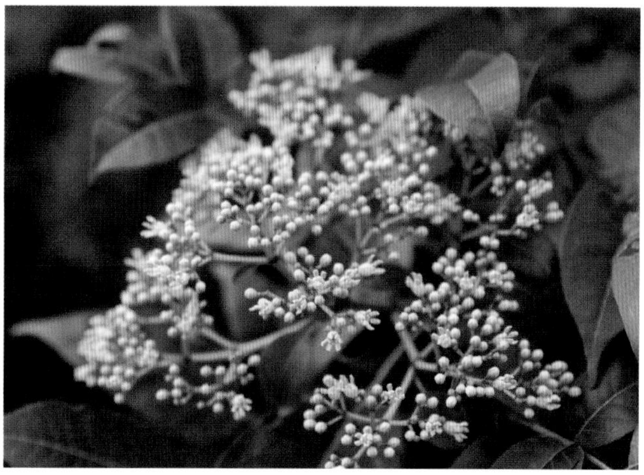

植物形态　小乔木或灌木，有特殊气味。单数羽状复叶互生；小叶 5~9 枚，椭圆形至卵形，下表面密被长柔毛，有腺点。花单性异株；圆锥状聚伞花序顶生；花白色，5 数。蓇果扁球形，成熟时裂开，呈 5 个果瓣，蓇葖果状，紫红色，有粗大油腺点。

生境分布　生于海拔 400~800m 的疏林中及林缘路边。分布于皖西大别山区及长江以南地区，其中广德市、贵池区及青阳县等地有吴茱萸栽培。

资　　源　安徽省有野生和栽培吴茱萸药材，主产于皖西大别山区和皖南各县，常年收购，产量较大。

采收加工　7~9 月果实呈茶绿色而心皮未分离时采摘整个果穗，晒干或微火烘干，揉搓下种子，除去果柄及杂质。

药材性状

本品呈类球形或略呈五角状扁球形，直径2~5mm。表面暗黄绿色至褐色，粗糙，有多数点状突起或凹下的油点。顶端有五角星状的裂隙，基部残留被有黄色茸毛的花萼及果柄。质硬而脆。气芳香浓郁，味辛辣而苦。

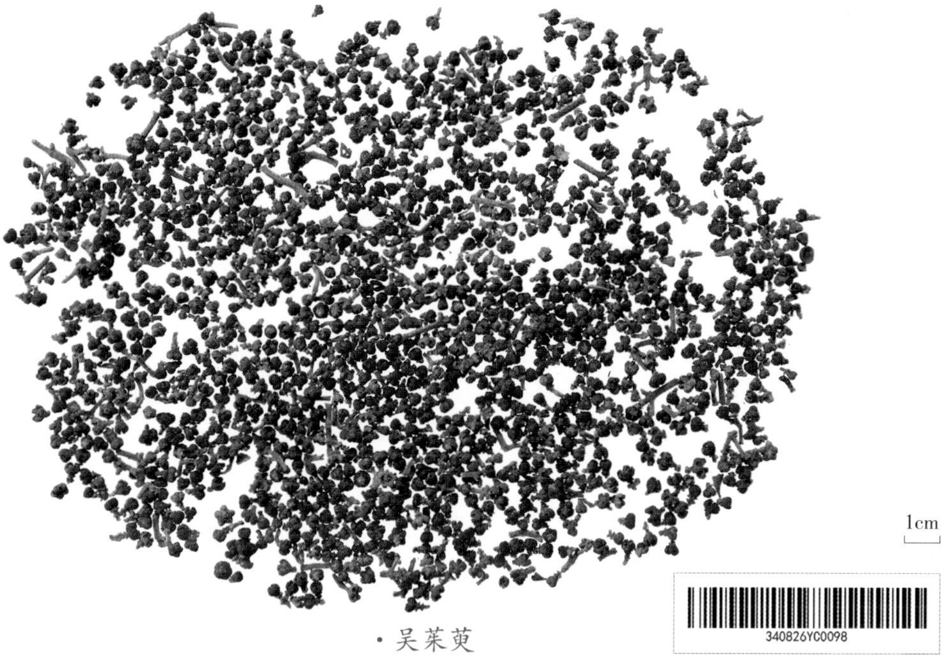

· 吴茱萸

功效主治 辛、苦，热。有小毒。归肝、胃、大肠、肾经。散寒止痛，疏肝下气，温中燥湿。用于脘腹冷痛，厥阴头痛，疝痛，脚气肿痛，呕吐吞酸，寒湿泄泻。

评　述

安徽省吴茱萸的资源现状 吴茱萸的野生资源在皖南山区有零星分布，其栽培区域仅在长江以南各地。二十世纪七八十年代，宣城、池州等地大面积引种栽培，主要集中在广德、宁国等地。现在宣城市部分地区依然有大面积栽培。

石 虎

Evodia rutaecarpa (Juss.) Benth. var. *officinalis* (Dode) Huang

中药名 吴茱萸（药用部位：幼嫩果实）。

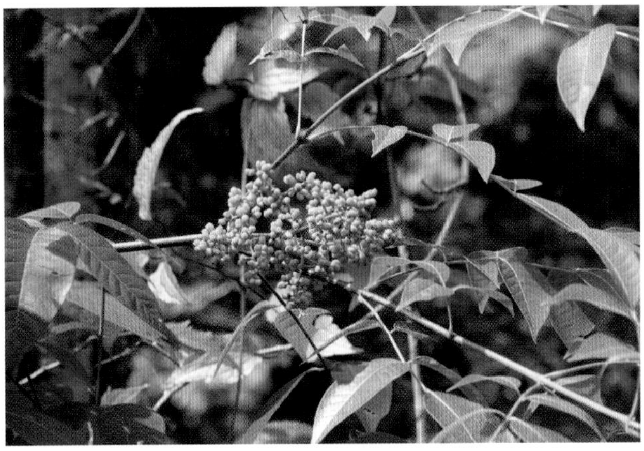
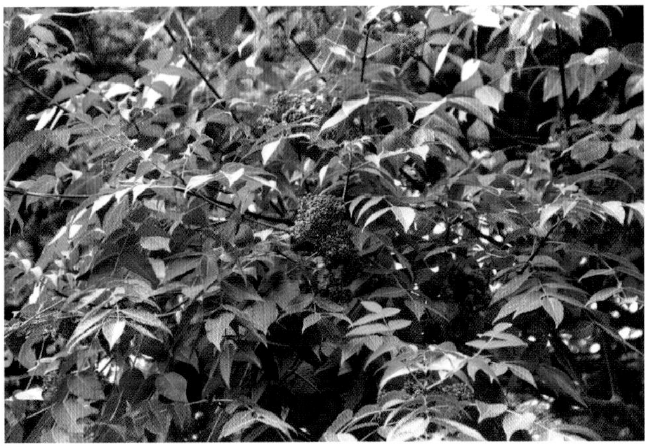

植物形态 本变种与吴茱萸形态相似，区别点为本变种具有特殊的刺激性气味。小叶 3~11 枚，叶片较狭，长圆形至狭披针形，先端渐尖或长渐尖，各小叶片相距较疏远，侧脉较明显，全缘，两面密被长柔毛，脉上最密，油腺粗大。花序轴常被淡黄色或无色的长柔毛。成熟果序不及吴茱萸密集。种子带蓝黑色。

生境分布 生于海拔 200~700m 的低山疏林下或林缘旷地。分布于皖南山区。

资 源 石虎为药材吴茱萸的基原之一，在安徽省为野生资源，主产于皖南山区各地，蕴藏量较大。

采收加工 7~8 月果实呈茶绿色而心皮未分离时采摘整个果穗，晒干，揉搓下种子，除去果柄及杂质。

药材性状 本品呈类球形或呈五角状开裂，直径 4~8mm。表面棕褐色至黑褐色，粗糙，有多数点状突起或凹下的油点。顶端五角星状开裂或裂至基部，基部有花萼及果柄。质硬而脆。气芳香浓郁，味辛辣而苦。

功效主治 辛、苦，热。有小毒。归肝、胃、大肠、肾经。散寒止痛，疏肝下气，温中燥湿。用于脘腹冷痛，厥阴头痛，疝痛，脚气肿痛，呕吐吞酸，寒湿泄泻。

评 述

石虎与少果吴茱萸 石虎在早期文献称为少果吴茱萸 *Evodia rutaecarpa* (Juss.) Benth. f. *meionocarpa* (Hand.-Mazz.) Huang（黄成就，1957 年），其典型特征为成熟果实在果序上聚集成团，常呈金字塔形。《中国植物志》又将其并入石虎 *Evodia rutaecarpa* (Juss.) Benth. var. *officinalis* (Dode) Huang。但二者在物候期和药材形态上具有一定差异。典型的少果吴茱萸主要集中在安徽、浙江地区，作为药材，其采收期在 7 月，晒干后药材灰黑棕色，果实颗粒较大，多开裂。典型的石虎在湖南地区大量栽培，其药材采收期集中在 9 月，此时果实颗粒小而绿，不开裂。

苦楝

Melia azedarach Linn.

中药名　苦楝皮（药用部位：树皮或根皮）、楝实（药用部位：成熟果实）。

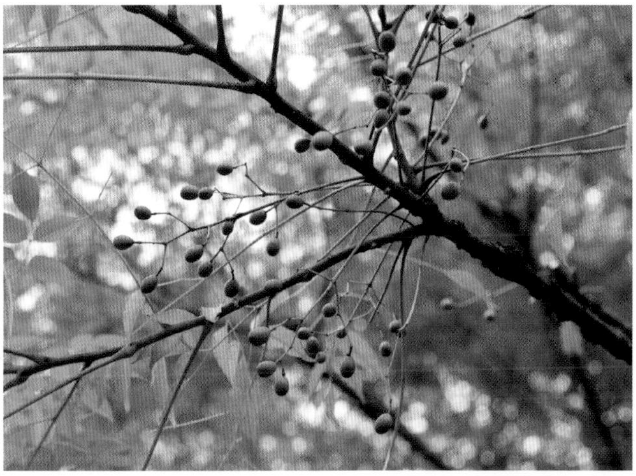
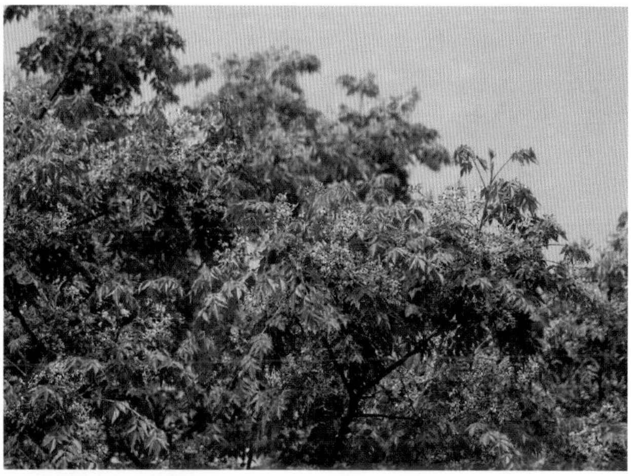
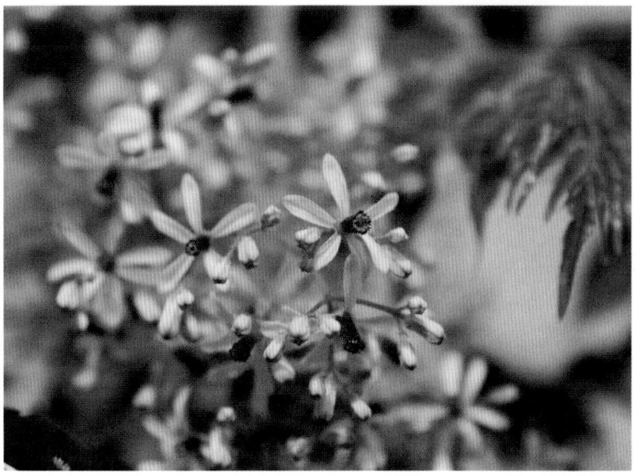
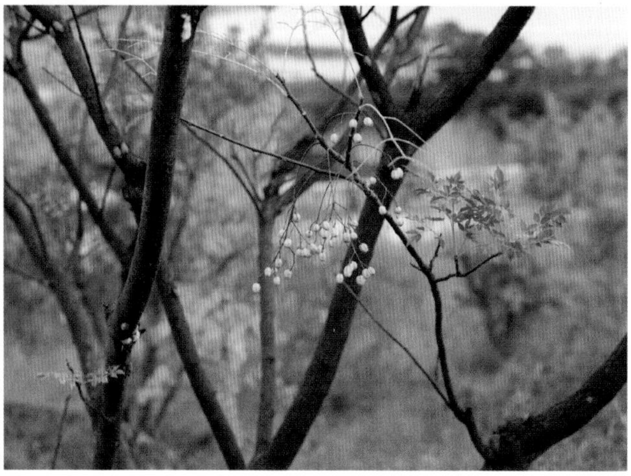

植物形态　落叶乔木。树皮呈暗褐色，具纵向裂纹。奇数羽状复叶二至三回，互生；小叶卵形、椭圆形至披针形，对生。圆锥花序腋生；花微有香气，紫色或淡紫色；花萼5裂，裂片披针形；花瓣5片；雄蕊10枚，花丝合生成筒；子房上位，5~6室。核果球形至卵圆形，种子椭圆形。

生境分布　生于路旁、山坡脚下，或栽植于村落附近。安徽省各地均有分布。

资　　源　安徽省苦楝皮药材资源比较丰富，但很少被收购以作药用。

采收加工　苦楝皮　春、秋二季，剥取干皮和根皮，晒干，也有剥取后除去栓皮，再晒干。

楝实　秋、冬二季果实成熟呈黄色时采收，或收集落下的果实，晒干、阴干或烘干。

药材性状

苦楝皮（干皮） 本品呈不规则块片状、槽状或半卷筒状，长宽不一，厚 3~7mm，外表面灰棕色至灰褐色，粗糙，有交织的纵皱纹及点状皮孔。木栓层常鳞片状，衰老的栓皮常剥落，露出砖红色的内皮；内表面淡黄色，有细纵纹。质坚韧，难折断，断面纤维性，呈层片状，可层层剥离，每层薄片均可见极细的网纹。气微，味极苦。

苦楝皮（根皮） 本品呈槽形的片状或长卷筒状，长 30~90cm，宽 0.3~0.7cm，外表灰褐色至灰棕色，较平坦，有多数纵裂纹及横向延长的皮孔。内表面白色至淡黄色。质地坚而稍脆，易折断，断面纤维性，呈层片状。气微，味极苦。

楝实 本品核果长圆形至近球形，长 1.2~2cm，直径 1.2~1.5cm。外表面棕黄色至灰棕色，微有光泽，干皱。先端偶见花柱残基，基部有果柄痕。果肉较松软，淡黄色，遇水浸润显黏性。果核卵圆形，坚硬，具棱 4~5 条，内分 4~5 室，每室含种子 1 枚。气特异，味酸、苦。

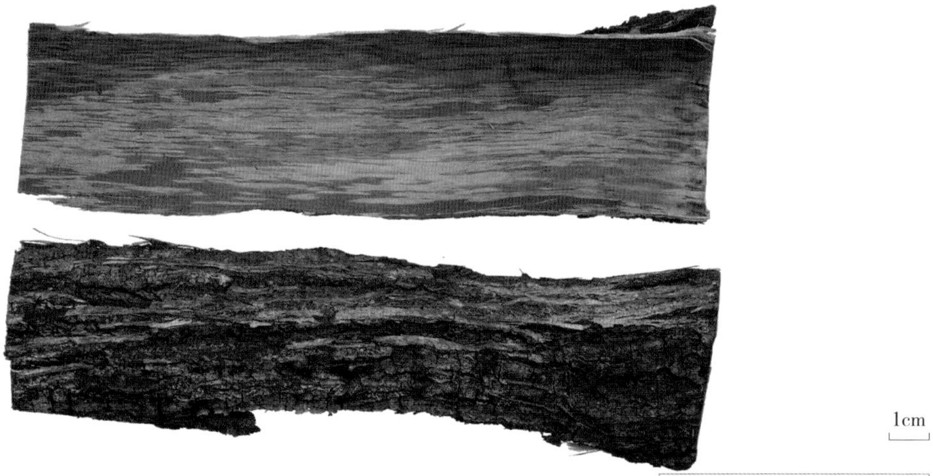

· 苦楝皮（干皮）

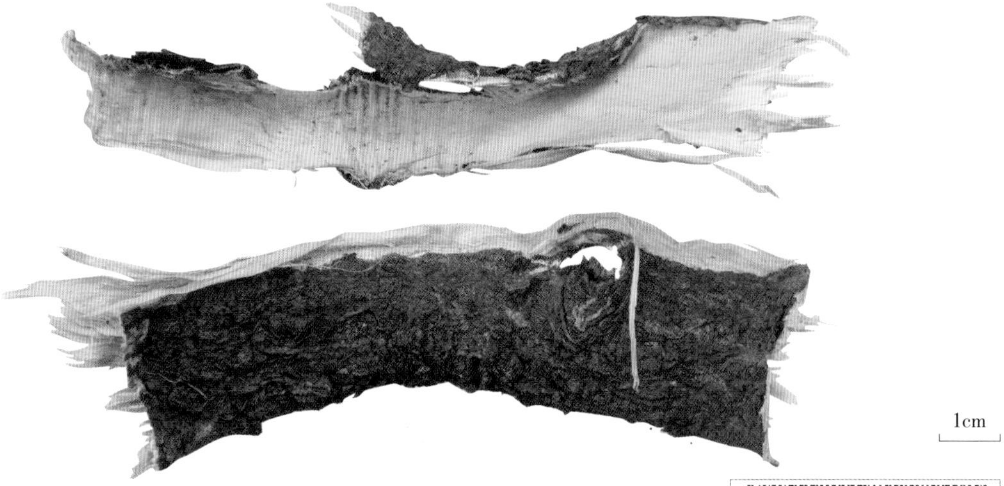

· 苦楝皮（根皮）

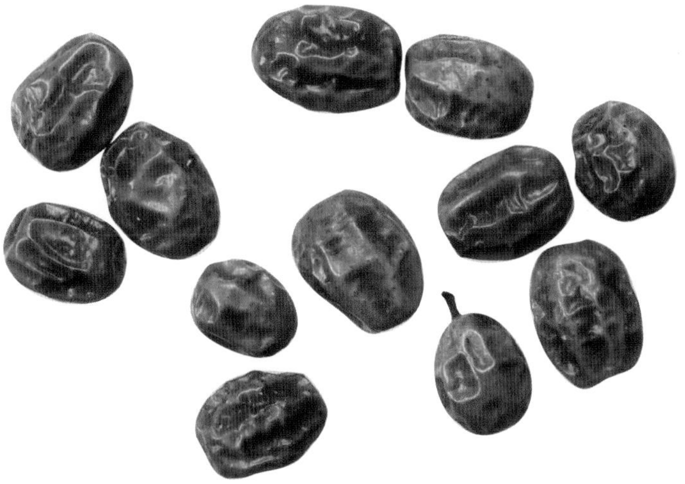

· 楝实

功效主治 **苦楝皮** 苦，寒。有毒。归肝、脾、胃经。杀虫，疗癣。用于蛔虫病，蛲虫病，虫积腹痛；外治疥癣瘙痒。

楝实 苦，微寒。有毒。归肝、胃、小肠经。行气止痛，杀虫。用于脘腹胁肋疼痛，虫积腹痛，疝痛，头癣，冻疮。

瓜子金

Polygala japonica Houtt.

中药名　瓜子金（药用部位：全草）。

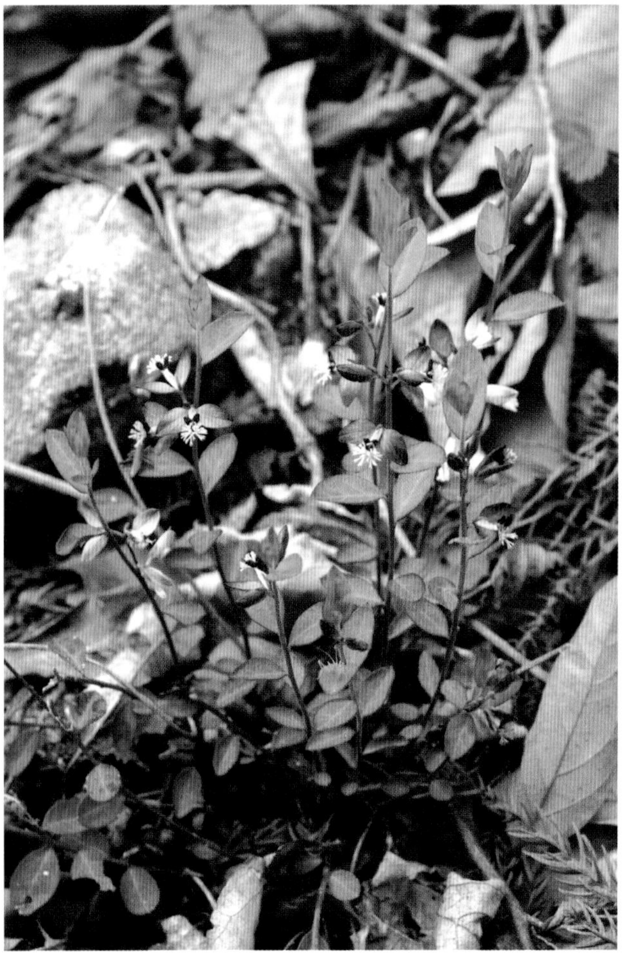

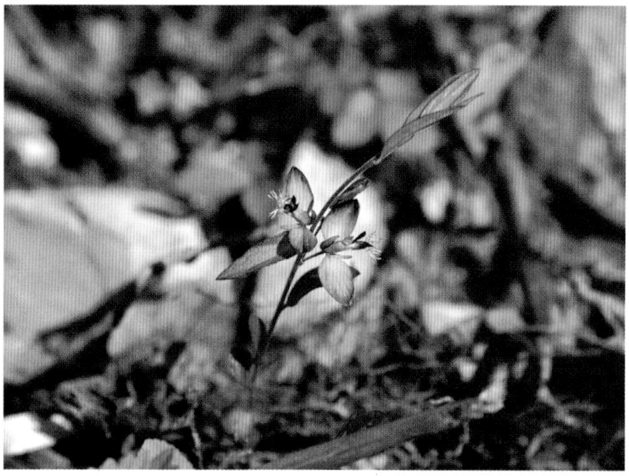

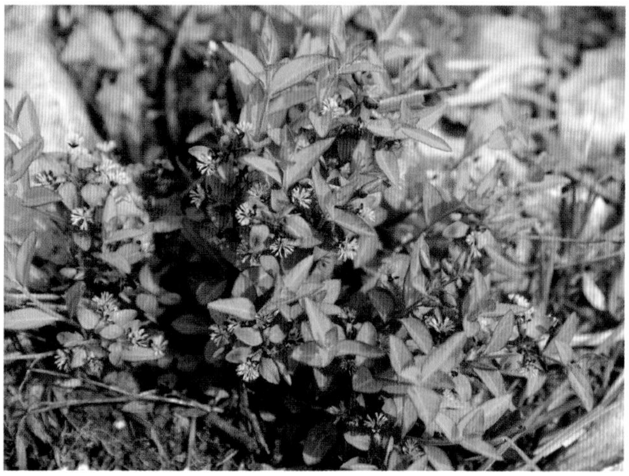

植物形态　多年生草本。茎丛生，直立或斜生，被卷曲短柔毛。单叶互生，近革质，卵形至卵状披针形。总状花序与叶对生，或叶腋外生；小苞片早落；萼片5枚，宿存，花瓣状，基部具爪；花瓣3片，白色至紫色，基部合生，侧生花瓣长圆形，基部内侧被短柔毛，龙骨瓣舟状，顶端背部具条裂鸡冠状附属物；雄蕊8枚；子房倒卵形。蒴果圆形，具阔翅，无毛。种子卵形。

生境分布　生于低山、丘陵的山坡、草地、路旁或石缝中。零星分布于安徽省各地的山区、丘陵和岗地。

资　　源　安徽省瓜子金野生药材资源稀少，常年有少量收购。

采收加工　秋季采集全草，洗净，晒干。

药材性状

本品根圆柱形而弯曲，长短不一，多折断，直径2~4mm，外表面灰褐色或暗黄棕色，有纵皱纹、横裂纹及结节，支根纤细。茎细，长10~30cm，径不及1mm，自基部丛生，灰褐色或稍带紫色，质脆易断。叶皱缩，展平后呈卵形或卵状披针形，全缘，灰绿色。总状花序腋生，花多皱缩。蒴果圆而扁，具宽翅，萼片宿存。气微，味稍辛辣而苦。

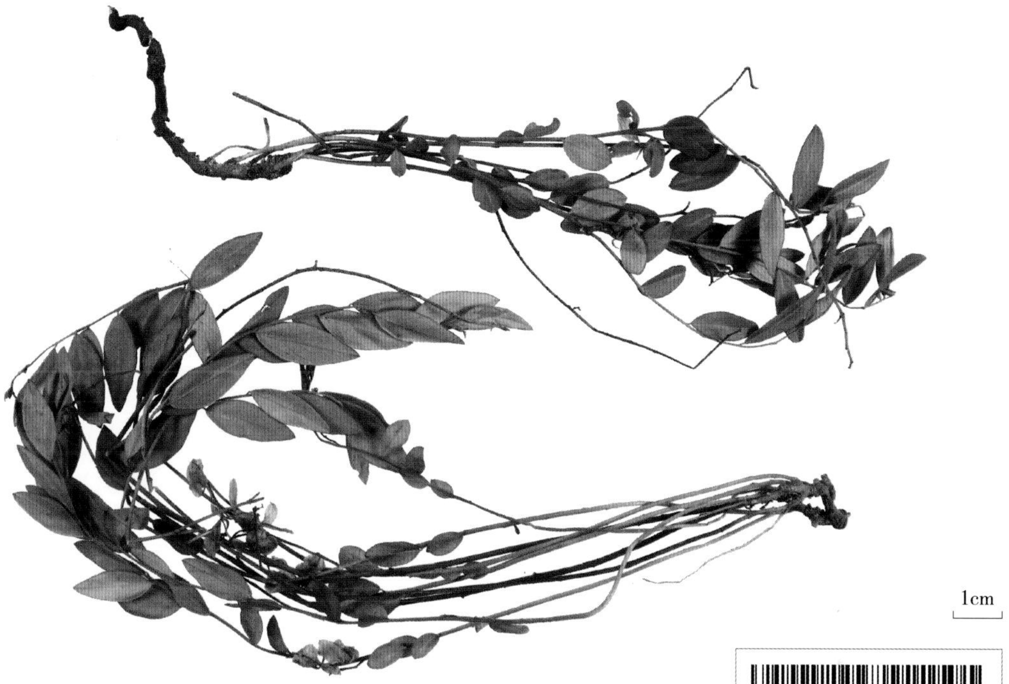

· 瓜子金

功效主治

辛、苦，平。归肺经。祛痰止咳，活血消肿，解毒止痛。用于咳嗽痰多，咽喉肿痛；外治跌打损伤，疔疮疖肿，蛇虫咬伤。

远　志

Polygala tenuifolia Willd.

中药名　远志（药用部位：根）。

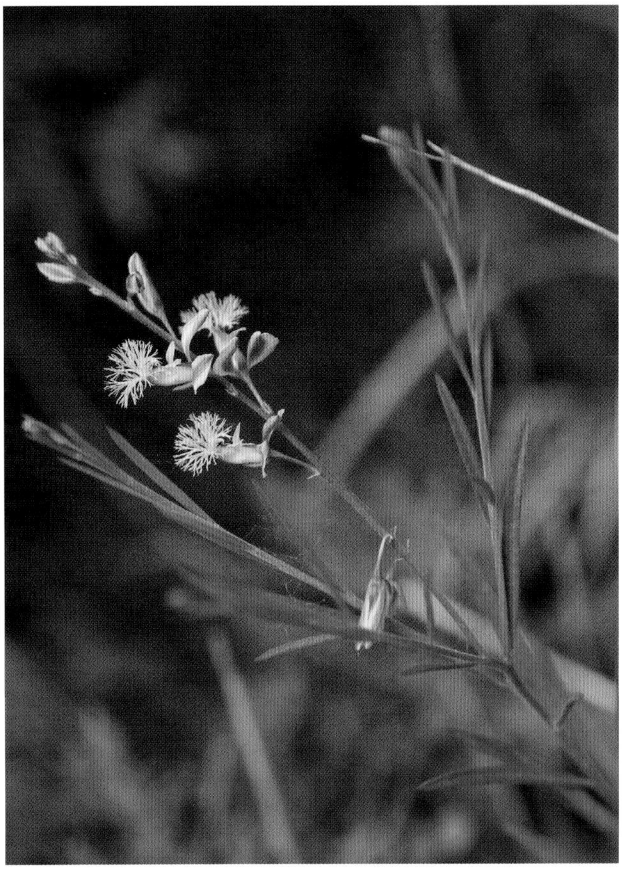

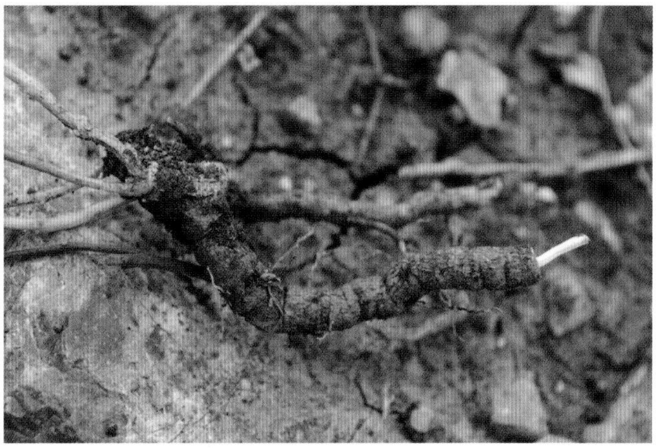

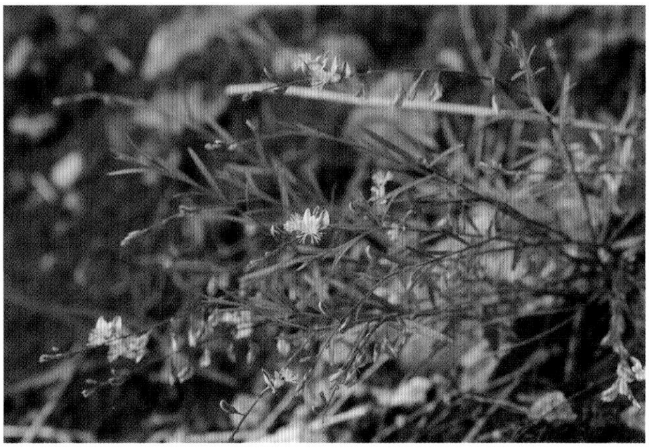

植物形态　多年生草本。茎被柔毛。叶纸质，线形或线状披针形，先端渐尖，基部楔形，无毛或极疏被微柔毛；近无柄。扁侧状顶生总状花序。小苞片早落；萼片宿存，无毛，3枚线状披针形；花瓣紫色，基部合生，侧瓣斜长圆形，基部内侧被柔毛，龙骨瓣稍长，具流苏状附属物；花丝3/4以下合成鞘，3/4以上中间2枚分离，两侧各3枚合生。果球形，直径4mm，具窄翅，无缘毛。种子密被白色柔毛，种阜2裂，下延。

生境分布　生于草原、山坡草地、灌丛中以及杂木林下。分布于宿州市、淮南市、淮北市、滁州市等地。

资　　源　安徽省远志野生药材资源较少，主产于安徽省淮河以北地区。

采收加工　春、秋二季挖取其根，除去须根和泥沙，晒干，生用或蜜炙用。旧时，趁新鲜时，选择较粗的根，抽去木心，即称“远志筒”，较细根，用棒捶裂，除去木心，称“远志肉”，因加工复杂，现药典已不再应用此种加工方法。

药材性状

本品呈圆柱形，略弯曲，长 3~15cm。直径 0.3~0.8cm。表面灰黄色至灰棕色，有较密并深陷的横皱纹、纵皱纹及裂纹，老根的横皱纹较密更深陷，略呈结节状。质硬而脆，易折断，断面皮部棕黄色，木部黄白色，皮部易与木部剥离。气微，味苦、微辛，嚼之有刺喉感。

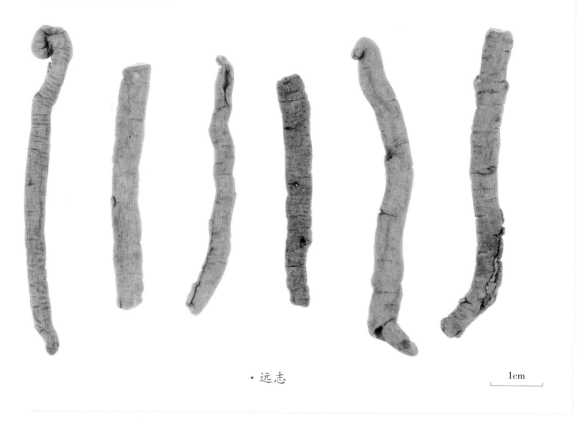

· 远志

功效主治

苦、辛，温。归心、肾、肺经。安神益智，祛痰，消肿。用于心肾不交，失眠多梦，健忘惊悸，神志恍惚，咳痰不爽，疮疡肿毒，乳房肿痛。

冬　青

Ilex chinensis Sims

中药名　四季青（药用部位：叶）。

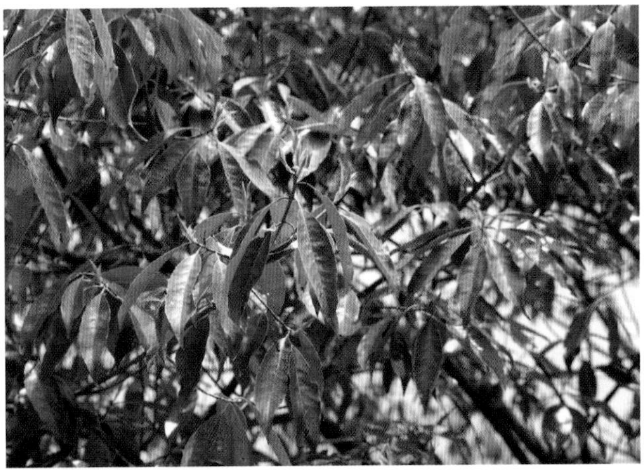
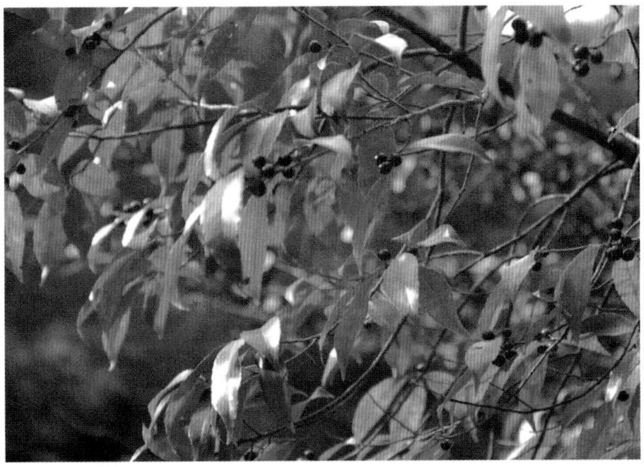
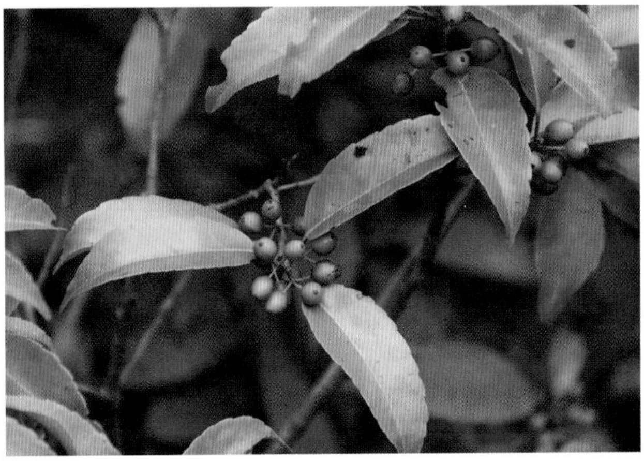
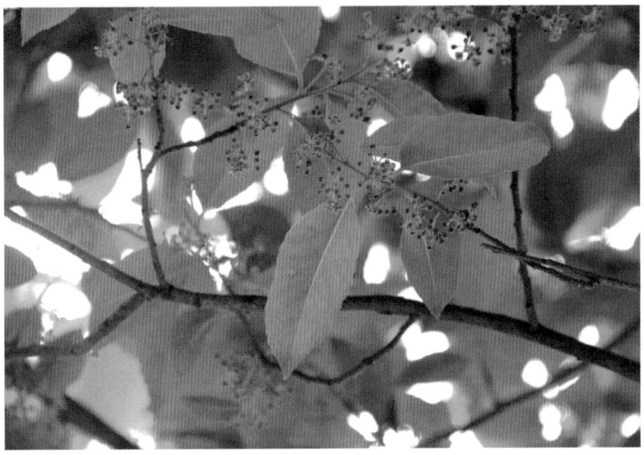

植物形态　常绿乔木。单叶互生；叶片薄革质至革质，椭圆形或披针形，边缘具圆齿。雌雄异株。雄花序具花 7~15 朵，排成三或四回二歧式聚伞花序；花萼浅杯状，具缘毛；花冠辐状，花瓣卵形，开放时反折；雄蕊短于花瓣；退化子房圆锥状。雌花序具一至二回分枝，具花 3~7 朵；花萼和花瓣同雄花，退化雄蕊长约为花瓣的 1/2；子房卵球形。果长球形，成熟时红色；分核 4~5 枚，狭披针形，内果皮厚革质。

生境分布　生于海拔 200~1000m 的山坡常绿阔叶林中和林缘。分布于皖西大别山区、皖南山区及江淮丘陵地区。

资　　源　安徽省四季青药材多以野生资源为主，资源比较丰富，宣城市等地常年有收购。

采收加工　秋季采摘叶子，薄摊，快速晒干，称“青叶”。在采集袋中闷一夜，捂热发汗，待叶片变成棕褐色至黑色时，取出，晒干，称“黑叶”。

药材性状

本品呈椭圆形或狭长椭圆形，少卵形，长 5~12cm，宽 2~4cm。先端短渐尖，基部楔形，边缘有疏浅锯齿。上表面绿褐色或黑褐色，有光泽；下表面灰绿色或棕褐色，两面均无毛，中脉在下表面隆起，侧脉每边 8~9 条。革质。气微清香，味苦、涩。

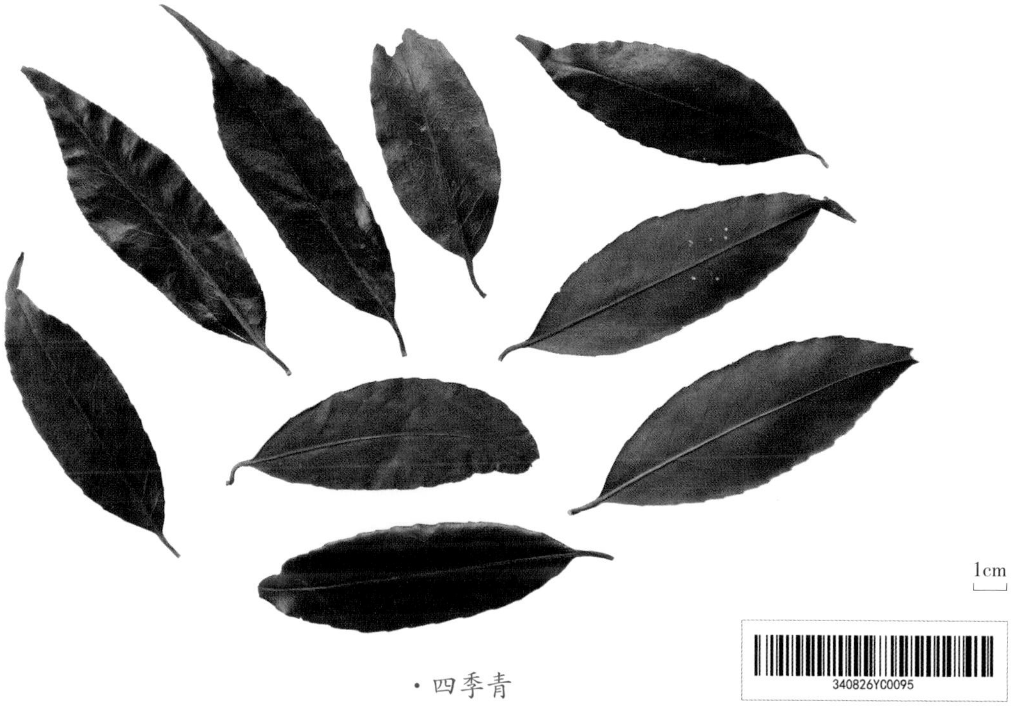

· 四季青

功效主治

苦、涩，寒。清热解毒，凉血止血，敛疮。用于肺热咳嗽，咽喉肿痛，泻痢，烧烫伤，热毒疮疡，湿疹，外伤出血。

评　述

四季青的药材性状　四季青为江苏一带民间常用药，传统加工以叶绿色为佳。现今市场四季青药材常为黑褐色。究其原因，该药材在采收加工过程中，会出现发热、温度升高的现象，药材摊晾过厚，产生的热量散发不出，湿热闷蒸导致叶子变成黑褐色（俗称发酵）。若摊薄晾晒，快速干燥，则叶片呈灰绿色。一般认为，质量以叶灰绿色者为佳。

枸　骨

Ilex cornuta Lindl. et Paxt.

中药名　枸骨叶（药用部位：叶）。

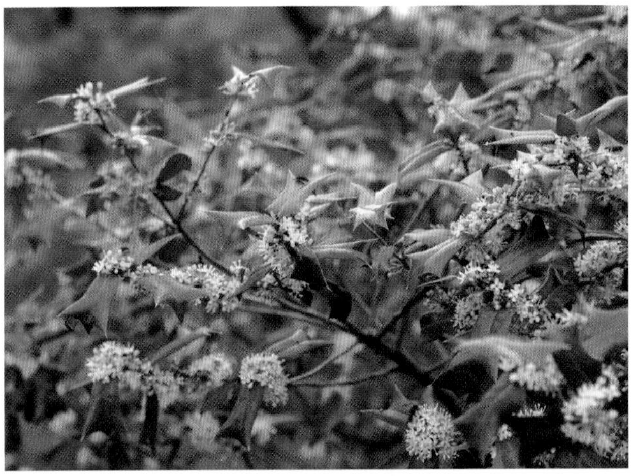
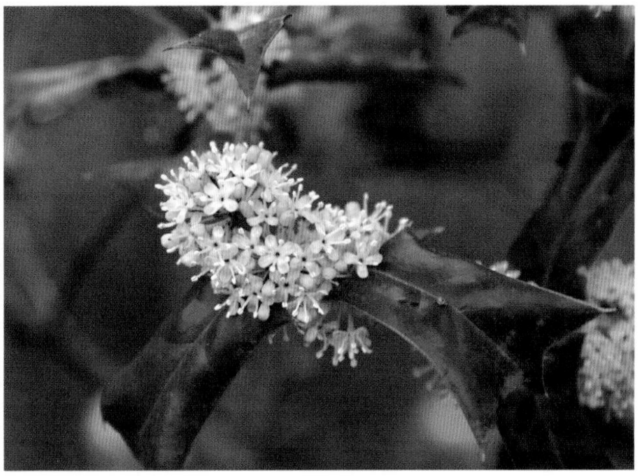
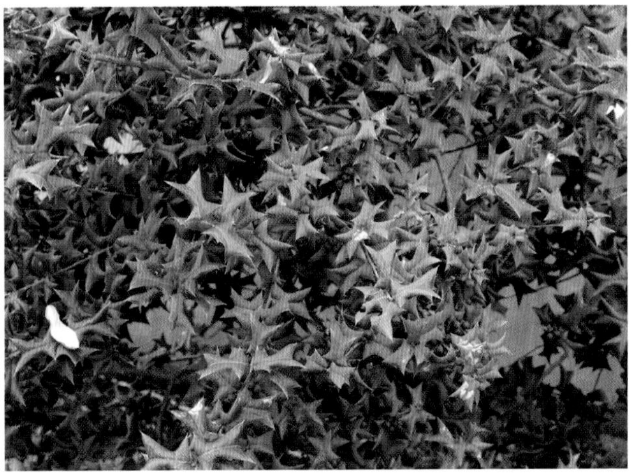
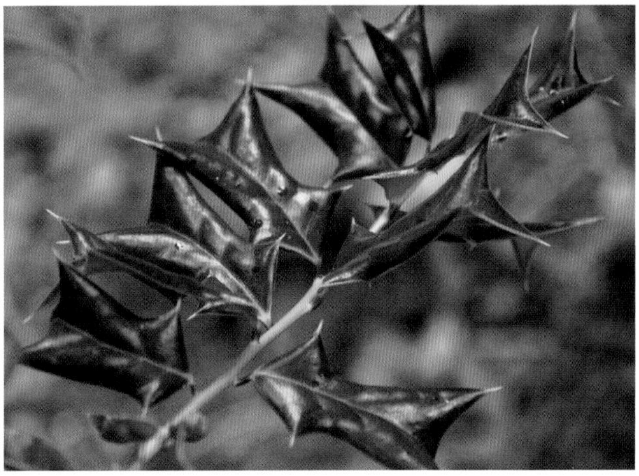

植物形态　常绿灌木或小乔木。叶片厚革质，二型，四角状长圆形或卵形；托叶胼胝质，宽三角形。花序簇生于二年生枝的叶腋内，雌雄异株；花淡黄色，4基数。雄花：基部具1~2枚苞片；花萼盘状，具缘毛；花冠辐状，花瓣长圆状卵形，基部合生；退化子房近球形，不明显4裂。雌花：基部具2枚苞片；花萼与花瓣同雄花；退化雄蕊略长于子房；子房长圆状卵球形，柱头盘状，4浅裂。果球形；分核4枚，轮廓倒卵形或椭圆形，内果皮骨质。

生境分布　生于海拔500m以下的次生杂木林或灌丛中。分布于皖西大别山区、皖南山区及江淮丘陵地区，目前亦作为园林绿化树种栽培。

资　　源　安徽省枸骨叶野生药材资源较丰富，产于安徽省淮河以北各地，市场需求量较小，常年少量收购。

采收加工　8~10月采摘树叶，拣去细枝，晒干。

药材性状

本品呈长方形或长椭圆状方形，偶有长卵圆形，长 3~8cm，宽 1~3cm。先端有 3 枚较大的硬刺齿，顶端 1 枚常反曲，基部平截或宽楔形，两侧有时各有刺齿 1~3 枚，边缘稍反卷；长卵圆形叶常无刺齿。上表面黄绿色或绿褐色，有光泽；下表面灰黄色或灰绿色。叶脉羽状，叶柄较短。革质，硬而厚。气微，味微苦。

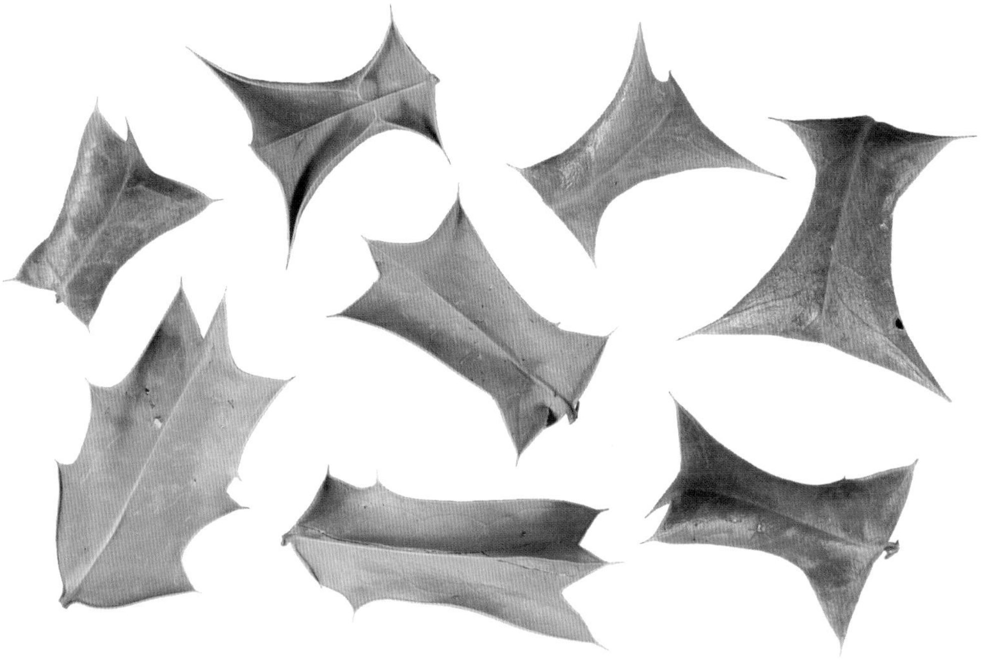

· 枸骨叶　　1cm

功效主治

苦，凉。归肝、肾经。清热养阴，益肝肾，祛风湿。用于阴虚劳热，咳嗽咯血，头晕目眩，腰膝酸软，风湿痹痛，白癜风。

评　述

1. 安徽枸骨叶的药用历史　清代《本草纲目拾遗》记载："角刺茶，出徽州。土人二、三月采茶时，兼采十大功劳叶，俗名老鼠刺，叶曰苦丁。"从中亦可看出，角刺茶，一名十大功劳叶，叶子即可加工制成苦丁茶。至今，人们在清明前后采摘枸骨的嫩叶，水泡后晒干。平素泡茶喝，可治头痛、解热、降压等。江浙一带销售的苦丁茶即为此种。该植物的根及种子在民间亦供药用，名为枸骨根和枸骨子。

2. 枸骨的异形叶与药材性状　经过调查发现，该植物株高在 2.5m 以下者，植株往往只有一种叶形，即矩圆形叶。待株高达到 3m 以上者，株龄约在 60 年以上，在该植物中上部叶片全为卵圆形，中下部叶片仍为矩圆形。故而，市售枸骨叶药材以矩圆形叶者为多。

酸　枣

Ziziphus jujuba Mill. var. *spinosa* (Bunge) Hu ex H. F. Chow

中药名　酸枣仁（药用部位：种子）。

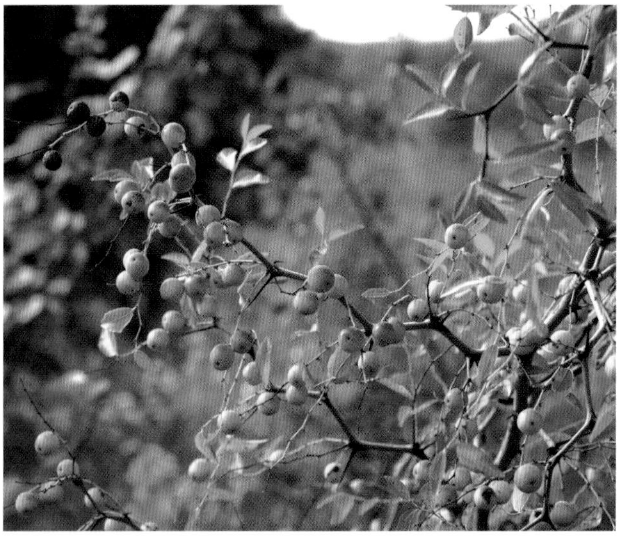
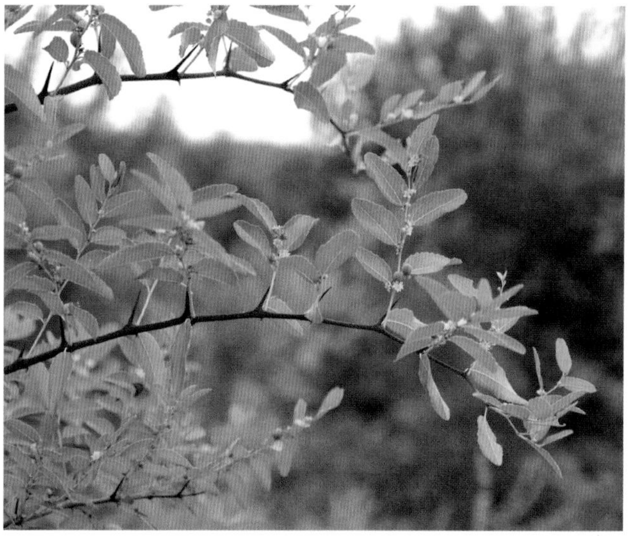
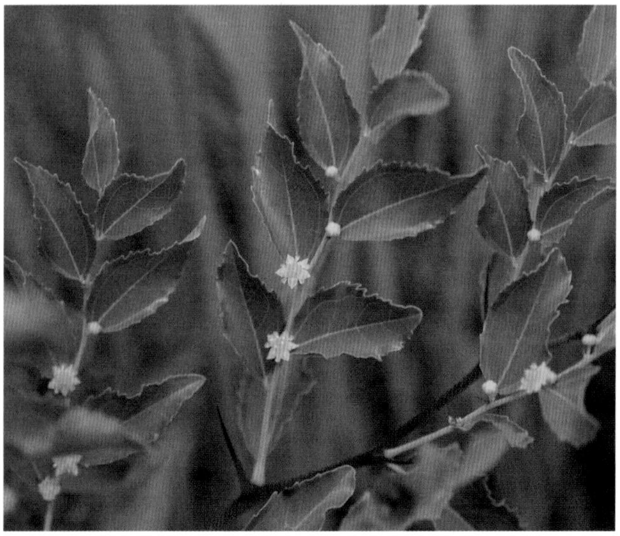
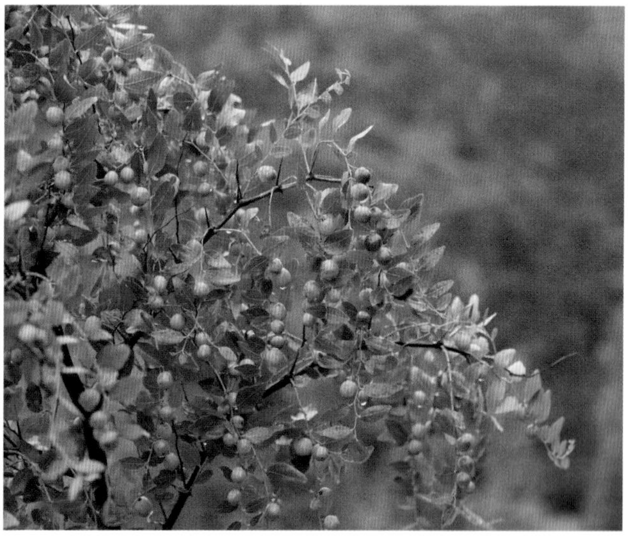

植物形态　常为灌木。具长枝、短枝和无芽小枝；小枝有 2 种托叶刺，一种为直伸，另一种常弯曲。叶纸质，较小，椭圆形或卵形，长 1.5~3cm，边缘有细锯齿。花 2~3 朵簇生于叶腋。核果近球形或短长圆形，长 7~15mm，中果皮薄，味酸，熟时红褐色，果核两端钝。

生境分布　生于向阳的干燥山坡、丘陵、岗地或平原。分布于安徽省长江以南的丘陵地区。

资　　源　安徽省酸枣仁野生药材资源较为丰富，但很少被利用，多自产自销。

采收加工　秋末冬初采收成熟果实，除去果肉及核壳，收集种子，晒干。

药材性状

本品呈扁圆形或扁椭圆形，长 0.5~0.9cm，宽 0.5~0.7cm，厚约 0.3cm。表面紫红色或红棕色，平滑，有光泽，有的有裂纹。一面较平坦，中间有 1 条隆起的纵线纹；另一面稍凸起。顶端有细小突起的合点，下端有略凹陷的线形种脐，种脊位于边缘一侧，不甚明显。种皮较脆，胚乳类白色，子叶 2 枚，黄白色，富油性。气微，味淡。

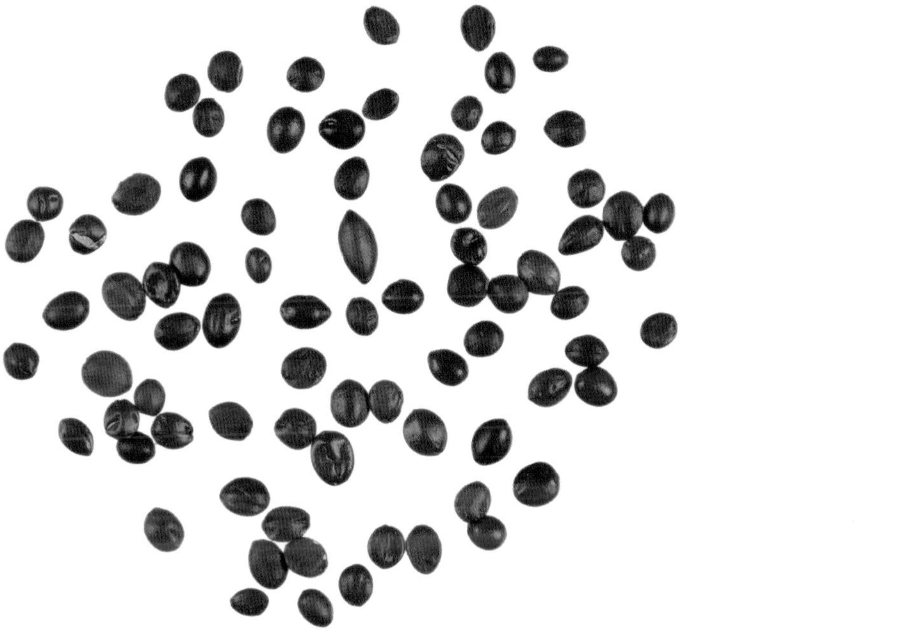

· 酸枣仁

功效主治

甘、酸，平。归肝、胆、心经。养心补肝，宁心安神，敛汗，生津。用于虚烦不眠，惊悸多梦，体虚多汗，津伤口渴。

白 蔹

Ampelopsis japonica (Thunb.) Makino

中药名 白蔹（药用部位：块根）。

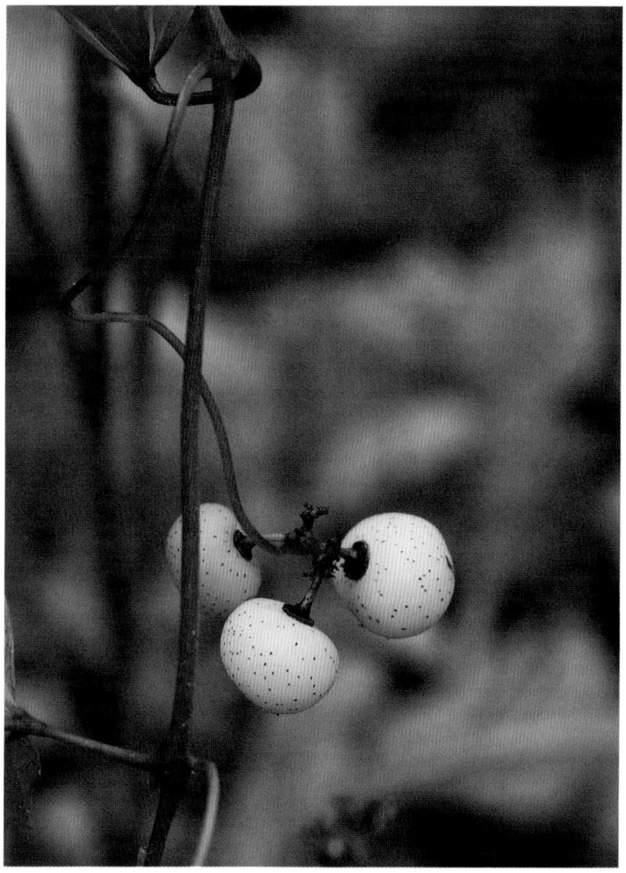

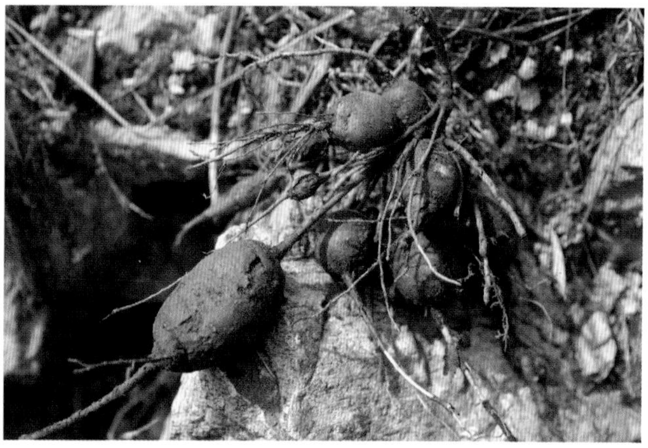

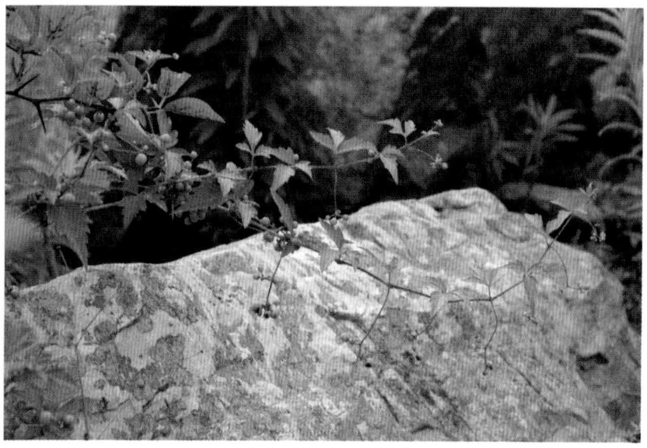

植物形态 木质藤本。卷须相隔 3 节以上间断与叶对生。叶为掌状 3~5 小叶，小叶片羽状深裂或小叶边缘有深锯齿而不裂，基部狭窄，呈翅状；托叶早落。聚伞花序集生于花序梗顶端，常呈卷须状卷曲；花蕾卵球形，顶端圆形；花萼碟形，边缘呈波状浅裂；花瓣 5 片，卵圆形；雄蕊 5 枚；花盘发达，边缘波状浅裂；子房下部与花盘合生，花柱短棒状。果实球形。种子倒卵形。

生境分布 生于山野、路旁杂草丛中。分布于皖西大别山区、皖南山区、沿江及江淮丘陵地区。

资　　源 安徽省白蔹野生药材资源较为丰富，产于全省各地，常年少量收购，多自产自销。

采收加工 春、秋二季采挖，除去泥沙及细根，切成斜片或纵瓣，晒干。

药材性状

本品纵瓣呈长圆形或近纺锤形，长 4~10cm，直径 1~2cm，切面周边常向内卷曲，中部有 1 条突起的棱线。外皮红棕色或红褐色，有纵皱纹、细横纹及横长皮孔，易层层脱落，脱落处呈淡红棕色。斜片呈卵圆形，长 2.5~5cm，宽 2~3cm。切面类白色或浅红棕色，可见放射状纹理，周边微翘起或略弯曲。体轻，质硬脆，易折断，折断时有粉尘飞出。气微，味苦。

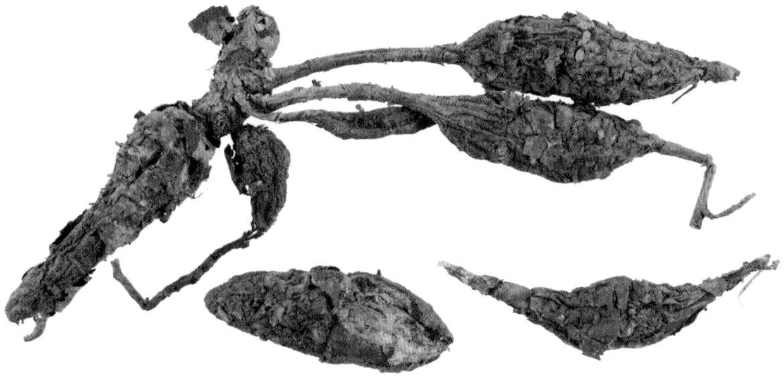

· 白蔹　　1cm

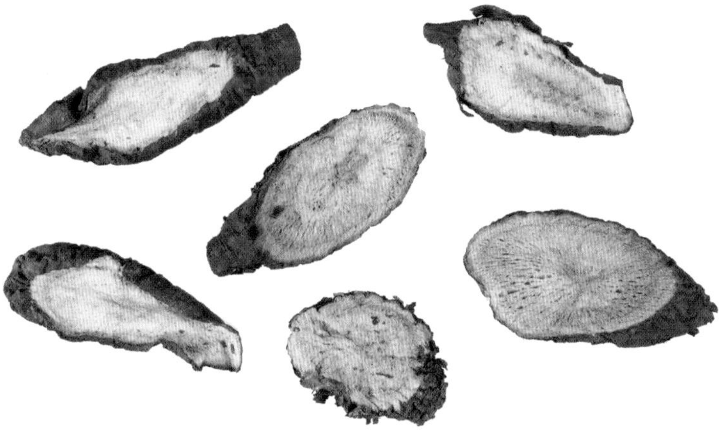

· 白蔹　　1cm

功效主治

苦，微寒。归心、胃经。清热解毒，消痈散结，敛疮生肌。用于痈疽发背，疔疮，瘰疬，烧烫伤。

评　述

安徽省白蔹的资源利用历史　白蔹最早记载于《神农本草经》。《本草图经》记载：“今江淮州郡及荆、襄、怀、孟、商、齐诸州皆有之。”书中并附“滁州白敛”图。说明宋代安徽已经成为白蔹的主要产区之一。《大观本草》记载：“濠州（今安徽凤阳）有一种赤蔹，功用与白蔹同，花实亦相类，但表里俱赤耳。”赤蔹是否是现今白蔹？这值得进一步深入研究。

苘　麻

Abutilon theophrasti Medic.

中药名　苘麻子（药用部位：种子）。

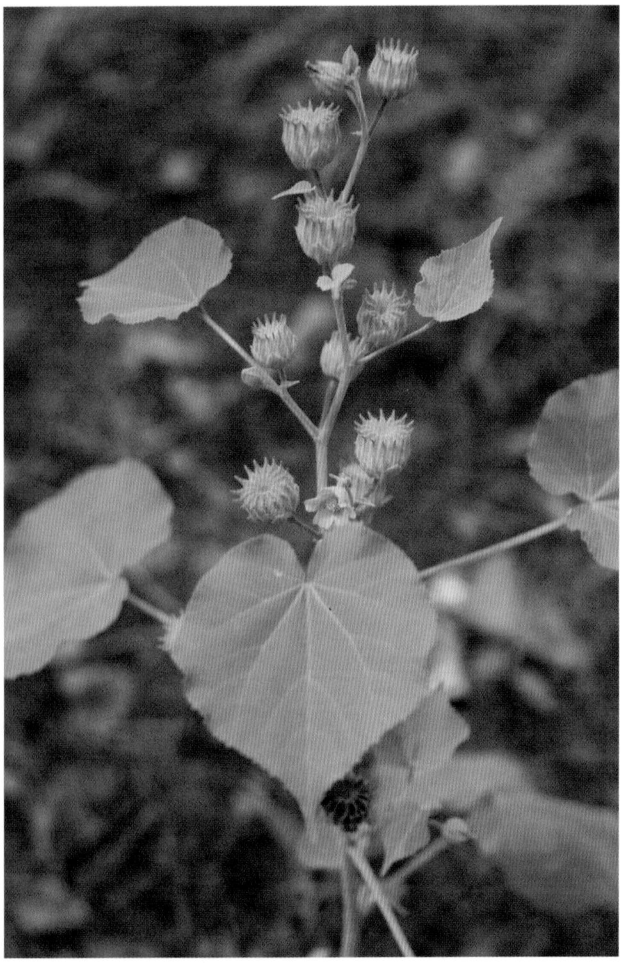
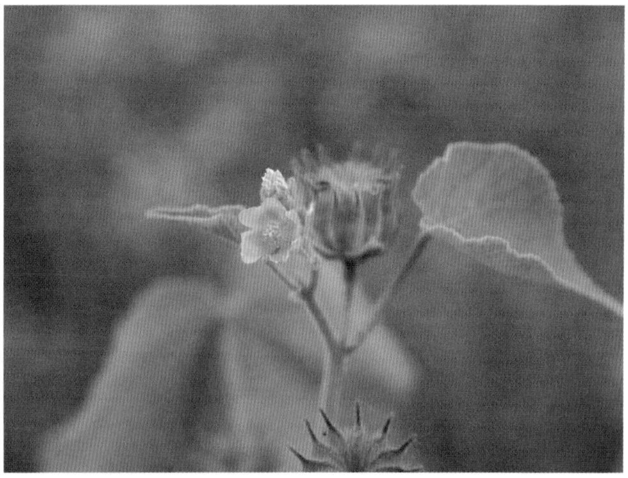
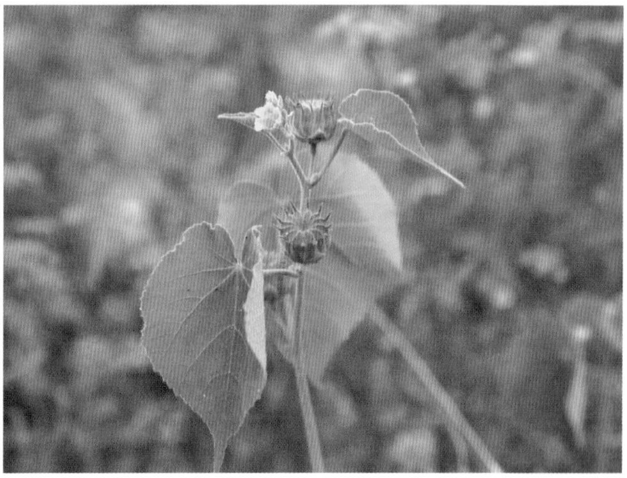
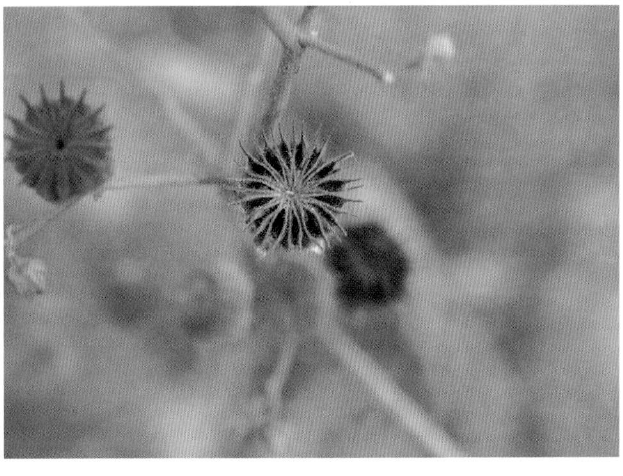
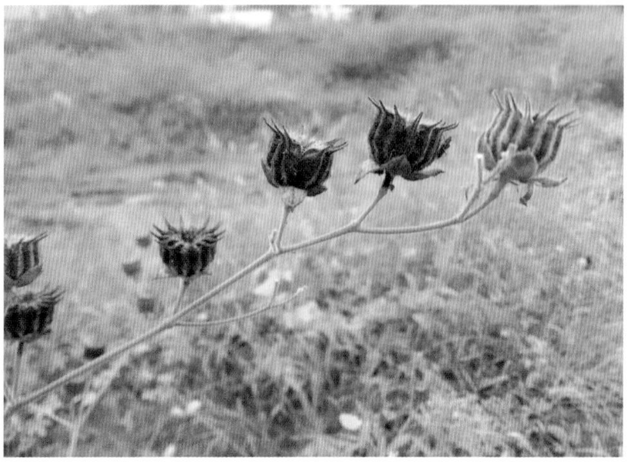

植物形态 一年生亚灌木状草本。茎枝绿色，被柔毛。叶互生，被星状细柔毛；托叶早落；叶片圆心形，两面均被星状柔毛。花单生于叶腋，被柔毛；花萼杯状，密被短绒毛，裂片5枚，卵形；花瓣倒卵形；心皮15~20个，先端平截，具扩展、被毛的长芒2枚，排列成轮状，密被软毛。蒴果半球形，分果爿15~20个，被粗毛，顶端具长芒2枚。种子肾形，褐色，被星状柔毛。

生境分布 生于村旁、路边、沟谷、田边、荒地及河堤上。苘麻与人类居住地密切相关，尤其在房前屋后生长较多，也较为繁茂。苘麻为广布种，安徽省各地均有分布，集中分布于皖北平原和江淮丘陵地区，山区有少量分布。

资　源 安徽省苘麻子药材为野生资源，资源量比较丰富，全省各地均产，常年有少量收购。

采收加工 秋季果实成熟时采收，晒干后，打下种子，筛去果皮及杂质，再晒干。

药材性状

本品呈三角状扁肾形，一端较尖，长3.5~6mm，宽2.5~4.5mm，厚1~2mm。表面灰黑色或暗褐色，有白色稀疏绒毛，边缘凹陷处有类椭圆状种脐，淡棕色，四周有放射状细纹。种皮坚硬，子叶2枚，重叠折曲，富油性。气微，味淡。

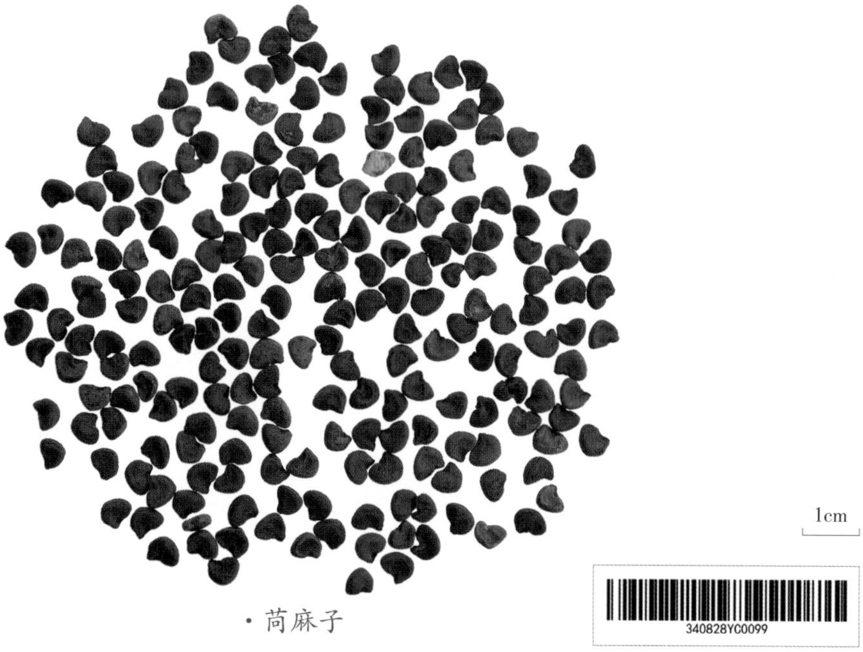

· 苘麻子

功效主治 苦，平。归大肠、小肠、膀胱经。清热利湿，解毒消痈，明目退翳。用于赤白痢疾，小便淋痛，痈疽肿毒，乳痈肿痛，目生翳膜。

评　述

苘麻在安徽民俗活动中广泛应用　民间通常种植苘麻，取其高大直立的茎秆作灯笼、纸屋（烧给故人），也用果实沾上番红在粑粑上印上图案。

芫　花

Daphne genkwa Sieb. et Zucc.

中药名　芫花（药用部位：花蕾）。

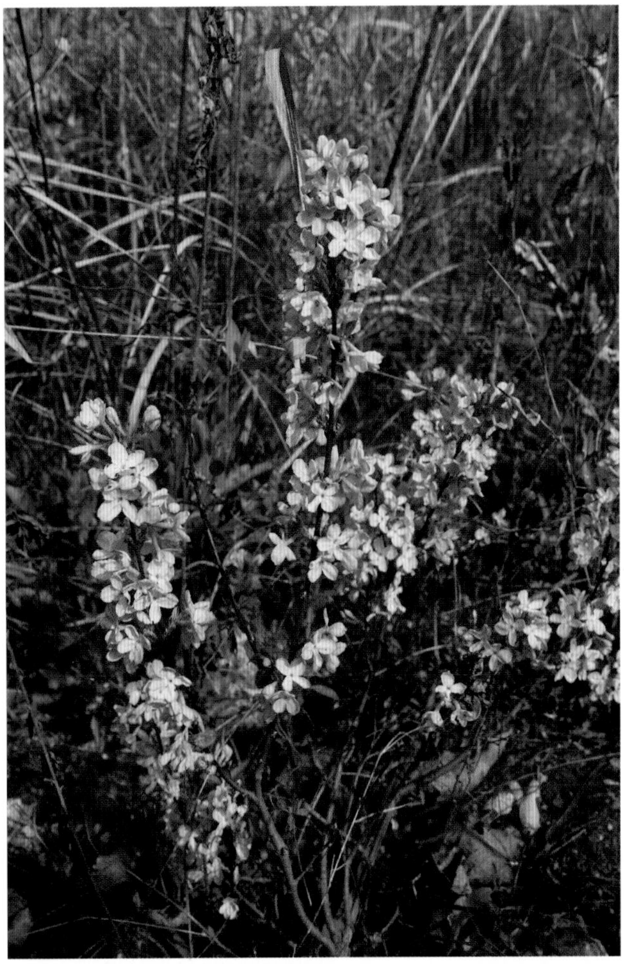
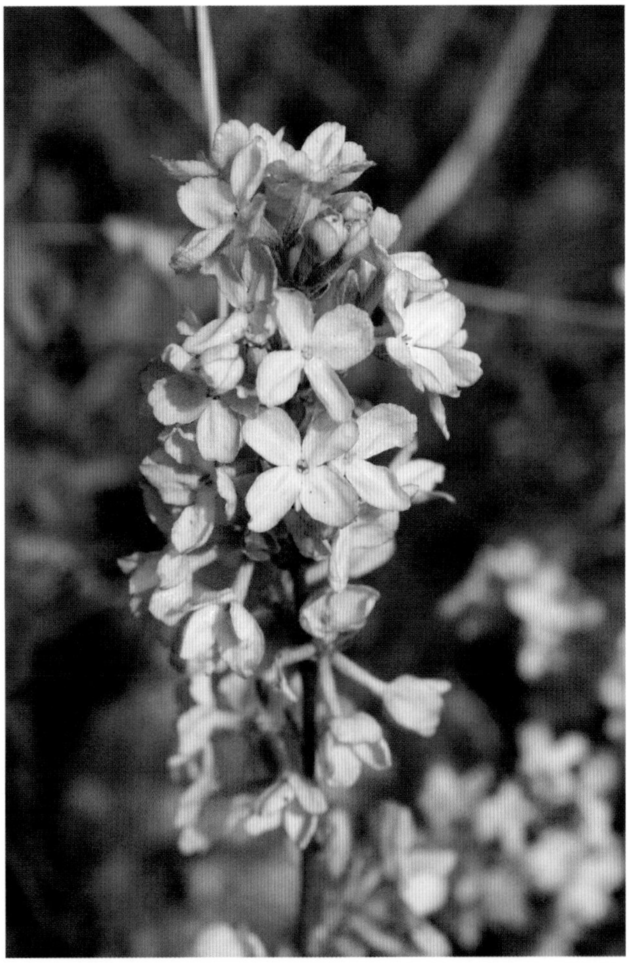
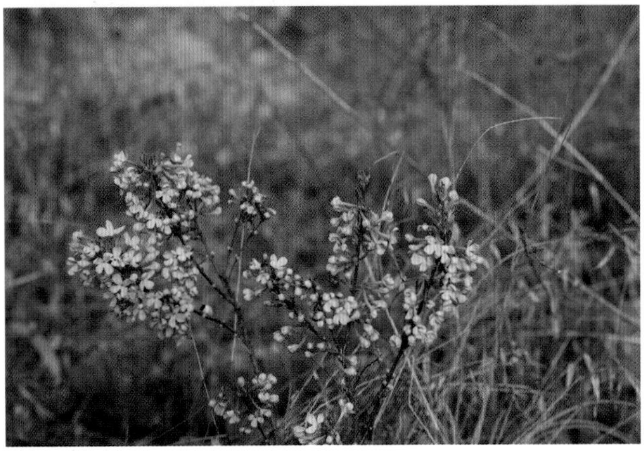
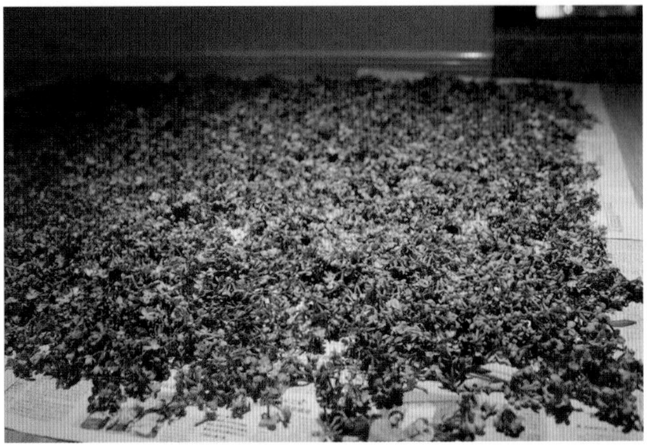

植物形态 直立落叶灌木。叶对生，稀互生；叶片稍显革质，卵状披针形至椭圆状长圆形；叶柄短或无，被短柔毛。花淡紫色，腋生，先叶开放，通常 3~7 朵生于叶腋间短梗上，以枝端为多；花两性；花被细长，筒状，密被丝状柔毛，先端 4 裂，卵形或长圆形；雄蕊 8 枚，2 轮，着生于花被管上，无花丝；雌蕊 1 枚。核果革质。

生境分布 生于路旁、山坡、田埂边。分布于安徽省各地山区和丘陵。

资　　源 安徽省芫花药材为野生资源，资源丰富，全省各地均有产，其中六安市产量较大，收购量较大。

采收加工 春季花未开放前采摘，拣去杂质，晒干或烘干。

药材性状

本品常 3~7 朵簇生于短花轴上，基部有卵形苞片 1~2 枚，多脱落为单朵。完整单朵花呈棒槌状，多弯曲，长 1~1.7cm，直径约 1.5mm；花被筒表面淡紫色或灰绿色，密被短柔毛，先端 4 裂，呈花冠状，裂片淡紫色或黄棕色。质软。气微，味辛辣。

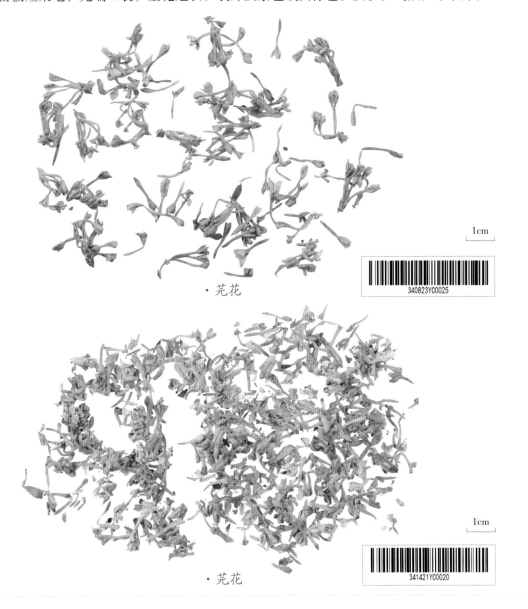

· 芫花

· 芫花

功效主治 苦、辛，温。有毒。归肺、脾、肾经。泻水逐饮，祛痰止咳，杀虫疗癣。用于水肿胀满，痰饮癖积，咳喘胁痛，痈疖疔疮。

评 述

1. 安徽省芫花的资源利用历史 宋代《本草图经》：“芫花，生淮源山谷，今在处有之。宿根旧枝茎紫，长一二尺。根入土深三五寸，白色，似榆根。春生苗，叶小而尖，似杨柳枝叶。”并附“滁州芫花”图，说明自宋代开始安徽省便是芫花的主产地。

2. 芫花的资源利用情况 安徽当地有以芫花根供药用的习惯，用于治疗水肿、瘰疬、乳痈、痔瘘、疥疮、风湿筋骨痛、跌打损伤。

3. 芫花的资源利用现状 第三次全国中药资源普查中发现滁州芫花资源丰富，但第四次全国中药资源普查中发现滁州当地芫花资源量小，多呈零星分布，资源量已大幅度下降。

栝　楼

Trichosanthes kirilowii Maxim.

中药名　天花粉（药用部位：根）、瓜蒌（药用部位：果实）、瓜蒌皮（药用部位：果皮）、瓜蒌子（药用部位：种子）。

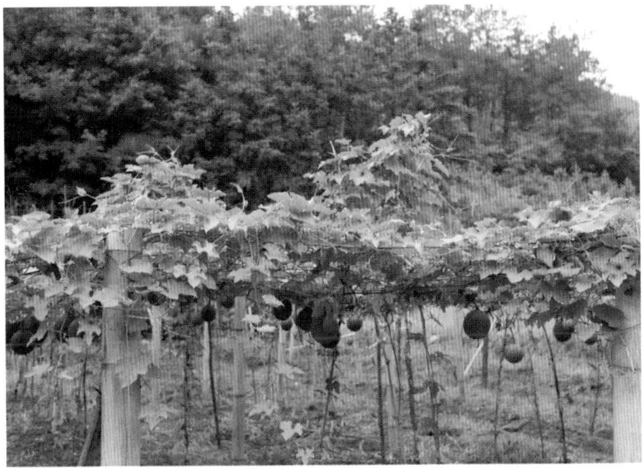

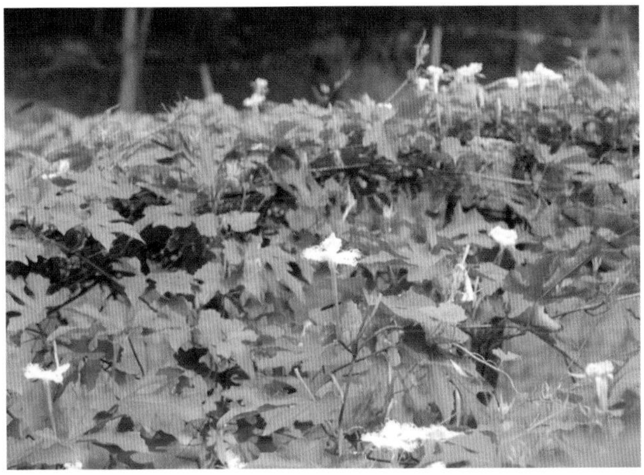

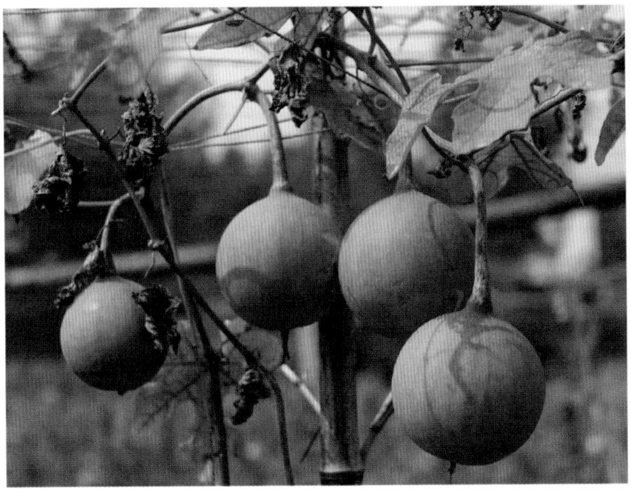

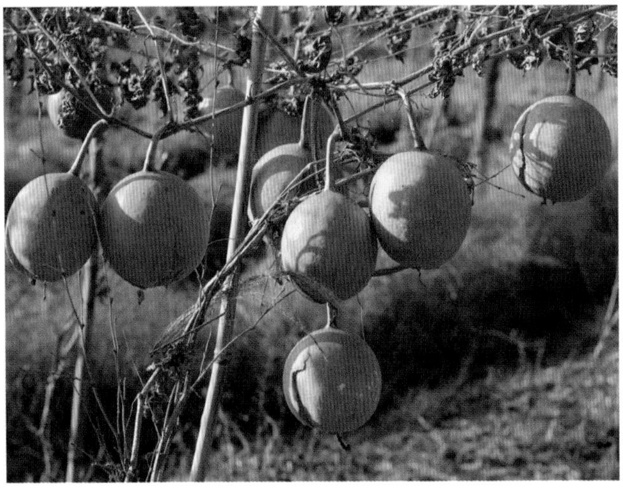

植物形态　多年生草质藤本，长可达 10m。块根圆柱状，粗壮，淡灰褐色。茎多分枝。叶片近圆形，纸质，长、宽均 5~20cm，常 3~5 浅裂至中裂，叶基部心形，叶上表面深绿色，下表面淡绿色，两面沿脉被硬毛，掌状基出脉 5 条；叶柄长 3~10cm，被长柔毛。卷须多歧，被柔毛。花单性，雌雄异株。雄总状花序单生或并生，花序长 10~20cm，被微柔毛，具花 5~8 朵；小苞片卵形或倒卵形；花萼筒筒状，裂片披针形；花冠裂片倒卵形，白色。雌花单生，被短柔毛；花萼筒圆筒状，裂片和花冠同雄花；子房绿色，椭圆形，柱头 3 裂。果实圆形或椭圆形，黄褐色或橙黄色。种子卵状椭圆形，扁平，淡黄褐色。花期 5~8 月，果期 8~10 月。

生境分布 生于山坡林下、灌丛中、草地和村旁田边。分布于安徽省各地山区和丘陵。

资　源 安徽省为全国瓜蒌药材的主产区之一，其瓜蒌药材野生资源较少，主要为栽培品，主产于潜山市、岳西县等地。另外，亳州市、霍山县、金寨县、和县、太湖县、黟县等地，也有规模化种植。安徽省产瓜蒌子主要作为干果品食用；瓜蒌皮和天花粉药材的资源量较大，但较少被利用。

采收加工 **天花粉** 栝楼栽培4~6年后，多将块根挖起，以作天花粉用。秋、冬二季采挖，洗净，除去外皮，切段或纵剖成瓣，干燥。

瓜蒌、瓜蒌皮、瓜蒌子 9~11月果实先后成熟，当果皮表面开始有白粉且蜡被较明显，并稍变为淡黄色时表示果实成熟，便可分批采摘。可将果实带30cm左右茎蔓割下来，均匀编成辫子，不要让两个果实靠在一起，以防霉烂。编好的辫子将栝楼蒂向下倒挂于室内阴凉干燥通风处，阴凉10余天至半干，发现底部瓜皮产生皱缩时，再将栝楼向上并用原藤蔓吊起阴干即成。不可在烈日下暴晒，日光晒干的色泽深暗，晾干的色鲜红。若需栝楼皮、栝楼仁，可在果柄处呈“十”字形剪开，掏出瓜瓤，外皮干后即为瓜蒌皮。将瓤置于水中冲出种子，晒干即为瓜蒌子。

安徽栽培栝楼多为采收瓜蒌子。秋季果实成熟时，连果梗剪下，破开取子。因此各栝楼栽培产区中瓜蒌子为主要产品，以供食用，余下的瓜蒌皮以供药用。有些地方用刀直接剖开挂在棚架上的成熟瓜蒌果实，取其瓜蒌子，瓜蒌皮仍挂于栽培的棚架上，待自然干后，收取瓜蒌皮。

药材性状

天花粉 本品呈不规则圆柱形、纺锤形或瓣块状，长8~16cm，直径1.5~5.5cm。表面黄白色或淡棕黄色，有纵皱纹、细根痕及略凹陷的横长皮孔，有的有黄棕色外皮残留。质坚实，断面白色或淡黄色，富粉性，横切面可见黄色木质部，略呈放射状排列，纵切面可见黄色条纹状木质部。气微，味微苦。

瓜蒌 本品呈类球形或宽椭圆形，长7~15cm，直径6~10cm。表面橙红色或橙黄色，皱缩或较光滑，顶端有圆形的花柱残基，基部略尖，具残存的果梗。轻重不一。质脆，易破开，内表面黄白色，有红黄色丝络，果瓤橙黄色，黏稠，与多数种子黏结成团。具焦糖气，味微酸、甜。

瓜蒌皮 本品常切成2瓣至数瓣，边缘向内卷曲，长6~12cm。外表面橙红色或橙黄色，皱缩，有的有残存果梗；内表面黄白色。质较脆，易折断。具焦糖气，味淡、微酸。

瓜蒌子 本品呈扁平椭圆形，长1.2~1.5cm，宽0.6~1cm，厚约3.5mm。表面浅棕色至棕褐色，平滑，沿边缘有1圈沟纹。顶端较尖，有1个色浅的短条状种脐，基部钝圆或稍偏斜。种皮坚硬；内种皮膜质，灰绿色，子叶2枚，黄白色，富油性。气微，味淡。

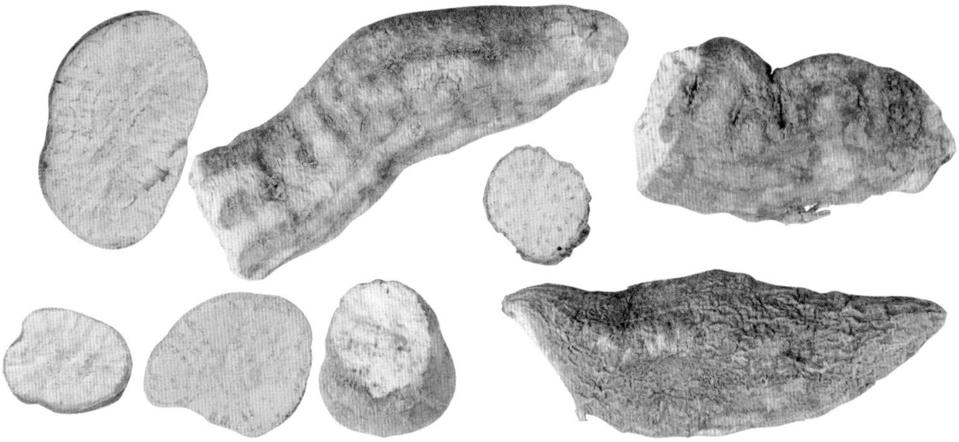

·天花粉

1cm

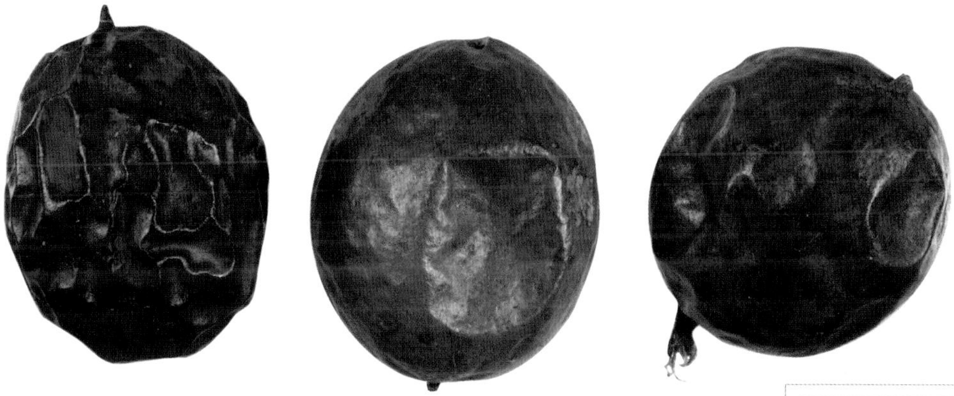

1cm

340825YC0021

·瓜蒌

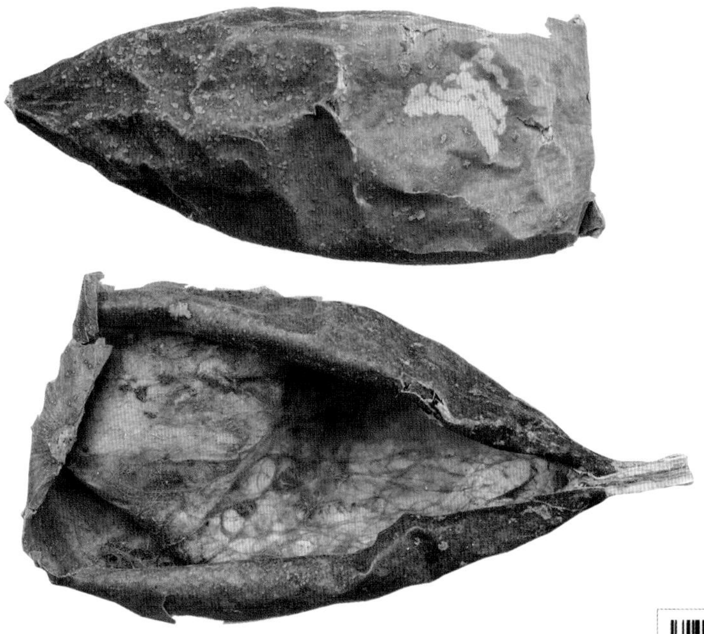

1cm

340828YC0059

·瓜蒌皮

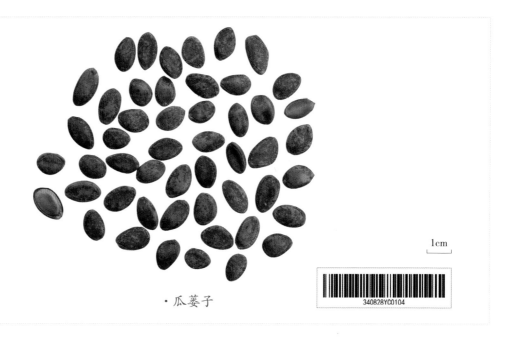

·瓜蒌子

功效主治 **天花粉** 甘、微苦，微寒。归肺、胃经。清热泻火，生津止渴，消肿排脓。用于热病烦渴，肺热燥咳，内热消渴，疮疡肿毒。

瓜蒌 甘、微苦，寒。归肺、胃、大肠经。清热涤痰，宽胸散结，润燥滑肠。用于肺热咳嗽，痰浊黄稠，胸痹心痛，结胸痞满，乳痈，肺痈，肠痈，大便秘结。

瓜蒌皮 甘，寒。归肺、胃经。清热化痰，利气宽胸。用于痰热咳嗽，胸闷胁痛。

瓜蒌子 甘，寒。归肺、胃、大肠经。润肺化痰，滑肠通便。用于燥咳痰黏，肠燥便秘。

评 述

1. 安徽瓜蒌的历史及现状 栝楼始载于《神农本草经》。《本草经集注》记载："出近道，藤生，状如土瓜而叶有叉。"陶弘景隐居于江苏茅山，近道应指江苏茅山附近。安徽省皖东地区毗邻江苏茅山，因此安徽的栝楼资源可能很早就被利用。此外，亳州产天花粉习称"亳花粉"。

安徽省大面积栽培栝楼兴于20世纪90年代末，主要生产瓜蒌药材。民国九年（1920年）《潜山县志》记载潜山县出产名贵药材36种，其中就有瓜蒌。

由于食用瓜蒌子市场畅销，因此栝楼栽培面积一直呈上升趋势。潜山市毗邻的岳西县、霍山县、金寨县等地亦均有大面积种植。现在大别山区瓜蒌主要种植品种有四种：皖蒌一号、皖蒌四号、皖蒌五号、皖蒌六号。其中皖蒌四号种植面积最多，占栽培面积的75%。产区为了获得高产量的瓜蒌子，采用雌雄搭配，雄株为10%左右。

2. 栝楼的误种品种 随着食用栝楼的兴起，一些县市也从其他省市引种了栝楼的近缘种。长萼栝楼 *Trichosanthes laceribractea* Hayata 的果瓤墨绿色、种子长方形或长方状椭圆形，与正品栝楼的果瓤橙黄色、种子卵状椭圆形明显不同。长萼栝楼不为正品，属于误种，应注意鉴别。

木　鳖

Momordica cochinchinensis (Lour.) Spreng.

中药名　木鳖子（药用部位：种子）。

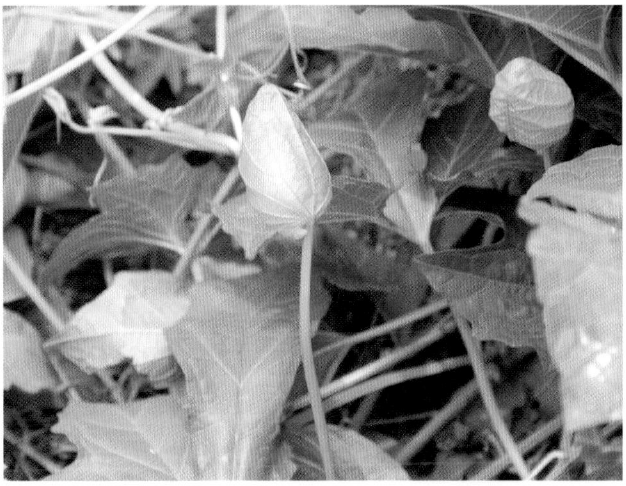
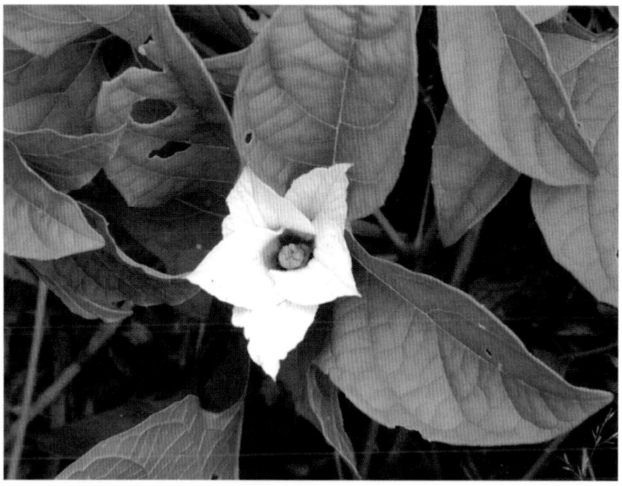
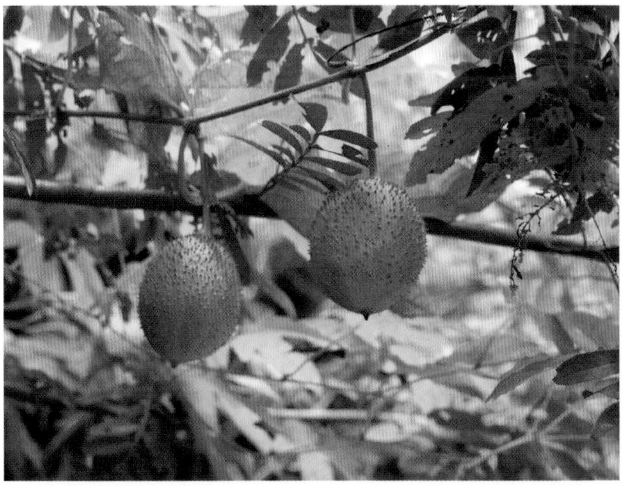
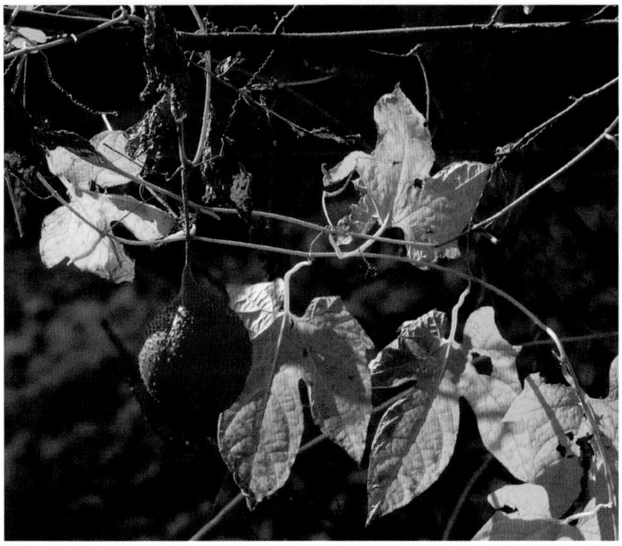
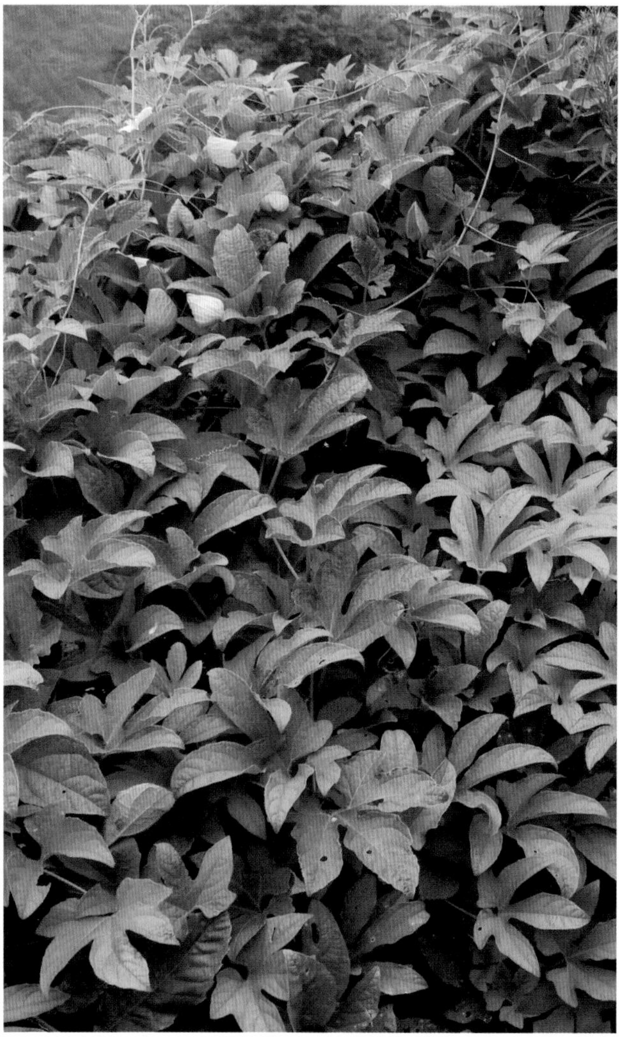

植物形态 多年生粗壮草质藤本。块根长柱状。叶柄粗壮，基部或中部有腺体2~4个；叶片卵状心形或宽卵状圆形。卷须颇粗壮。雌雄异株。雄花单生于叶腋或有时3~4朵着生于极短的总状花序轴上，花梗粗壮，顶端生一大型苞片；苞片无梗；花萼筒漏斗状，裂片宽披针形或长圆形；花冠黄色，裂片卵状长圆形，基部有齿状黄色腺体；雄蕊3枚。雌花单生于叶腋，近中部生1枚苞片；苞片兜状；花冠、花萼同雄花。果实卵球形。种子卵形或方形，具雕纹。

生境分布 生于海拔400~1500m的山坡灌丛、林缘及宅旁土层深厚肥沃处。分布于皖西大别山区、皖南山区、江淮丘陵地区。

资　　源 安徽省木鳖子药材为野生资源，可利用的药材资源极少。近年来，六安市、黄山市及皖东地区等地有人工栽培，栽培面积较小，常年少量收购。

采收加工 冬季采收成熟果实，剖开，晒至半干，除去果肉，取出种子，干燥。

药材性状

本品呈扁平圆板状，中间稍隆起或微凹陷，直径2~4cm，厚约0.5cm。表面灰棕色至黑褐色，有网状花纹，在边缘较大的1个齿状突起上有浅黄色种脐。外种皮质硬而脆，内种皮灰绿色，绒毛样。子叶2枚，黄白色，富油性。有特殊的油腻气，味苦。

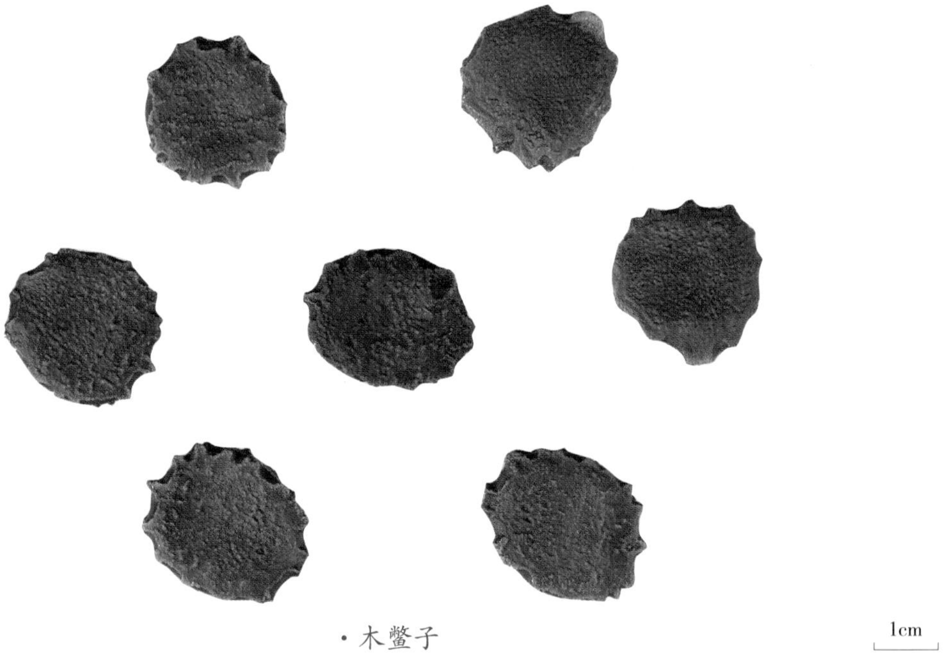

· 木鳖子

功效主治 苦、微甘，凉。有毒。归肝、脾、胃经。散结消肿，攻毒疗疮。用于疮疡肿毒，乳痈，瘰疬，痔瘘，干癣，秃疮。

山茱萸

Cornus officinalis Sieb. et Zucc.

中药名　山茱萸（药用部位：成熟果皮）。

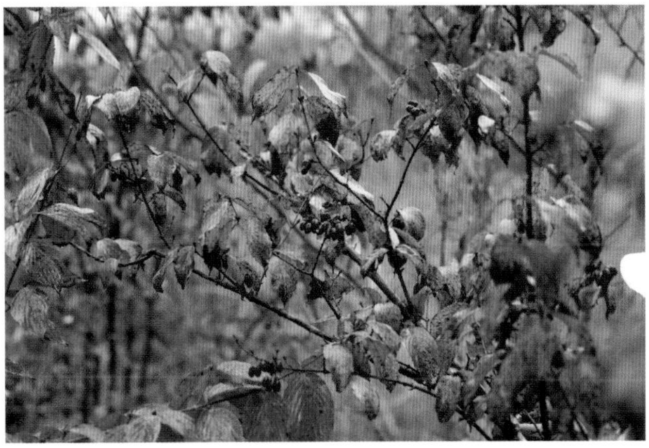

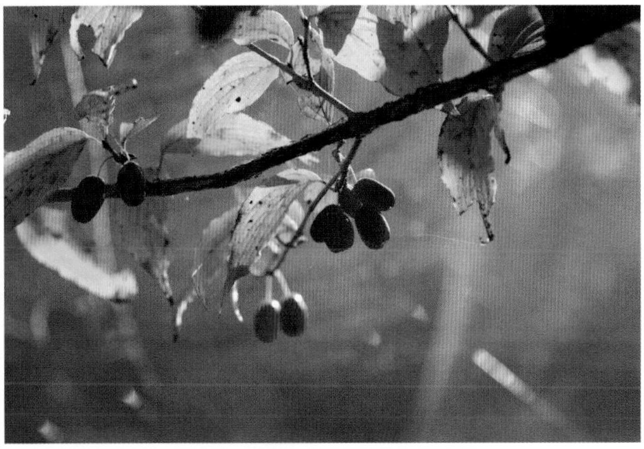

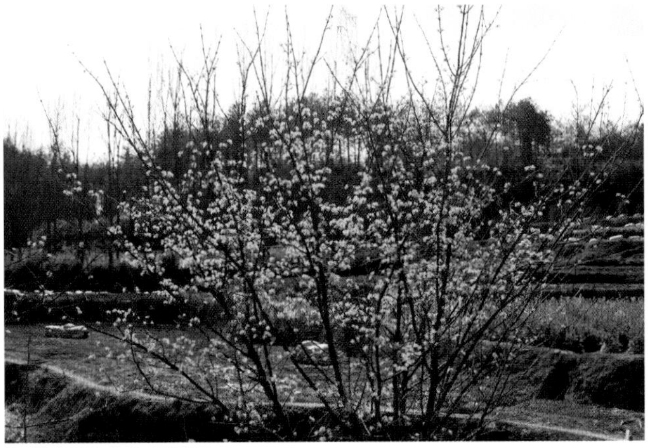

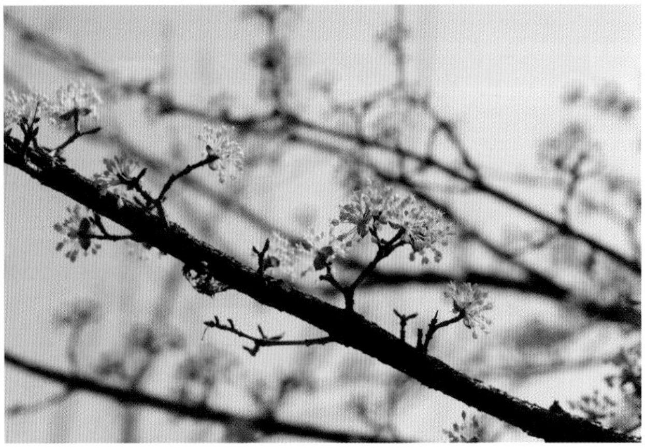

植物形态　落叶乔木或灌木。叶对生，纸质，卵状披针形；叶柄细圆柱形，上面有浅沟。伞形花序生于枝侧；总苞片 4 枚，卵形，厚纸质至革质；总花梗粗壮；花小，两性，先叶开放；花萼裂片 4 枚，阔三角形；花瓣 4 片，黄色，向外反卷；雄蕊 4 枚；子房下位，花托倒卵形，花柱圆柱形，柱头截形。核果长椭圆形；核骨质，狭椭圆形，有几条不整齐的肋纹。

生境分布　生于山沟、溪旁或较湿润的山坡林缘。分布于皖西大别山区和皖南山区各地。

资　　源　安徽省山茱萸药材野生资源极少，大多为栽培品，主产于皖南的歙县、石台县、霍山县、休宁县、东至县和皖西大别山区的金寨县、霍山县、桐城市、岳西县等地，年产量较大。歙县金川乡、石台县七井乡的山茱萸栽培的面积大、品质好，被著称为“枣皮之乡”。

采收加工　秋末冬初果皮变红时采收果实，用文火烘或置沸水中略烫后，及时除去果核，干燥。目前，产地多用不锈钢去核机去核。

药材性状

本品呈不规则的片状或囊状，长 1~1.5cm，宽 0.5~1cm。表面紫红色至紫黑色，皱缩，有光泽。顶端有的有圆形宿存萼痕，基部有果柄痕。质柔软。气微，味酸、涩、微苦。

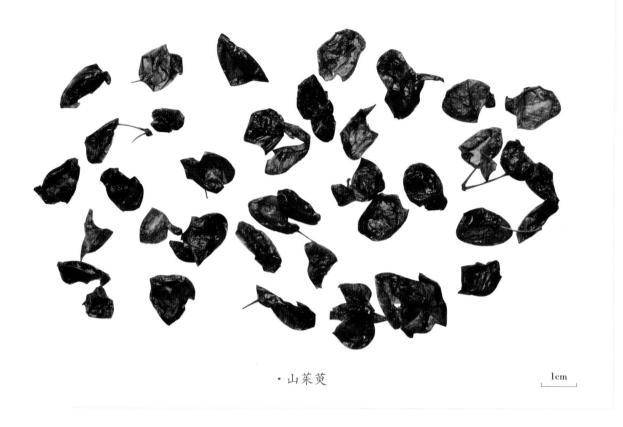

· 山茱萸

功效主治

酸、涩，微温。归肝、肾经。补益肝肾，收涩固脱。用于眩晕耳鸣，腰膝酸痛，阳痿遗精，遗尿尿频，崩漏带下，大汗虚脱，内热消渴。

细柱五加

Acanthopanax gracilistylus W. W. Smith

中药名　五加皮（药用部位：根皮）。

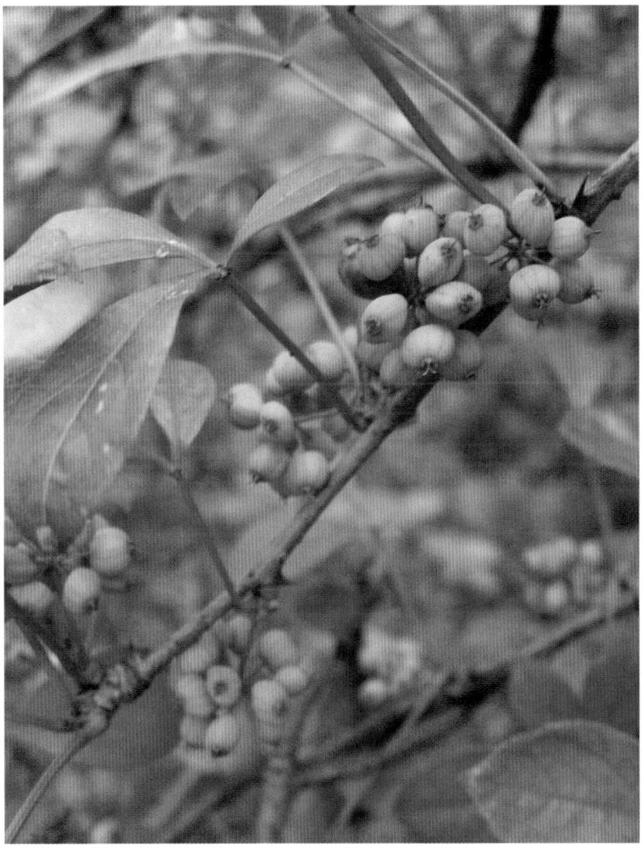
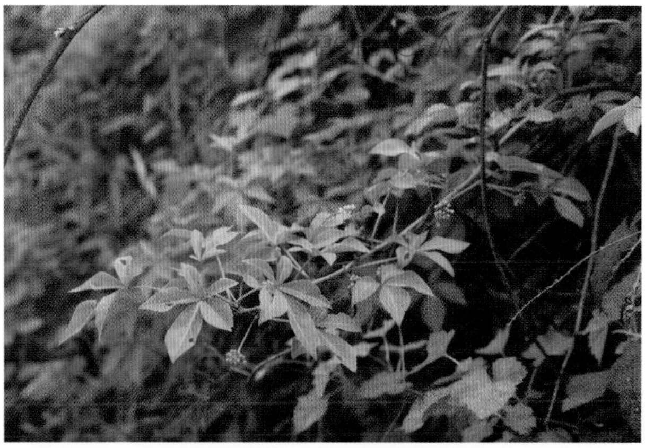
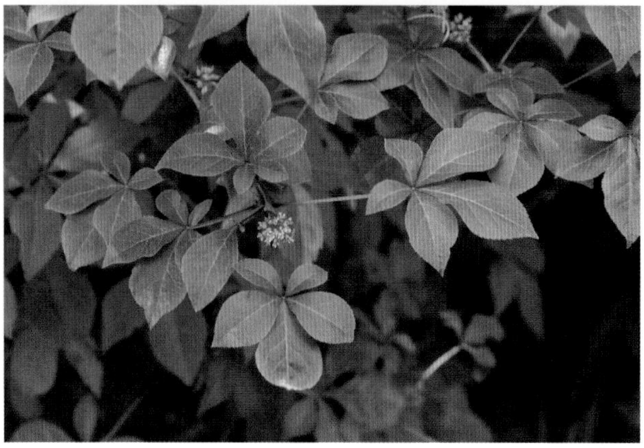

植物形态　多年生灌木。枝灰棕色，小枝常下垂，蔓生状，无毛，节上疏生反曲扁钩刺。小叶 5 枚，稀 3~4 枚，互生或簇生，疏被细刺，倒卵形或倒披针形。伞形花序单个稀 2 个腋生，或簇生于短枝顶端，有花多数；花黄绿色；萼边缘近全缘或有 5 枚小齿；花瓣 5 片，长圆状卵形；雄蕊 5 枚；子房 2 室；花柱 2 个，细长，离生或基部合生。果实扁球形，宿存花柱反曲。

生境分布　生于海拔 300~1600m 的林缘路边、山坡上的沟边、林隙处。安徽省为细柱五加分布区的东界，全省各地均有分布。

资　　源　安徽省五加皮药材为野生资源。资源比较丰富，各地均有收购。由于近年来人们不合理的大量采挖，造成五加皮药材的野生资源破坏严重。

采收加工　春、秋二季采挖根部，洗去泥土，除净细根，趁鲜用刀剥皮或用木棒敲打，使根皮与木心分离，晒干或炕干。

药材性状

本品呈不规则双卷或单卷筒状，有的呈块片状，长 4~15cm，直径 0.5~1.5cm，厚 1~4mm。外表面灰棕色或灰褐色，有不规则裂纹或纵皱纹及横长皮孔；内表面黄白色或灰黄色，有细纵纹。体轻，质脆，易折断，断面不整齐，灰白色或灰黄色。气微香，味微辣而苦。

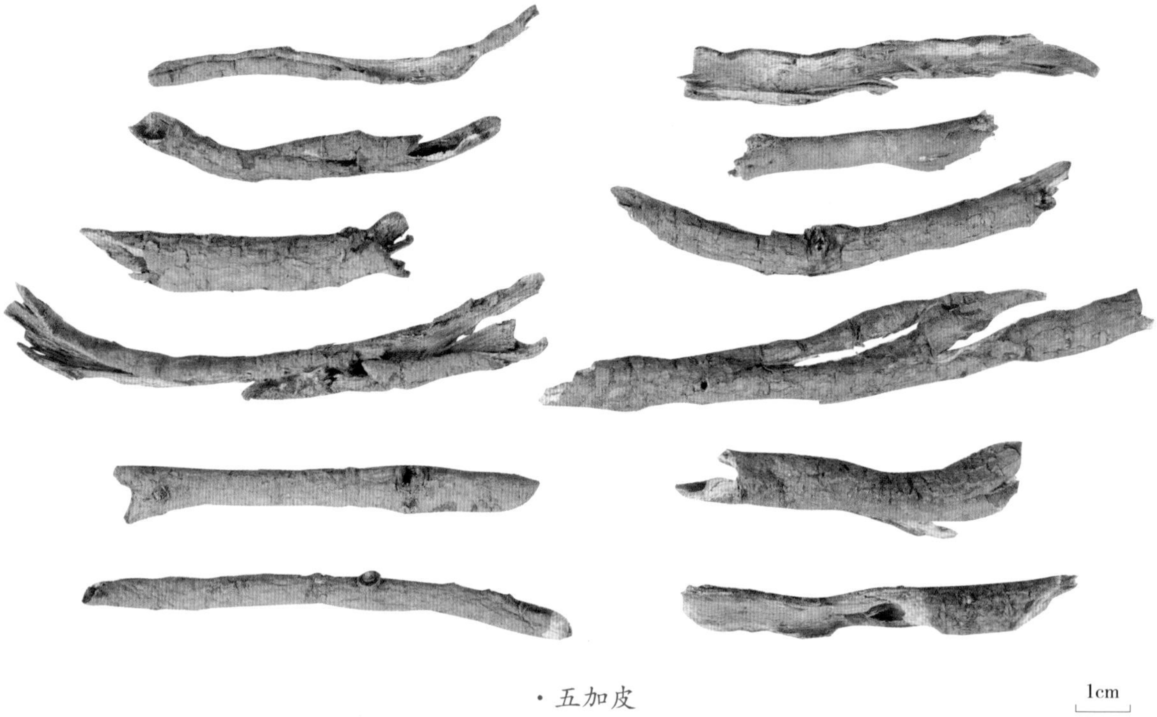

· 五加皮

功效主治

辛、苦，温。归肝、肾经。祛风湿，补肝肾，强筋骨，利水。用于风湿痹痛，筋骨痿软，小儿行迟，体虚乏力，水肿，脚气病。

评　述

安徽省细柱五加的药用历史与资源现状　宋代《本草图经》中有“无为军五加皮”图。清代《无为州志》记载：“药以五加皮著名。”说明安徽省江淮低山丘陵地区一直为五加皮的优质产区。二十世纪六七十年代野生细柱五加灌木林仍多见，当地使用频繁。近三十年间因大量采挖，资源量急剧减少，故而逐渐不被使用或仅少量民间医生使用。也因此细柱五加的野生植株得以繁衍生息，资源得到一定的恢复和保护，尤其是广大丘陵或低山等适宜自身大量无性繁殖的低海拔地区。

明党参

Changium smyrnioides Wolff

中药名 明党参（药用部位：根）。

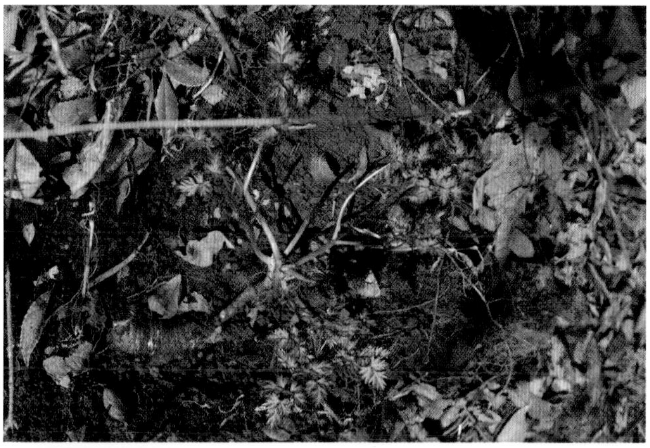
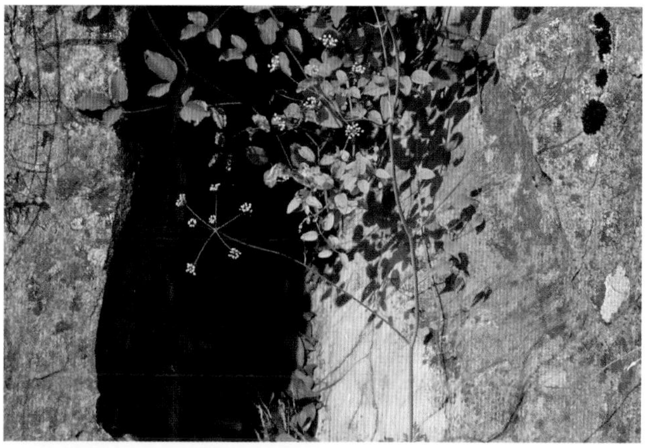
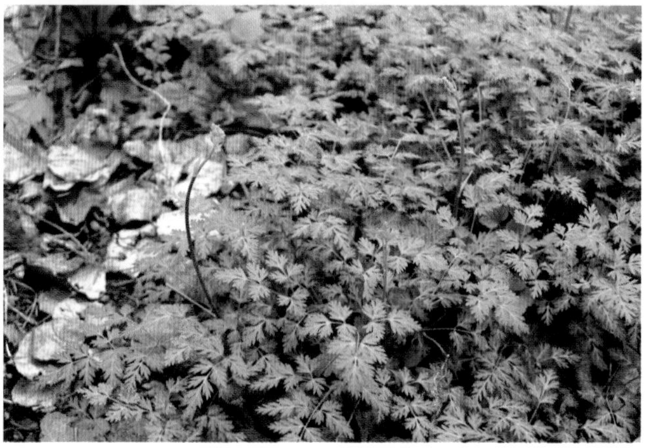
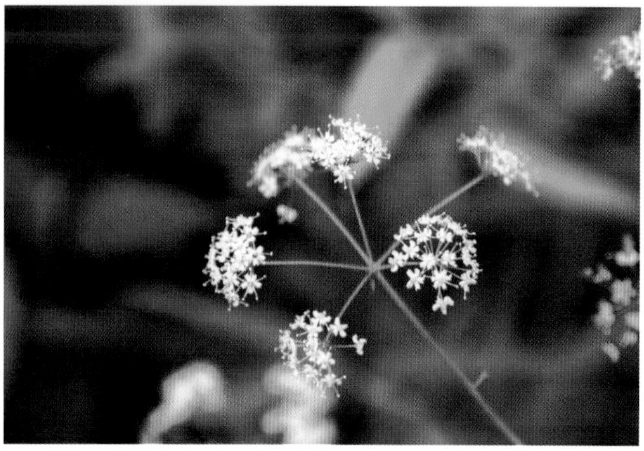

植物形态 多年生草本。主根纺锤形。茎直立。基生叶基部呈鞘状，叶片三出式二至三回羽状全裂，末回裂片长圆状披针形；茎上部叶缩小呈鳞片状或鞘状。复伞形花序顶生或侧生，花茎直立，表面有细纵纹；小伞花序有花 8~20 朵；萼齿 5 枚，花瓣 5 片；雄蕊 5 枚；子房下位。双悬果圆卵形至卵状长圆形；横剖面呈椭圆形，胚乳腹面深凹，呈马蹄形，油管多数。

生境分布 生于海拔 200~400m 的山地稀疏灌木林下、石隙及岩石山坡上。分布于江淮及沿江丘陵各地。

资　源 安徽省明党参药材以野生资源为主，主产于滁州市、马鞍山市、芜湖市及铜陵市等地，资源比较丰富，各地均有收购，年供应量较大。

采收加工 春季采挖，除去茎叶及须根，洗净泥土，放入沸水中煮 10~15min 至内无白心，捞出放清水中漂洗数次，竹刀刮去外皮，晒干。如不经水煮，直接刮去外皮晒干入药者，商品称“粉沙参”。

药材性状

本品呈细圆柱形或长纺锤形。长 6~20cm，直径 0.5~2cm。表面淡黄白色或淡棕色，具蜡样光泽，光滑或有纵沟纹及支根痕，有的具红棕色斑点。质硬而脆，断面角质样，皮部较薄，黄白色，有的易与木部分离，木部类白色。气微香，味甘甜。

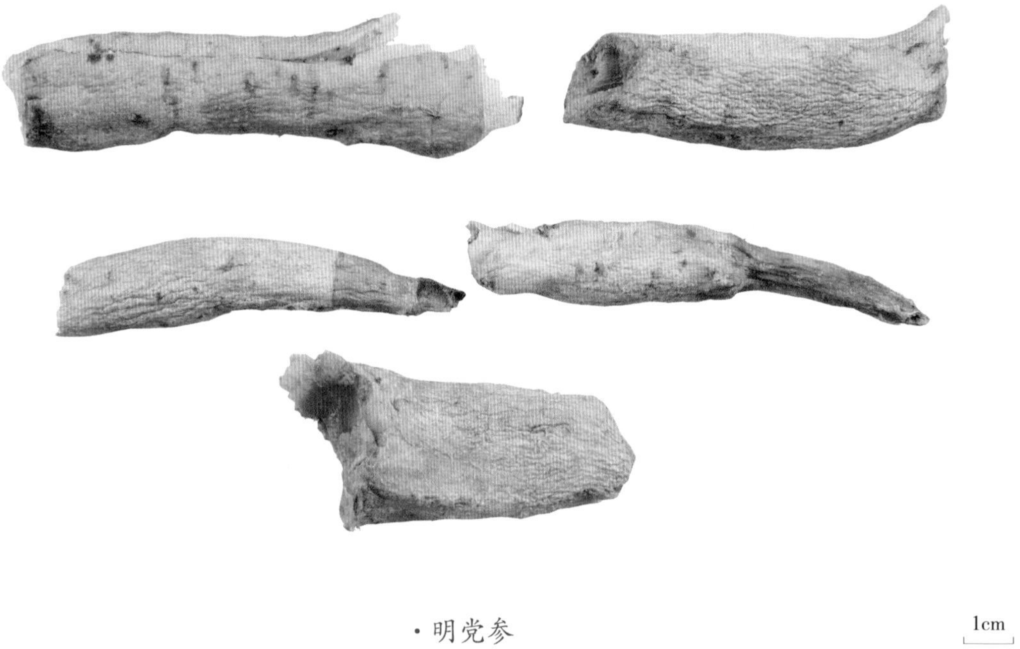

· 明党参

功效主治 甘、微苦，微寒。归肺、脾、肝经。润肺化痰，养阴和胃，平肝，解毒。用于肺热咳嗽，呕吐反胃，食少口干，目赤眩晕，疔毒疮疡。

评 述

安徽省明党参的资源保护与利用 明党参为我国特有种，也是安徽省所产特色药材之一。20 世纪 80 年代前后，明党参作为出口产品，价格较高，采挖者众多，资源日益减少。1984 年被列为国家三级重点保护野生植物。近年来，市场上明党参产销量减少，亳州市场已难以见到明党参，采挖者减少，资源得到有效恢复。安徽省滁州地区，民间采摘明党参幼嫩花薹作蔬菜食用，清香可口，建议可以将其开发为具有保健作用的新资源。

柴 胡

Bupleurum chinense DC.

中药名 柴胡（北柴胡）（药用部位：根）。

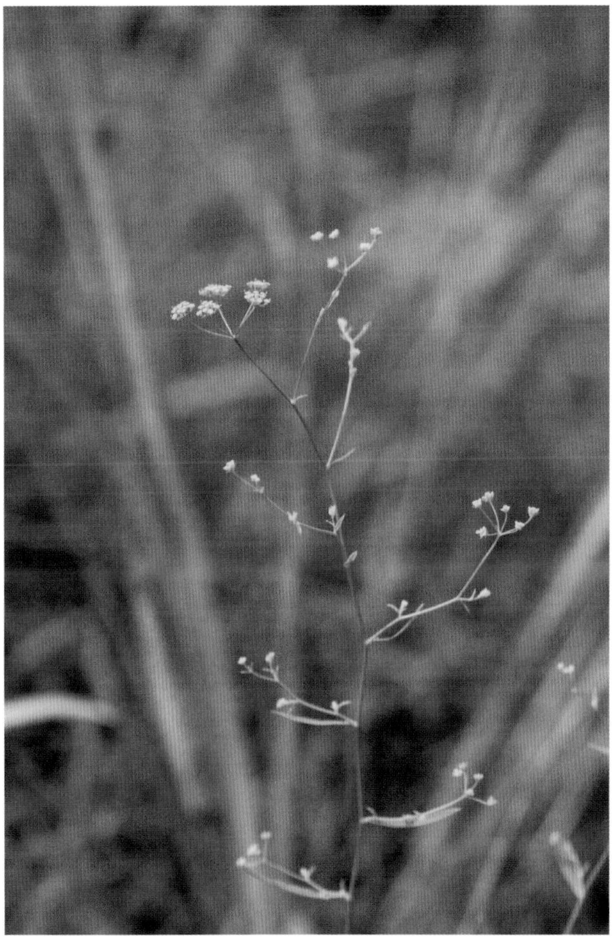

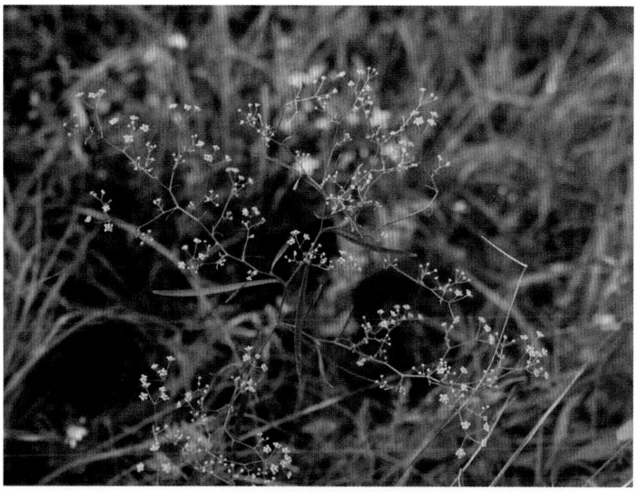

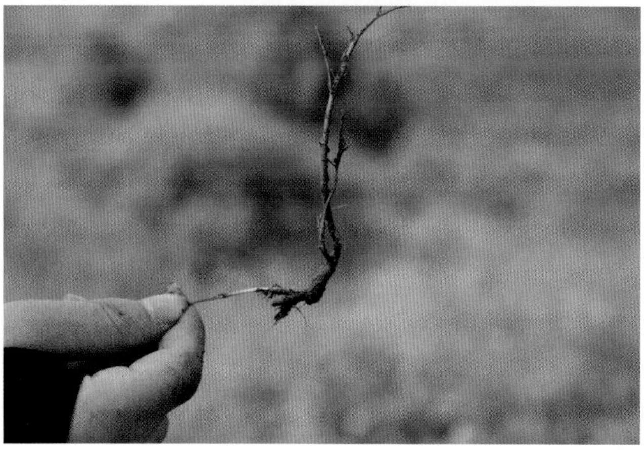

植物形态 多年生草本，高 50~85cm。主根较粗大。茎表面有细纵槽纹，稍作“之”字形弯曲。叶倒披针形或广线状披针形。复伞形花序呈疏松的圆锥状；花 5~10 朵，直径 1.2~1.8mm；花瓣鲜黄色；花柄长 1mm。

生境分布 生于山坡灌木林缘、林中间隙、草丛及山坡向阳处。分布于江淮丘陵、皖南山区、皖西大别山区及沿江各县山地。

资　源 安徽省野生柴胡药材资源稀少，常年有少量收购。春季采收幼嫩的地上部分，作为“春柴胡”药用，多自产自销，产于滁州市、六安市、巢湖市。现各地有栽培，亳州市等地的栽培面积较大。

采收加工 4~5 月或 9~10 月选取生长 2~4 年的柴胡，挖出根部，除去茎叶及泥土等杂质，晒干。

药材性状

本品呈圆柱形或长圆锥形，主根有时稍弯曲，长6~15cm，直径0.3~0.8cm。根头膨大，顶端残留3~15个茎基或短纤维状叶基，下部分枝。表面黑褐色或浅棕色，具纵皱纹、支根痕及皮孔。质硬而韧，不易折断，断面显纤维性，皮部浅棕色，木部黄白色。气微香，味微苦。

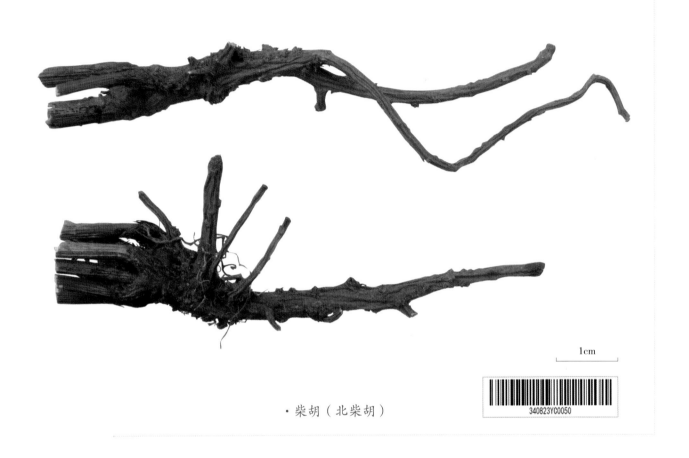

· 柴胡（北柴胡）

功效主治

辛、苦，微寒。归肝、胆、肺经。解表退热，疏肝解郁，升举阳气。用于感冒发热，寒热往来，胸胁胀痛，月经不调，子宫脱垂，脱肛。

评 述

柴胡的商品规格等级 安徽滁州市收购的柴胡以根条粗长、皮细、支根少者为佳。出口商品分为大、中、小胡三等。大胡：主根直径0.6~0.9cm，每500克180支以内；中胡：主根直径0.3~0.6cm，不分支数；小胡：主根直径0.3cm以下。

狭叶柴胡

Bupleurum scorzonerifolium Willd.

中药名 柴胡（药用部位：根）。

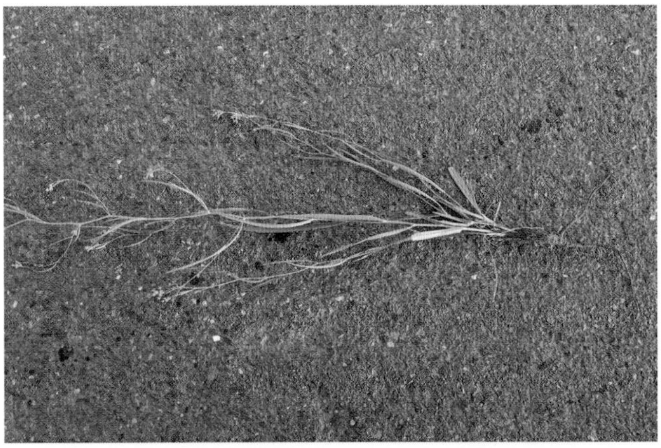
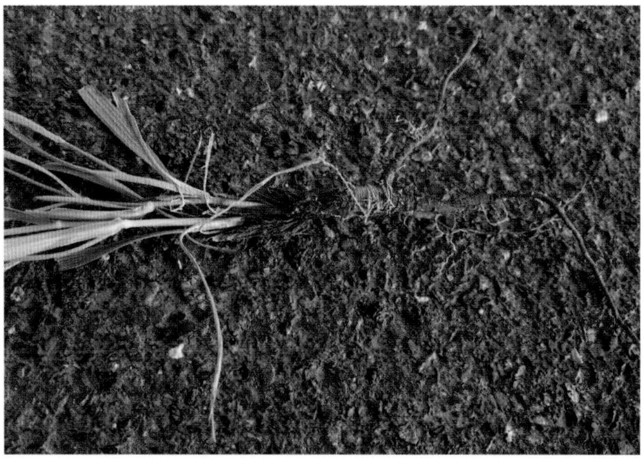
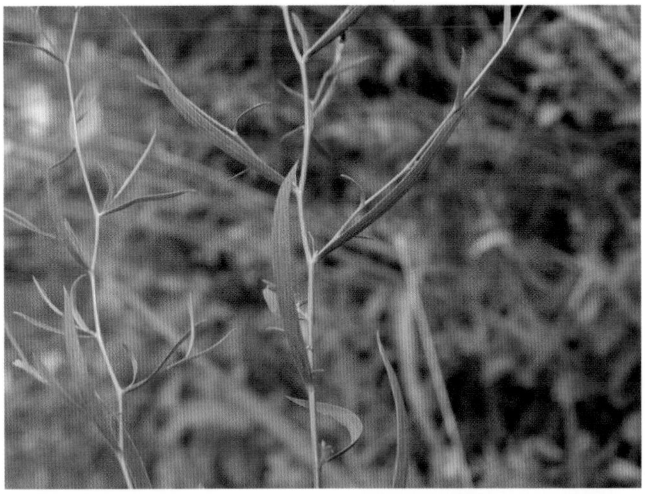
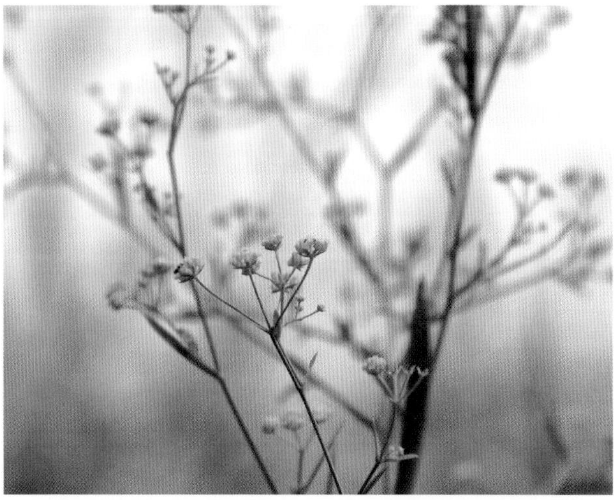
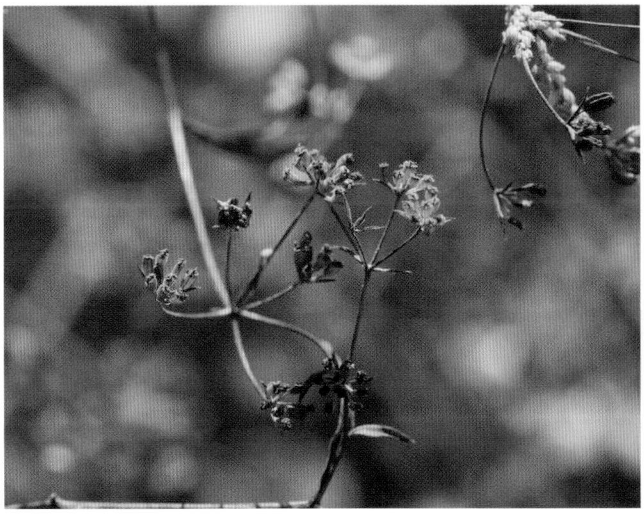
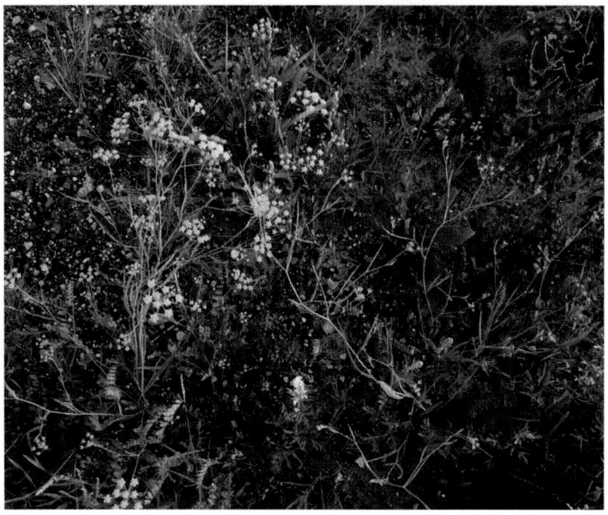

植物形态 多年生草本。主根发达，圆锥形，支根稀少，外皮红褐色。茎单一或数枝丛生，茎上部有多回分枝，略呈“之”字形弯曲。叶细线形，叶顶端长渐尖；基生叶下部具短柄；上部叶小，同形。复伞形花序腋生兼顶生；总苞片 1~3 枚，针形，常早落；花小，黄色；花瓣 5 片，先端内折；雄蕊 5 枚；子房下位，光滑无毛。双悬果，长椭圆形。

生境分布 生于干燥的草地、向阳山坡及灌木林边缘。分布于安徽省各地山区、丘陵。

资　源 安徽省野生柴胡药材资源较丰富，常年收购，主产于滁州市、六安市、巢湖市等。目前，安徽省春柴胡药材多为野生资源，产量有限。

采收加工 春、秋二季采挖，除去茎叶及泥沙，晒干。春季采收幼嫩的地上部分，晒干，则为“春柴胡”。

药材性状

本品根较细，圆锥形，顶端有多数细毛状枯叶纤维，下部多不分枝或稍分枝，表面红棕色或黑棕色，靠近根头处多具细密环纹。质稍软，易折断，断面略平坦，不显纤维性。具败油气。

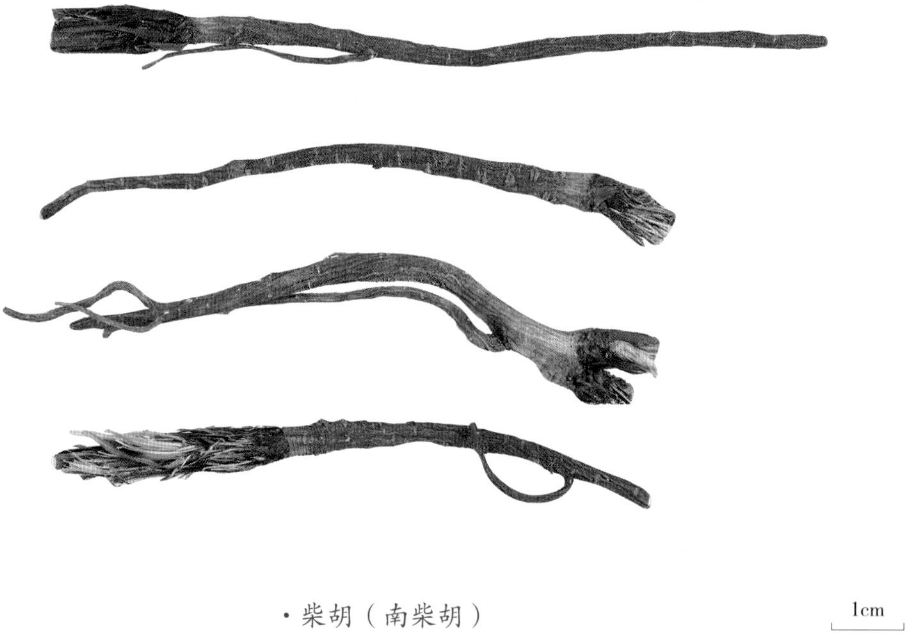

·柴胡（南柴胡）

功效主治 辛、苦，微寒。归肝、胆、肺经。疏散退热，疏肝解郁，升举阳气。用于感冒发热，寒热往来，胸胁胀痛，月经不调，子宫脱垂，脱肛。

蛇 床

Cnidium monnieri (L.) Cuss.

中药名 蛇床子（药用部位：果实）。

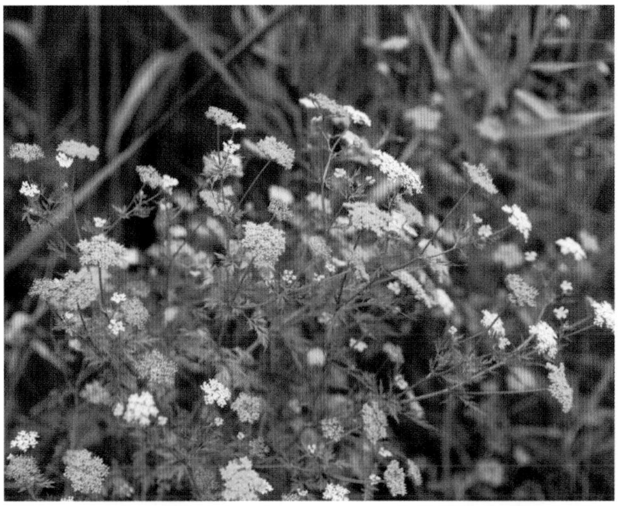
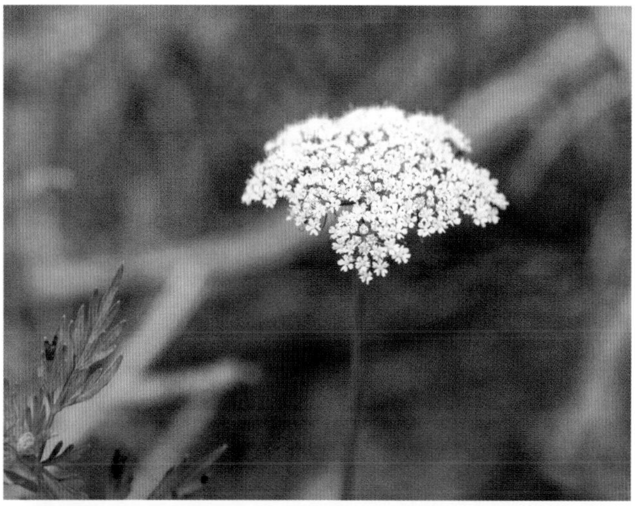
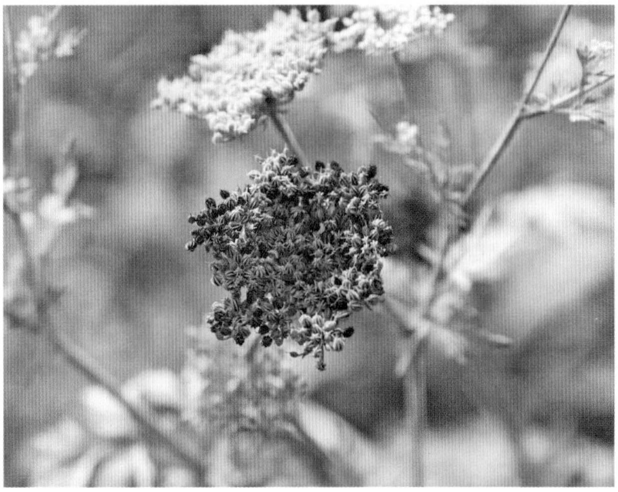
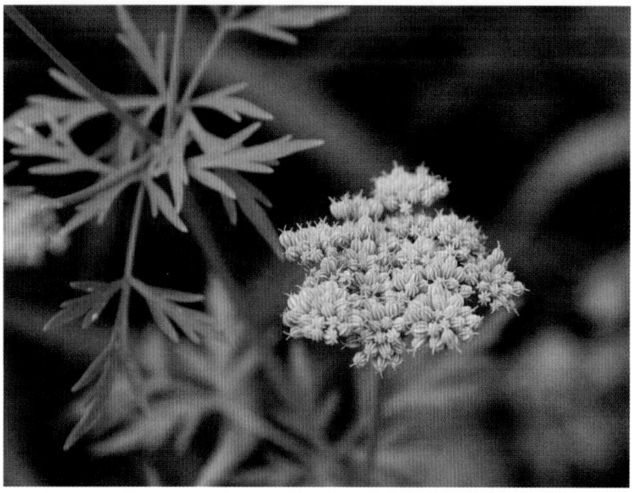

植物形态 一年生草本。茎直立或斜上，多分枝，中空，表面具深条棱，粗糙。下部叶具短柄，叶鞘短宽，上部叶柄全部鞘状；叶片二至三回三出式羽状全裂，羽片轮廓卵形至卵状披针形。复伞形花序；总苞片6~10枚，线形至线状披针形；花瓣白色。分生果长圆状，横剖面近五角形，主棱5条，均扩大成翅；每棱槽内具油管1个，合生面具油管2个；胚乳腹面平直。

生境分布 生于田边、路旁、草地及河边湿地。安徽省各地均有分布。

资　　源 安徽省蛇床子野生药材资源较为丰富，各地均产，年收购量较大。

采收加工 夏、秋二季果实成熟时采收，除去杂质，晒干。

药材性状

本品为双悬果，呈椭圆形，长 2~4mm，直径约 2mm。表面灰黄色或灰褐色，顶端有 2 枚向外弯曲的柱基，基部偶有细梗。分果的背面有薄而突起的纵棱 5 条，接合面平坦，有 2 条棕色略突起的纵棱线。果皮松脆，揉搓易脱落。种子细小，灰棕色，显油性。气香，味辛凉，有麻舌感。

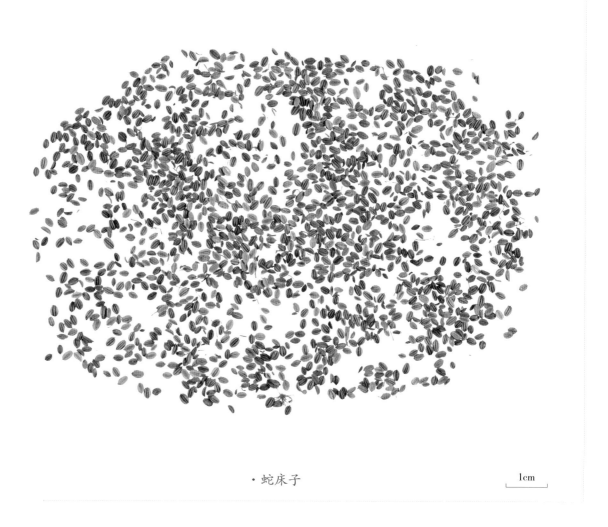

· 蛇床子

功效主治

辛、苦，温。有小毒。归肾经。温肾壮阳，燥湿，祛风，杀虫。用于肾虚阳痿，宫冷不孕，寒湿带下，湿痹腰痛；外治阴部湿痒，湿疹，疥癣。

白 芷

Angelica dahurica (Fisch. ex Hoffm.) Benth. et Hook. f. ex Franch. et Sav.

中药名 白芷（药用部位：根）。

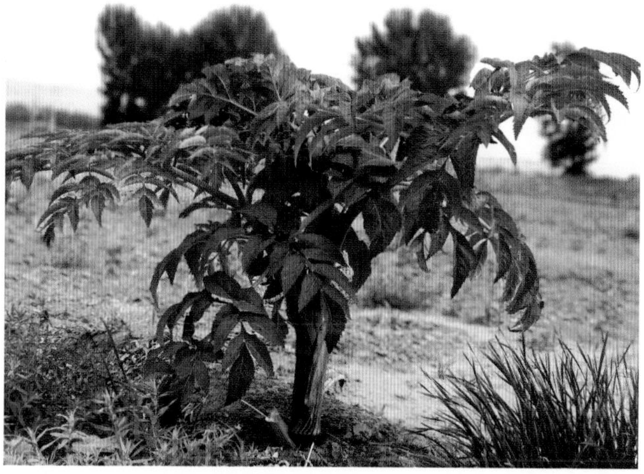
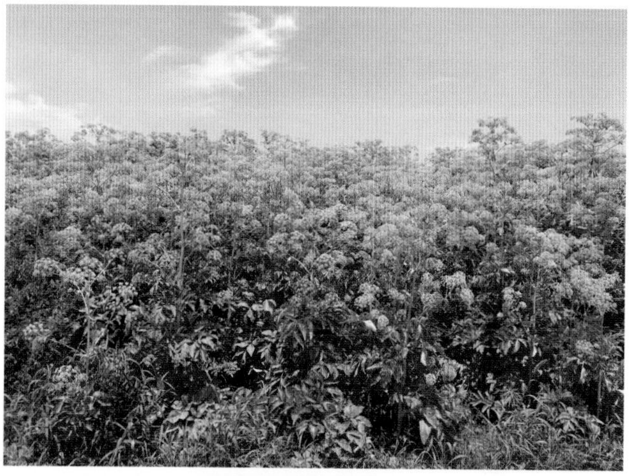
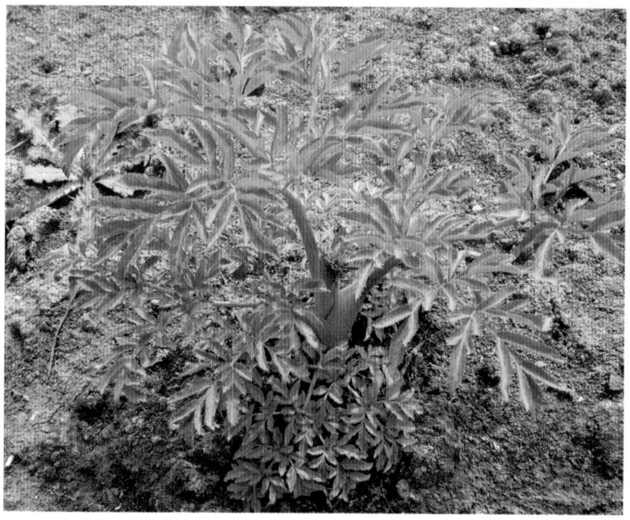
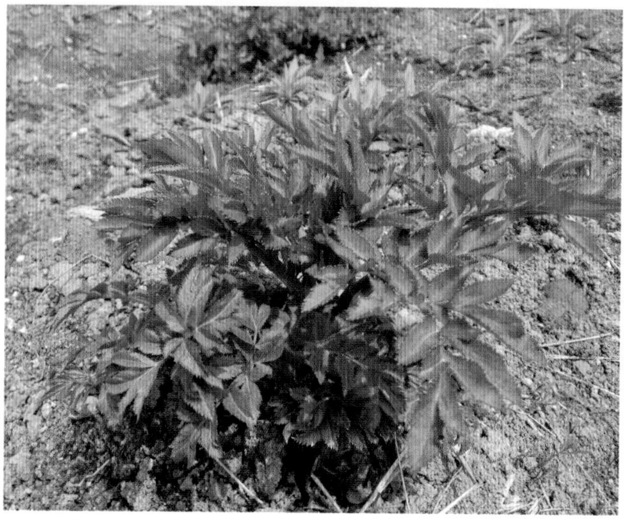

植物形态 植株高达 2.5m。根圆柱形，有浓香。茎中空，带紫色。基生叶一回羽裂，有长柄，叶鞘管状，边缘膜质；茎上部叶二至三回羽裂，叶鞘囊状，紫色；叶宽卵状三角形。复伞形花序；总苞片常缺或 1~2 枚，卵形鞘状；小总苞片 5~10 枚，线状披针形，膜质；萼无齿；花瓣倒卵形。果实长圆形，背棱钝状突起，侧棱宽翅状，较果窄；棱槽具油管 1 个，合生面具油管 2 个。

生境分布 栽培于亳州市、宁国市等地。

资　　源 安徽省白芷药材主要为栽培品，主产于皖北地区。20 世纪 70 年代末至 80 年代初，白芷药材开始在亳州市试种。20 世纪 90 年代，形成了白芷种植加工产业。到 21 世纪，白芷已经成为亳州市常用大宗种植品种，栽培面积较大，而亳州市也成为全国白芷的主产地之一。

采收加工 翌年 7 月底至 8 月初采挖药材（二伏采挖），不能等到入秋采挖，否则白芷粉性不足，质量差。留种植株于每年 7 月中旬种子陆续成熟时采收。

药材性状

本品呈长圆锥形，长 10~25cm，直径 1.5~2.5cm。顶端有凹陷的茎痕，表面灰棕色或黄棕色，具多数纵皱纹、支根痕及皮孔样横向突起，习称“疙瘩丁”。质坚实，断面白色或灰白色，粉性，形成层环棕色，略呈圆形，皮部散有多数棕色油点。气芳香，味辛、微苦。

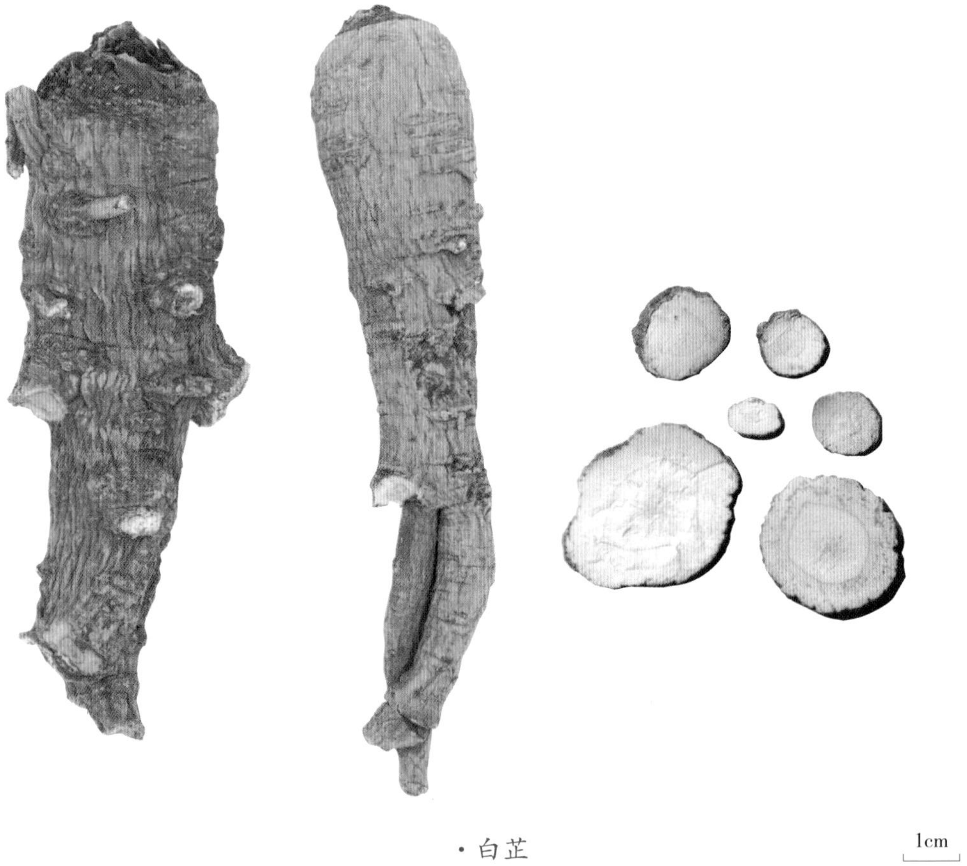

· 白芷

功效主治 辛，温。归胃、大肠、肺经。解表散寒，祛风止痛，宣通鼻窍，燥湿止带，消肿排脓。用于风寒感冒，眉棱骨痛，鼻塞流涕，鼻鼽，鼻渊，牙痛，带下，风湿痹痛，疮疡肿痛。

评　述

安徽省栽培白芷的品种　《中国植物志》将白芷分为祁白芷 *Angelica dahurica*（Fisch. ex Hoffm.）Benth. et Hook. f. ex Franch. et Sav. cv. *Qibaizhi* Yuan et Shan 和杭白芷 *Angelica dahurica*（Fisch. ex Hoffm.）Benth. et Hook. f. ex Franch. et Sav. cv. *Hangbaizhi* Yuan et Shan 两个栽培品种，祁白芷产于河北（安国）及河南（长葛、禹州），杭白芷产于江苏、安徽、浙江、江西、湖北、湖南、四川及南方等地，主产区为四川、浙江。现代所用的白芷药材均为栽培品，从《中国植物志》中记载可以看出，亳州市栽培的白芷为杭白芷，而从文献中了解到，亳白芷大多是从河南、河北引种，也有从四川引种的，但较少。

紫花前胡

Angelica decursiva (Miq.) Franch. et Sav.

中药名 紫花前胡（药用部位：根）。

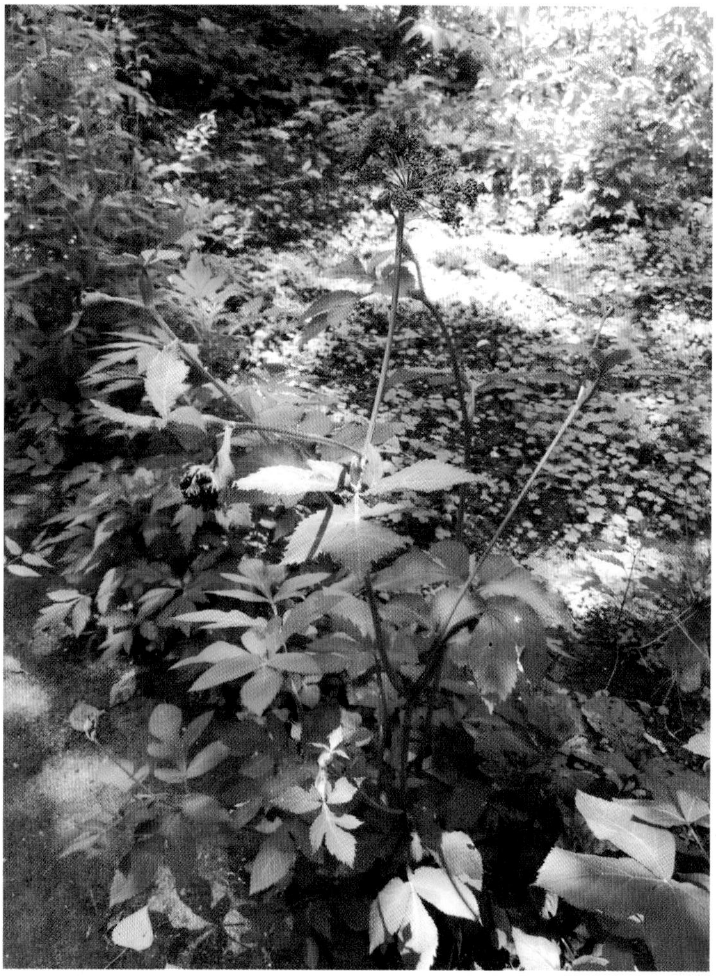

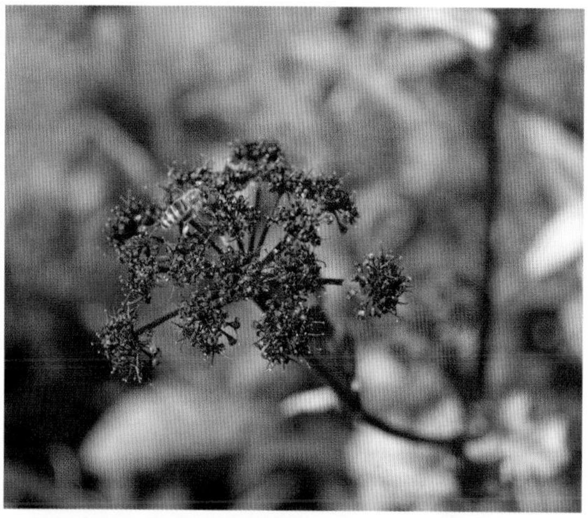

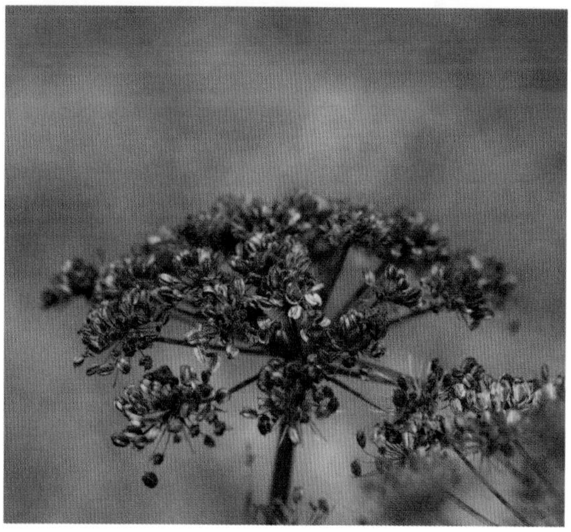

植物形态 多年生草本。根圆锥形，味浓香。茎单生，紫色。基生叶和下部叶三角状宽卵形，一至二回羽状复叶，一回裂片3~5枚，有3~5裂；茎上部叶简化成叶鞘。复伞形花序；总苞片1~2枚，卵形；伞幅10~20个；小总苞片数枚，披针形；花梗多数；花深紫色。双悬果椭圆形，扁平。

生境分布 生于山坡、林缘、灌丛、草地、溪沟边等。分布于安徽省淮河以南各地的丘陵、山区。

资　　源 安徽省紫花前胡野生药材资源蕴藏量较大，主产于安庆市、宣城市、黄山市等地。据《安徽中药志》记载，年收购量达200t，最高收购量（1973年）达400t。近年来，各地极少收购紫花前胡药材，资源未被充分利用。

采收加工 秋末冬初或早春，选择未抽薹植株采挖，以秋、冬二季苗枯时采挖为最佳，挖出根部，除去茎叶及泥沙，边晒边搓去须根，晒干或微火烘干。

药材性状

本品呈不规则圆柱形、圆锥形或纺锤形，主根较细，有少数支根，长3~15cm，直径0.8~1.8cm。表面棕色至黑棕色，根顶部残留有茎基和膜状叶鞘残基，有浅直细纵皱纹，可见灰白色横向皮孔样突起和点状须根痕。质硬，断面类白色，皮部较窄，散有少数黄色油点。气芳香，味微苦、辛。

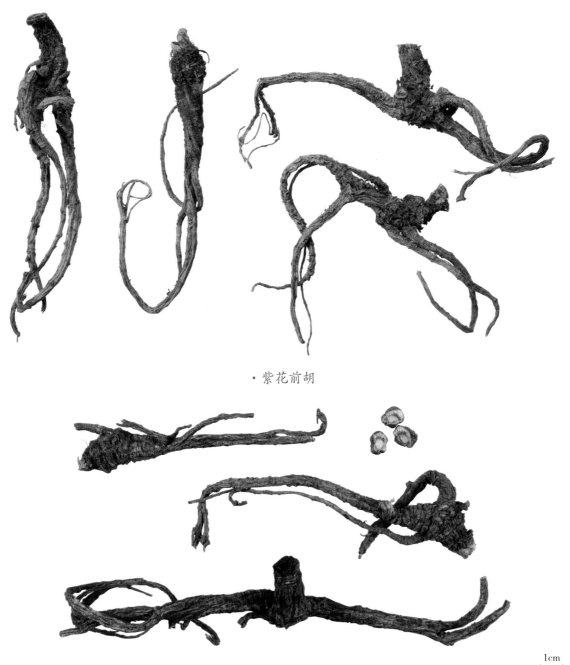

· 紫花前胡

340825YC0052

· 紫花前胡

功效主治 苦、辛，微寒。归肺经。降气化痰，疏散风热。用于痰热咳喘，风热咳嗽，胸膈满闷，咯痰黄稠。

评　述

1. 紫花前胡的药材品名变化　1965 年版至 2000 年版《中国药典》中均将紫花前胡当作中药“前胡”的品种之一，药材称“紫花前胡”。后有学者更正紫花前胡为当归属植物，而白花前胡为前胡属植物，因此 2005 年版《中国药典》未收载紫花前胡。2010 年版《中国药典》则将紫花前胡另条单列，与前胡并列收载，自此紫花前胡和前胡分成 2 味中药。

2. 安徽省紫花前胡的资源现状　紫花前胡在皖西大别山区、江淮丘陵和皖南山区海拔 100~1600m 处均有分布。紫花前胡在本草典籍中多以“土当归”“草当归”之名收载，皖东丘陵的药农便是采挖当地盛产的紫花前胡的根作“当归”用。目前安徽省的紫花前胡药材尚无人收购，多为民间药农自采自用，建议在资源丰富地区进行轮采和仿野生抚育，对紫花前胡资源进行合理的采收利用。

白花前胡

Peucedanum praeruptorum Dunn

中药名 前胡（药用部位：根）。

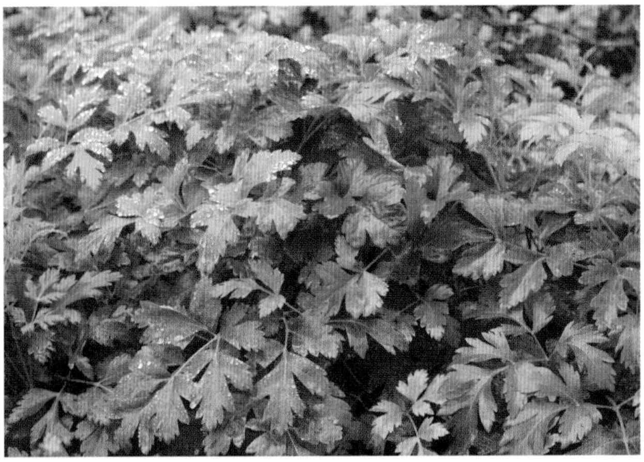
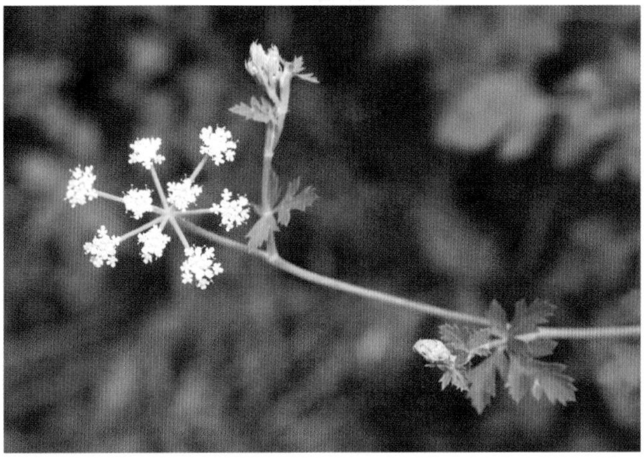
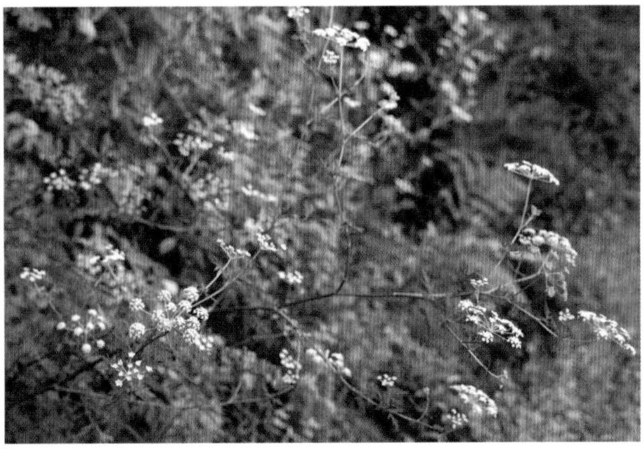
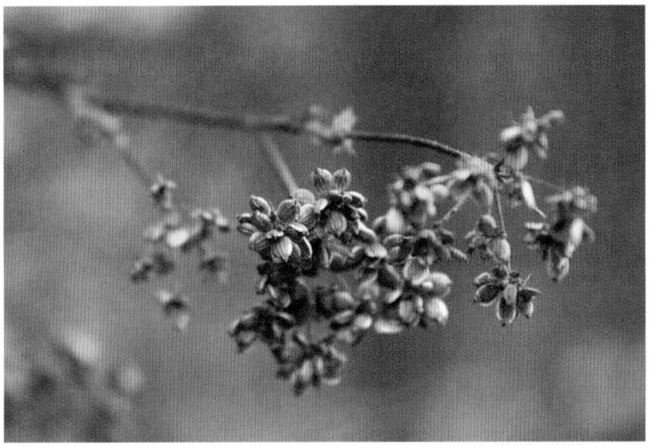

植物形态 二年生草本。茎圆柱状，基部有多数棕褐色的叶鞘纤维。基生叶具长柄，基部有卵状披针形叶鞘，叶片轮廓宽卵形或三角状卵形；茎上部叶二回羽状分裂，裂片较小。复伞形花序多数，伞幅 8~13 个；总苞片无或 1 至数枚，线形；伞形花序有花 18~20 朵；萼齿不显著；花瓣 5 片，白色；雄蕊 5 枚，与花瓣互生；花盘发达，子房下位，心皮 2 个。双悬果卵圆形。

生境分布 生于山区的山坡、草地、林缘。分布于皖南山区。

资　源 安徽省为前胡药材的道地产区。前胡野生药材资源丰富，且其种植历史悠久，主产于皖南山区宁国市、绩溪县、广德市等地。其中宁国市的产量最大，被誉为“前胡之乡”。宁国市所产前胡药材品质优良，习称“宁前胡”。“宁前胡”已获得全国农产品地理标志，保护地域范围为东经 118° ~119° 24′，北纬 30° 17′ ~30° 37′。

采收加工 以二年生采收为宜，10 月至翌年 2 月采挖前胡根，清除泥沙，去除叶柄残基，切除损伤、霉烂部分，摊晒 2 天后，堆晾 1~2 天至根部变软时再摊晒至干，干燥至含水量 12.0% 以下。阴雨天可用文火烘干。产地现多用烘干法。

药材性状

本品呈不规则的圆柱形、圆锥形或纺锤形，稍扭曲，下部常有分枝，长 3~15cm，直径 1~2cm。表面黑褐色或灰黄色，根头部多有茎痕及纤维状叶鞘残基，上端有密集的细环纹，下部有纵沟、纵皱纹及横向皮孔。质较柔软，干者质硬，可折断，断面不整齐，淡黄白色，皮部散有多数棕黄色油点，形成层环纹棕色，射线放射状。气芳香，味微苦、辛。

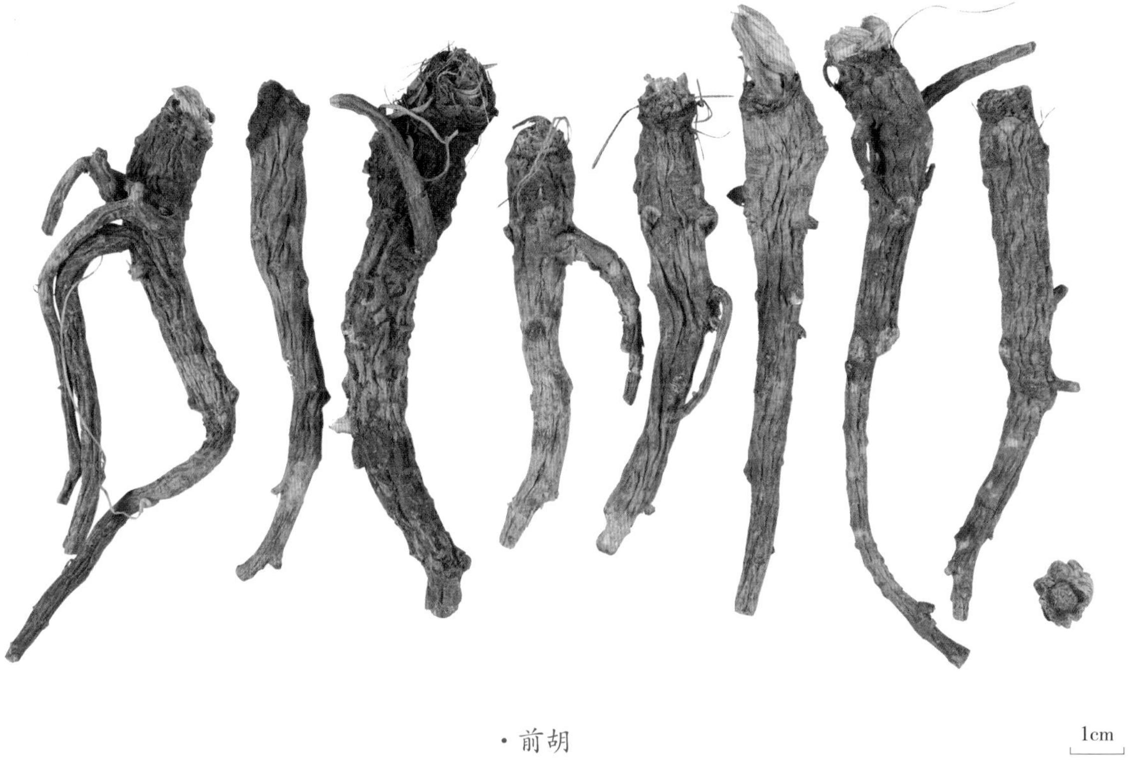

• 前胡

功效主治 苦、辛，微寒。归肺经。降气化痰，疏散风热。用于痰热咳喘，风热咳嗽，胸膈满闷，咯痰黄稠。

评 述

安徽发现黄山前胡新种 2020 年，安徽中医药大学团队发表了黄山前胡 *Peucedanum huangshanense* Lu Q. Huang, H. S. Peng & S. S. Chu，该种分布于黄山海拔 1100m 以上的地方，与白花前胡比较，黄山前胡复伞形花序直径 5~14cm，伞形花序的伞幅数 13~25，白花前胡复伞形花序直径 3.5~9cm，伞形花序的伞幅数 6~15。此外，黄山前胡果实较白花前胡长，前者长 5~6mm，后者约 3mm。

野胡萝卜

Daucus carota L.

中药名　南鹤虱（药用部位：果实）。

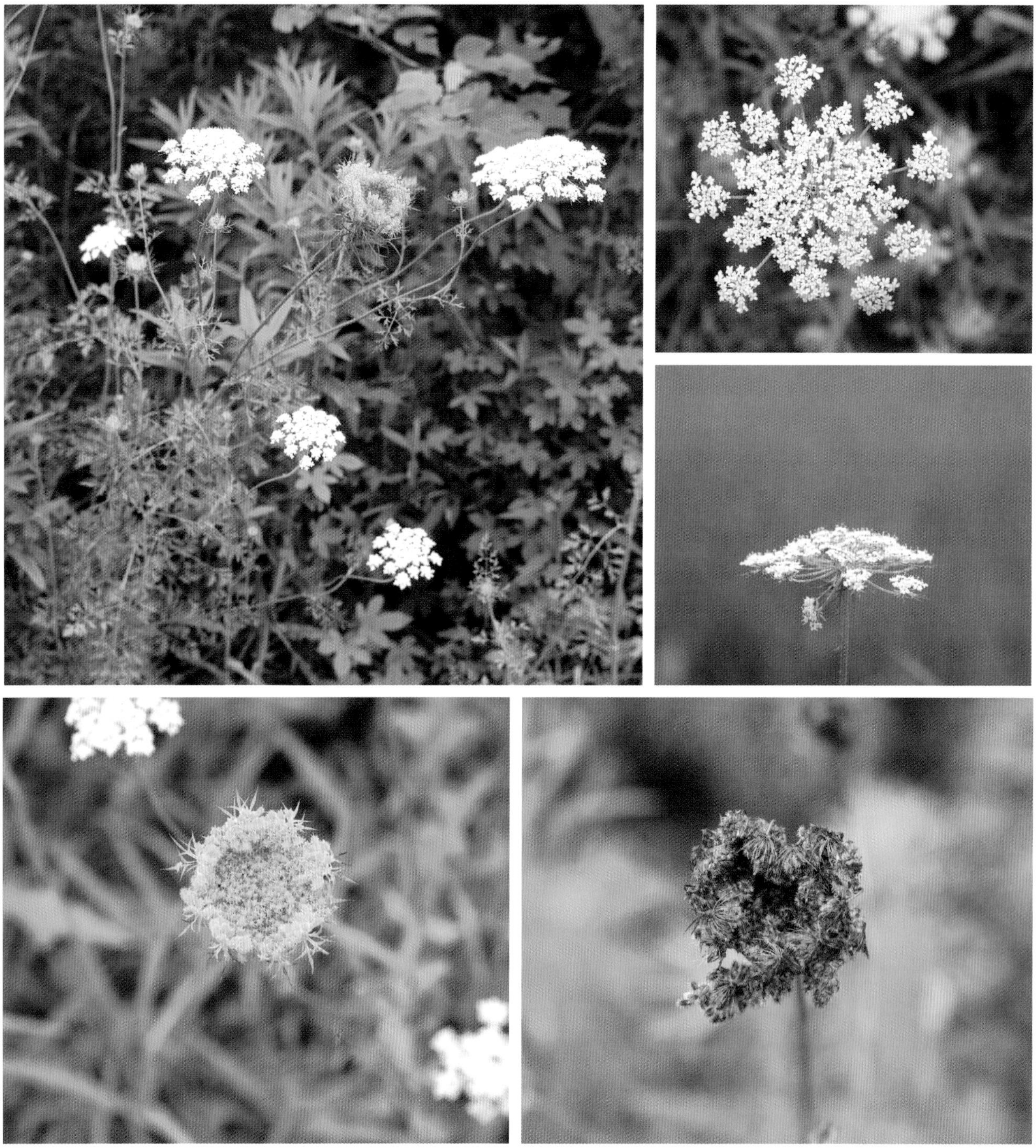

植物形态 二年生草本。茎直立。基生叶长圆形，有长柄，基部鞘状；茎生叶膜质，长圆形，二至三回羽状分裂，最终裂片线形至披针形。复伞形花序顶生或侧生；总苞片多数，叶状，呈羽状分裂，裂片线形，边缘膜质；小总苞片5~7枚，线形，不裂或羽状分裂；花萼5枚；花瓣5片，大小不等，先端凹陷；子房下位，结果时花序外缘的伞幅向内弯折，花柱短，基部圆锥形、卵圆形。果实卵圆形，棱上有刺毛。

生境分布 多生于田野荒地、山坡、路旁或林缘。安徽省各地广泛分布。

资　　源 安徽省各地均产野生南鹤虱药材，其中以皖西大别山区及江淮丘陵的资源较为丰富，但很少作为药材被利用。

采收加工 秋季果实成熟时，割取果枝，晒干，打下果实，除去杂质。

药材性状

本品双悬果呈椭圆形，多裂为分果，分果长3~4mm，宽1.5~2.5mm。表面淡绿棕色或棕黄色，顶端有花柱残基，基部钝圆，背面隆起，具4条窄翅状次棱，翅上密生1列黄白色钩刺，次棱间的凹下处有不明显的主棱，接合面平坦，有3条脉纹，上具柔毛。种仁类白色，有油性。体轻。气香，味微辛、苦。

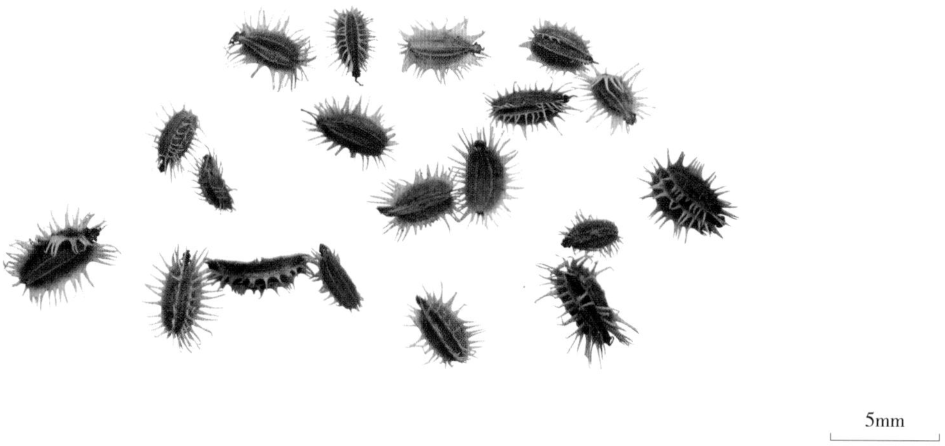

·南鹤虱

341822YC0075

功效主治 苦、辛，平。有小毒。归脾、胃、大肠经。杀虫消积，止痒。用于蛔虫病，绦虫病，蛲虫病，虫积腹痛，小儿疳积，阴痒。

朱砂根

Ardisia crenata Sims

中药名　朱砂根（药用部位：根）。

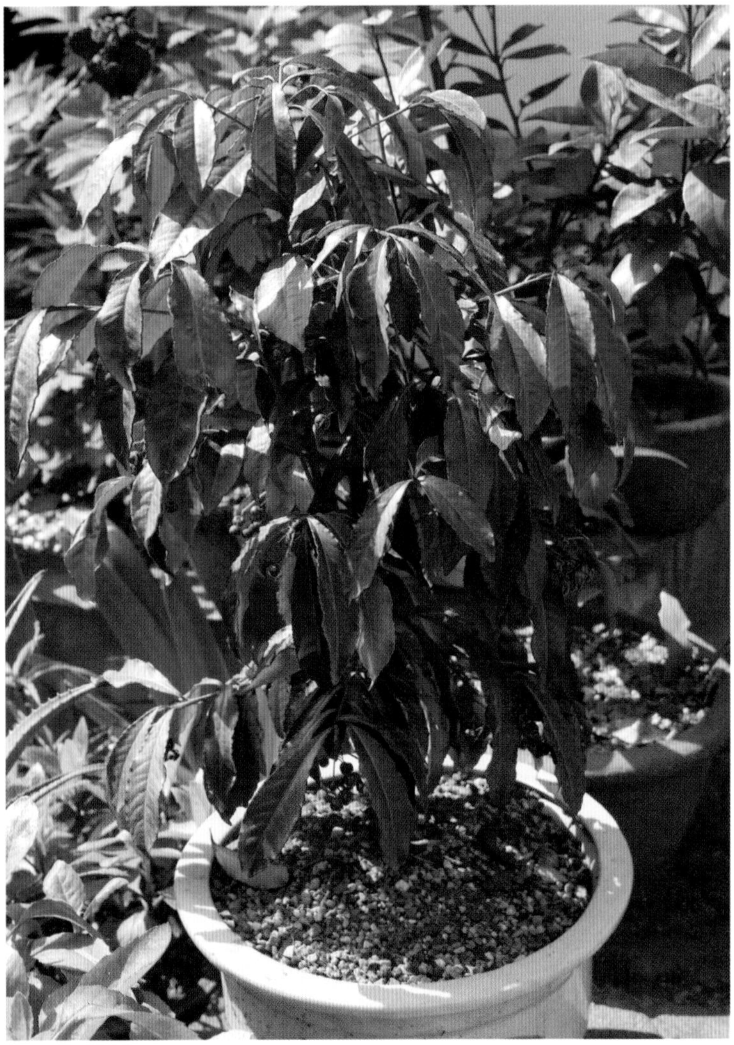
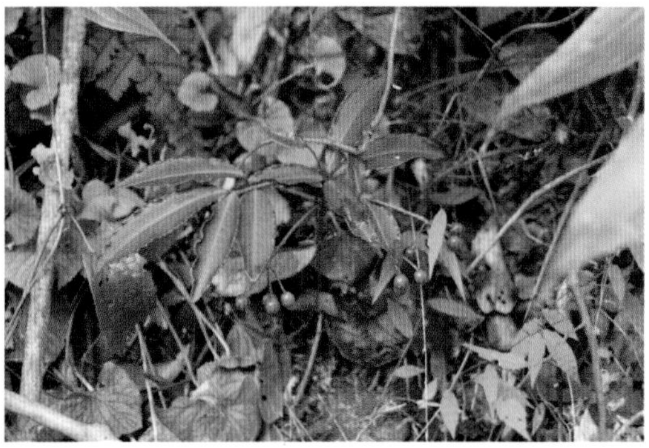
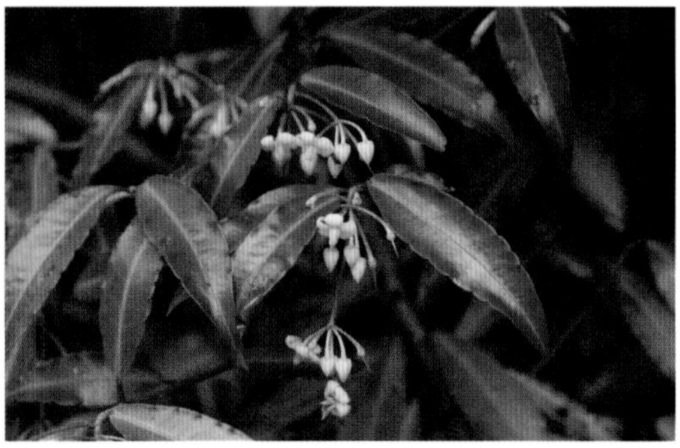
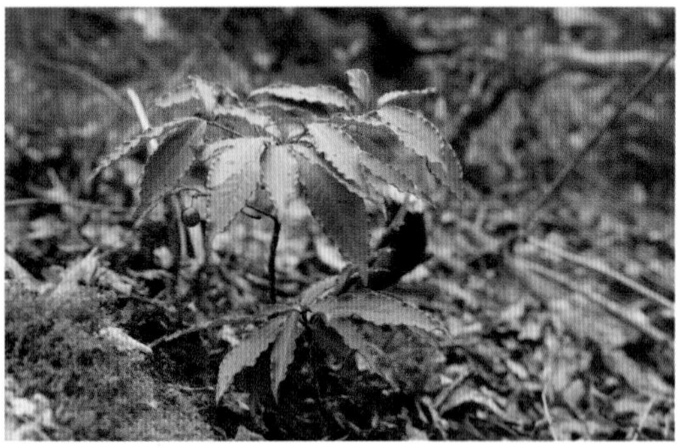

植物形态　常绿小灌木。根柔软肉质，多分枝，表面微红色。茎、枝无毛。叶互生，坚纸质，狭椭圆形或椭圆形，边缘有疏波状圆齿，齿间有黑色腺点，两面无毛，有突起的腺点。伞形或聚伞花序顶生于侧枝上；花萼绿色，5裂，具黑色腺点；花瓣白色，盛开时反卷，卵形，顶端急尖，具腺点；雄蕊5枚；子房卵圆形，无毛，具腺点。果球形，鲜红色，具腺点。

生境分布　生于山坡林缘或沟谷两侧杂木林下的阴湿处。分布于皖西大别山区及皖南山区。

资　　源　安徽省朱砂根野生药材资源稀少，由于朱砂根药材很少被药用，故其年收购量极少。

采收加工　秋、冬二季采挖，洗净，晒干。

药材性状

本品根聚生于略膨大的根状茎上，呈圆柱形，略弯曲，长5~30cm，直径0.2~1cm。表面暗棕色或暗褐色，具纵皱纹及横向断裂痕。质硬而脆，易折断，断面皮部与木部易分离，皮部厚，约占断面的一半，呈类白色或粉红色，有散在的“朱砂点”，木部淡黄色。气微，味微苦、辛。

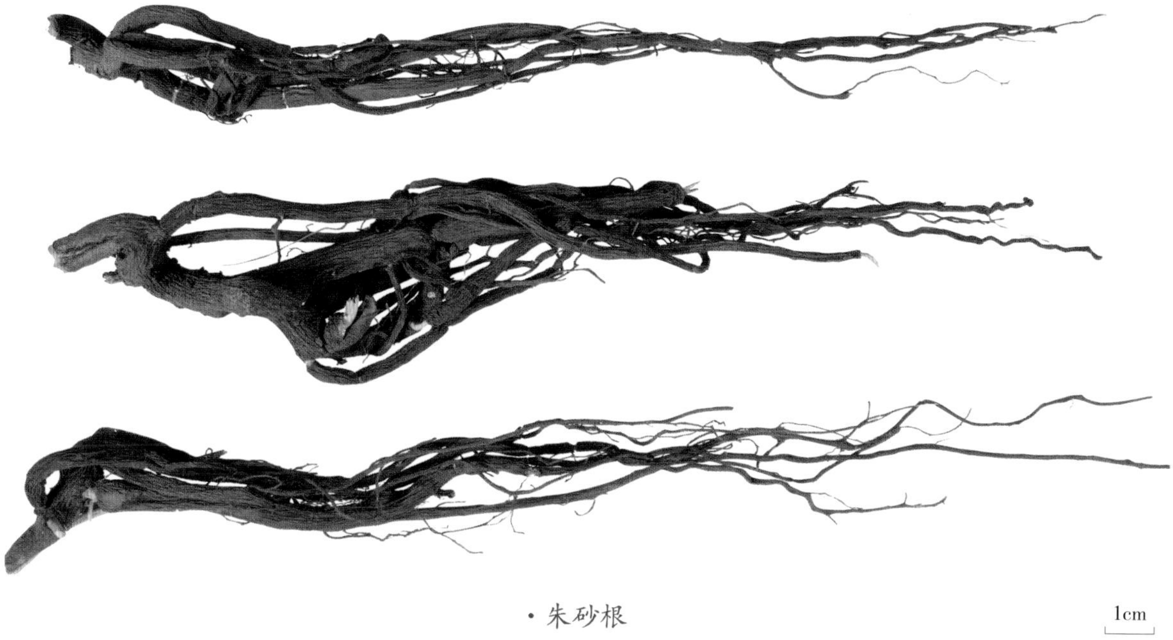

• 朱砂根

功效主治 微苦、辛，平。归肺、肝经。解毒消肿，活血止痛，祛风除湿。用于咽喉肿痛，风湿痹痛，跌打损伤。

评　述

1. 朱砂根的基原考证　朱砂根之名始载于《本草纲目》，曰：“朱砂根，生深山中，今惟太和山人采之。苗高尺许，叶似冬青叶，背甚赤，夏月长茂。根大如箸，赤色，此与百两金仿佛。”书中并附药图。据“叶似冬青叶，背甚赤”之言，祁振声认定古籍中朱砂根原植物应是该种植物的变种红凉伞 *Ardisia crenata* Sims var. *bicolor* (Walk.) C. Y. Wu et C. Chen。红凉伞的根在安徽省一些地区确实作为朱砂根入药。红凉伞与朱砂根的主要区别是红凉伞植株较矮小；叶下面或两面、花梗、花萼及花瓣均带紫红色。红凉伞在安徽省黄山市、歙县、祁门县、黟县、休宁县、泾县等地均有分布。

2. 朱砂根的资源利用　《本草纲目拾遗》曰：“山人每掘之入市，售作盆玩。”我国部分产区将朱砂根作为盆景大量培植，名曰“富贵果”，销往各地，用于室内观赏或园林绿化。朱砂根在人工培育环境下，植株健硕、枝叶繁茂、红果累累，具有很高的观赏价值。

过路黄

Lysimachia christinae Hance

中药名　金钱草（药用部位：全草）。

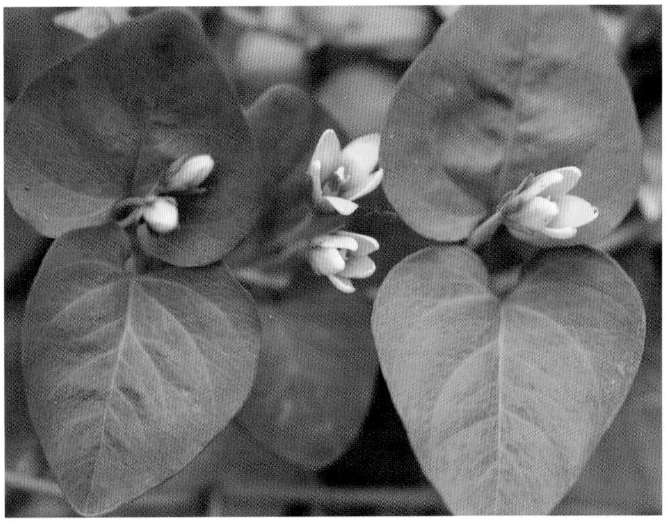
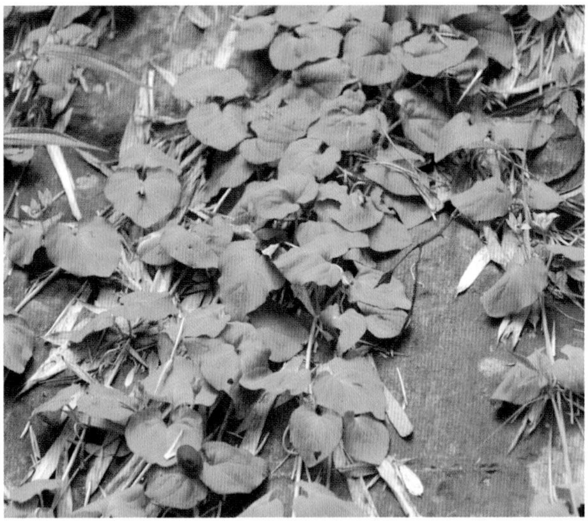
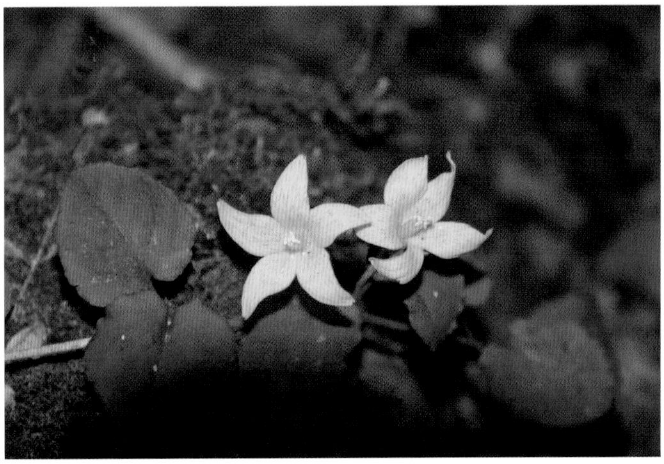
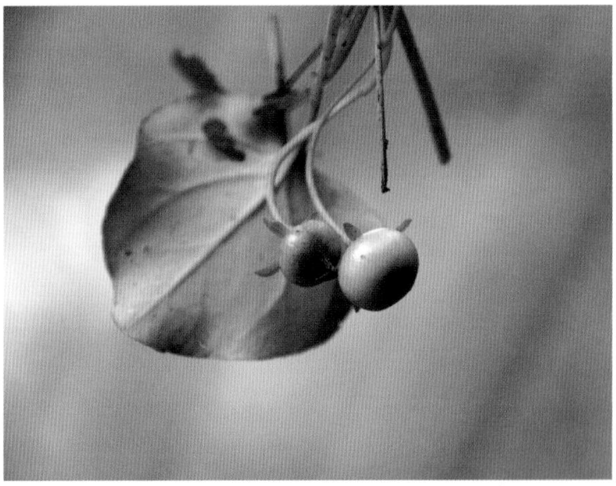

植物形态　多年生草本。茎匍匐，茎端微呈鞭状，无毛或疏生短柔毛，幼嫩部分密被褐色无柄腺体，下部节间常发出不定根。叶对生，卵圆形、近圆形至肾圆形，透光可见密布的透明腺条，干时腺条变黑色，两面无毛或密被糙伏毛。花单生于叶腋；花萼常分裂近达基部，裂片披针形；花冠黄色；子房卵珠形。蒴果球形。

生境分布　多成片生于山坡、路边阴湿处。安徽省各地均有分布。

资　　源　安徽省金钱草野生药材资源丰富，主产于皖西大别山区和皖南山区，年收购量较大。

采收加工　夏、秋二季采收，除去杂质，晒干。

药材性状

本品常缠结成团，无毛或被疏柔毛。茎扭曲，表面棕色或暗棕红色，有纵纹，下部茎节上有时具须根，断面实心。叶对生，多皱缩，展平后呈宽卵形或心形，长1~4cm，宽1~5cm，基部微凹，全缘；上表面灰绿色或棕褐色，下表面色较浅，主脉明显突起，用水浸后，对光透视可见黑色或棕褐色条纹；叶柄长1~4cm。有的带花，花黄色，单生叶腋，具长梗。蒴果球形。气微，味淡。

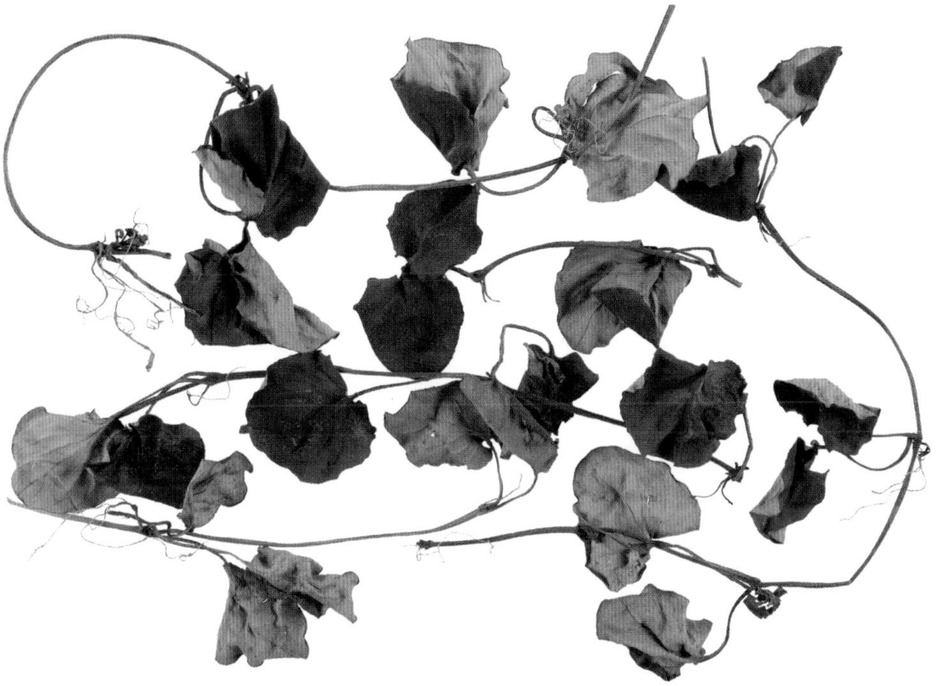

· 金钱草

功效主治 甘、咸，微寒。归肝、胆、膀胱经。利湿退黄，利尿通淋，解毒消肿。用于湿热黄疸，肝胆结石，胆胀胁痛，石淋，热淋，小便涩痛，痈肿疔疮，蛇虫咬伤。

评 述

1. 过路黄与活血丹同名异物 唇形科植物活血丹 *Glechoma longituba* (Nakai) Kupr. 的全草在安徽省部分地区也被称为金钱草，两者均具有清利湿热、通淋消肿的功效。而2015版《中国药典》规定，唇形科植物活血丹的全草为中药连钱草的植物来源，两者不可混用。

2. 安徽省过路黄的药用资源现状 同属植物点腺过路黄 *Lysimachia hemsleyana* Maxim. 常在皖西大别山区和皖南山区被误当金钱草采用。点腺过路黄有利胆排石之功，部分地区也作金钱草药用。其区别点：点腺过路黄枝端延伸成细长鞭状，叶片具淡黄色或橘红色颗粒状的腺点。

连　翘

Forsythia suspensa (Thunb.) Vahl

中药名　连翘（药用部位：果实）。

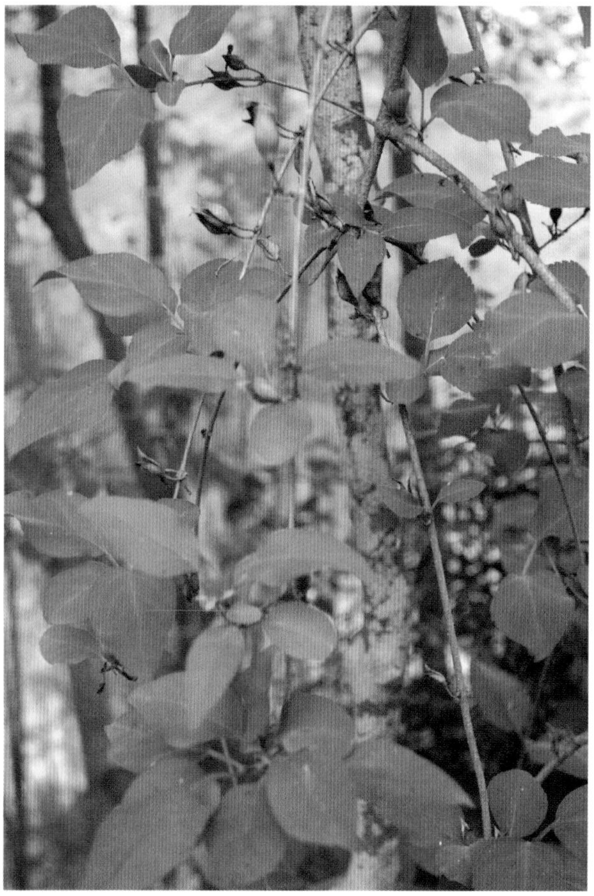
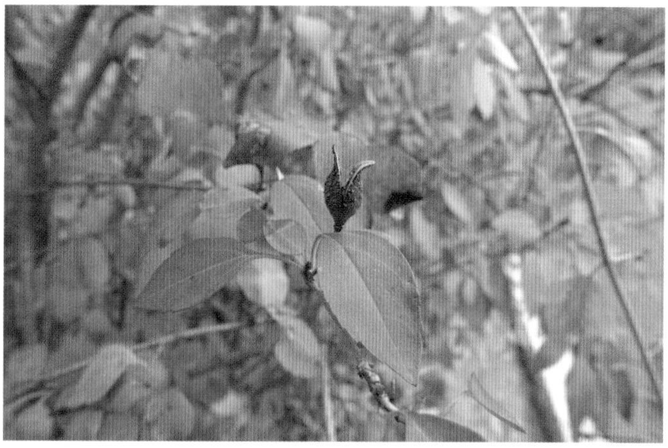
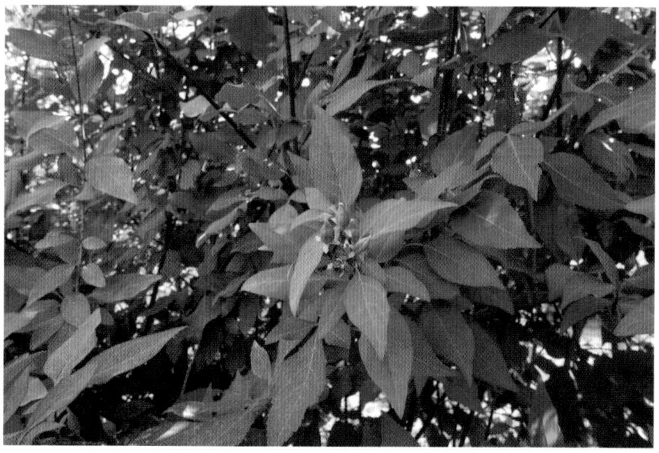

植物形态　落叶灌木。枝开展或伸长，小枝稍呈四棱形，髓部节间中空。叶通常为单叶，或 3 裂至三出复叶，叶片卵形、长卵形至广卵形。花先叶开放，单生或 2 至数朵着生于叶腋；花萼 4 深裂；花冠钟状；雄蕊 2 枚；子房上位，花柱细长，柱头 2 裂。蒴果狭卵形，略扁，成熟时 2 瓣裂。种子多数，狭椭圆形，扁平，一侧有薄翅。

生境分布　生于山坡灌丛、林下、草丛、山谷或山沟疏林中。分布于皖西大别山区，安徽省有零星栽培。

资　　源　安徽省连翘野生药材资源稀少，近年来，有少量栽培，但年收购量很少。

采收加工　连翘因采收时间与加工方法不同，有青翘和老翘（又名黄翘）之分。青翘于 8~9 月上旬采收未成熟的青色果实，用沸水煮片刻或蒸半个小时，取出，晒干即成。 黄翘于 10 月上旬采收熟透的黄色果实，晒干，除去杂质，习称“老翘”，以身干、瓣大、壳厚、色较黄者为佳。此外，将连翘果壳内种子筛出，晒干，即为连翘心。

药材性状

本品呈长卵形至卵形，稍扁，长 1.5~2.5cm，直径 0.5~1.3cm。表面有不规则的纵皱纹和多数突起的小斑点，两面各有 1 条明显的纵沟。顶端锐尖，基部有小果梗或已脱落。青翘多不开裂，表面绿褐色，突起的灰白色小斑点较少；质硬；种子多数，黄绿色，细长，一侧有翅。老翘自顶端开裂或裂成两瓣，表面黄棕色或红棕色，内表面多为浅黄棕色，平滑，具一纵隔；质脆；种子棕色，多已脱落。气微香，味苦。

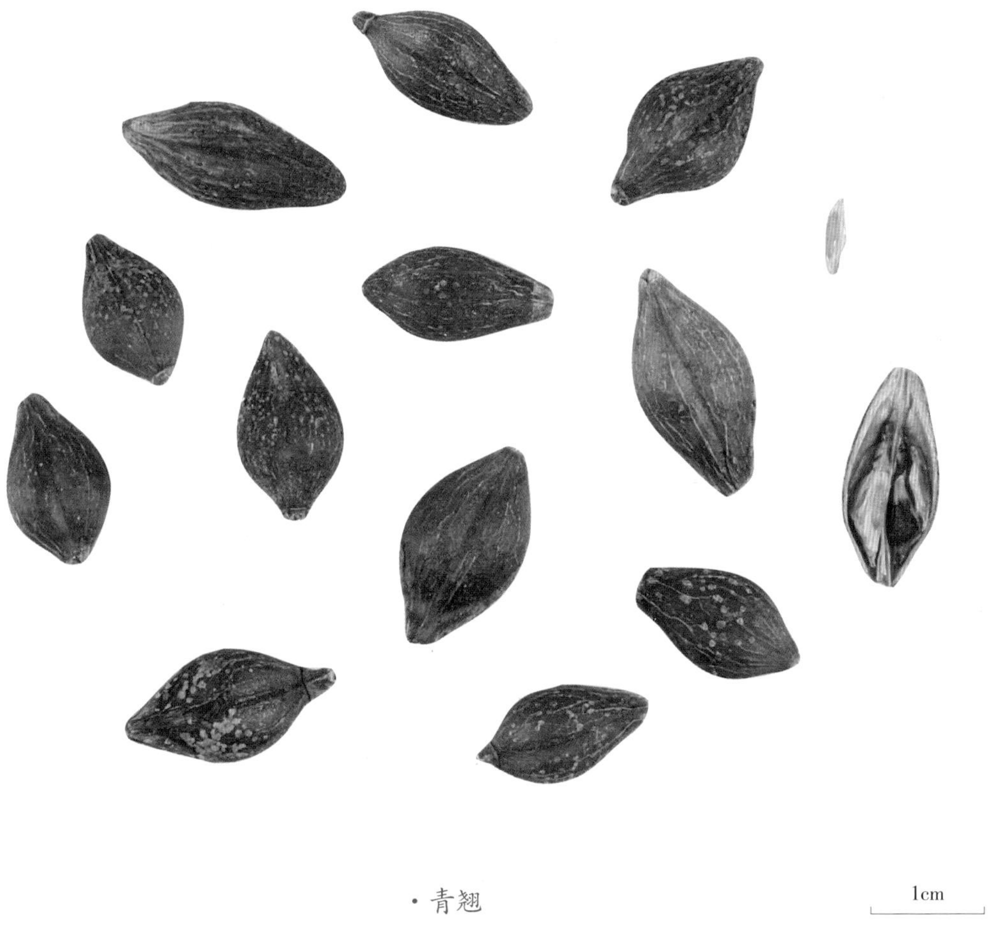

· 青翘

功效主治

苦，微寒。归肺、心、小肠经。清热解毒，消肿散结。用于痈疽，瘰疬，乳痈，丹毒，风热感冒，温病初起，温热入营，高热烦渴，神昏发斑，热淋尿闭。

女 贞

Ligustrum lucidum Ait.

中药名 女贞子（药用部位：果实）。

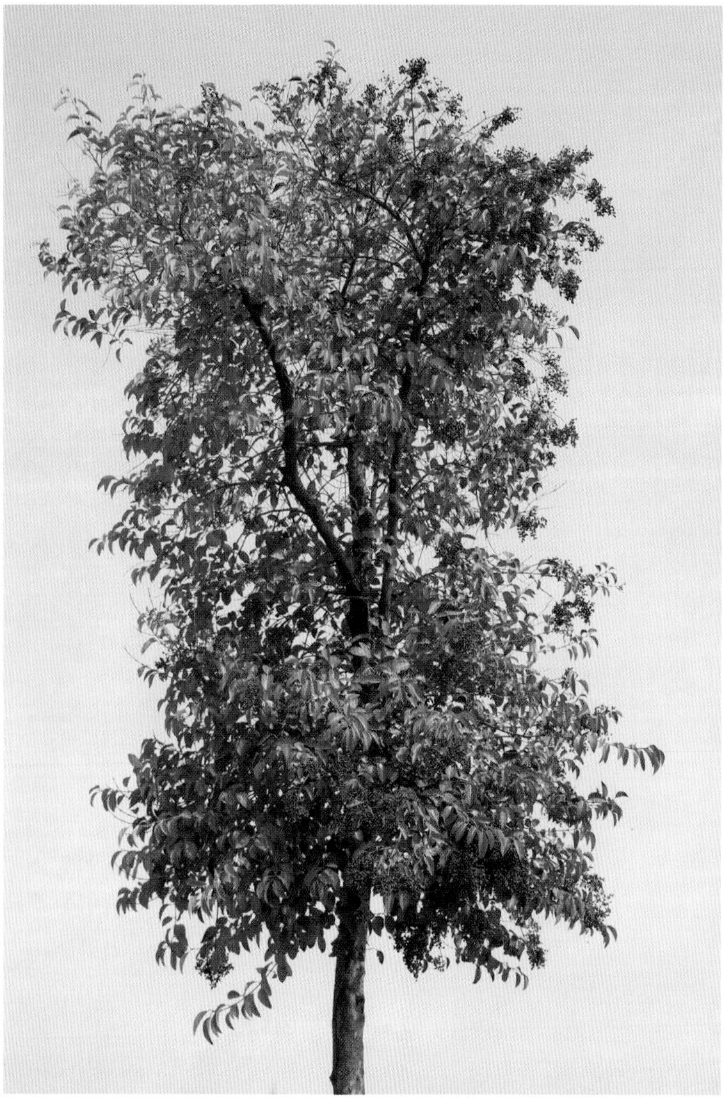
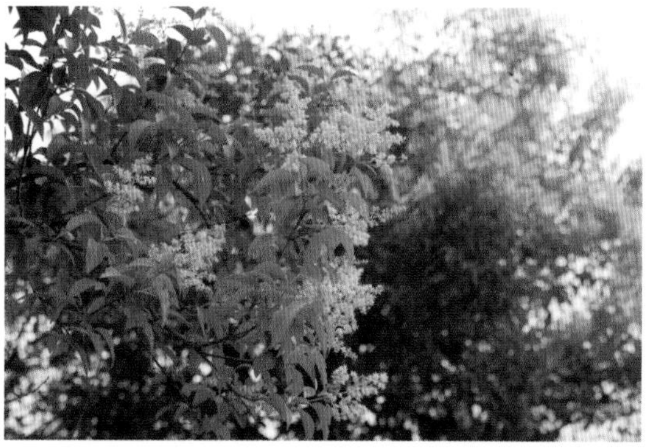
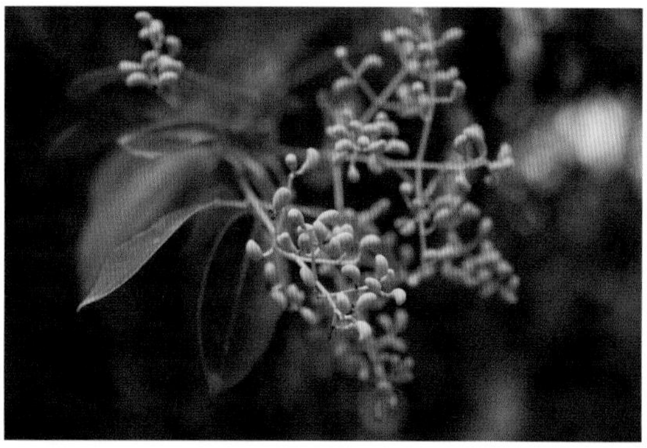
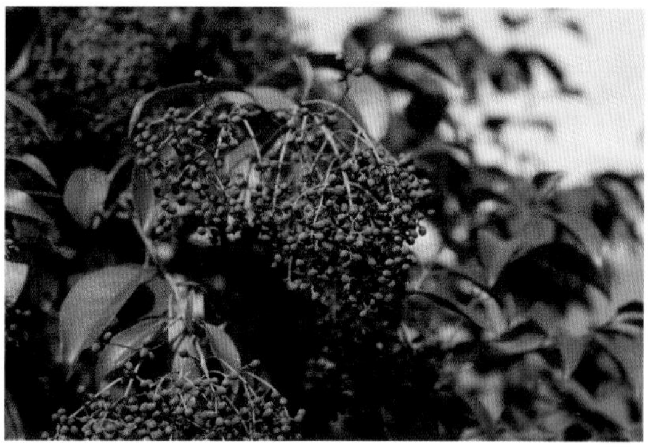

植物形态 常绿大灌木或小乔木。叶对生，叶片革质，卵形或长卵形，全缘，上面有光泽。圆锥花序顶生；花冠白色；雄蕊 2 枚；子房上位。浆果状核果，果肾形或近肾形，幼时绿色，熟时蓝黑色至红黑色，被白粉。

生境分布 多栽植于路边、庭院、公园中。作为绿化植物和行道树，安徽省各地广为栽培。

资　　源 安徽省女贞子药材以栽培为主，蕴藏量较大，每年采收量极少，多为自产自销。

采收加工 12 月果实变黑而有白粉时打下，除去梗、叶及杂质，晒干，或置热水中烫后晒干。

药材性状

本品呈卵形、椭圆状卵形或肾形，有的微弯曲，长 0.5~1cm，直径 0.3~0.4cm。外皮蓝黑色至紫黑色，具皱纹，两端钝圆，基部有果柄痕。体轻。外果皮薄，中果皮较松软，内果皮木质，破开后种子通常 1 枚，肾形，紫黑色，油性。气微，味甘、微苦涩。

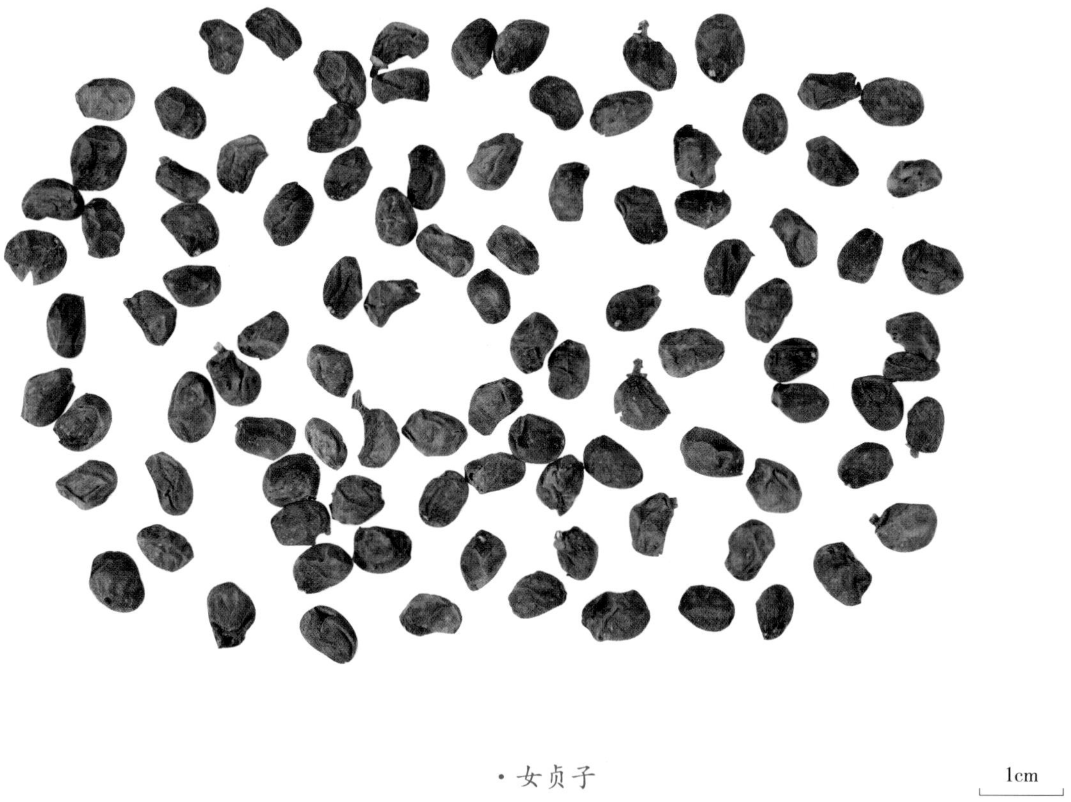

• 女贞子

功效主治 甘、苦，凉。归肝、肾经。滋补肝肾，明目乌发。用于肝肾阴虚，眩晕耳鸣，腰膝酸软，须发早白，目暗不明，内热消渴，骨蒸潮热。

评 述

女贞子的采集与商品 以粒大、饱满、肉质、色黑紫、无泥土、无杂质者为佳。以从女贞树上直接采收者为宜，落地后捡拾者可能因经雨水浸泡而药效不佳，影响质量，故不宜使用。

龙　胆

Gentiana scabra Bunge

中药名　龙胆（药用部位：根及根状茎）。

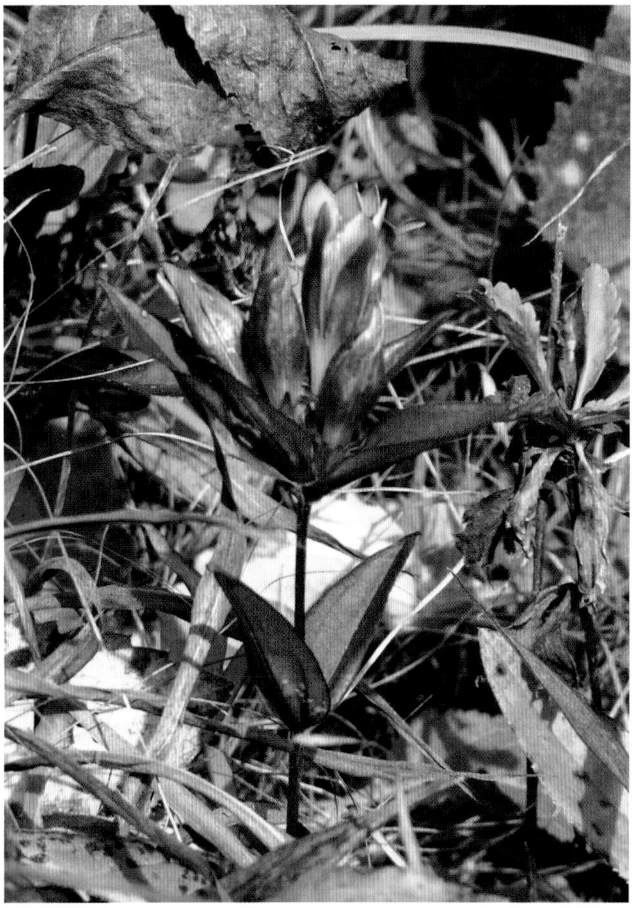
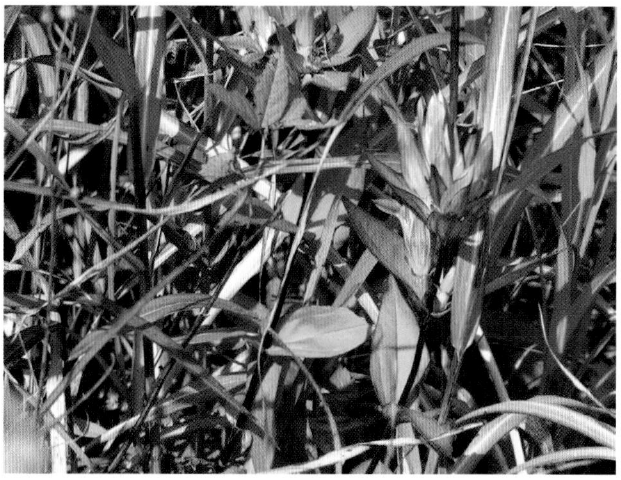
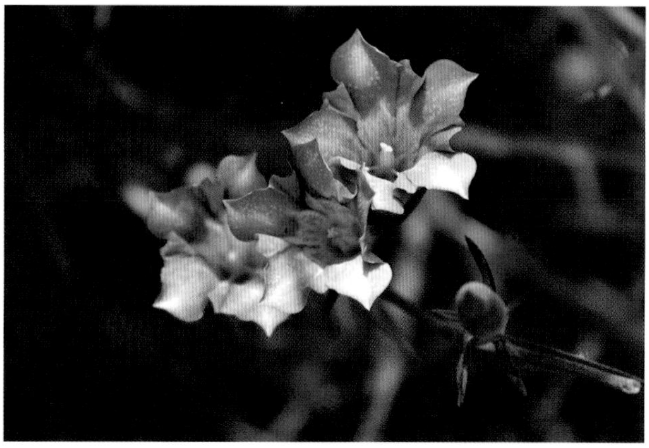
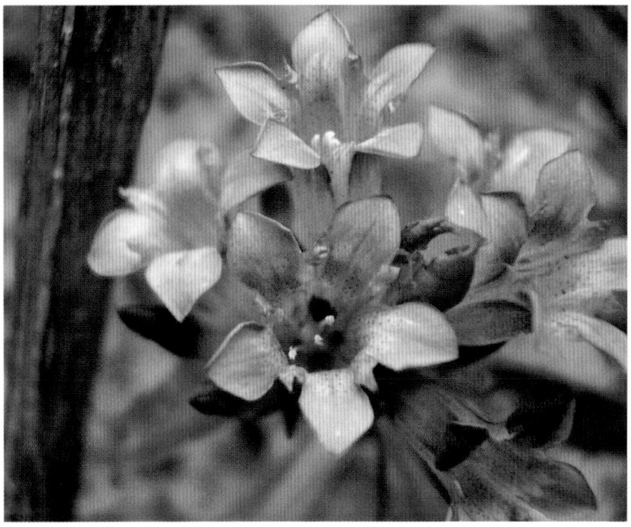
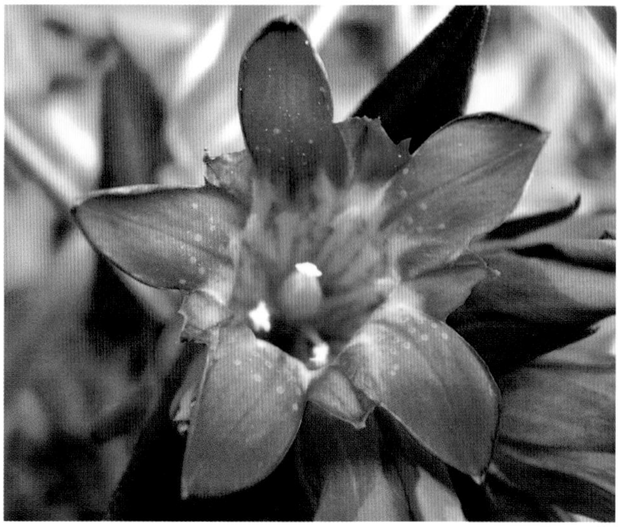

植物形态 多年生草本。根状茎短，簇生多数黄白色的须状根；茎直立。叶对生；叶片卵形或卵状披针形。花单生或簇生于茎端或叶腋；苞片披针形；花萼钟状，先端 5 裂，裂片线形；花冠蓝紫色，管状钟形；雄蕊 5 枚，花丝基部具宽翅；子房长椭圆形，柱头 2 裂。蒴果长圆形，具短柄。种子多数，线形，具网纹，边缘有翅。

生境分布 生于山区草甸、坡地、林缘及灌丛中。分布于安徽省各地的山区及丘陵。

资　　源 安徽省可利用的龙胆野生药材资源稀少，各地很少采挖。

采收加工 秋、冬二季采挖，除去茎叶，洗净泥土，干燥。秋分至冬至间采挖质量较好。

药材性状 本品根状茎呈不规则块状，长 1~3cm，直径 0.3~1cm，表面灰棕色或深棕色，上端有茎痕和残留茎基，周围和下端着生多数细长的根；质脆，易折断，断面略平坦，皮部黄白色或淡黄棕色，木部色较浅，点状环列，髓明显。根圆柱形，略扭曲，长 10~20cm，直径 2~5mm；表面淡黄色或黄棕色，上部有细密的横皱纹，下部较细，有纵皱纹及支根痕。气微，味甚苦。

功效主治 苦，寒。归肝、胆经。清热燥湿，泻肝胆火。用于湿热黄疸，阴肿阴痒，湿热疮毒，肝火目赤，惊风抽搐。

评　述

安徽省龙胆的资源现状　《安徽植物志》记载龙胆在安徽省各地均有分布，但在第四次全国中药资源普查中，仅在歙县发现有其分布。可能因生态环境变化，本省龙胆资源目前已经濒危。

条叶龙胆

Gentiana manshurica Kitag.

中药名 龙胆（药用部位：根及根状茎）。

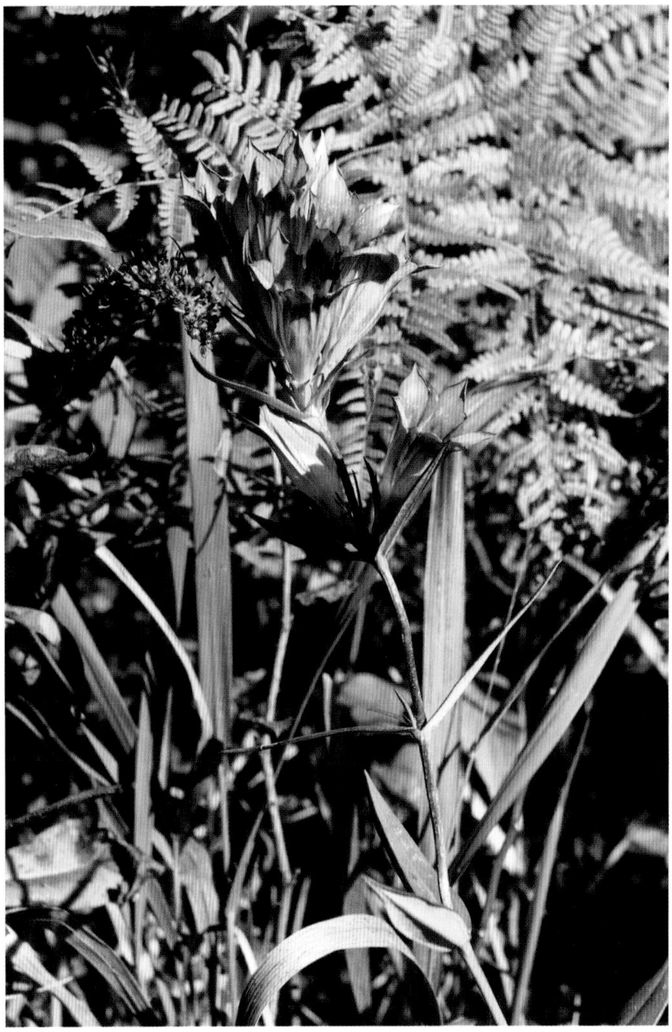
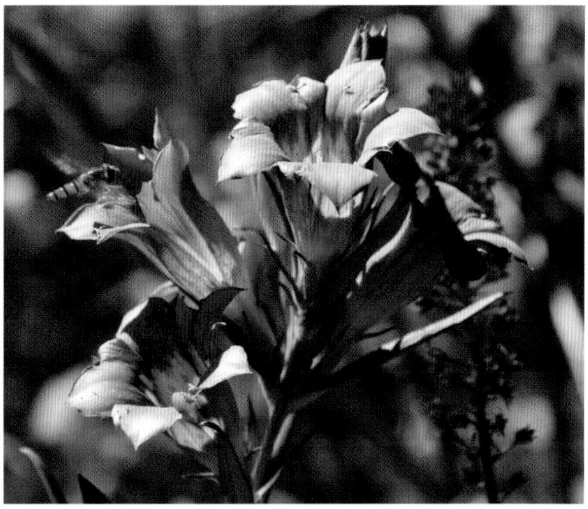
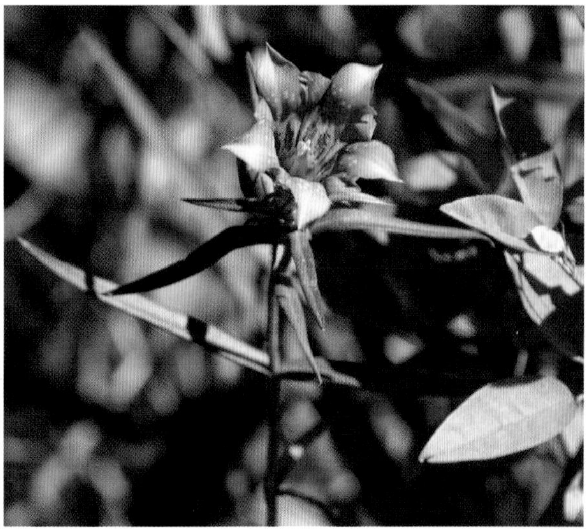

植物形态 多年生草本。根状茎平卧，聚生多数略带肉质的须状根；茎直立。叶对生；下部的叶鳞片状，中部以下连成鞘状抱茎；中部的叶片较大，披针形或线状披针形；上部的叶片线形。花 1~3 朵。蒴果内藏，宽椭圆形。种子多数，线形，具网纹，两端有翅。

生境分布 生于山区草甸、坡地、林缘及灌丛中。分布于安徽省淮河以南的山区、丘陵。

资　　源 条叶龙胆为龙胆药材的基原之一，安徽省龙胆野生药材资源极少，多为自采自用，未能形成批量药材商品。

采收加工 秋、冬二季采挖，除去茎叶，洗净泥土，干燥。秋分至冬至间采挖质量较好。

药材性状 性状特征与龙胆基本相同。区别点：龙胆的根上下粗细相差较大，条叶龙胆的根上下粗细相近。

功效主治 苦，寒。归肝、胆经。清热燥湿，泻肝胆火。用于湿热黄疸，阴肿阴痒，湿热疮毒，肝火目赤，惊风抽搐。

评 述

1. **安徽省条叶龙胆的资源现状** 对安徽中医药大学腊叶标本馆的研究表明，该馆收集了20世纪70年代至90年代多地的条叶龙胆标本：1979年岳西来榜、1984年黄山耿城、1989至1997年合肥大蜀山、1991年霍山城郊、1992年含山太湖山。第四次全国中药资源普查中，仅在和县、泾县、歙县等地发现有条叶龙胆分布。2013年《中国生物多样性红色名录》已将条叶龙胆列为濒危（EN）植物，应采取相应的保护措施。

2. **“山龙胆”与“水龙胆”** 条叶龙胆生于山野荒坡者，根条粗壮，黄棕色，习称“山龙胆”；生于水沼湿地者，根条瘪瘦，灰褐色，习称“水龙胆”。

络　石

Trachelospermum jasminoides (Lindl.) Lem.

中药名　络石藤（药用部位：带叶藤茎）。

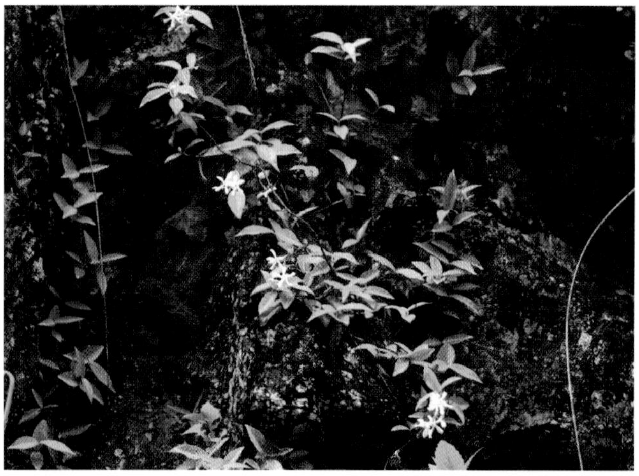
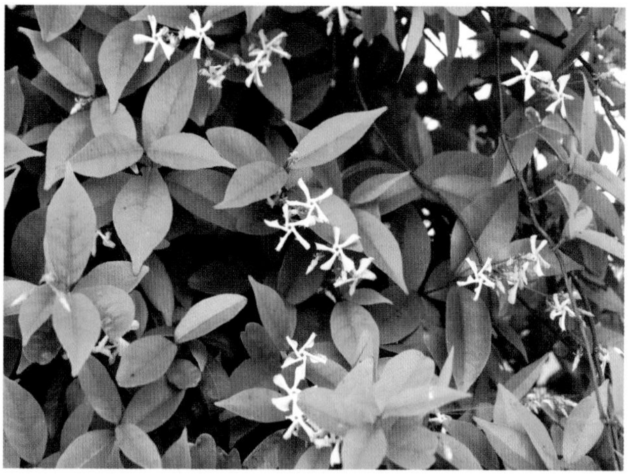
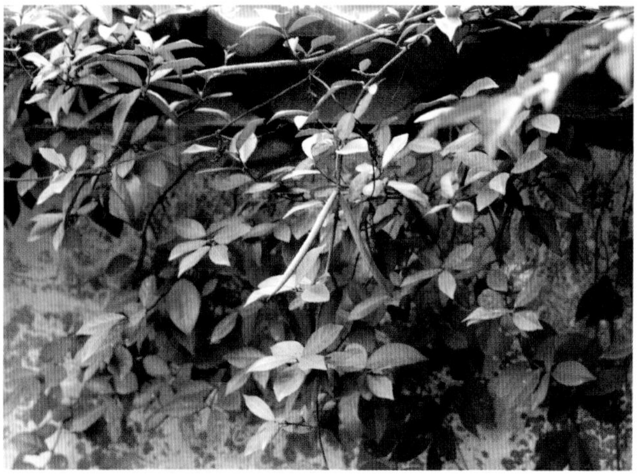
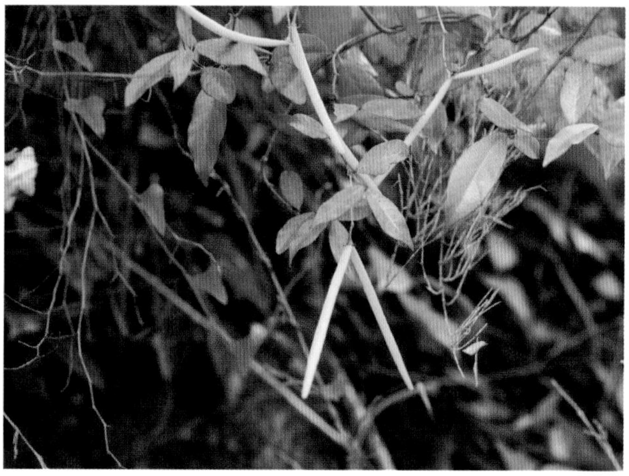

植物形态　常绿木质攀缘藤本，全株具乳汁。茎藤圆柱形，有皮孔。叶对生，革质或近革质，椭圆形或卵状披针形。聚伞花序顶生或腋生；花冠白色，5裂，向右覆盖；雄蕊5枚，着生于花冠筒中部；花盘环状，5裂；心皮2个。蓇葖果双生，线状披针形。种子多数，线形，扁状，顶端具白色绢质种毛。

生境分布　生于山野、溪边、路旁、林缘或杂木林中，常铺于地面生长，缠绕于树上或攀缘于岩石、墙壁上生长。安徽省各地均有分布。

资　　源　安徽省络石藤野生药材资源丰富，络石藤药材的药用需求量较小，各地有少量收购，资源很少被利用。

采收加工　秋末冬初采割地上部分，除去杂质，截成段状，晒干后捆扎。

药材性状

本品茎枝呈圆柱形，弯曲，多分枝，长短不一，直径1~5mm；表面红棕色，有点状皮孔和不定根；质硬，断面黄白色，常中空。叶对生，有短柄；展平后叶片呈椭圆形或卵状披针形，长1~8cm，宽0.7~3.5cm；全缘，略反卷，上表面呈暗绿色或棕绿色，下表面色较淡；革质。气微，味微苦。

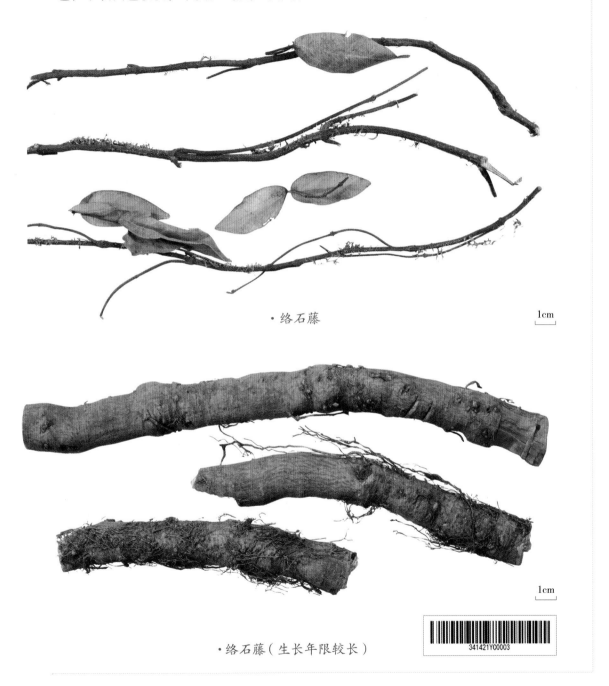

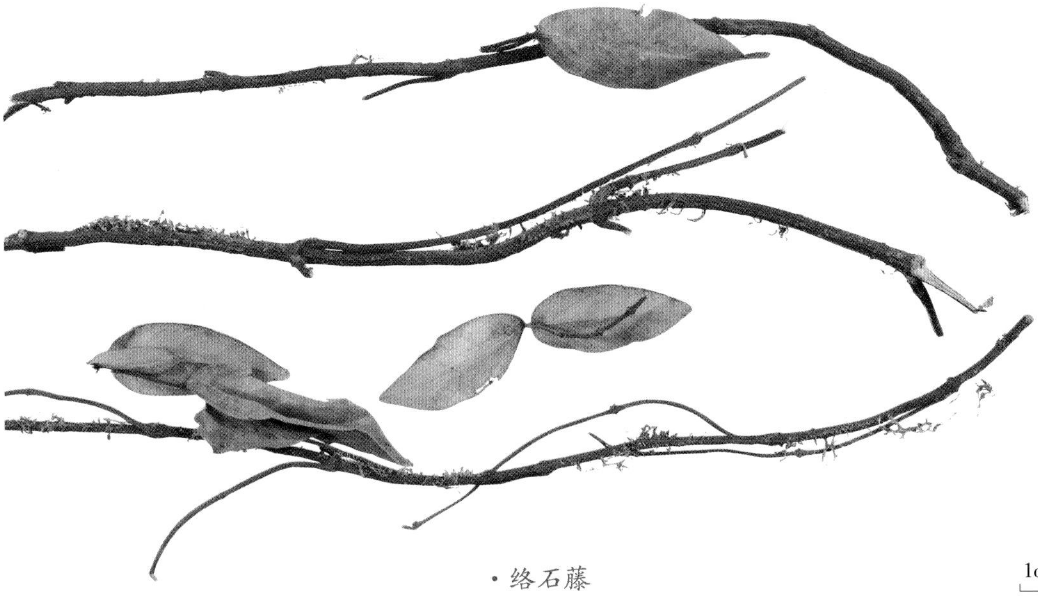

1cm

·络石藤

1cm

·络石藤（生长年限较长）

功效主治

苦，微寒。归心、肝、肾经。祛风通络，凉血消肿。用于风湿热痹，筋脉拘挛，腰膝酸痛，喉痹，痈肿，跌扑损伤。

柳叶白前

Cynanchum stauntonii (Decne.) Schltr. ex Lévl.

中药名 白前（药用部位：根及根状茎）。

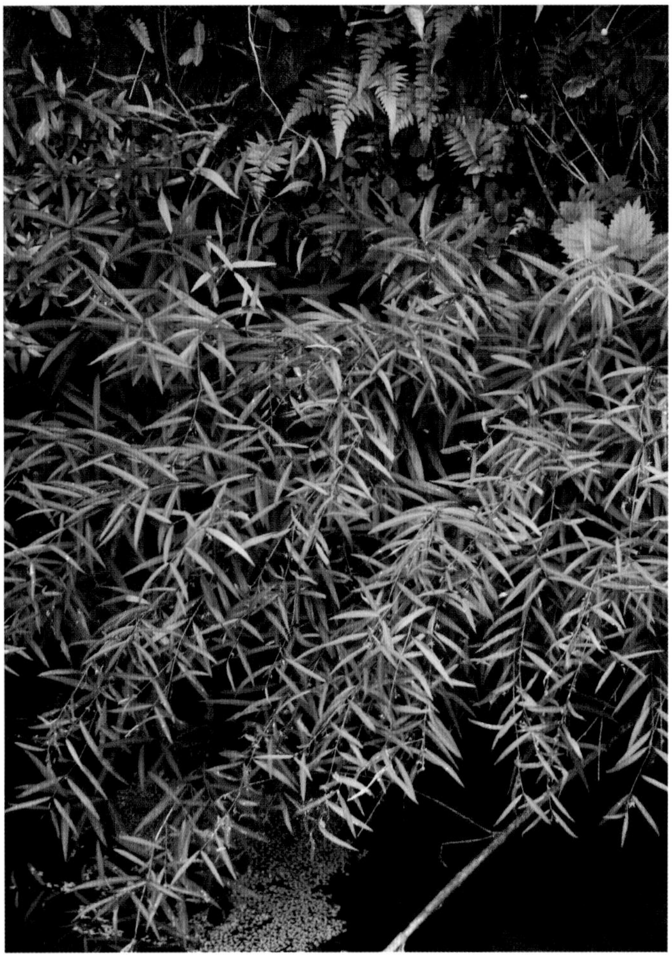
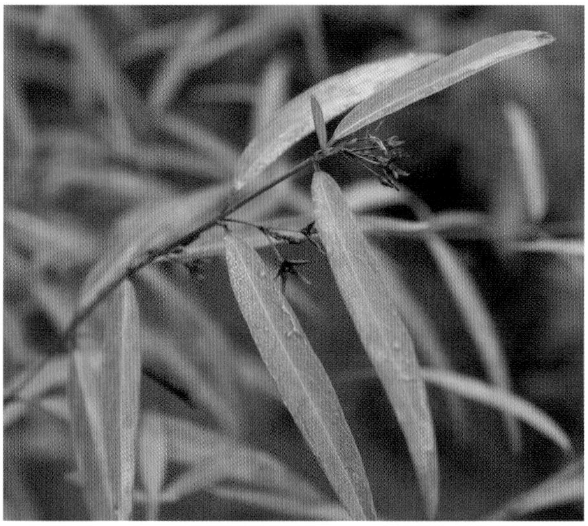
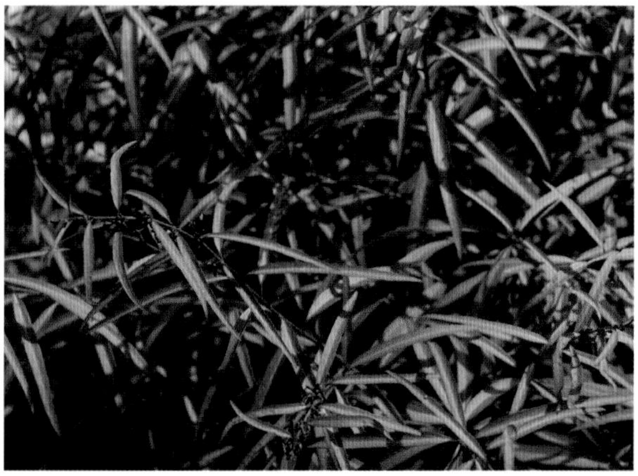

植物形态 多年生草本。根状茎匍匐；茎直立，下部木质化。单叶对生，具短柄；叶片披针形至线状披针形；下部的叶较短而宽。聚伞花序腋生，中部以上着生多数小苞片；花萼绿色，5深裂，裂片卵状披针形；花冠紫色，5深裂，基部短筒状；副花冠5片；雄蕊5枚，与雌蕊合成蕊柱，花药2室；子房上位，心皮2个。蓇葖果角状。种子多数，顶端具白色细绒毛。

生境分布 生于河溪旁、湖边、渠道、塘边、沟旁的潮湿地上。分布于皖西大别山区、皖南山区和江淮丘陵地区。

资　　源 安徽省为白前药材的主产区之一，白前野生药材资源丰富，主产于六安市、巢湖市、宣城市、黄山市、安庆市等地，年收购量较大。

采收加工 秋季挖根或拔起全株，割去地上部分，洗净，晒干。

药材性状

本品根状茎呈细长圆柱形，有分枝，稍弯曲，长 4~15cm，直径 1.5~4mm。表面黄白色或黄棕色，节明显，节间长 1.5~4.5cm，顶端有残茎。质脆，断面中空。节处簇生纤细弯曲的根，长可达 10cm，直径不及 1mm，有多次分枝呈毛须状，常盘曲成团。气微，味微甜。

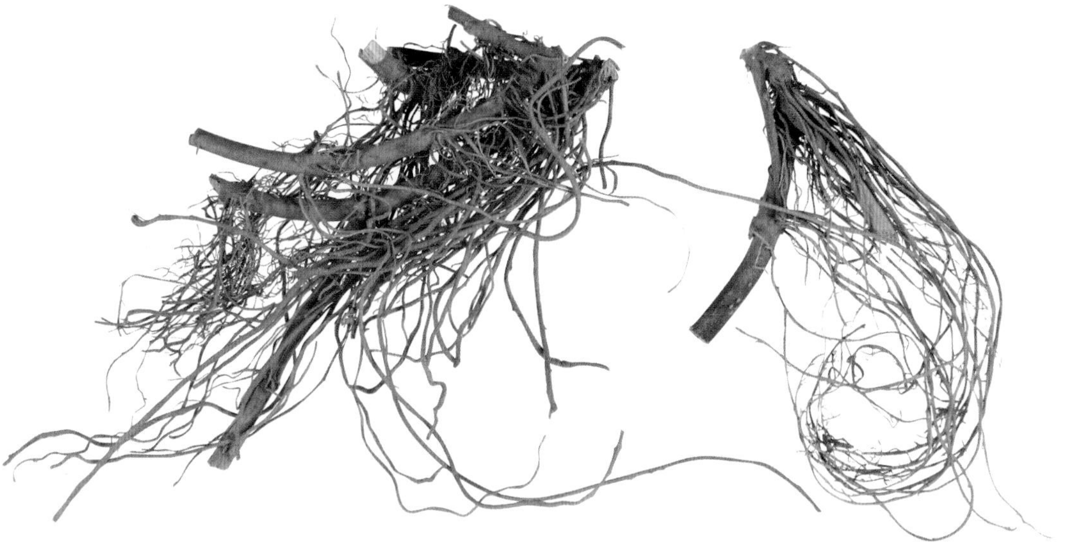

· 白前

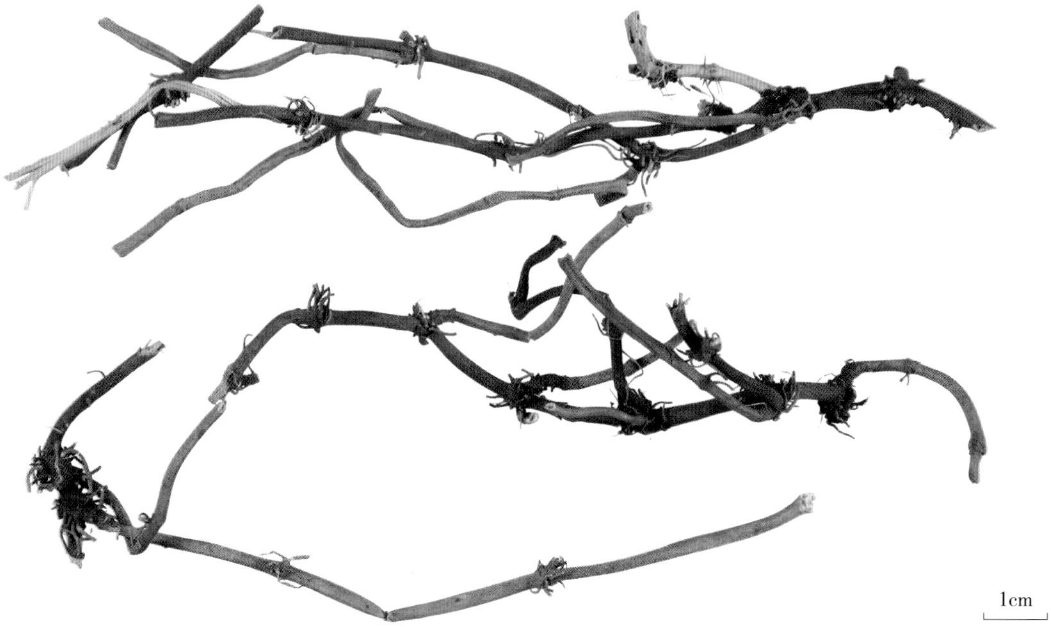

340825YC0109

· 白前

功效主治

辛、苦，微温。归肺经。降气，消痰，止咳。用于肺气壅实，咳嗽痰多，胸满喘急。

蔓生白薇

Cynanchum versicolor Bunge

中药名　白薇（药用部位：根）。

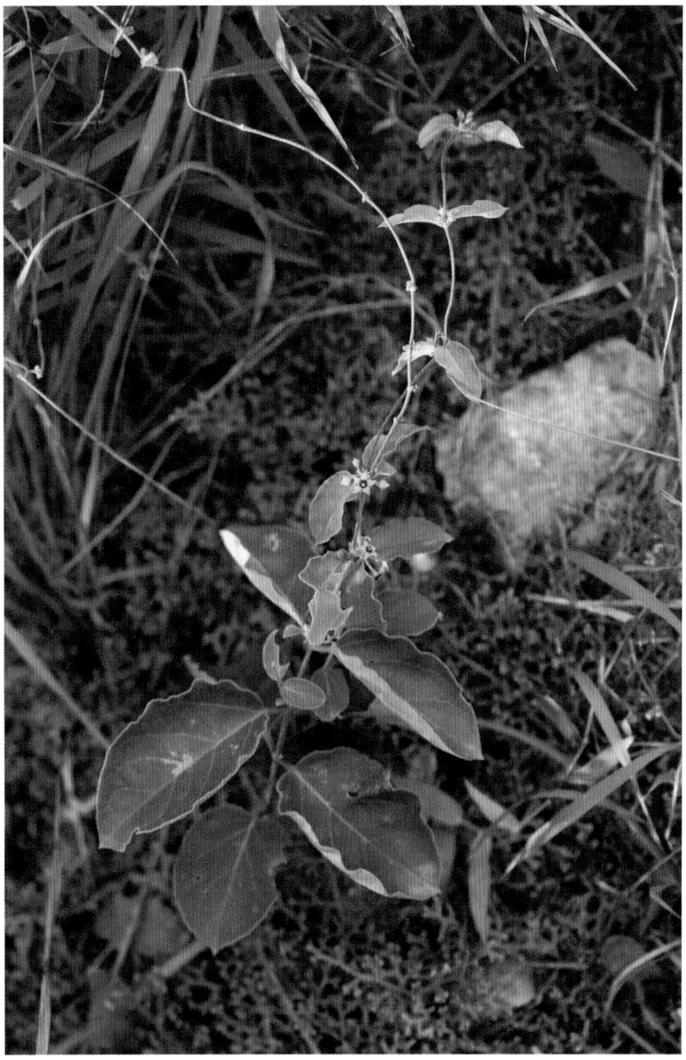
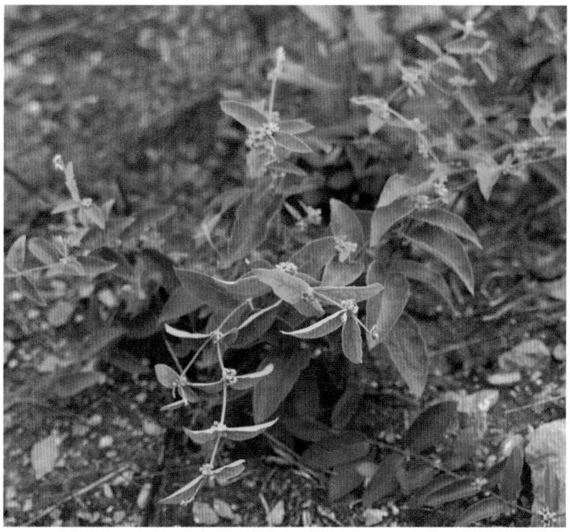
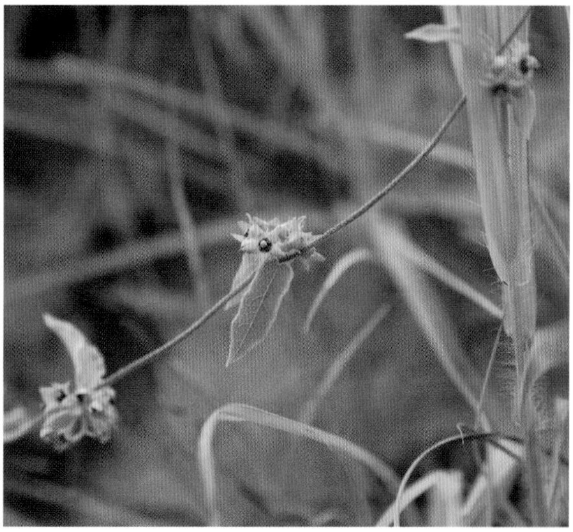

植物形态　多年生蔓生草本，植物体不具白色乳汁。根状茎短，下端簇生多数细长条状根，形如马尾。叶对生，具短柄；叶片卵形或卵状长圆形。伞形聚伞花序腋生；无总花梗；花萼 5 深裂，外面有绒毛，内面基部有小腺体 5 个；花冠 5 深裂，辐状，外面有短柔毛，并具缘毛；副花冠 5 裂，裂片盾状，圆形。蓇葖果单生。种子多数，卵圆形，有狭翼，种毛白色。

生境分布　生于河边、干荒地及草丛中，山沟、林下草地常见。分布于安徽省江淮丘陵和淮北平原地区。

资　　源　安徽省白薇野生药材资源丰富，主产于皖北、江淮丘陵地区，年产量较大。

采收加工　春季刚出芽时采挖，除去地上部分，晒干，或趁鲜洗净，切段，晒干。

药材性状

本品根状茎圆柱形，长 2~6cm，直径 4~8mm，顶端有圆形茎痕或残留茎基，下表面及两侧簇生多数细长的根。根圆柱形，多弯曲，形似马尾，长 10~25cm，直径 1~2mm；表面棕黄色，具细纵皱纹或平滑。质脆，易折断，断面平坦，皮部黄白色，木部黄色。气微，味微苦。

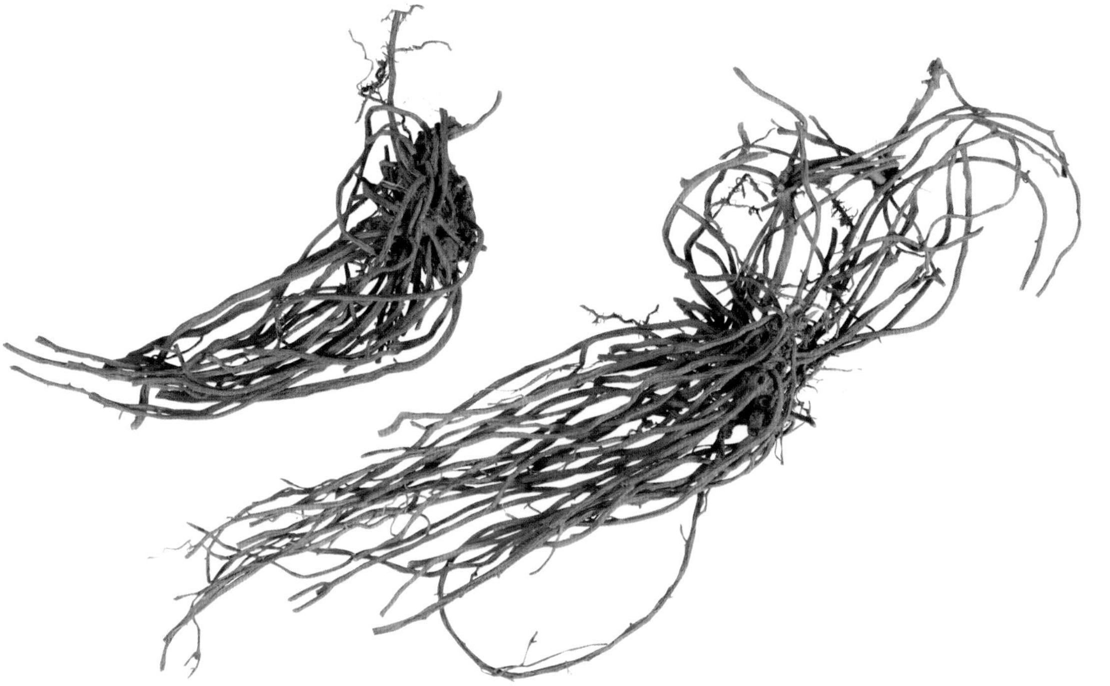

· 白薇

功效主治 苦、咸，寒。归胃、肺、肾经。清热凉血，利尿通淋，解毒疗疮。用于温邪伤营发热，阴虚发热，骨蒸劳热，产后血虚发热，热淋，血淋，痈疽肿毒。

评 述

1. 白薇的历史沿革 宋代《本草图经》曰："白薇，生平原川谷。今陕西诸郡及滁、舒、润、辽州亦有之。茎叶俱青，颇类柳叶。六七月开红花，八月结实。根黄白色，类牛膝而短小。"并附有"滁州白薇"图，说明安徽滁州、安庆地区自古就产白薇。

2. 白薇的资源现状 由于自然环境的破坏，白薇产量逐年减少。滁州作为白薇的主产地，第三次全国中药资源普查时蕴藏量达 25t 以上，但第四次全国中药资源普查发现白薇产量大幅度减少，其原因可能是采挖过度和生境遭到破坏。目前安徽省白薇均为野生，呈零散分布状态，市场上收购少。

徐长卿

Cynanchum paniculatum (Bge.) Kitag.

中药名 徐长卿(药用部位：根及根状茎)。

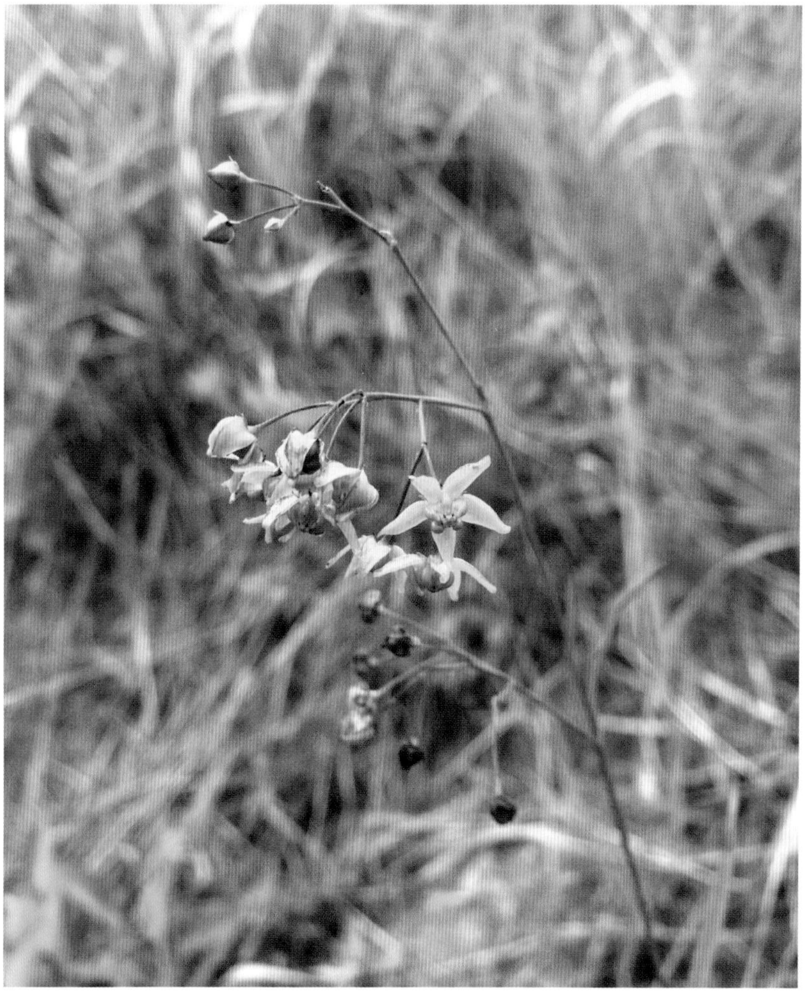

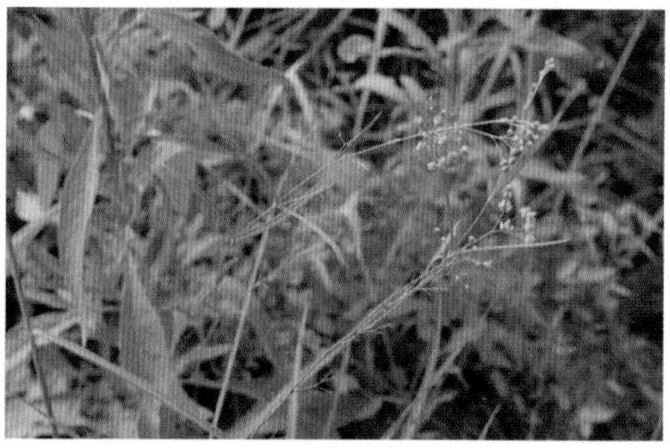

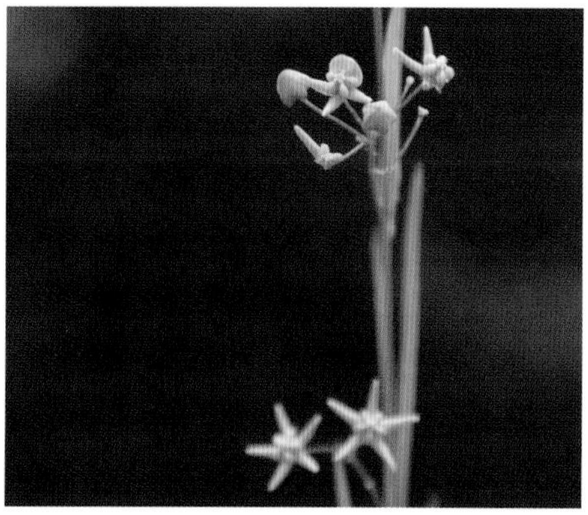

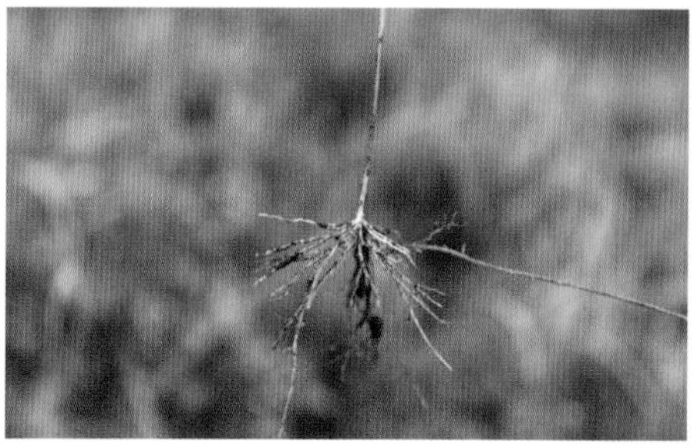

植物形态 多年生直立草本。根状茎短，着生多数细长须状根，形如马尾，土黄色，具特殊香气。单叶对生，无柄；叶片披针形至线性；主脉突起。圆锥花序生于顶端的叶腋；花萼5深裂，卵状披针形；花冠广卵形；副花冠5片，黄色，肉质，肾形，基部与雄蕊合生；雄蕊5枚；雌蕊离生心皮2个。蓇葖果呈角状。种子多数，卵状而扁，顶端有一簇白色细长毛。

生境分布 生于向阳山坡及草丛中。分布于皖西大别山区、皖南山区及江淮丘陵地区，皖北地区亦有零星分布。

资　源 安徽省为全国徐长卿药材的主产区之一，徐长卿野生药材资源较为丰富，主产于滁州市、六安市、巢湖市、宣城市及安庆市等地，年收购量较大。

采收加工 夏、秋二季选择晴天，带根将植株全部挖出，去净泥土，置通风处晾晒至半干，扎成小把，再晾干或阴干。

药材性状

本品根状茎呈不规则柱状，有盘节，长0.5~3.5cm，直径2~4mm，有的顶端带有细圆柱形残茎。根簇生于根状茎节处，呈细长圆柱形，弯曲，长10~16cm，直径1~1.5mm；表面淡黄白色至淡棕黄色，具微细纵皱纹，并有纤细的须根；质脆，易折断，断面粉性，皮部类白色或黄白色，形成层环淡棕色，木部细小。气香，味微辛凉。

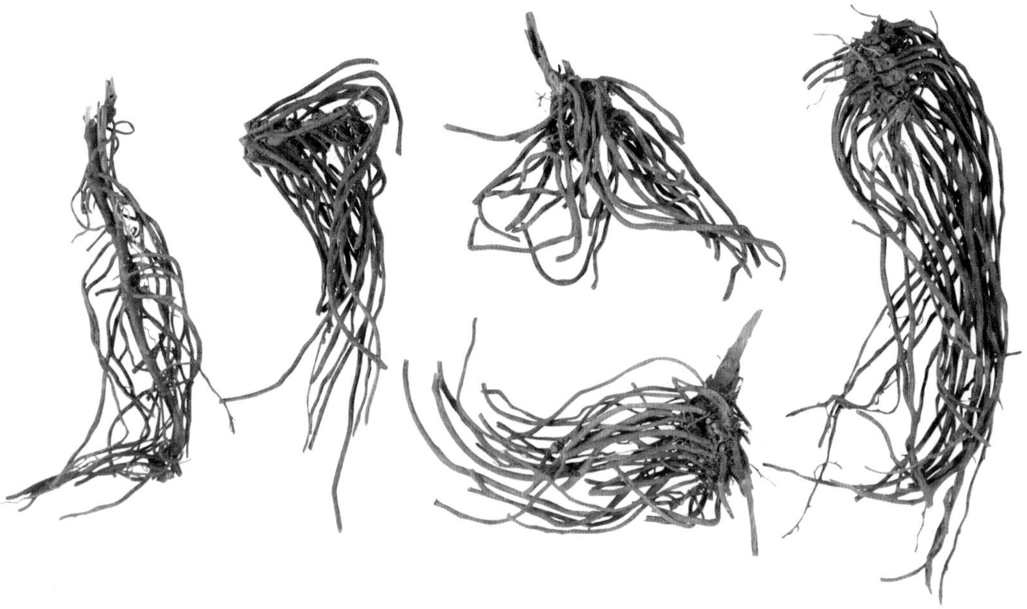

· 徐长卿

1cm

功效主治

辛，温。归肝、胃经。祛风化湿，行气活血，止痛，止痒。用于风湿痹痛，腰痛，胃痛胀满，牙痛，跌扑损伤，小便不利，泻痢，荨麻疹，湿疹。

评 述

安徽徐长卿的本草记载 徐长卿始载于《神农本草经》。宋代《本草图经》记载："徐长卿，生泰山山岩谷及陇西，今淄、齐、淮、泗间亦有之。"书中绘有"泗州徐长卿"图，与徐长卿植物形态相符。宋代泗州辖地为泗县、泗洪、天长、盱眙、明光一带，其中泗县、天长、明光隶属安徽省宿州市、滁州市，因此，推断自宋代起就有安徽产徐长卿的记载。

钩　藤

Uncaria rhynchophylla (Miq.) Miq. ex Havil.

中药名　钩藤（药用部位：带钩茎枝）。

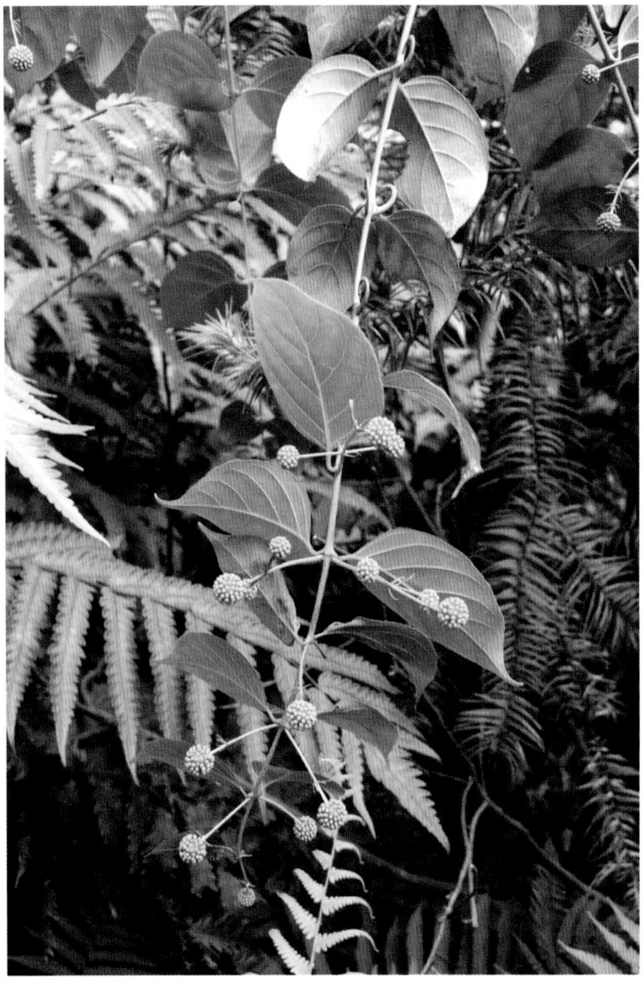

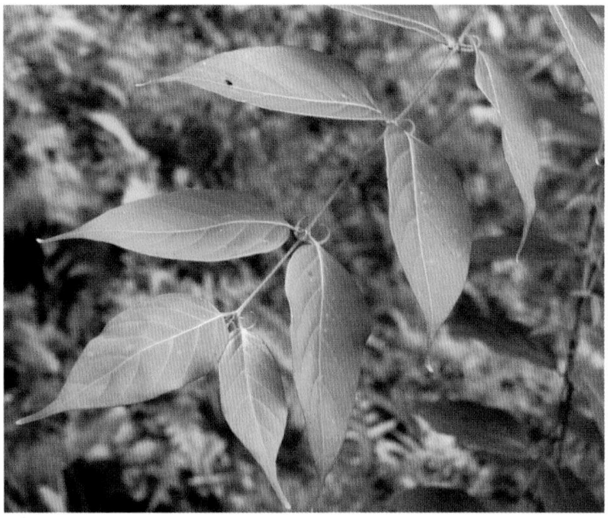

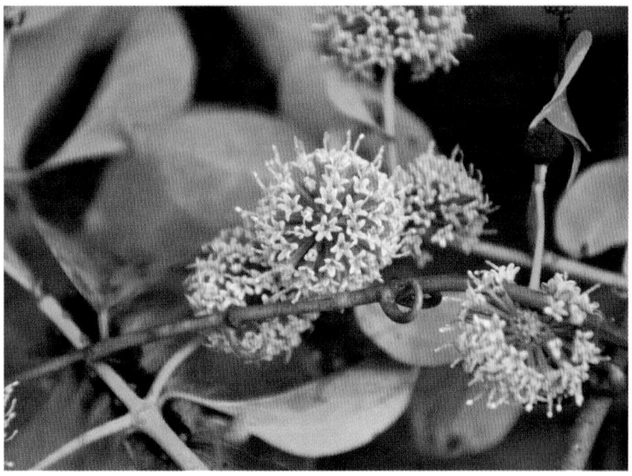

植物形态　木质藤本。嫩枝略呈四方形，无毛；变态枝呈向下弯曲的钩，成对或单生于叶腋。叶对生；叶片纸质，卵状披针形或椭圆形；托叶 2 深裂，裂片条状钻形。头状花序，雄蕊 5 枚。蒴果倒卵状椭圆形，疏被柔毛。种子数枚，细小，两端有翅。

生境分布　生于山谷、溪边或湿润灌丛中。分布于休宁县、石台县、青阳县、东至县、太湖县、宿松县和潜山市等地。

资　　源　安徽省钩藤药材以野生资源为主，蕴藏量较大，但一直未被利用。

采收加工　春、秋二季采收带钩的嫩枝，剪去无钩的藤茎，晒干。

药材性状

本品茎枝略呈方柱形，长 2~3cm，直径 2~5mm，表面红棕色或棕褐色，有一稍突起的环状节，节上对生 2 个弯钩，形如船锚，尖端向内卷曲，亦有单钩的；钩大小不一，基部稍圆，直径 2~3mm，全体光滑，略显纵纹理。质轻而坚韧，不易折断，断面黄棕色，皮部纤维性，髓部淡黄色，疏松如海绵状。气无，味淡。

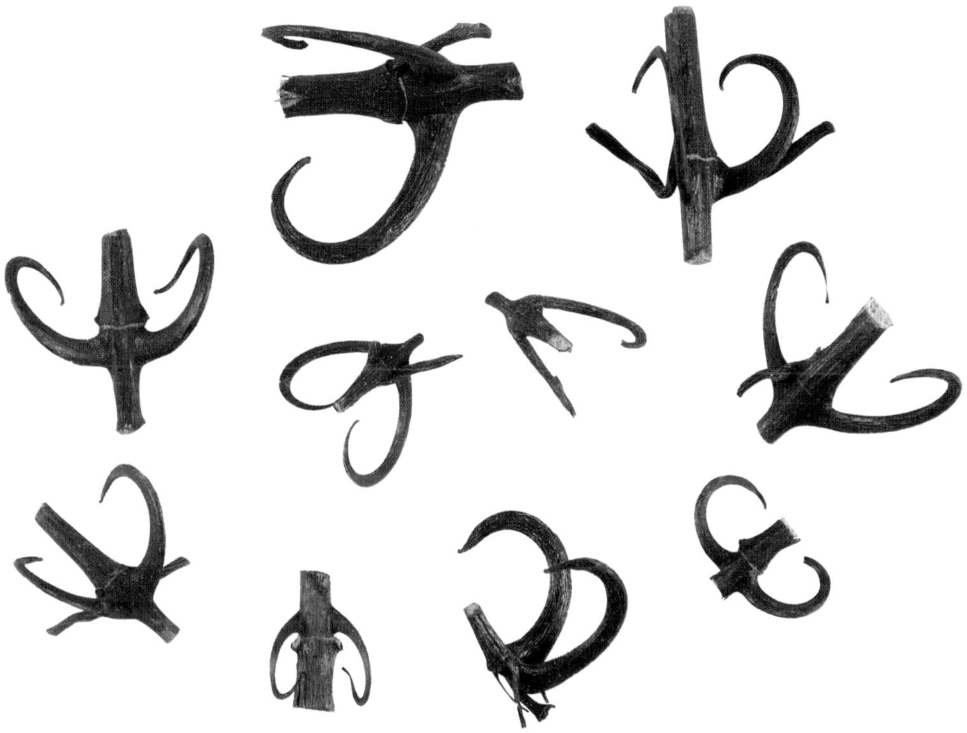

• 钩藤 1cm

功效主治 甘，凉。归肝、心包经。清热平肝，息风定惊。用于头痛眩晕，感冒夹惊，惊痫抽搐，妊娠子痫。现代常用于治疗高血压。

栀　子

Gardenia jasminoides Ellis

中药名　栀子（药用部位：果实）。

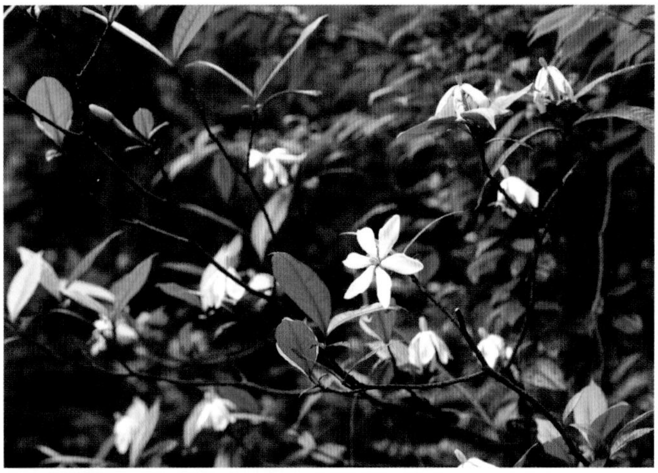

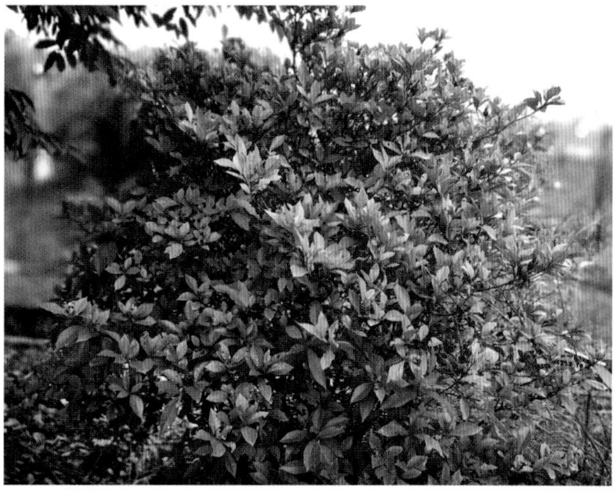

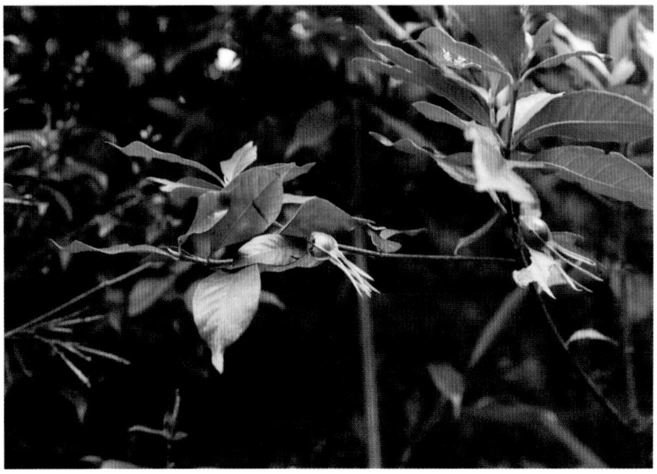

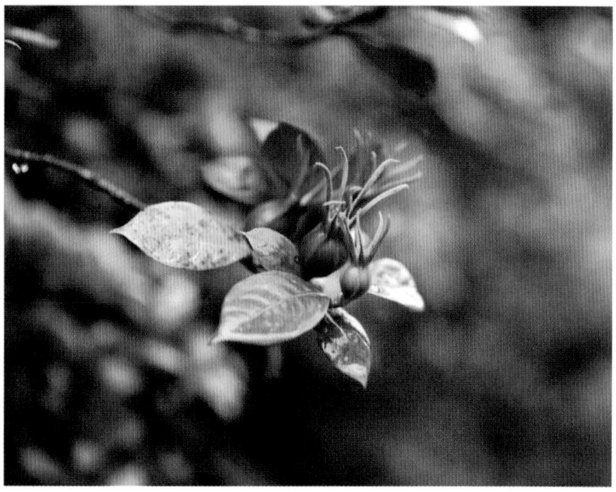

植物形态　灌木。叶对生，少为3枚轮生，革质，稀纸质，叶形多样，通常为长圆状披针形、倒卵状长圆形、倒卵形或椭圆形；托叶膜质，基部合生成鞘。花芳香，单朵生于枝顶；花冠白色或乳黄色，高脚碟状，喉部有疏柔毛，冠管狭圆筒形，顶部5~8裂，通常6裂，裂片广展；果卵形、近球形、椭圆形或长圆形，有宿存萼片。种子多数扁，近圆形而稍有棱角。

生境分布　生于丘陵、山谷、山坡、溪边的灌丛或林中。分布于皖西大别山区、皖南山区和皖东丘陵地区。

资　　源　安徽省栀子药材既有野生资源，也有大面积的栽培资源，资源较为丰富，全省各地均产，年收购量较大。

采收加工　10月中下旬，果皮由绿色转为黄绿色时采收，除去果柄杂物，置蒸笼内微蒸或放入明矾水中微煮，取出晒干或烘干；亦可直接将果实晒干或烘干。

药材性状

本品呈长卵圆形或椭圆形，长 1.4~3.5cm，直径 0.8~1.8cm。表面红棕色或红黄色，有 6 条翅状纵棱，棱间常有 1 条明显的纵脉纹。顶端残存萼片，基部稍尖，有残留果梗。果皮薄而脆，略有光泽，内表面色较浅，有光泽，具 2~3 条隆起的假隔膜。种子多数，扁卵圆形，集结成团，深红色或黄红色，表面密具细小疣状突起。气微，味微酸苦。

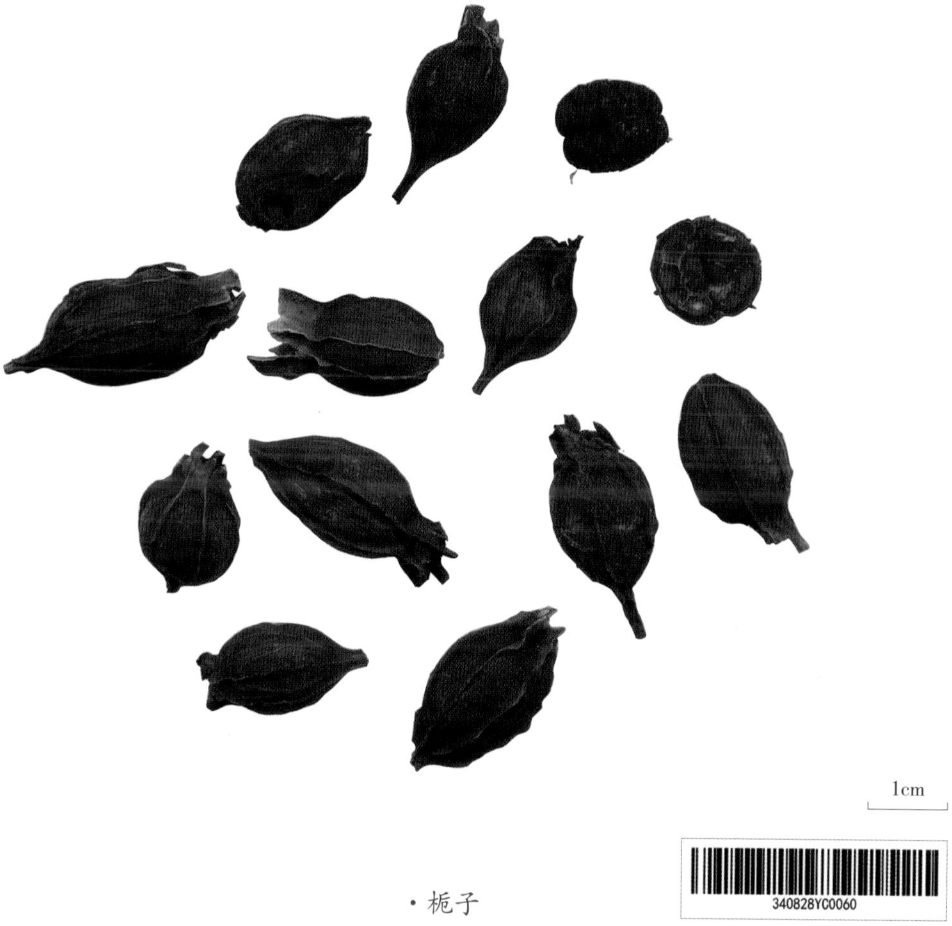

· 栀子

功效主治

苦，寒。归心、肺、三焦经。泻火除烦，清热利湿，凉血解毒。用于热病心烦，湿热黄疸，淋证涩痛，血热吐衄，目赤肿痛，火毒疮疡；外治扭挫伤痛。

茜　草

Rubia cordifolia L.

中药名　茜草（药用部位：根及根状茎）。

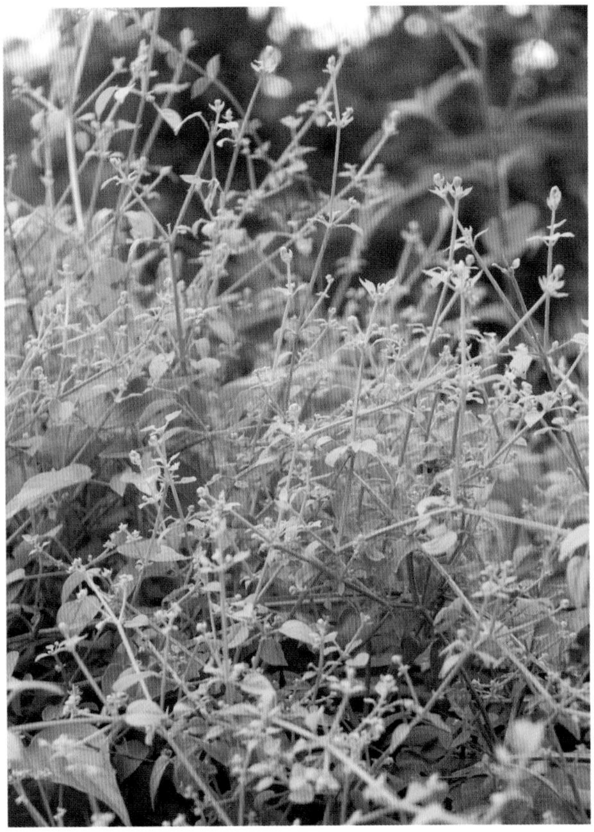

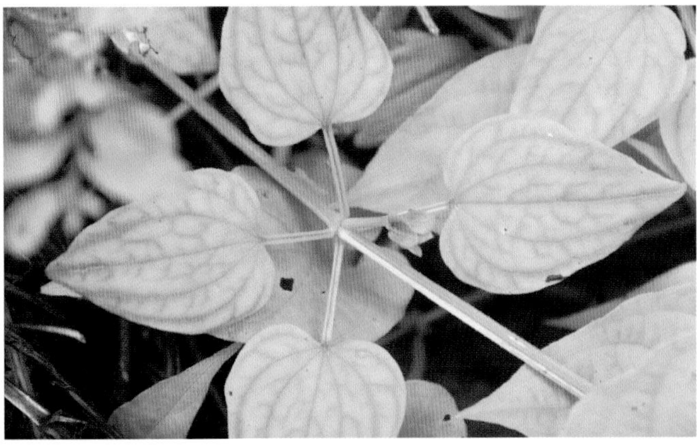

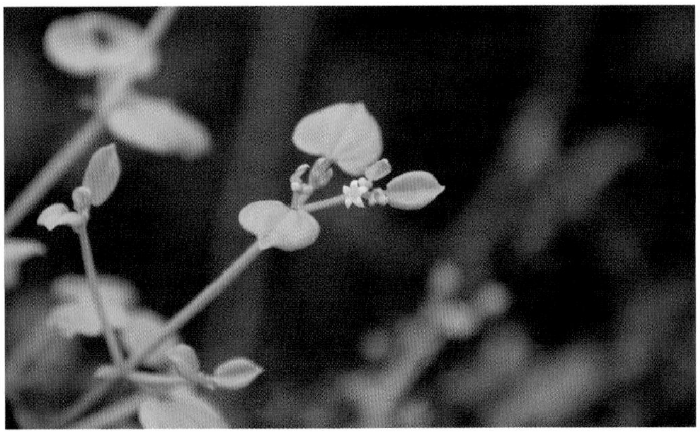

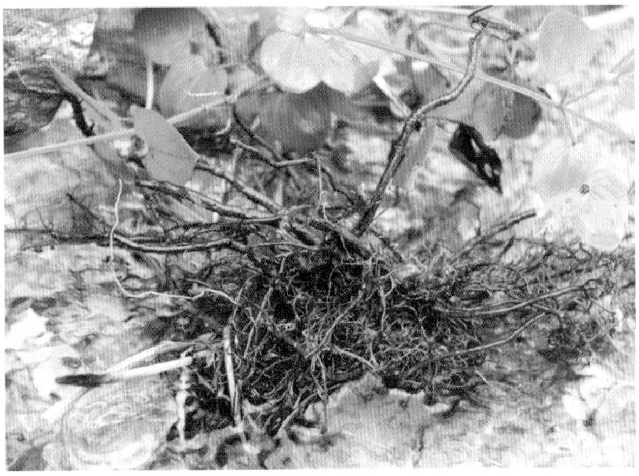

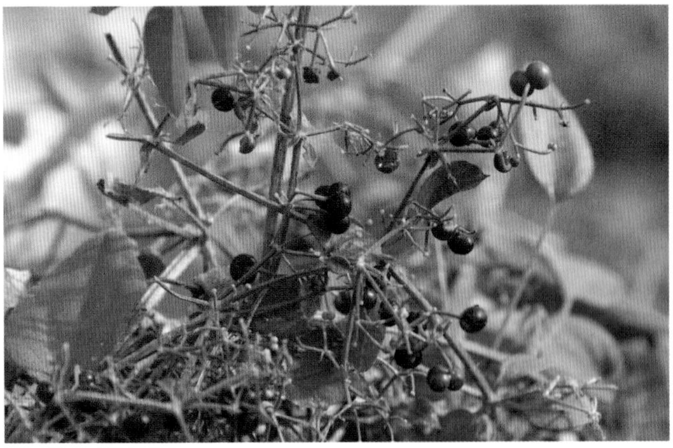

植物形态　草质攀缘藤本。根状茎结节状，数条根着生于下部，表面红棕色；茎数条，有明显的4条棱，棱上有倒生的皮刺。叶片常4枚轮生，纸质，披针形或长圆状披针形，两面粗糙，有皮刺。聚伞花序顶生和腋生，多4分枝；花数十朵，组成圆锥状花序；花序梗和分枝均有皮刺；花冠淡黄色，花冠裂片近卵形；雄蕊5枚；花柱2裂，子房2室。浆果球形。

生境分布 生于疏林、林缘、灌丛或草地上。分布于安徽省江淮丘陵和皖北平原地区。

资　　源 安徽省茜草药材为野生资源，皖北平原资源蕴藏量较大且集中，尤其以亳州地区涡河两岸为多。

采收加工 春、秋二季采挖，除去地上部分及泥沙，干燥。

药材性状

本品根状茎呈结节状，丛生粗细不等的根。根呈圆柱形，略弯曲；表面红棕色或暗棕色，具细纵纹和少数细根痕；皮部脱落处显黄红色。质脆，易断，断面平坦，皮部狭，紫红色，木部宽广，浅黄红色。气微，味微苦，久嚼刺舌。

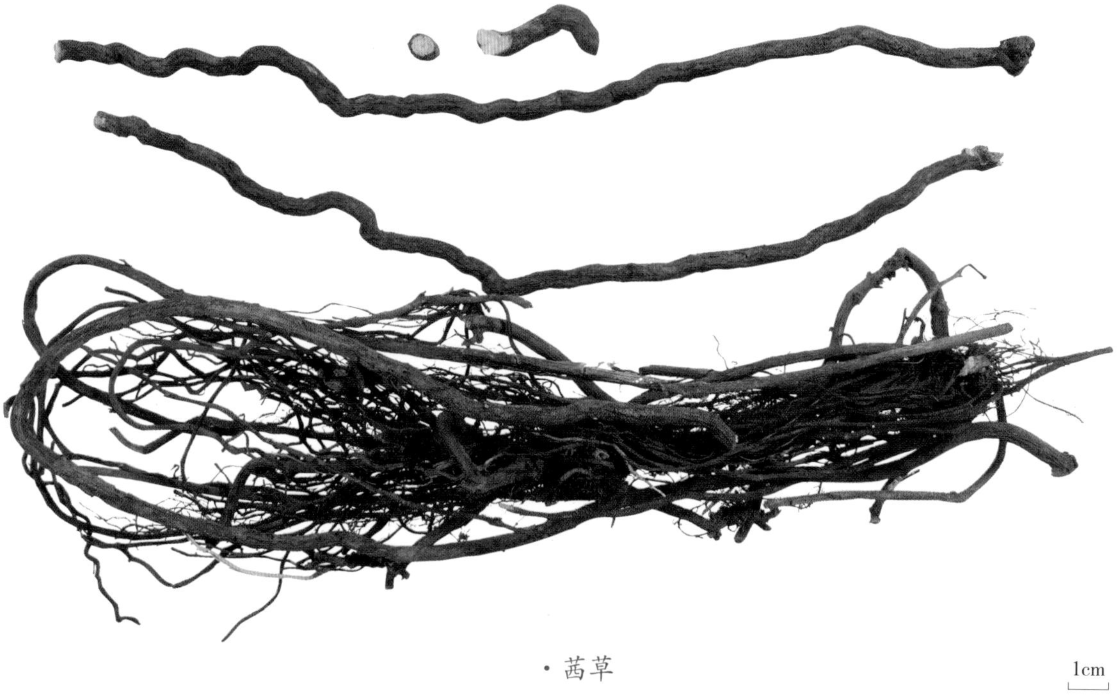

· 茜草

功效主治 苦，寒。归肝经。凉血止血，祛瘀，通经。用于吐血，衄血，崩漏，外伤出血，瘀阻经闭，关节痹痛，跌扑肿痛。

评　述

安徽茜草的品种　2015年版《中国药典》收载的茜草药材来源于茜草科植物茜草 *Rubia cordifolia* L. 的干燥根和根状茎。安徽省分布的茜草属植物有茜草、东南茜草 *Rubia argyi* (Lévl. et Van.) Hara ex L. A. Lauener et D. K. 以及金剑草 *Rubia alata* Roxb. 3种，其中东南茜草的分布区域更广，蕴藏量更大。调查发现，药材收购站将东南茜草、金剑草的干燥根和根状茎亦当作药材茜草进行收购，并在市场上流通使用。

筋骨草

Ajuga decumbens Thunb.

中药名　筋骨草（药用部位：全草）。

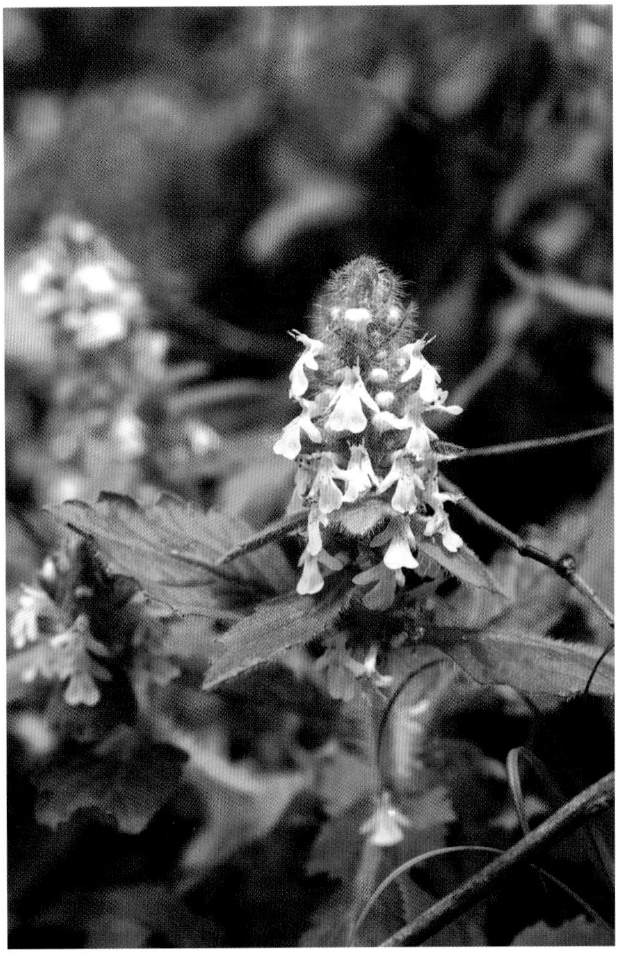

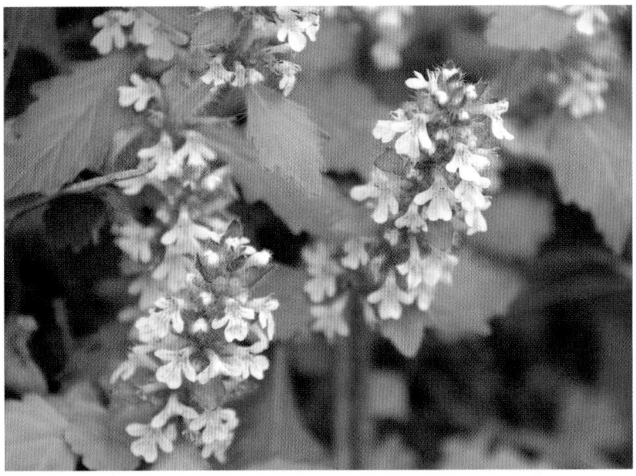

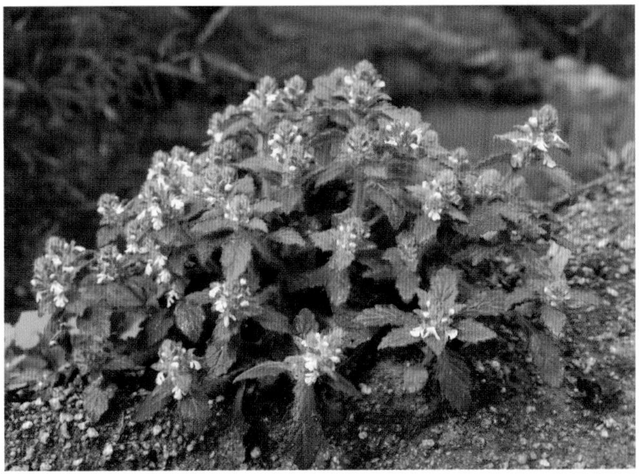

植物形态　多年生草本。茎方形。单叶对生，有柄，卵形、长椭圆形或倒卵形，茎叶被长柔毛。轮伞花序，多花，腋生或在枝顶集成间断的多轮假穗状花序；花萼钟状，有 5 齿；唇形花冠，白色或淡紫色；二强雄蕊，着生于花冠筒上，略伸出筒外；子房 4 深裂，花柱基生，柱头 2 裂。小坚果灰黄色，具网状皱纹。

生境分布　生于路旁、溪边、草坡和丘陵山地的阴湿处。安徽省各地均有分布。

资　　源　安徽省筋骨草药材以野生资源为主，蕴藏量较大，收购量较小。药材筋骨草在中医处方中较少使用，主要作为中成药的原料药材，年需求量较大。

采收加工　5~8 月花开时采收，洗净，晒干或鲜用。

药材性状

本品长10~35cm。根细小。地上部分灰黄色或暗绿色，密被白柔毛。茎细，具4条棱，质软柔韧，不易折断。叶对生，多皱缩，破碎，完整叶片展平后呈匙形或倒卵状披针形，长3~6cm，宽1.5~2.5cm，绿褐色，两面密被白色柔毛，边缘有波状粗齿；叶柄具狭翅。轮伞花序腋生；小花二唇形，黄褐色。气微，味苦。

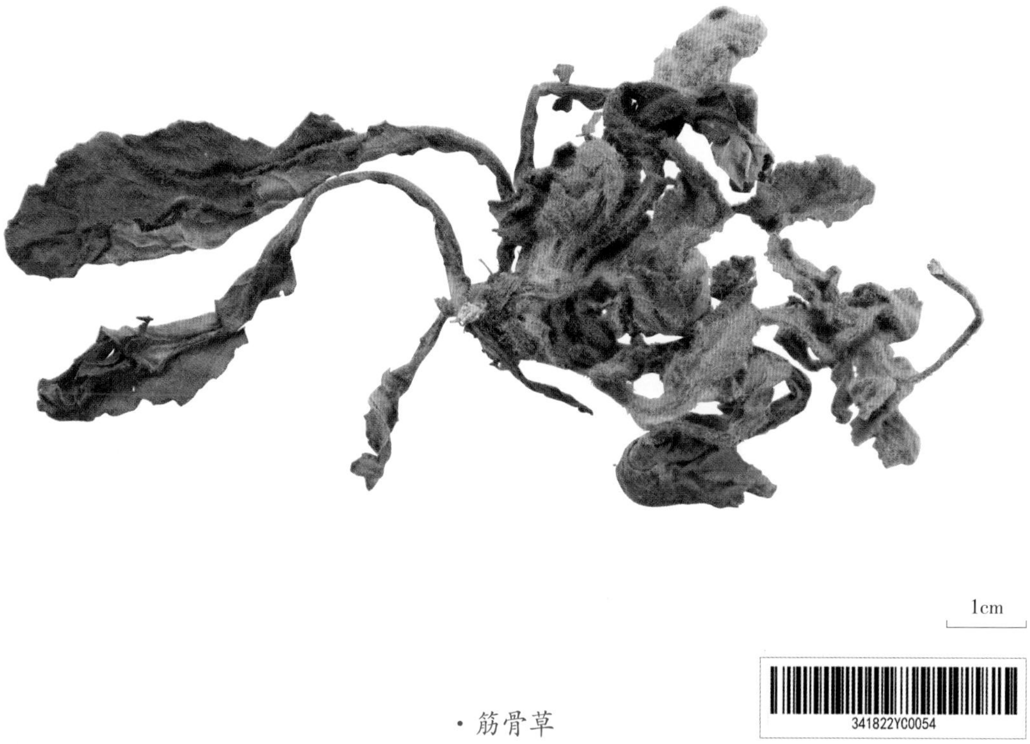

· 筋骨草

功效主治

苦，寒。归肺经。清热解毒，凉血消肿。用于咽喉肿痛，痈疖疮疡，肺热咳血，跌打肿痛。

半枝莲

Scutellaria barbata D. Don

中药名 半枝莲（药用部位：全草）。

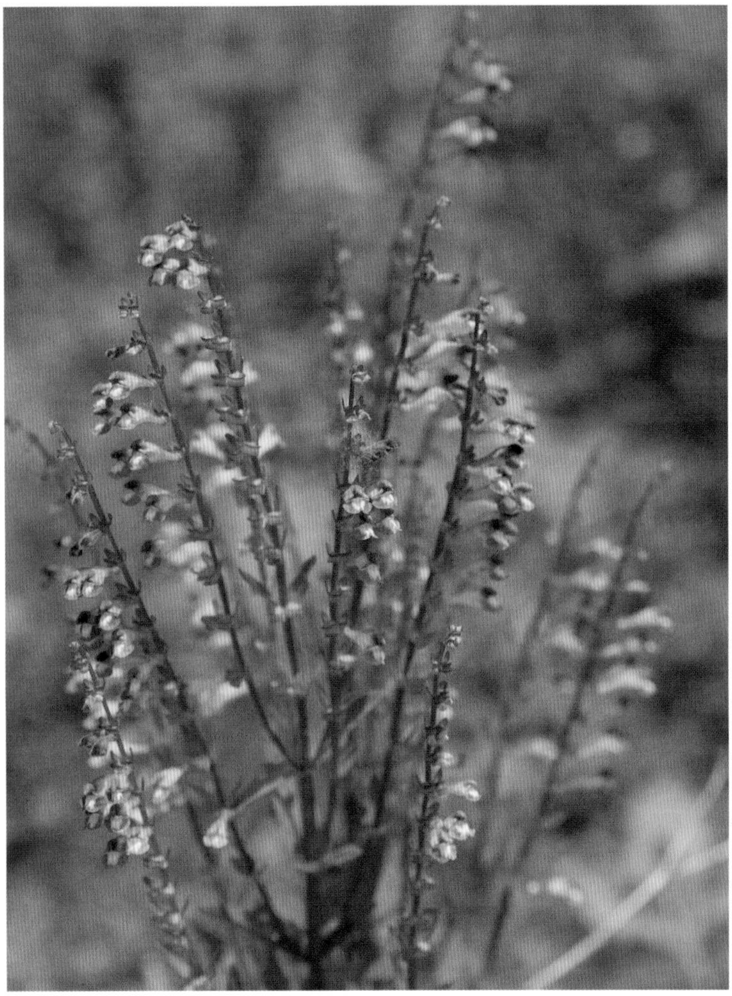
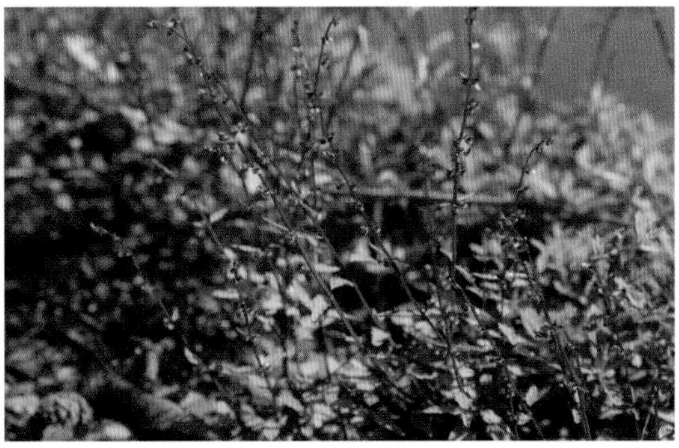
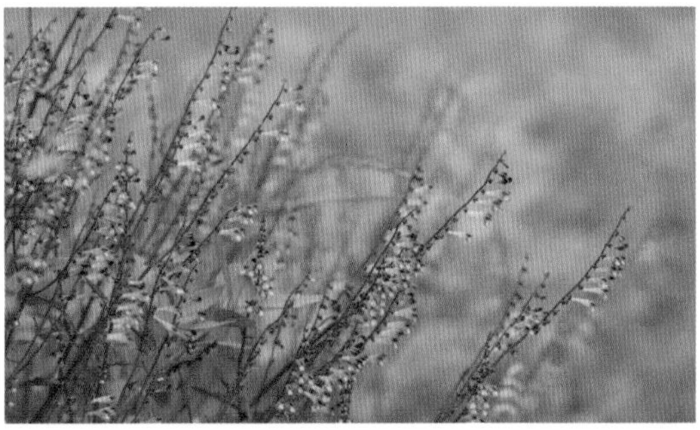
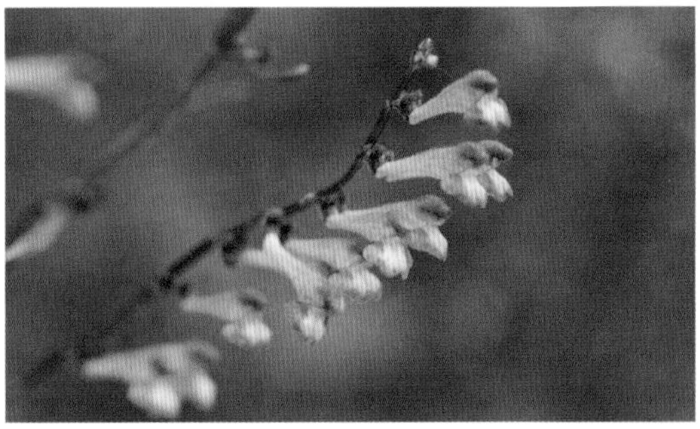

植物形态 多年生直立草本。茎方形。叶对生，具短柄或近无柄，叶片三角状卵形或披针形。花对生于茎上部各节叶腋，并偏向一侧，排列成总状；苞片披针形；花柄密被黏液性的短柔毛；花萼钟形；唇形花冠，浅紫蓝色；雄蕊 4 枚，二强；子房 4 裂，花柱完全着生在子房底部，顶端 2 裂。小坚果褐色，扁球形，表面具小疣状突起。

生境分布 生于水田边、溪边或湿润草地上。安徽省各地均有分布。

资　　源 安徽省为半枝莲药材的主产区，20 世纪 80 年代，临泉县牛庄乡开始半枝莲人工种植，现在其种植面积较大，每年半枝莲药材的供应量占全国的 1/3 以上。

采收加工 全年可采收 4 次，一般选晴天，在其开花期割取地上植株，用水洗去茎基部的泥沙，除去杂草和杂质，在太阳下摊晒至七成干时，扎成小把，再晒至全干后，扎成大捆。数量大的可用打绞机压成件，用草绳绑牢，置干燥处存放。

药材性状

本品长 15~35cm，无毛或花轴上疏被毛。根纤细。茎方形，表面暗紫色或棕绿色。叶对生，叶片多皱缩，展平后呈三角状卵形或披针形，长 0.7~3.0cm，宽 0.4~1.3cm，先端钝，基部宽楔形，边缘具疏钝锯齿，上表面暗绿色，下表面灰绿色。花单生于茎枝上部的叶腋；花萼裂片钝或较圆；花冠二唇形，棕黄色或浅蓝紫色，长约 1.2cm，被毛。果实扁球形，浅棕色。气微，味微苦。

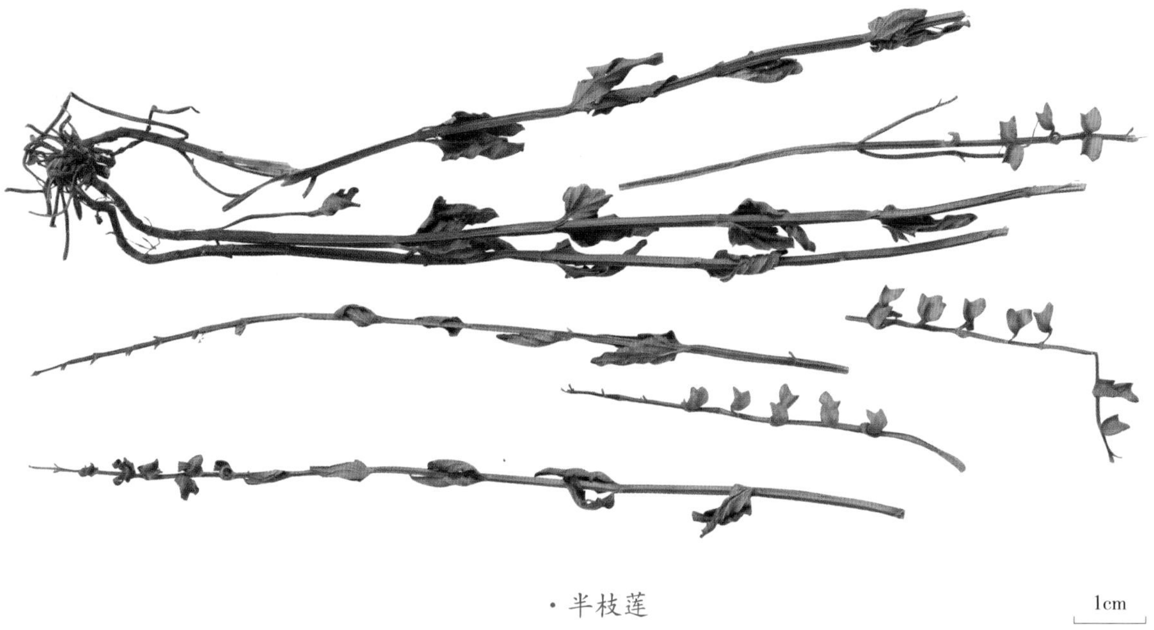

· 半枝莲

功效主治

辛、苦，寒。归肺、肝、肾经。清热解毒，化瘀，利尿。用于疔疮肿毒，咽喉肿痛，跌扑伤痛，水肿，黄疸，蛇虫咬伤。

裂叶荆芥

Schizonepeta tenuifolia Briq.

中药名 荆芥（药用部位：地上部分）、荆芥穗（药用部位：花穗）。

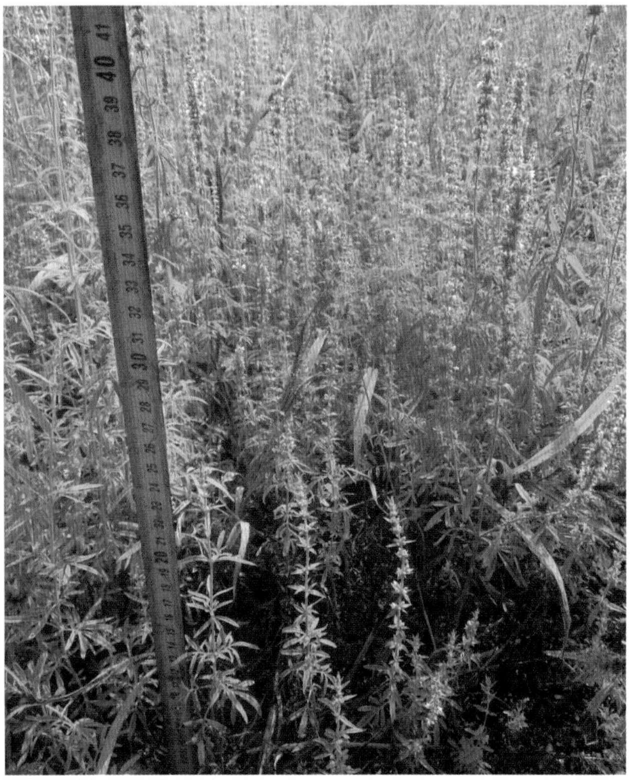

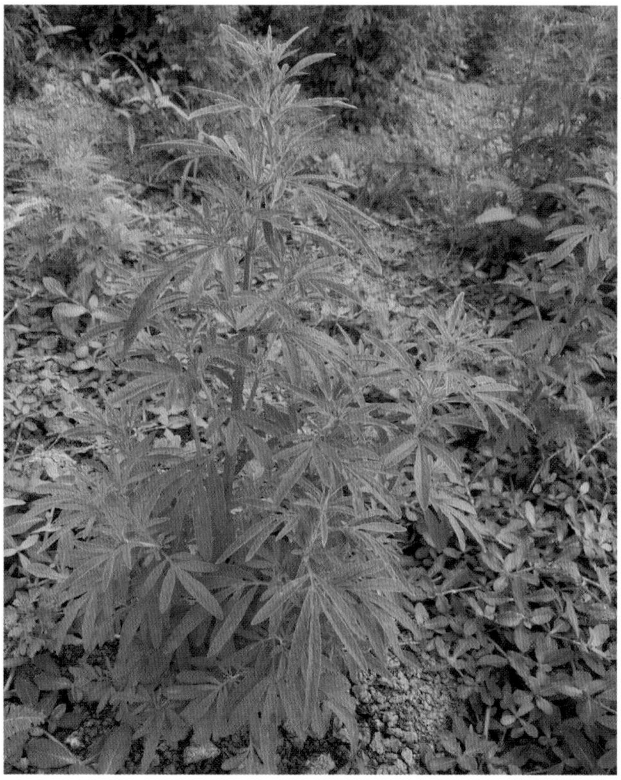

植物形态 一年生草本。茎直立，四方形。叶对生，羽状深裂。顶生或腋生轮伞花序，密集于枝端，呈假穗状；花萼钟状，被柔毛及黄绿色腺点，先端5齿裂；花冠淡紫色，二唇形，上唇2裂，下唇较大，3裂；二强雄蕊；子房4深裂，花柱基生，柱头2裂。小坚果4枚，卵形或椭圆形。

生境分布 生于丘陵、山坡路旁或林缘、河谷、滩涂等。安徽省无荆芥的野生分布，阜阳市、亳州市、长丰县等地有引种栽培。

资　　源 安徽省荆芥药材为栽培品，20世纪70年代至80年代，安徽省淮河以北各地开展荆芥的人工种植，面积较小。由于种植荆芥的经济效益低，20世纪90年代，安徽省基本没有栽培，近年来，长丰县、金寨县和亳州市等地亦开展荆芥药材的种植，但产量较小。

采收加工 **荆芥**　宜在夏季孕穗而未抽穗时采收，选晴天露水干后，用镰刀割下全株，置阴凉处阴干，即为全荆。

荆芥穗　宜在秋季种子50%成熟、50%还在开花时采摘花穗，晾干。

药材性状

荆芥 本品茎呈方柱形，上部有分枝，长 50~80cm，直径 0.2~0.4cm；表面淡黄绿色或淡紫红色，被白色短柔毛；体轻，质脆，断面纤维状，髓部白色疏松。叶对生，多已脱落，叶片 3~5 羽状分裂，裂片细长。穗状轮伞花序顶生，长 3~13cm，直径约 0.7cm；花冠多脱落，宿存萼钟状，质脆易碎。小坚果棕黑色。气芳香，味微涩而辛凉。

荆芥穗 本品穗状轮伞花序呈圆柱形，长 3~15cm，直径约 7mm。花冠多脱落，宿存萼黄绿色，钟形，质脆易碎，内有棕黑色小坚果。气芳香，味微涩而辛凉。

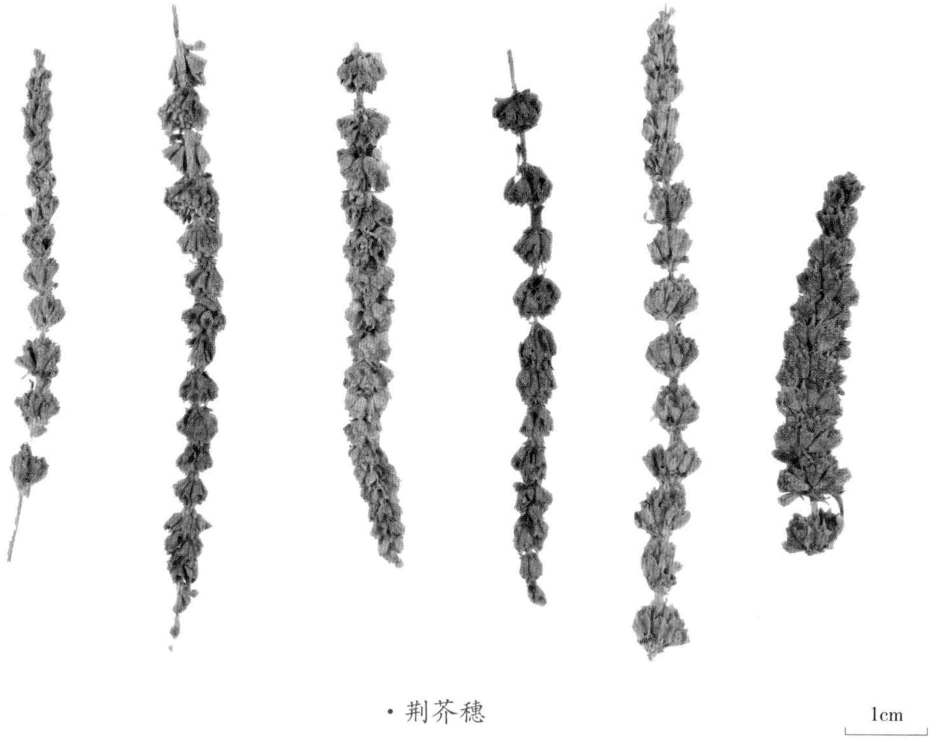

· 荆芥穗

功效主治

荆芥、荆芥穗 辛、微苦，微温。归肺、肝经。解表散风，透疹，止血。用于感冒，头痛，麻疹，风疹，疮疡初起。炒炭用于便血，崩漏，产后血晕。

评 述

食用“荆芥” 亳州市、阜阳市等地种植食用的“荆芥”，其原植物是唇形科植物罗勒 *Ocimum basilicum* L.，不是药用裂叶荆芥 *Schizonepeta tenuifolia* Briq.。

活血丹

Glechoma longituba (Nakai) Kupr.

中药名 连钱草（药用部位：全草）。

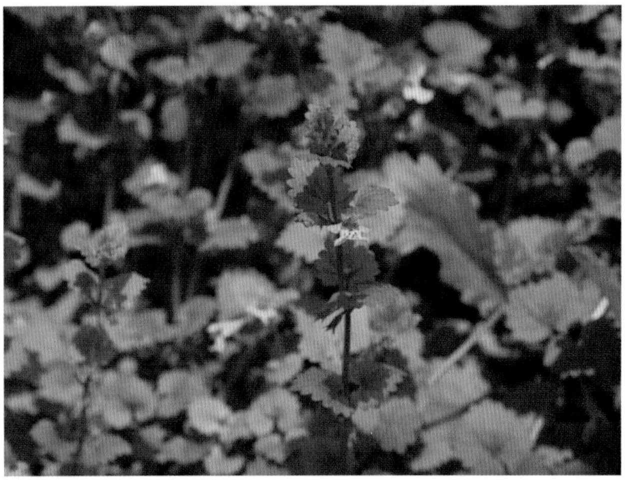
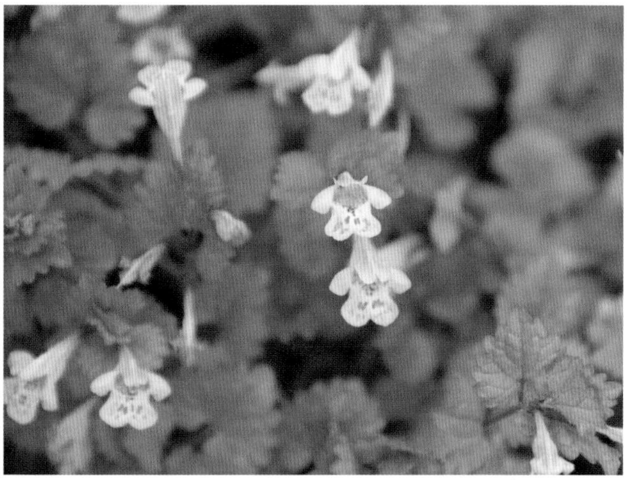
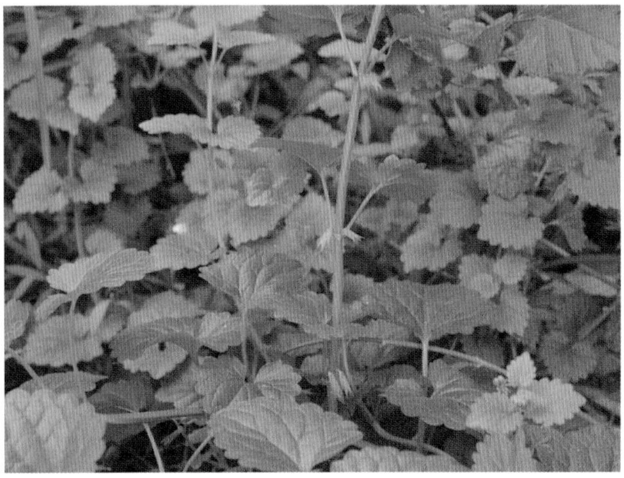
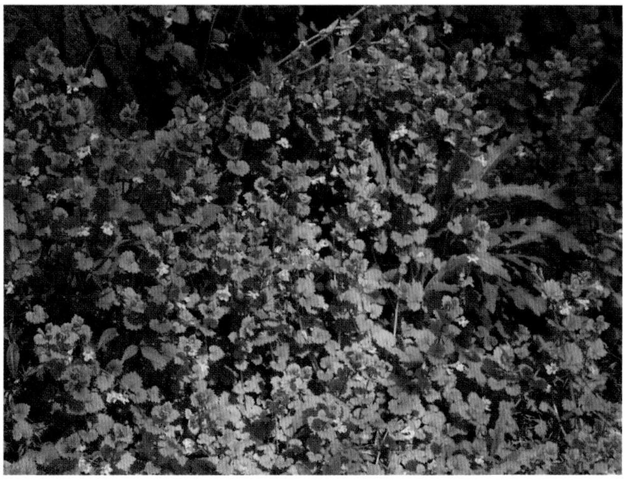

植物形态 多年生草本。匍匐茎，四棱形，着地生不定根。叶心形或近肾形。轮伞花序常具花 2 朵，稀 4~6 朵；苞片及小苞片线形，被缘毛；花萼唇形，外被长柔毛，萼齿与萼筒等长，上唇 3 齿较长，下唇 2 齿略短，先端芒状，边缘具缘毛；唇形花冠淡蓝色至蓝紫色；雄蕊 4 枚；子房 4 裂。熟时小坚果深褐色，长圆状卵形。

生境分布 生于潮湿、荫蔽的沟边、草丛及林缘。安徽省各地均有分布。

资　源 安徽省连钱草野生药材资源丰富，主产区为皖东丘陵，其中滁州市及其周边的丘陵县为药材的传统产区，以滁州市产量为大，收购量也大。

采收加工 春季至秋季于花期时采收全草，除去杂质，晒干或鲜用。

药材性状

本品茎呈方柱形，细而扭曲，长 10~20cm，直径 0.1~0.2cm；表面黄绿色或紫红色，具纵棱及短柔毛；节上有不定根；质脆，易折断，断面常中空。叶对生；叶柄纤细，长 4~7cm；叶片多皱缩，展平后呈肾形或近心形，边缘具圆齿，长 1~3cm，宽 1.5~3cm，灰绿色或绿褐色。轮伞花序腋生，花冠二唇形，长达 2cm，淡蓝色或紫色。揉后气芳香，味微苦。

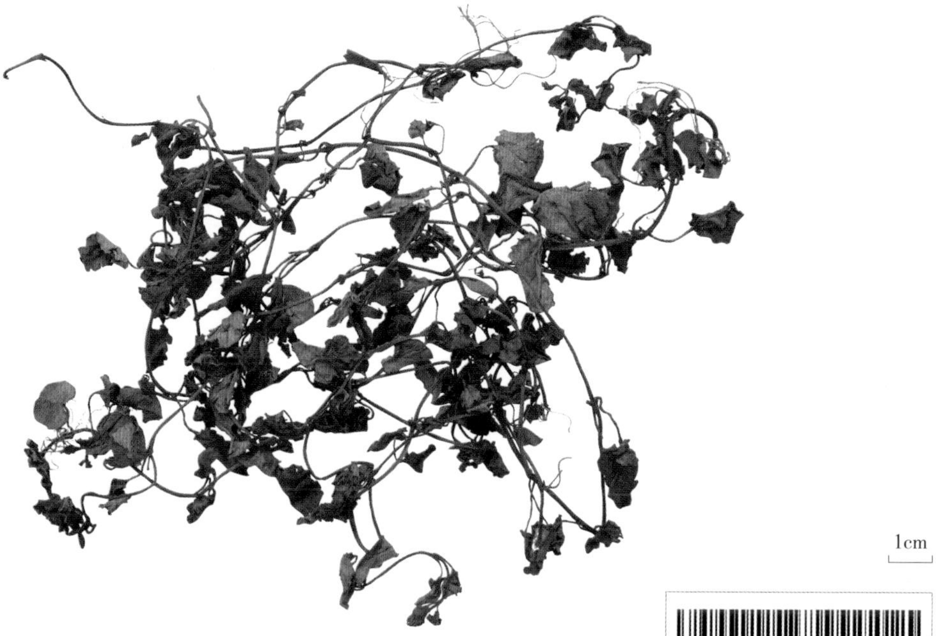

· 连钱草

功效主治 辛、微苦，微寒。归肝、肾、膀胱经。利湿通淋，清热解毒，散瘀消肿。用于热淋，石淋，湿热黄疸，疮痈肿痛，跌扑损伤。

评 述

1. 活血丹的资源利用历史 1949 年之前，因江苏等地需求量较大，滁县等地每年常向周边地区收购活血丹，统一集散后运销南京，经由水路抵达上海。第三次全国中药资源普查中，滁州地区是活血丹的主产区，药材名“佛耳草”，主要销往江苏及上海。20 世纪 80 年代以后，收购量减少。

2. 活血丹的生物学特性 在野生状态下，活血丹早春开花，入夏后地上部分生长迟滞，皖东丘陵林下分布的活血丹，地上植株均可过夏，白露后部分植株个体仍可少量开花，这与《植物名实图考》里描述的“入夏后即枯，不易寻矣”不相符。

3. 安徽地区活血丹属植物资源 岳西县大别山鹞落坪地区海拔 1000m 的溪水沟涧环境中生长有活血丹属植物 1 种，其小叶、白花、全株密被白色柔毛，同皖东低海拔丘陵林下分布的活血丹 *Glechoma longituba* (Nakai) Kupr. 主要差别为全株密被白色柔毛、花型较小、花冠白色至浅粉色、唇瓣紫斑不明显。经调查发现，高海拔分布的活血丹属植物在当地尚未见收购和利用。

丹 参

Salvia miltiorrhiza Bunge

中药名 丹参（药用部位：根及根状茎）。

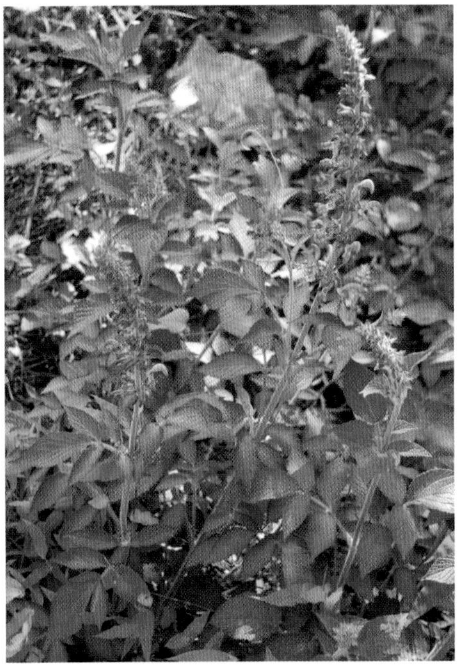

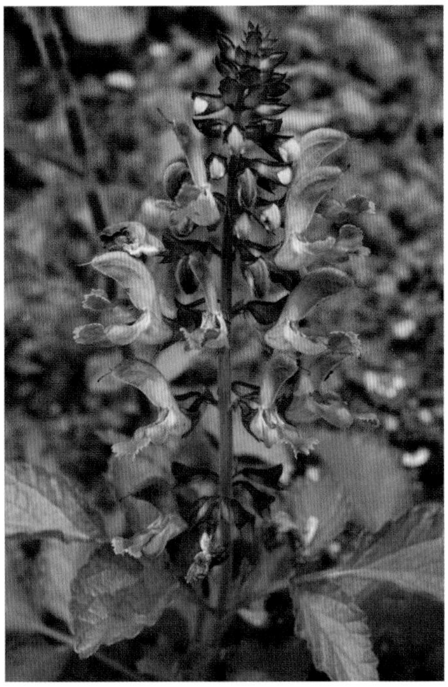

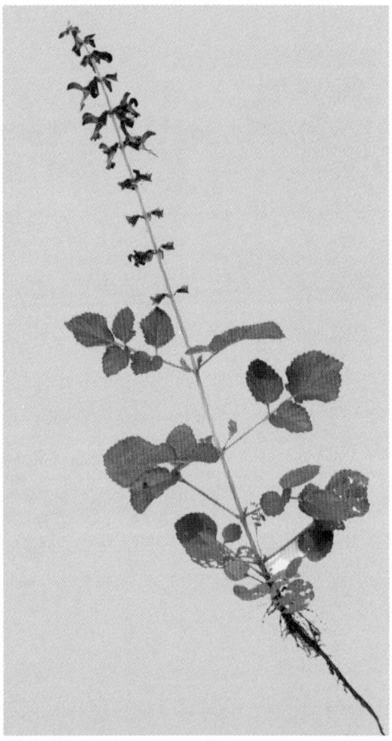

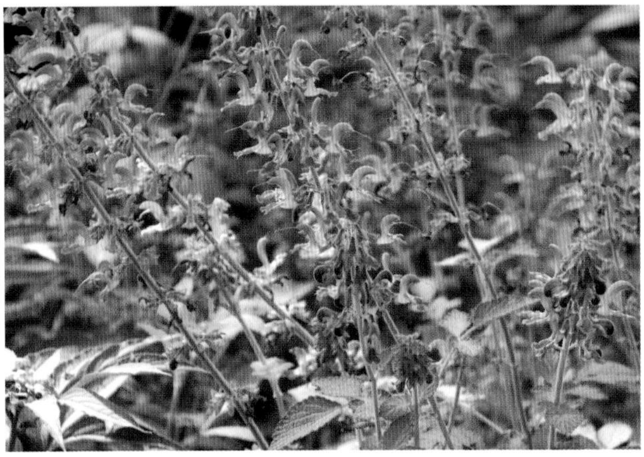

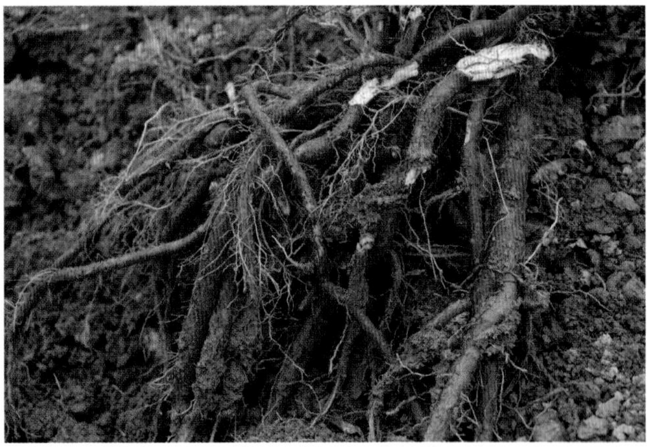

植物形态 多年生草本。根肥壮，外皮砖红色，内面白色，疏生支根。茎四棱形。叶常为奇数羽状复叶，对生。轮伞花序6朵花或多花，组成长4.5~17cm具长梗的顶生或腋生的总状花序；花萼钟形；花冠蓝紫色，少有黄白色，二唇形；能育雄蕊2枚。小坚果黑色，椭圆形，花后见果。

生境分布 生于山坡、林下草丛或溪谷旁。分布于皖东丘陵和皖西大别山区。

资 源 安徽省为丹参药材主产区之一，丹参以野生药材资源为主，主产于滁州市、六安市、巢湖市、马鞍山市、安庆市、宣城市和芜湖市等地，年收购量较大。近年来，皖北和皖东等地有栽培丹参。

采收加工 一般在10~11月（霜降前后）地上部分开始枯萎时采挖根部，冬天冻土后停止采挖，翌年开春又可采挖至返青前结束。对丹参最佳采收期研究发现，10月采收的药材干重最大，9月采收的药材丹参酮ⅡA、丹参素和隐丹参酮含量最高，4月采收的药材丹酚酸B含量最高。除去杂质和残茎，洗净，润透，切厚片，干燥。丹参药材干燥方法大致可分为2类：一是自然干燥法，有晒干、风干、阴干、发汗等；一是人工干燥法，有烘干、红外干燥、远红外干燥、微波干燥等。

药材性状

本品根状茎短粗，顶端有时残留茎基。根数条，长圆柱形，略弯曲，有的分枝并具须状细根，长10~20cm，直径0.3~1cm。表面棕红色或暗棕红色，粗糙，具纵皱纹。老根外皮疏松，多显紫棕色，常呈鳞片状剥落。质硬而脆，断面疏松，有裂隙或略平整而致密，皮部棕红色，木部灰黄色或紫褐色，导管束黄白色，呈放射状排列。气微，味微苦涩。

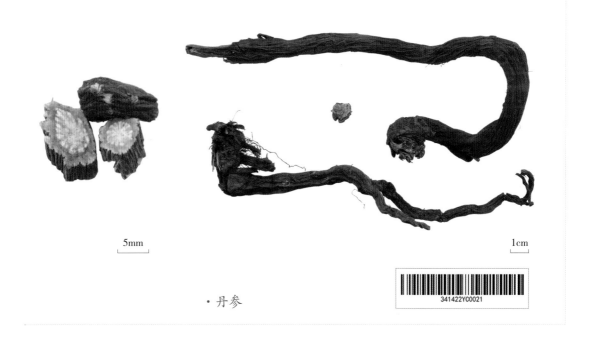

· 丹参

功效主治 苦，微寒。归心、肝经。活血祛瘀，通经止痛，清心除烦，凉血消痈。用于胸痹心痛，脘腹胁痛，癥瘕积聚，热痹疼痛，心烦不眠，月经不调，痛经经闭，疮疡肿痛。

评 述

安徽省丹参的资源利用历史 安徽省是丹参药材主产区之一，民国曹炳章《增订伪药条辨》载："丹参产安徽古城者，皮色红，肉紫有纹，质燥体松，头大无芦，为最佳。产滁州、全椒县者，形状同前，亦佳。"目前安徽省为全国丹参药材重要生产基地之一，其中以皖东产的质量为最佳。

风轮菜

Clinopodium chinense (Benth.) O. Ktze.

中药名 断血流（药用部位：全草）。

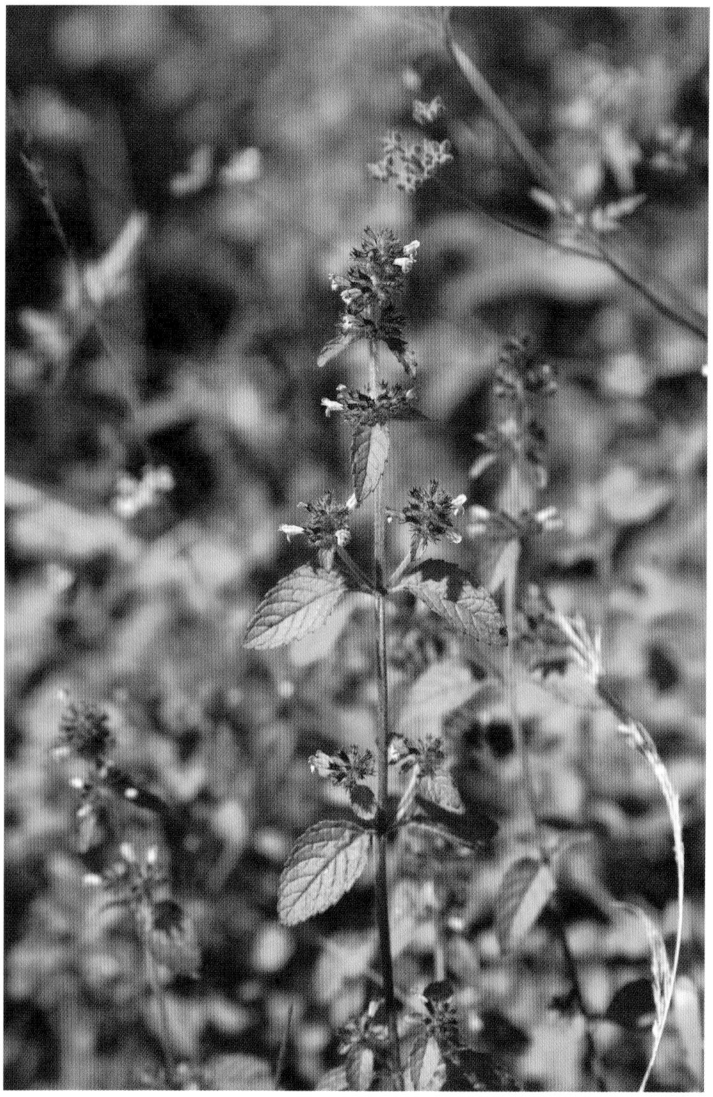

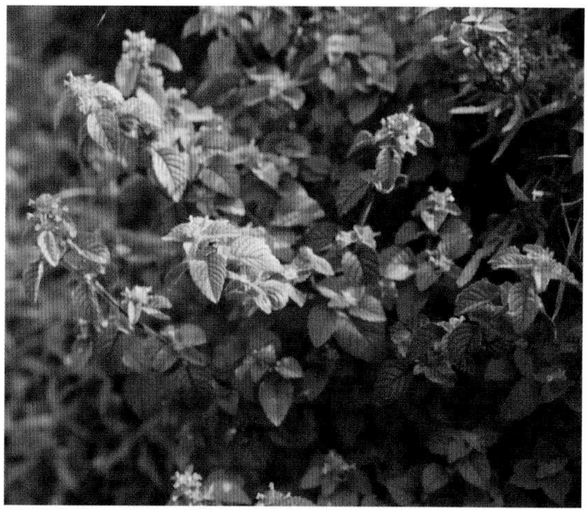

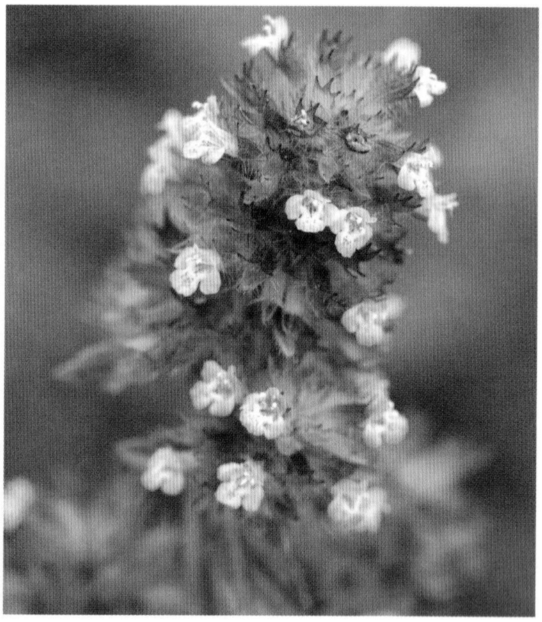

植物形态 多年生草本。茎基部有时匍匐生根，多分枝，被糙硬毛及腺毛。叶对生，叶片卵形。轮伞花序多花，圆球状，沿茎及分枝形成宽而多头的圆锥花序；苞片针状，被具节柔毛及腺毛；花冠紫红色；雄蕊 4 枚；子房 4 裂。小坚果 4 枚，卵形，棕色。

生境分布 生于山坡、路旁、林下、灌丛或草地。分布于皖西大别山区、皖南山区及江淮丘陵地区。

资　　源 安徽省断血流药材为野生资源，主产于皖西大别山区，收购量很大，为大宗药材之一，目前未见断血流的栽培。

采收加工 夏季开花前采收，除去杂质，清水稍润，切段，晒干。

药材性状

本品茎呈方柱形，四面凹下而呈槽状，分枝对生，上部密被灰白色茸毛，下部较稀疏或近于无毛，表面灰绿色或绿褐色；质脆，易折断，断面不整齐，中央有髓或中空。叶对生，有柄，叶片多皱缩破碎，完整者展平后呈卵形，边缘具疏锯齿，上表面绿褐色，下表面灰绿色，两面均密被白色茸毛。气微香，味涩、微苦。

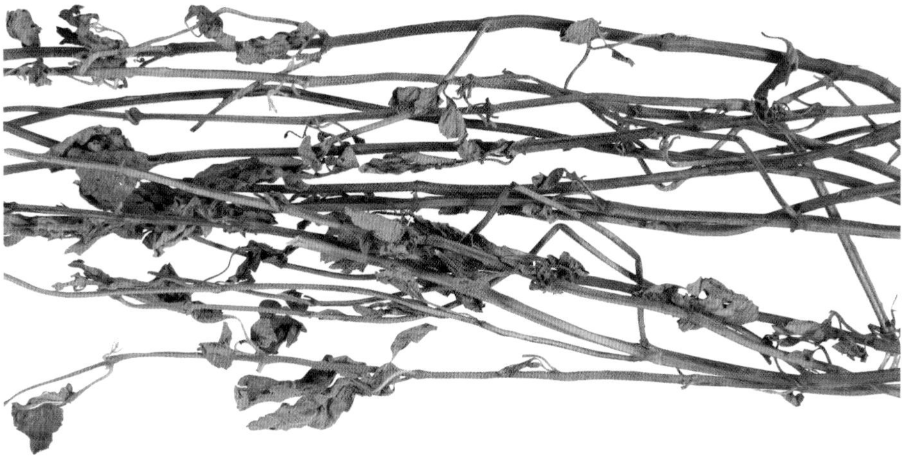

• 断血流

功效主治 微苦、涩，凉。归肝经。止血。用于崩漏，尿血，鼻衄，牙龈出血，创伤出血，子宫肌瘤出血。

评　述

1. 断血流的资源开发历史　断血流是安徽省一味民间药，历代本草未见记载，其是根据安徽省霍山县佛子岭民间祖传秘方挖掘而来。经安徽中医药大学联合多家单位，多年科学研究与临床应用，本品被 1977 年版《中国药典》收载，目前已开发为多种剂型。

2. 断血流的基原研究　大别山区的风轮菜属植物共有 4 种，即风轮菜 *Clinopodium chinense* (Benth.) O. Ktze.、灯笼草（断血流、荫风轮）*Clinopodium polycephalum* (Vaniot) C. Y. Wu et Hsuan ex Hsu、细风轮菜（瘦风轮）*Clinopodium gracile* (Benth.) Matsum. 和邻近风轮菜（光风轮）*Clinopodium confine* (Hance) O. Ktze.。

《中国药典》记载断血流来源于唇形科植物荫风轮 *Clinopodium polycephalum* (Vaniot) C. Y. Wu et Hsuan ex Hsu 或风轮菜 *Clinopodium chinense* (Benth.) O. Ktze. 的干燥地上部分。安徽中医药大学王德群教授早期开展了断血流资源的调查，发现“荫风轮”茎四周有毛，而“风轮菜”茎两侧有毛，两者是同种植物不同的生长状态。第四次全国中药资源普查发现，大别山区的岳西县、金寨县、霍山县、潜山市等地的一些乡镇药材收购站有收购断血流药材，对药材进行鉴定，结果表明各县的断血流均来源于风轮菜，与王德群教授的结论一致。

薄荷

Mentha haplocalyx Briq.

中药名 薄荷（药用部位：地上部分）。

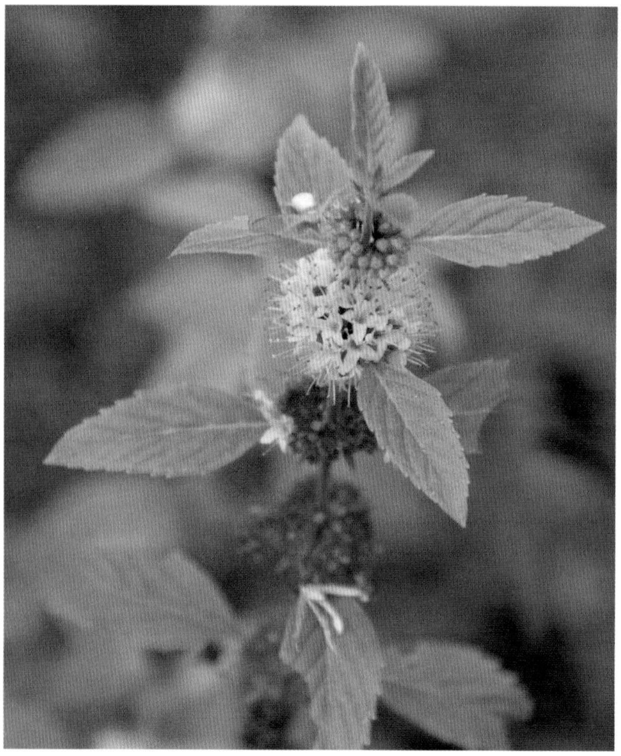

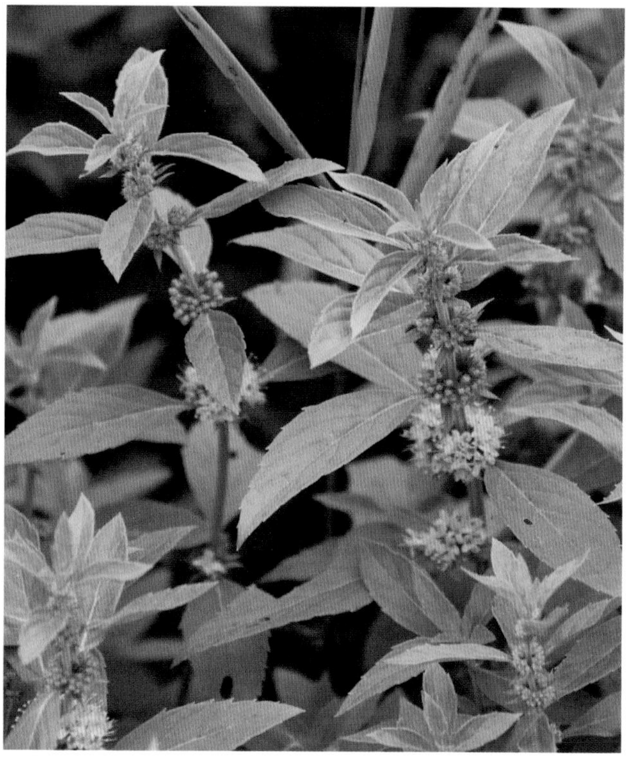

植物形态 多年生草本，有清凉浓香气。根状茎横走，黄白色；茎直立，四棱形，多分枝，被柔毛，以角隅及近节处较显著。叶对生，叶片披针形、长圆状披针形或卵状披针形，具锯齿，先端急尖或稍钝，两面被柔毛和腺点。轮伞花序腋生；花梗纤细，长 2~3mm；花萼筒状钟形，外被柔毛，萼齿 5 枚；花冠淡紫色或白色，冠檐 4 裂，上裂片先端微凹至 2 浅裂，下唇 3 裂；雄蕊 4 枚，前对较长，均伸出于花冠之外；花柱较雄蕊略长，先端 2 浅裂。小坚果卵形，黄褐色，具小腺窝。花、果期 7~10 月。

生境分布 生于山谷、溪边、水旁阴湿草丛中。安徽省各地均有分布，阜阳市太和县及其周边县大量栽培。

资　源 安徽省薄荷药材野生资源较丰富，但收购量较小。安徽省薄荷药材种植规模较大，阜阳市太和县大新、肖口、税镇等地种植面积 10000~20000 亩，亩产药材 300~400kg，太和县每年产量约 6000t。近年来，薄荷药材种植面积萎缩。

采收加工 一般一年采收 2 季，7~8 月采收地上部分，主要用于熬取薄荷油；10~11 月采收地上部分，主要作为药材，晒干或阴干。采收薄荷应选晴天中午时分采收。

药材性状

本品茎方形，有对生分枝；表面紫棕色或淡绿色，棱角处具茸毛；质脆，断面中空或白色。叶对生，具短柄；叶片皱缩卷曲，完整者展平后呈宽披针形、卵形或长椭圆形；稀被柔毛及凹点状腺鳞。轮伞花序腋生，花萼钟状，先端5齿裂。揉搓时有特殊清凉香气，味辛凉。

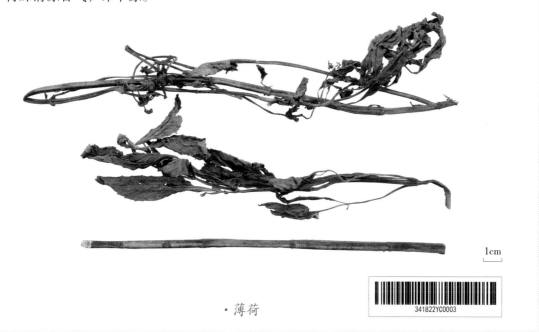

341822YC0003

· 薄荷

功效主治 辛，凉。归肺、肝经。疏散风热，清利头目，利咽，透疹，疏肝行气。用于风热感冒，风温初起，头痛，目赤，喉痹，口疮，风疹，麻疹，胸胁胀闷。

评　述

1. 薄荷的资源发展 20世纪70年代中期，阜阳市太和县开始种植薄荷，逐步发展为安徽省乃至全国的主要种植区，种植面积达300000~400000亩，素有“亚洲薄荷在中国，中国薄荷在太和”的美誉，太和县大面积种植薄荷持续到20世纪90年代。传统的薄荷种植一年主要采收两季，7~8月采收地上部分以熬取薄荷油，10~11月采收地上部分主要晒干作药材。当时薄荷主要用于熬取薄荷油，太和县每年薄荷油产量达3000~4000t，薄荷油大量出口，带来可观的经济效益，种植户种植积极性很高。据调查，当时主要种植薄荷的大新、肖口、税镇等地90%的土地用于种薄荷，种植面积达30万亩，太和薄荷油、薄荷脑、薄荷药材享誉国内外。

受薄荷油粗犷加工等问题及荷兰人工薄荷脑合成的影响，薄荷油、薄荷脑出口量锐减，薄荷产业受到一定打击。现在薄荷种植主要用于加工药材及割取嫩苗作蔬菜或调酒材料，需求量减少，栽培面积大幅降低。目前太和县薄荷种植仍以大新、肖口、税镇等地为主，种植面积只有10000~20000亩，为原来的5%左右。

2. 薄荷的产地采收加工与资源利用 2015年版《中国药典》记载：“夏、秋二季茎叶茂盛或花开至三轮时，选晴天，分次采割，晒干或阴干。”传统采收加工方法：6~7月收割者称为头刀薄荷，留根再长叶，至9~10月再收割者称为二刀薄荷，晒干。头刀品质不及二刀。近年来，产区种植薄荷的用途扩大，采收加工方法也发生很大变化，主要体现在以下几方面。

①一年多茬割取地上部分干燥入药 近年来，薄荷产区有些种植户在地上茎叶生长至30~40cm高时即采收，割取地上部分晒干，称“薄荷头”。每年收4~5茬，3月底收割头茬，6月初收麦前第二茬，7月中旬第三茬，8、9月第四茬，每亩每茬能收干燥薄荷50~75kg，每亩年产量200~300kg。这样采收的薄荷虽然药材中叶的比例大，药材看相很好，但由于薄荷地上部分生长时间不够，清凉气味淡，药材的药性也受到影响。

②割取嫩苗作蔬菜 3~5月，割取薄荷嫩茎叶，作蔬菜，可以作汤、凉拌，味道鲜美，清爽可口。加工方式不再晒干或阴干，保鲜即可。

③嫩芽作调酒材料 早春，薄荷刚发芽，摘取嫩芽，作调酒料，酒带清凉味，清爽可口，主要销往城市。加工方式不再晒干或阴干，保鲜即可。

硬毛地笋

Lycopus lucidus Turcz. var. *hirtus* Regel

中药名　泽兰（药用部位：地上部分）。

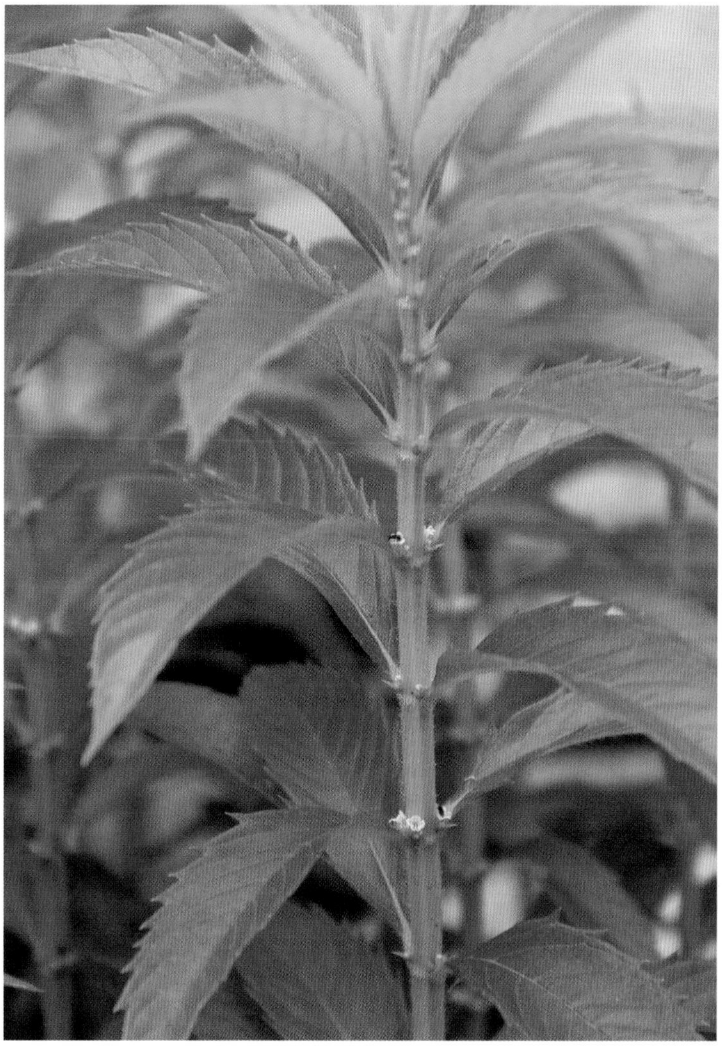
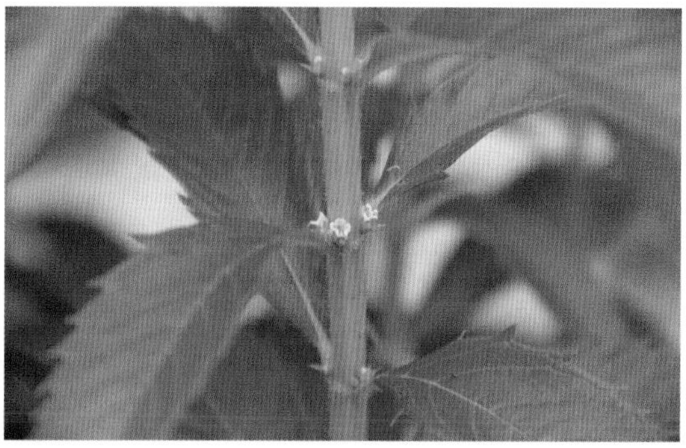
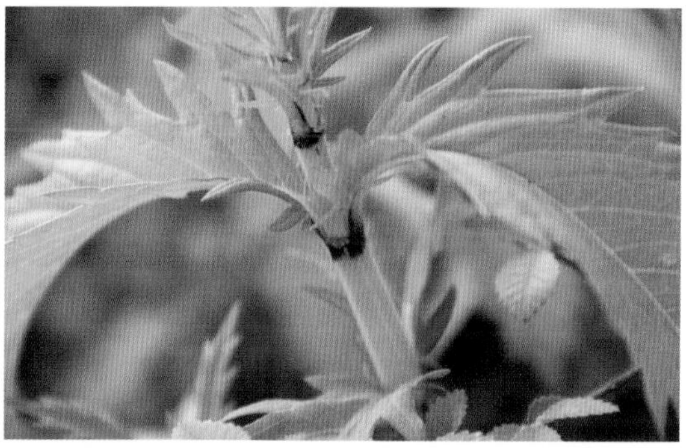
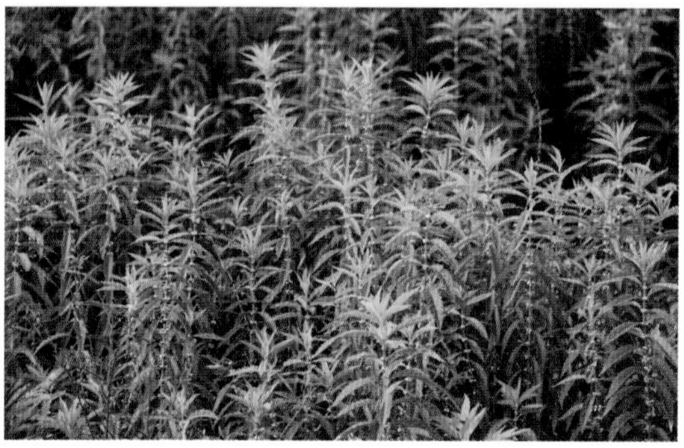

植物形态　多年生草本。根状茎横走，节上具褐色薄膜质鳞叶，先端常膨大成纺锤形肉质块茎；茎直立，四棱形，节常紫红色。叶披针形。轮伞花序腋生；花萼钟形，5齿；花冠白色，不明显二唇形，上唇近圆形，下唇3裂，外面有腺点；前对雄蕊能育，后对雄蕊退化，先端棒状。小坚果倒卵圆状四边形。

生境分布　生于沼泽地、水边等潮湿处。安徽省各地均有分布。

资　　源　安徽省泽兰野生药材资源丰富，以皖东丘陵和皖北各地蕴藏量较大。部分地区见农户利用村头水塘湿洼地少量开放性栽培。

采收加工　根状茎繁殖者当年采收，种子繁殖者第二年采收，夏、秋二季茎叶生长茂盛时割取地上部分，晒干。

药材性状

本品茎呈方柱形，分枝少，四面有浅纵沟，长 50~100cm，直径 0.2~0.6cm；表面黄绿色或稍带紫色，节处有明显紫色，有白色茸毛，节间长 2~11cm；质轻脆，易折断，断面黄白色，髓部中空。叶对生，有短柄或几无柄；叶片多皱缩，展平后呈披针形或长圆形，长 5~10cm；先端尖，基部狭窄，边缘有粗锯齿；上表面暗绿色或黑绿色，下表面灰绿色，密被棕色腺点，两面均有短毛；质脆，易破碎。轮伞花序腋生；花冠白色，多脱落；苞片及花萼宿存，黄褐色。气微，味淡。

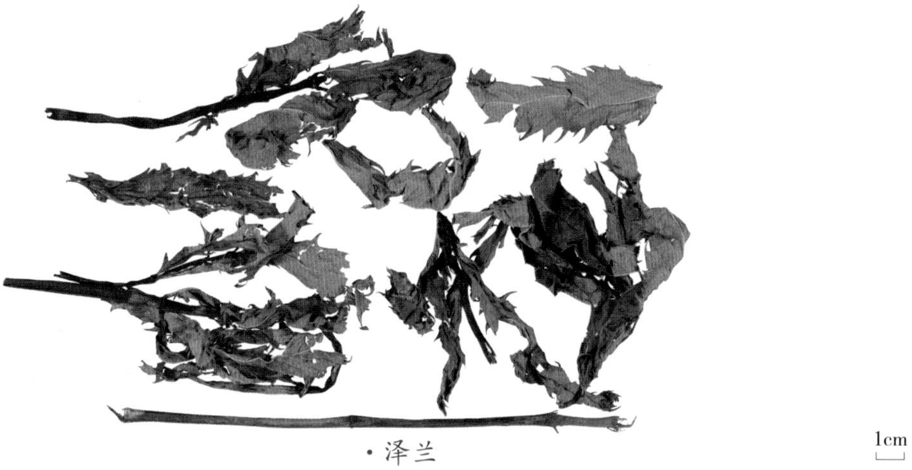

·泽兰

功效主治 辛、苦，微温。归肝、脾经。活血化瘀，行水消肿，解毒消痈。用于月经不调，闭经，痛经，产后瘀血腹痛，身面浮肿，疮毒。

评 述

1. 安徽省泽兰的资源与分布 第四次全国中药资源普查发现，安徽省地笋属（*Lycopus*）植物共 2 种 1 变种：地笋 *Lycopus lucidus* Turcz.、小叶地笋 *Lycopus coreanus* Lévl. 和硬毛地笋 *Lycopus lucidus* Turcz. var. *hirtus* Regel。硬毛地笋几乎遍布安徽省各地，小叶地笋主要集中分布在长江以南地区，地笋仅在南谯区见到标本。由于地笋属植物喜沼、湿地的生态习性，皖西低山丘陵和皖东丘陵由于多库区水塘，成为安徽省中药泽兰的主要资源蕴藏区。

2. 泽兰的药食同源 泽兰地上部分入药，地下膨大的肉质根状茎在皖西大别山区、安徽江淮丘陵部分地区有腌制成蔬菜食用的传统习惯，其做法是选取当年新生的肥大根状茎，用竹篾刮去褐色膜质鳞叶，用清水稍加浸泡后对半纵切，加适量食醋及调味品腌制一周左右，即可作蔬菜食用，有消肿去痈、解毒的功效。

3. 泽兰的生物学特性 硬毛地笋属于根状茎型植物，分蘖节的节间较短，密集，集中分布在距离地表 20cm 以上的沼土中，节上当年同时生出活动芽与休眠芽，当活动芽长出的地上部分遭到刈割后，休眠芽随即萌发。地下根状茎可斜伸入土，最深处可达 50cm 以上，末端肉质膨大。入秋后膨大的根状茎再次向上斜伸，并靠近土层生出新的休眠芽，同时扩大领地，实现种群迁移。

紫　苏

Perilla frutescens (L.) Britt.

中药名　紫苏梗（药用部位：茎）、紫苏叶［药用部位：叶（或带嫩枝）］、紫苏子（药用部位：成熟果实）。

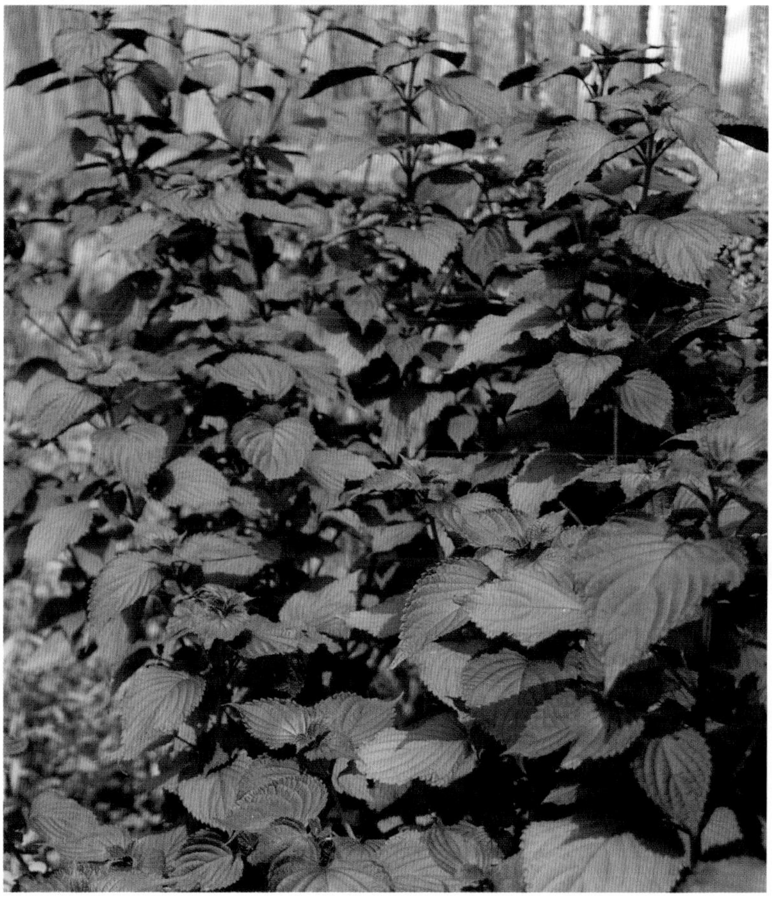

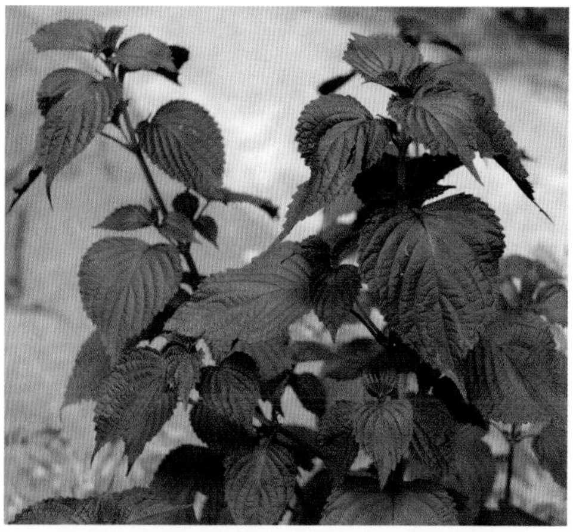

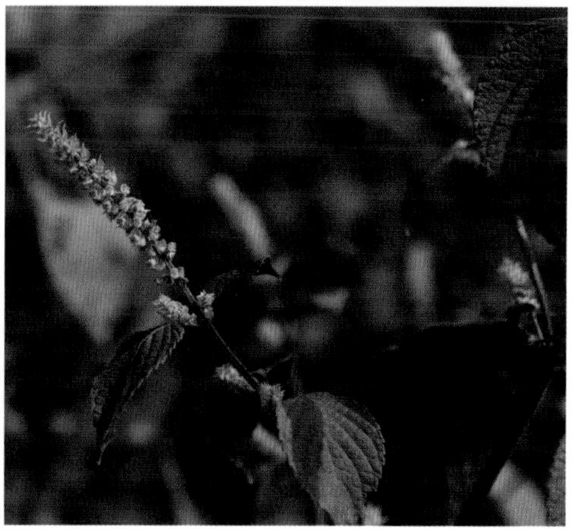

植物形态　一年生草本。茎四棱形，密被长柔毛。叶对生，背腹扁平，叶片阔卵形或圆形。轮伞花序具花2朵，组成偏向一侧的顶生及腋生假总状花序；花萼钟形；花冠白色至紫红色；雄蕊4枚，几不伸出，花药2室平行，其后叉开；子房4裂。小坚果近球形，灰褐色，具网纹。

生境分布　生于田野、路边、草地及山坡林缘和疏林下。安徽省各地均有分布。

资　　源　安徽省紫苏药材以野生资源为主，资源蕴藏量较大，全省各地均产。近年来，全省各地亦有少量栽培，供药用、食用或观赏。

采收加工　**紫苏梗**　秋季果实成熟后采割，除去杂质，晒干，或趁鲜切成段，晒干。

紫苏叶　夏季枝叶茂盛时分批采收，除去杂质，晒干。

紫苏子　秋季果实成熟时采收，除去杂质，晒干。

药材性状

紫苏梗 本品呈方柱形，四棱钝圆，长短不一，直径0.5~1.5cm。表面紫棕色或暗紫色，四面有纵沟和细纵纹，节部稍膨大，有对生的枝痕和叶痕。体轻，质硬，断面裂片状。切片厚2~5mm，常呈斜长方形，木部黄白色，射线细密，呈放射状，髓部白色，疏松或脱落。气微香，味淡。

紫苏叶 本品叶片多皱缩卷曲、破碎，完整者展平后呈卵圆形，长4~11cm，宽2.5~9cm。先端长尖或急尖，基部圆形或宽楔形，边缘具圆锯齿。两面紫色，或上表面绿色，下表面紫色，疏生灰白色毛，并有多数凹点状的腺鳞。叶柄长2~7cm，紫色或紫绿色。质脆。带嫩枝者，枝的直径2~5mm，紫绿色，断面中部有髓。气清香，味微辛。

紫苏子 本品呈卵圆形或类球形，直径约1.5mm。表面灰棕色或灰褐色，有微隆起的暗紫色网纹，基部稍尖，有灰白色点状果梗痕。果皮薄而脆，易压碎。种子黄白色，种皮膜质，子叶2枚，类白色，有油性。压碎有香气，味微辛。

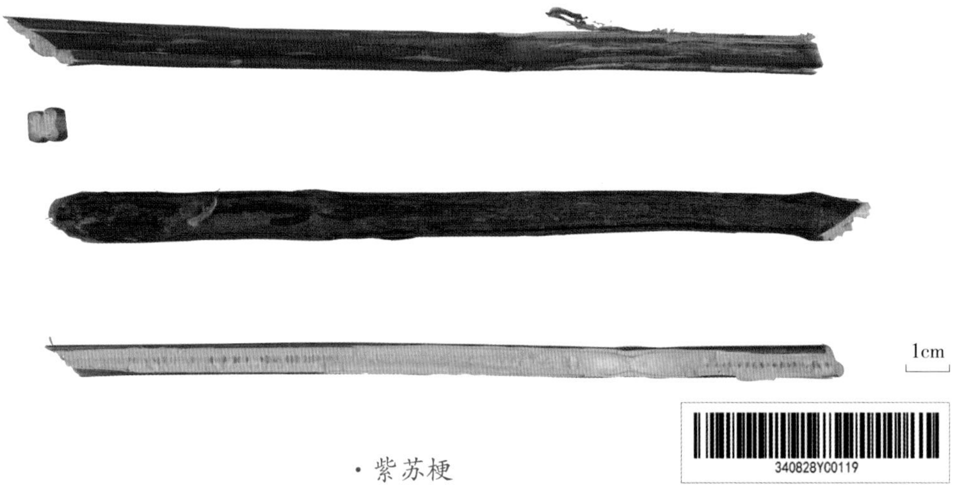

· 紫苏梗

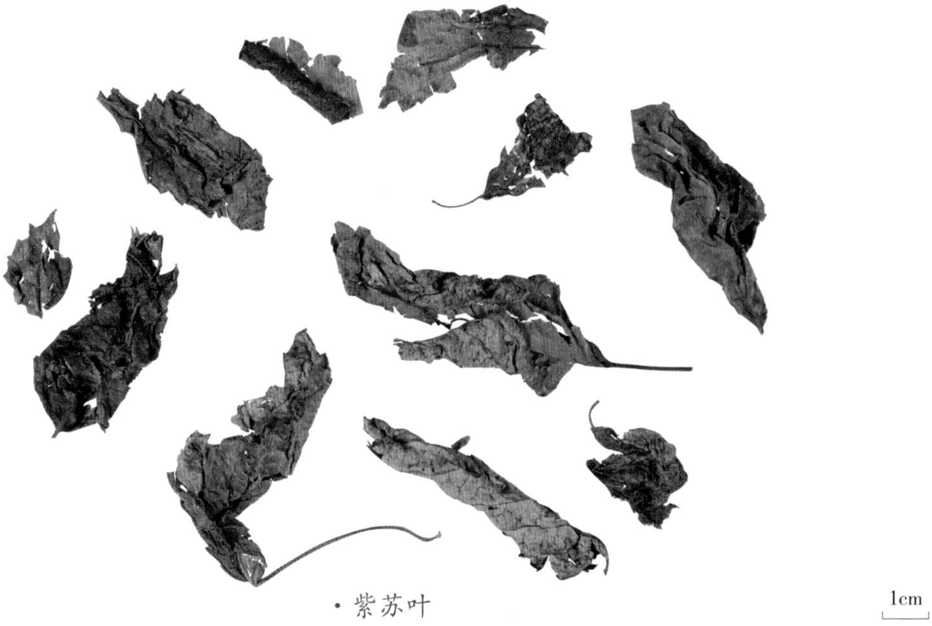

· 紫苏叶

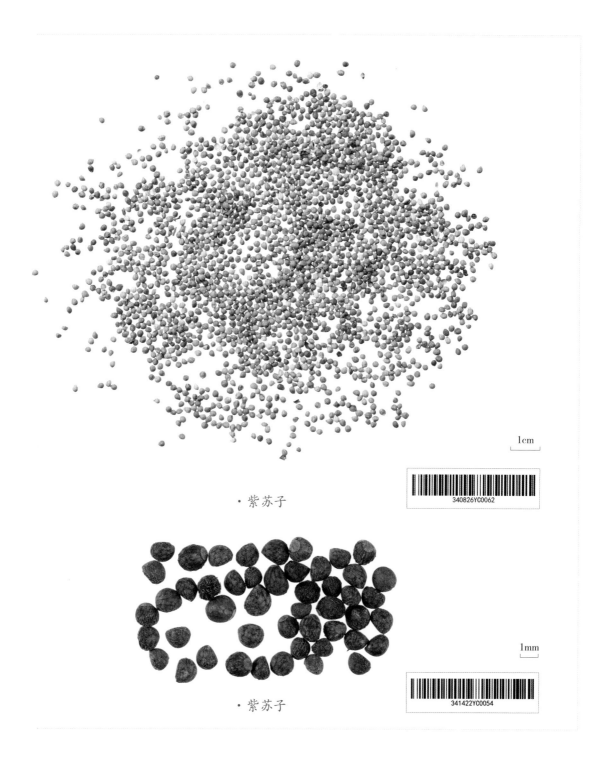

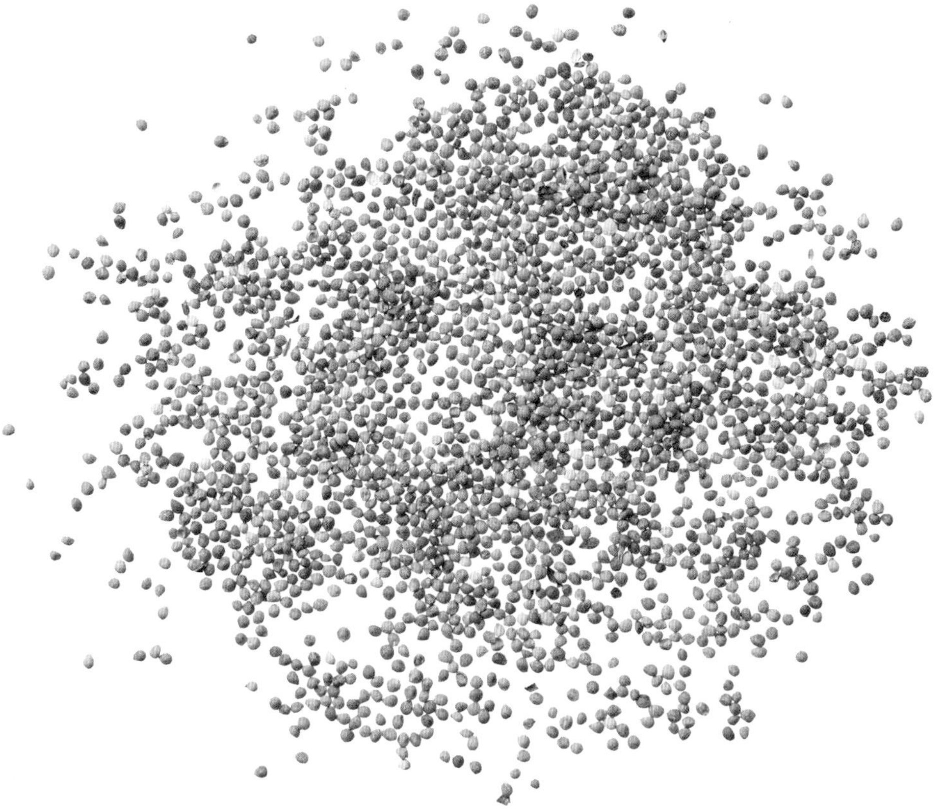

1cm

340826YC0062

· 紫苏子

1mm

341422YC0054

· 紫苏子

功效主治 **紫苏梗** 辛，温。归肺、脾经。理气宽中，止痛，安胎。用于胸膈痞闷，胃脘疼痛，嗳气呕吐，胎动不安。

紫苏叶 辛，温。归肺、脾经。解表散寒，行气和胃，解鱼蟹毒。用于风寒感冒，咳嗽呕恶，妊娠呕吐，食鱼蟹中毒。

紫苏子 辛，温。归肺经。降气化痰，止咳平喘，润肠通便。用于痰壅气逆，咳嗽气喘，肠燥便秘。

石香薷

Mosla chinensis Maxim.

中药名 香薷（药用部位：全草）。

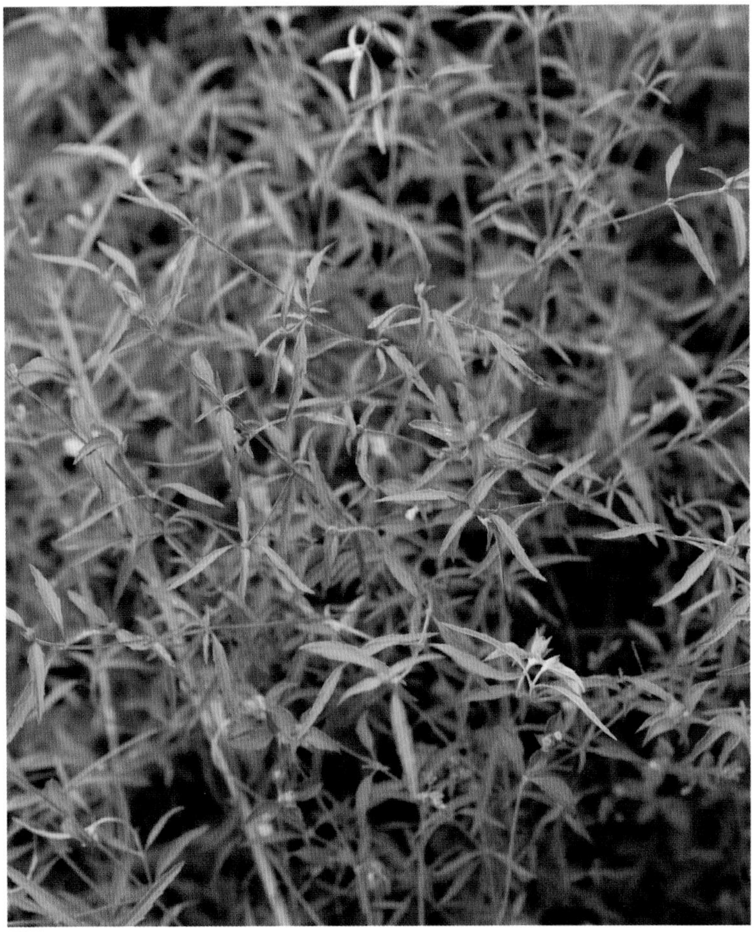
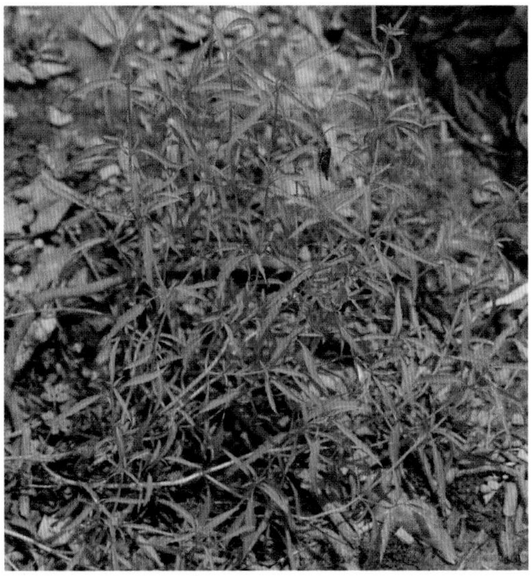
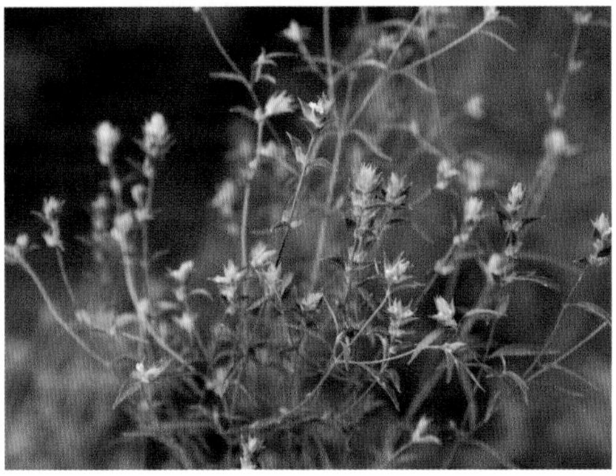

植物形态 一年生直立草本。叶线状长圆形至线状披针形。轮伞花序具花2朵，密集于茎枝顶端，呈头状的假穗状花序；花梗短；花萼钟形，外面被白色绵毛及腺体，内面在喉部以上被白色绵毛，下部无毛，萼齿5枚，钻形，果时花萼增大；花冠紫红色、淡红色至白色，略伸出于苞片；雄蕊及雌蕊内藏；花盘前方呈指状膨大。小坚果球形。

生境分布 生于向阳荒坡、草丛、林缘及沟边处。分布于淮河以南各地，尤以沿江丘陵地区为多。

资　　源 安徽省香薷药材野生资源丰富，但市场需求量不大，资源利用极少。民间药用，多煎煮外洗，随用随采。

采收加工 夏、秋二季茎叶茂盛时采割，除去杂质，晒干。

药材性状

本品长30~50cm，基部紫红色，上部黄绿色或淡黄色，全体密被白色茸毛。茎方柱形，直径1~2mm，节明显，节间长4~7cm；质脆，易折断。叶对生，多皱缩或脱落，叶片展平后呈长卵形或披针形，暗绿色或黄绿色，边缘有疏锯齿，两面均被棕色凹陷腺点。穗状花序顶生及腋生；苞片宽卵形，脱落或残存；花萼宿存，钟状，淡紫红色或灰绿色，先端5裂，密被茸毛。小坚果4个，近圆球形，具网纹，网间隙下凹成浅凹状。气清香而浓，味微辛而凉。

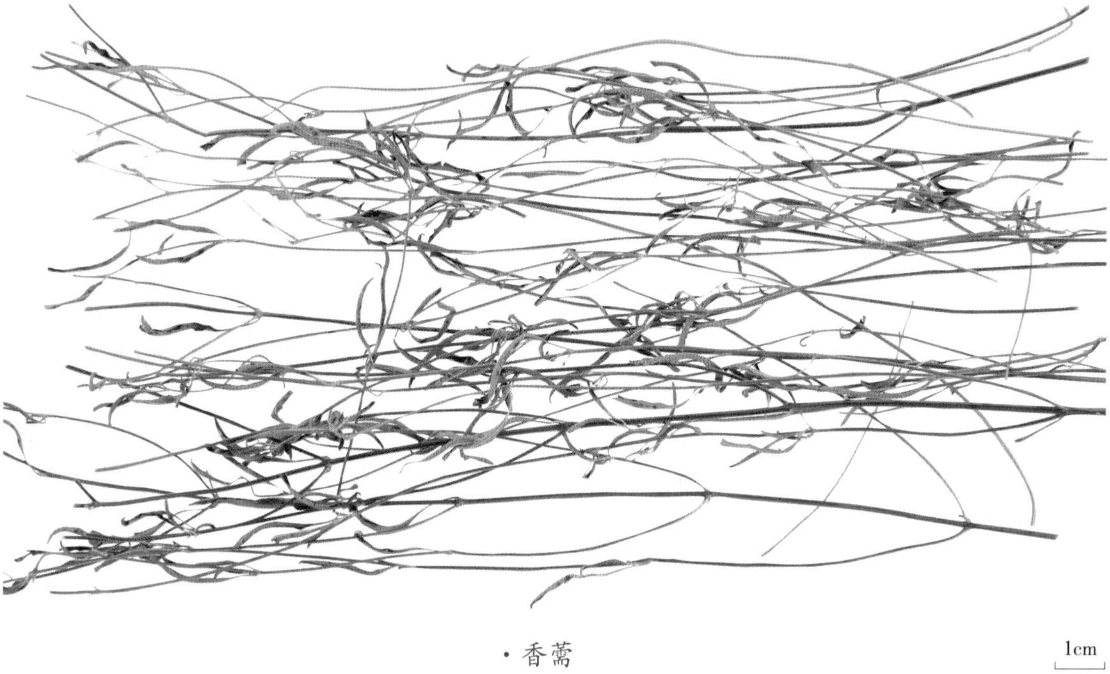

·香薷

功效主治

辛，微温。归肺、胃经。发汗解表，和中利湿。用于暑湿感冒，恶寒发热，头痛无汗，腹痛吐泻，小便不利，水肿。

评 述

安徽省石香薷的药用历史 宋代《嘉祐本草》在“香薷”条记载：“今新定、新安有石上者，彼人名石香菜，细而辛，更绝佳。”《本草图经》亦云：“寿春及新安有。”南宋淳熙二年（1175年）《新安志·物产》，其“药物”条目下明确记载石香薷。明代《本草品汇精要》记载：“江西新定、新安者佳。”此药后来在江西省新余市分宜县等地栽培，且以新余市分宜县为核心及其周边地区成为道地产区，习称“江香薷”。

枸　杞

Lycium chinense Mill.

中药名　地骨皮（药用部位：根皮）。

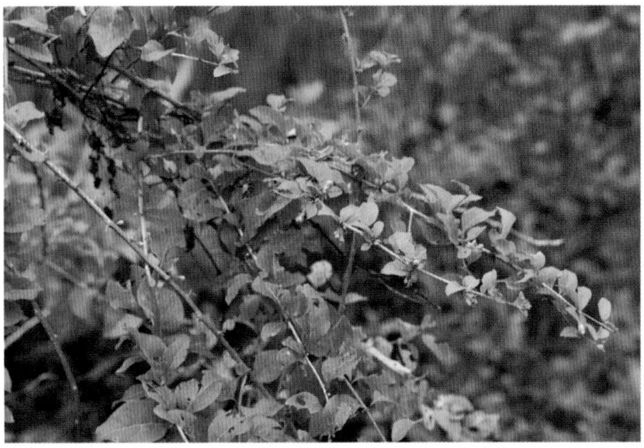
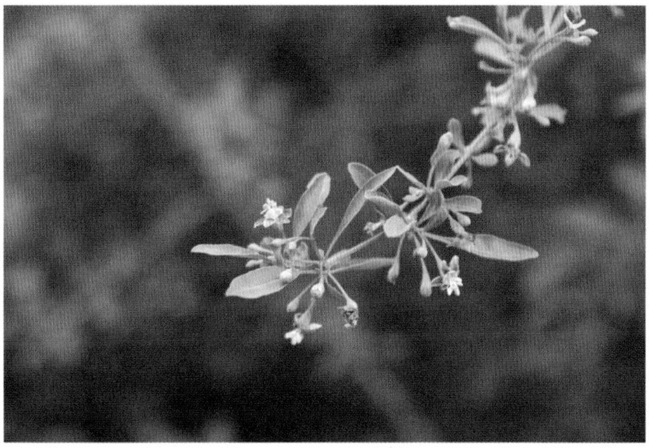
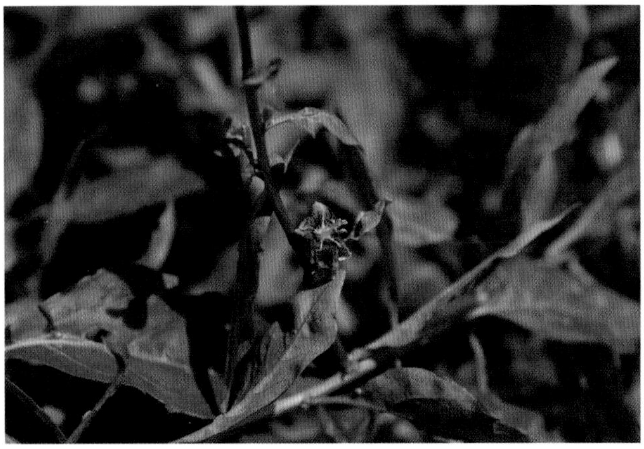
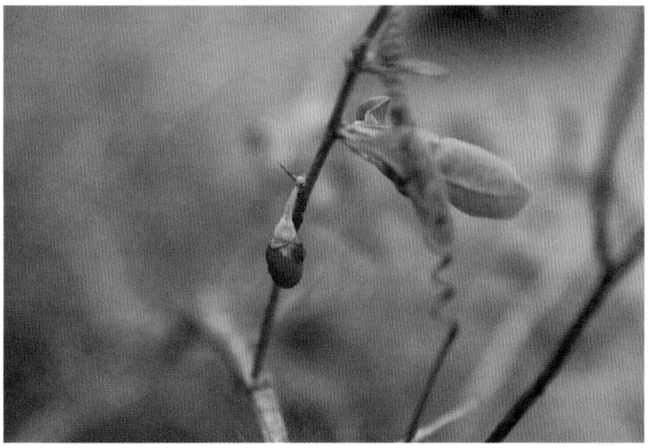

植物形态　落叶灌木。茎多分枝，具棘刺。叶纸质，卵形、卵状菱形、卵状披针形，具叶柄。花单生，或2~6朵簇生于叶腋；花萼3中裂或4~5齿裂，裂片多少有缘毛；花冠漏斗状；雄蕊5枚；子房2室，花柱绿色，稍伸出雄蕊，上端弓弯，柱头2浅裂。浆果卵状，成熟后红色。种子细小，扁肾形。

生境分布　生于山坡林缘、荒地、丘陵地、路旁、旷野及村边宅旁。安徽省各地均有分布。

资　　源　安徽省地骨皮野生药材资源比较丰富，市场需求量极少，资源未被利用。

采收加工　春初或秋后均可采挖，但以春季清明前采收质量为佳，其浆水足、皮厚、色黄、根皮较易剥离。将根挖起，洗净，趁鲜时用木棒敲打根部，使根皮与木心脱开，抽去木心，晒干。此法速度快，但根皮易破碎。也可将鲜根切成6~10cm的小段，用刀纵向剖开皮部，置蒸笼中略加热，去除木心，剥下皮部，晒干。

药材性状

本品呈筒状、槽状或不规则卷片，长 3~10cm ，宽 0.5~1.5cm，厚 0.1~0.3cm。外表面灰黄色至棕黄色，粗糙，有不规则纵裂纹，易呈鳞片状剥落。内表面黄白色至灰黄色，较平坦，有细纵纹。体轻，质松脆，易折断，断面不平坦，外层较厚，黄棕色，内层灰白色。气微，味微甘而后苦。

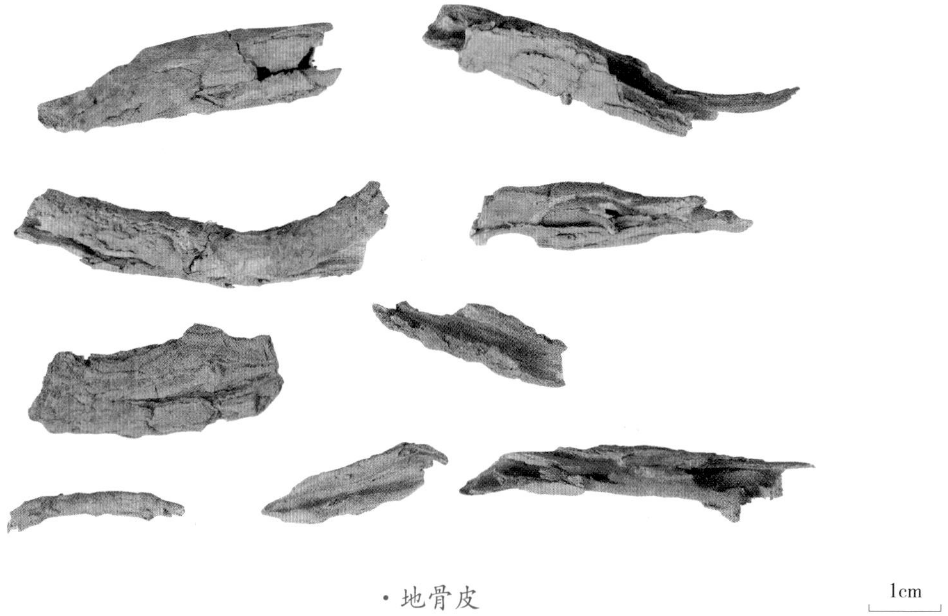

· 地骨皮

功效主治 甘，寒。归肺、肝、肾经。凉血除蒸，清肺降火。用于阴虚潮热，骨蒸盗汗，肺热咳嗽，咯血，衄血，内热消渴。

评 述

1. 安徽省为地骨皮的优质产区 明代《本草正》记载：“地骨皮，枸杞根也，南者苦味轻，微有甘辛，北者大苦性劣，入药惟南者为佳。”《增订伪药条辨》（1927 年）记载：“非陕枸杞根之皮，乃长江土枸杞之根皮。”《本草正》与《增订伪药条辨》均认为南方产的地骨皮药材质量好，其中以安徽、江苏者尤佳。如《增订伪药条辨》记载：“江南古城亳州、苏州、江北出者，皮薄性糯，色黄黑，气微香，片大无骨者，为最佳。”《中药材产销》记载安徽省滁县为地骨皮的主产区之一。

2. 地骨皮的采收加工 经实地调查，药材产区一般在清明节前后采收，此时容易剥皮，趁鲜晒干即可，不需要用木棒或锤子敲打根部，如在秋季采收，皮部难剥离，需要木棒敲打。

阴行草

Siphonostegia chinensis Benth.

中药名 北刘寄奴(药用部位:全草)。

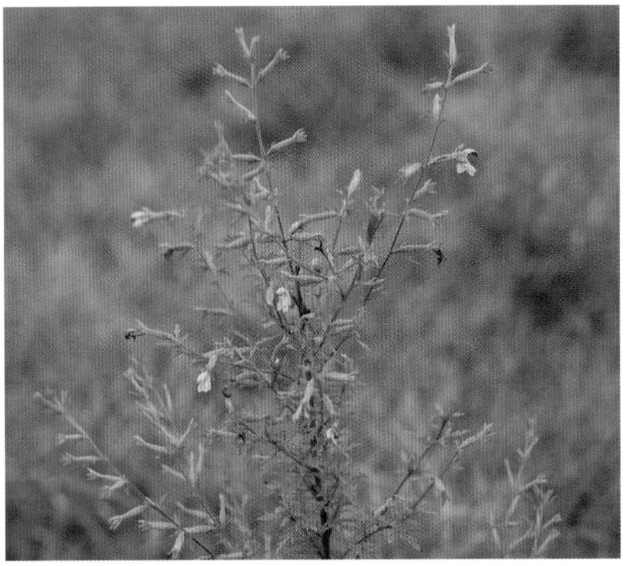
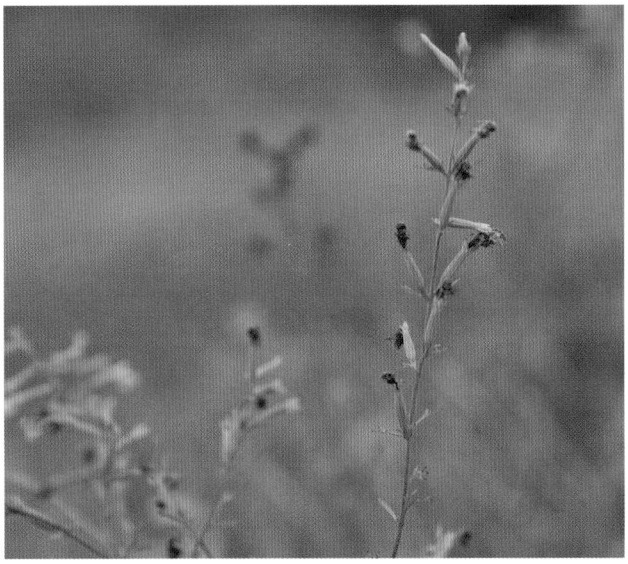
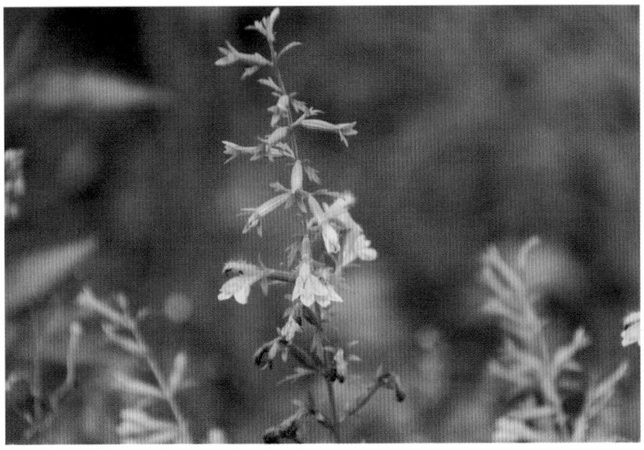
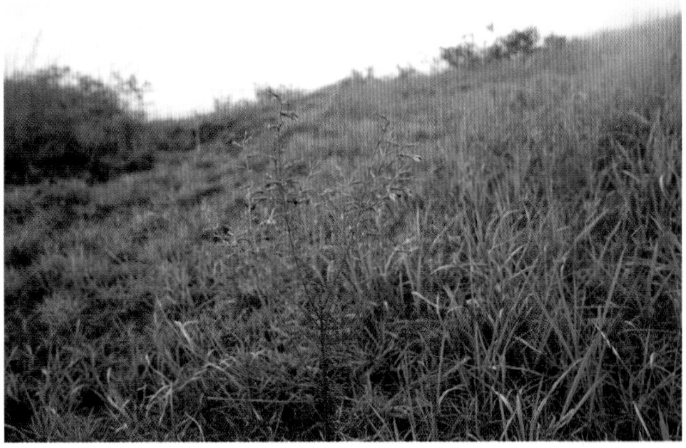

植物形态 一年生直立草本。主根不发达,木质;须根多数,散生。茎中空,上部多分枝。叶对生,厚纸质。花对生于茎枝上部,组成稀疏的总状花序;苞片叶状,羽状深裂或全裂,密被短毛;花梗短,纤细,密被短毛;花冠上唇红紫色,下唇黄色;雄蕊二强;子房长卵形。蒴果。种子多数,长卵圆形。

生境分布 生于山坡、林缘、灌丛及草地。安徽省各地均有分布。

资　源 安徽省北刘寄奴野生药材资源比较丰富,主产于皖西大别山区及皖南山区,市场需求量极少,资源未被利用。

采收加工 秋季采收,除去杂质,晒干。

药材性状

本品长 30~80cm，全体被短毛。根短而弯曲，稍有分枝。茎圆柱形，有棱，有的上部有分枝，表面棕褐色或黑棕色；质脆，易折断，断面黄白色，中空或有白色髓。叶对生，多脱落破碎，完整者羽状深裂，墨绿色。总状花序顶生，花有短梗；花萼长筒状，黄棕色至黑棕色，有明显纵棱 10 条，先端 5 裂；花冠棕黄色，多脱落。蒴果狭卵状椭圆形，较萼稍短，棕黑色。种子细小。气微，味淡。

· 北刘寄奴

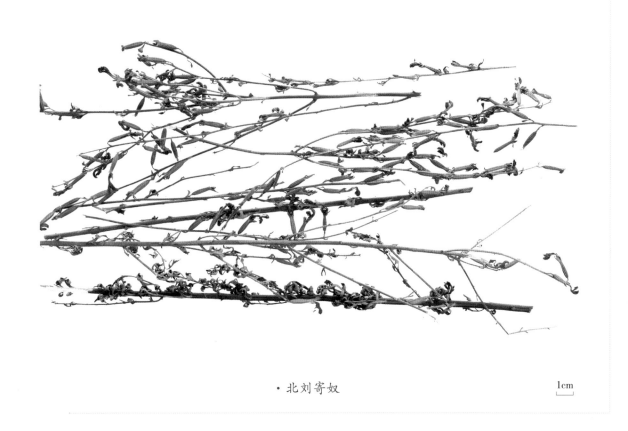

功效主治 苦，寒。归脾、胃、肝、胆经。祛瘀通经，疗伤止血，清热利湿，消食化积。用于跌打损伤，肿痛出血，血瘀经闭，月经不调，产后瘀痛，癥瘕积聚，血痢，血淋，湿热黄疸，水肿腹胀，白带过多，食积腹痛。

评　述

“北刘寄奴”与“南刘寄奴”的区别　中药北刘寄奴来源于玄参科植物阴行草 *Siphonostegia chinensis* Benth. 的全草，主要分布于我国北部；中药南刘寄奴来源于菊科植物奇蒿 *Artemisia anomala* S. Moore 的全草，广泛分布于我国中部至南部各地。两者在安徽省山区和江淮丘陵地区均有分布。

忍　冬

Lonicera japonica Thunb.

中药名　金银花（药用部位：花蕾或带初开的花）、忍冬藤（药用部位：藤茎）。

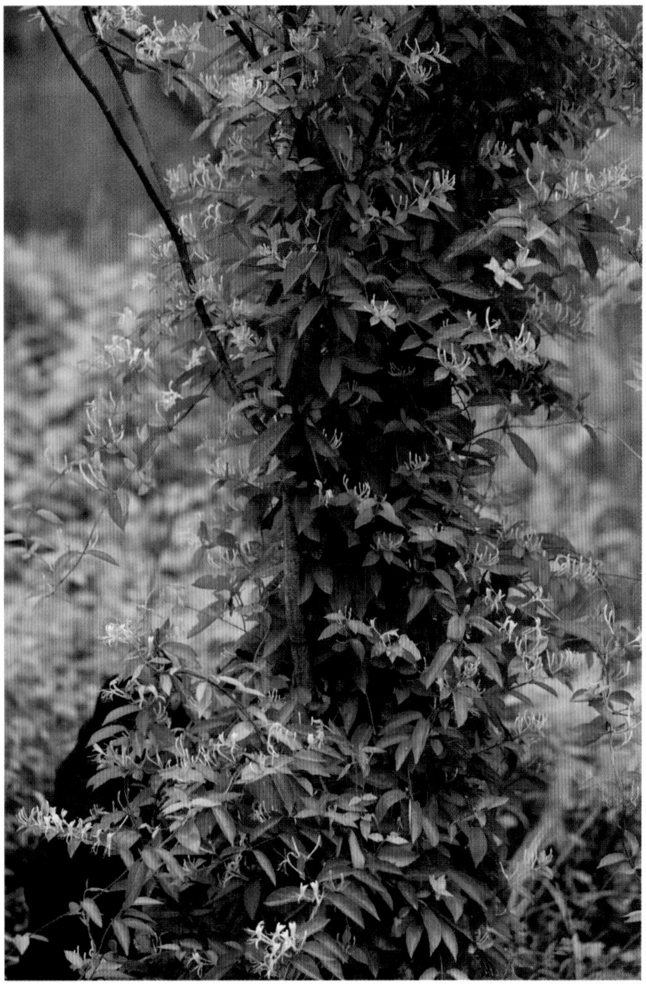
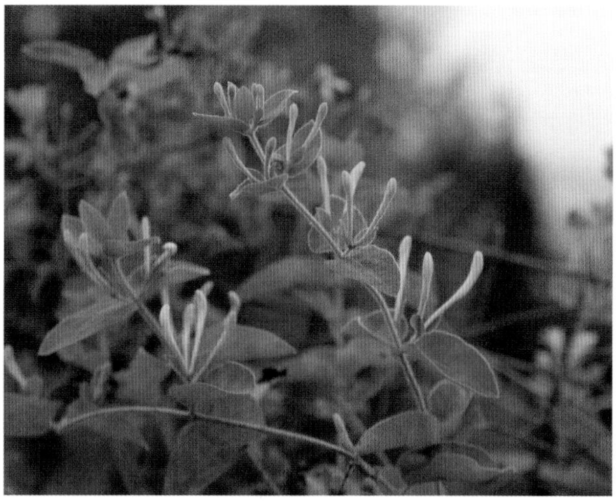
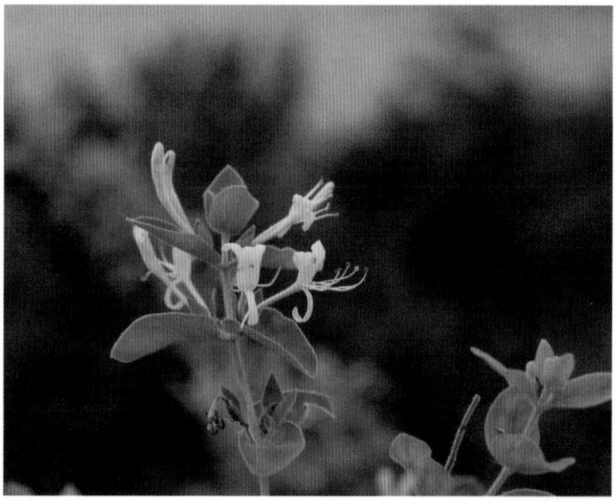
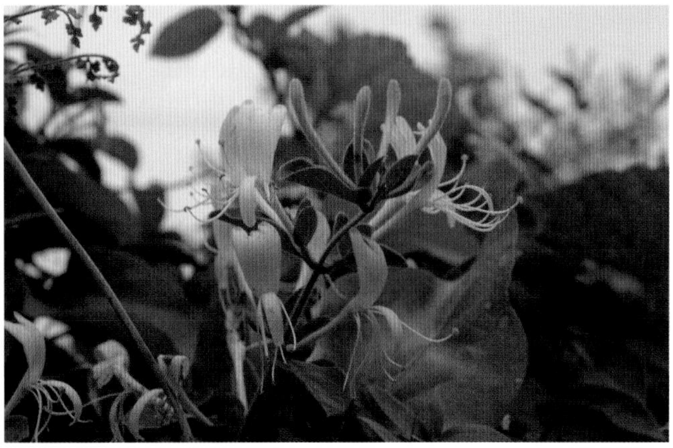
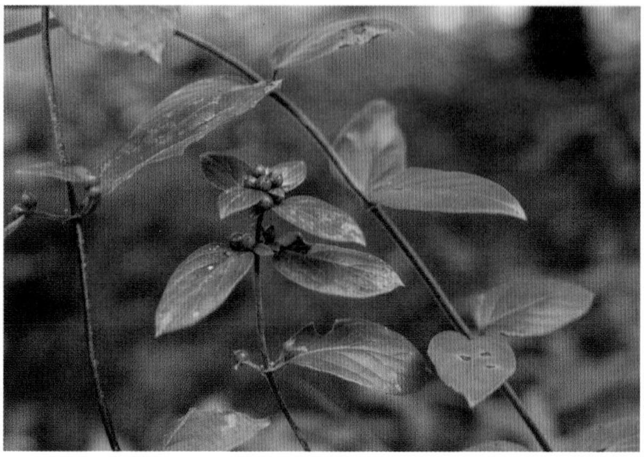

植物形态 直立灌木或矮灌木，有时为缠绕藤本。幼枝暗红褐色，密被毛；老枝红棕色，树皮常作条状剥落。叶对生，卵形或长圆状卵形，全缘，极少具萼齿或分裂。花通常成对生于腋生的总花梗顶端，俗称“双花”，或花无柄而呈轮状排列于小枝顶端，每轮 3~6 朵花；花萼筒无毛，相邻两萼筒分离或部分至全部联合；花冠白色，后黄色，唇形，冠筒稍长于唇瓣；雄蕊 5 枚；雌蕊 1 枚。浆果。

生境分布 生于山坡灌丛、疏林、乱石堆、田埂、路边及村庄篱笆旁。安徽省各地均有分布。

资　源 安徽省金银花野生药材资源蕴藏量较大，其中皖西大别山区、皖南山区及江淮丘陵常年均有收购，收购量较大。近年来，安徽省有多地进行大面积引种栽培。

采收加工 **金银花**　5~6 月，选择晴天早晨露水刚干时摘取青色未开放的花蕾，摊在席上晾干，忌在烈日下曝晒。

忍冬藤　11~12 月采挖，除去杂质，捆成束或卷成团。

药材性状

金银花　本品呈棒状，上粗下细，略弯曲，长 2~3cm，湿润伸展后长 4~5cm。上部膨大处直径约 3mm，下部直径约 1.5mm。花冠外表面棕黄色，密被毛茸，内表面色较浅；冠筒上部密生长毛，中部以下毛渐少。萼筒与下位子房结合，类球形，有棱，直径约为 1mm，灰绿色或棕绿色，光滑无毛；萼齿 5 裂，裂片长三角形，外面及先端有长毛。开放者花冠筒状，先端二唇形，唇部长近等于冠筒，上唇 4 裂，下唇不裂。雄蕊 5 枚，花丝着生于冠筒口壁上。雌蕊 1 枚，子房无毛。气清香，味淡、微苦。

忍冬藤　本品呈圆柱形，多分枝，常缠绕成束。直径 1.5~6mm，表面棕红色至暗棕色，有的灰绿色，光滑或被茸毛，外皮易脱落。枝上多节，节间长 6~9cm，有残叶或叶痕。质脆，易折断，断面黄白色，中空。无臭，老枝味微苦，嫩枝味淡。

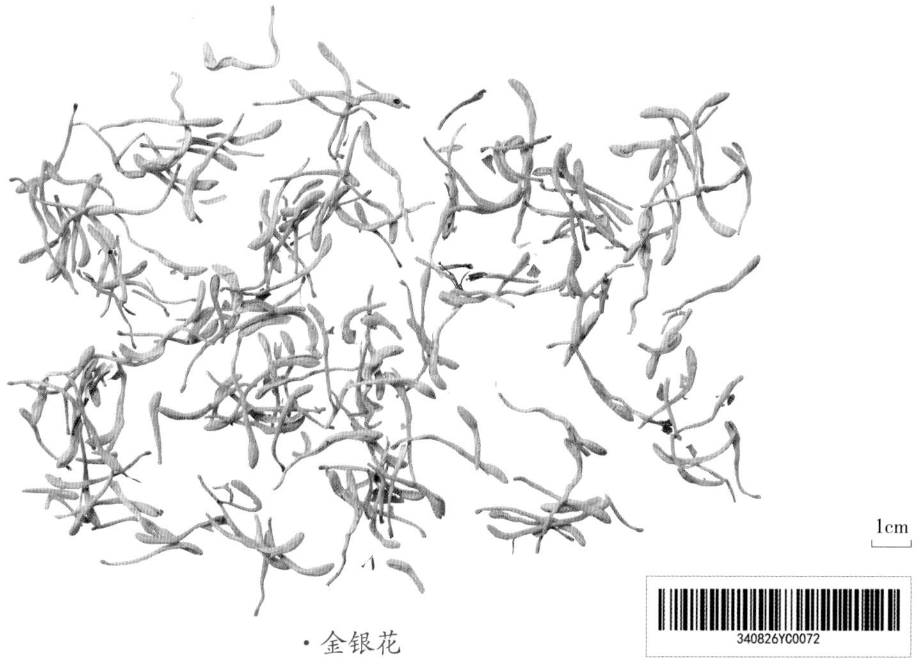

· 金银花

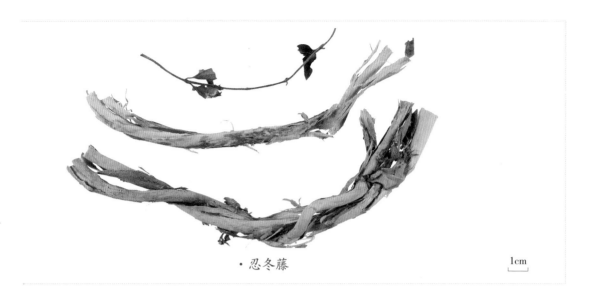

· 忍冬藤

功效主治

金银花 甘，寒。归肺、心、胃经。清热解毒，疏散风热。用于痈肿疔疮，喉痹，丹毒，热毒血痢，风热感冒，温病发热。

忍冬藤 甘，寒。归肺、胃经。用于清热解毒，疏风通络。用于温病发热，热毒血痢，痈肿疮疡，风湿热痹，关节红肿热痛。

评 述

金银花的品种问题 历版《中国药典》中所记载的金银花品种变化较大，1963年版《中国药典》记载金银花为忍冬科植物忍冬 *Lonicera japonica* Thunb. 的干燥花蕾。1977年版、1985年版、1990年版、1995年版、2000年版《中国药典》均记载金银花为忍冬科植物忍冬 *Lonicera japonica* Thunb.、红腺忍冬 *Lonicera hypoglauca* Miq.、山银花 *Lonicera confusa* DC. 或毛花柱忍冬 *Lonicera dasystyla* Rehd. 的干燥花蕾或带初开的花。2005年版《中国药典》将金银花分为山银花与金银花2种，其中金银花为忍冬科植物忍冬 *Lonicera japonica* Thunb. 的干燥花蕾或带初开的花；山银花为忍冬科植物灰毡毛忍冬 *Lonicera macranthoides* Hand.-Mazz.、红腺忍冬 *Lonicera hypoglauca* Miq. 或华南忍冬 *Lonicera confusa* DC. 的干燥花蕾或带初开的花。2010年版《中国药典》在山银花药物条下增加了来源品种：黄褐毛忍冬 *Lonicera fulvotomentosa* Hsu et S. C. Cheng。金银花的药用品种一直存在着很大争议。安徽省忍冬属植物有16种，3亚种，2变种及1变型，其中缠绕藤本类有8种及1变种。有时它们混入金银花中，或在产地也作金银花（土银花）入药。2015年版《中国药典》将金银花（忍冬 *Lonicera japonica* Thunb. 的干燥花蕾或带初开的花）与山银花（灰毡毛忍冬 *Lonicera macranthoides* Hand.-Mazz.、红腺忍冬 *Loncera hypoglauca* Miq.、华南忍冬 *Loncera confusa* DC. 及黄褐毛忍冬 *Loncera fulvotomentosa* Hsu et S. C. Cheng 的干燥花蕾或带初开的花）分别作为2个品种进行收录。

白花败酱

Patrinia villosa (Thunb.) Juss.

中药名　败酱草（药用部位：全草）。

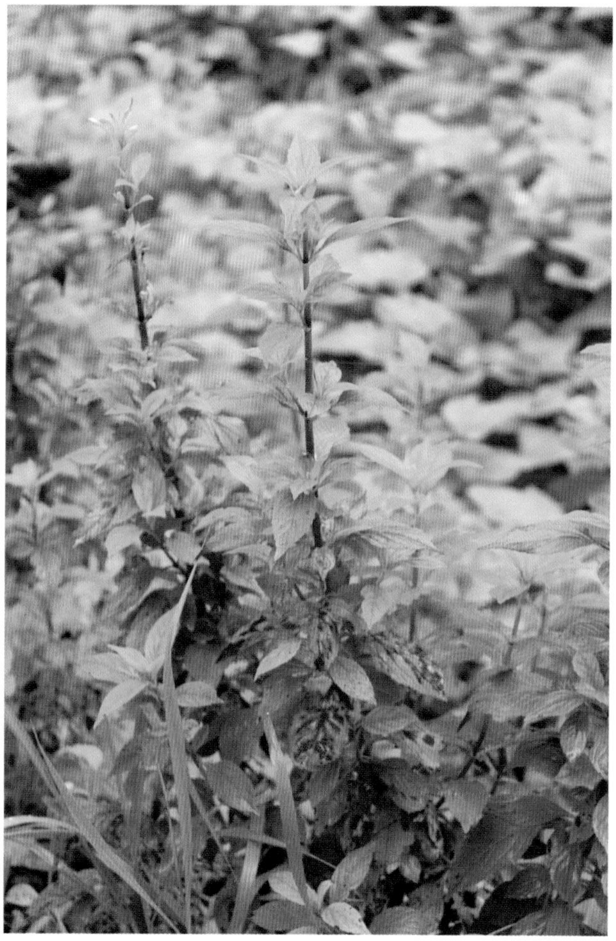

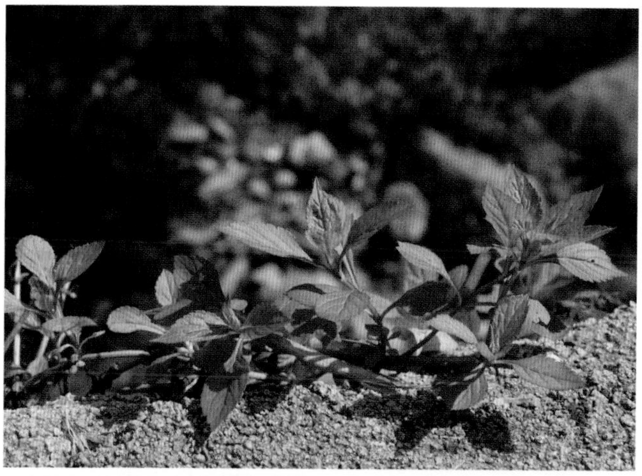

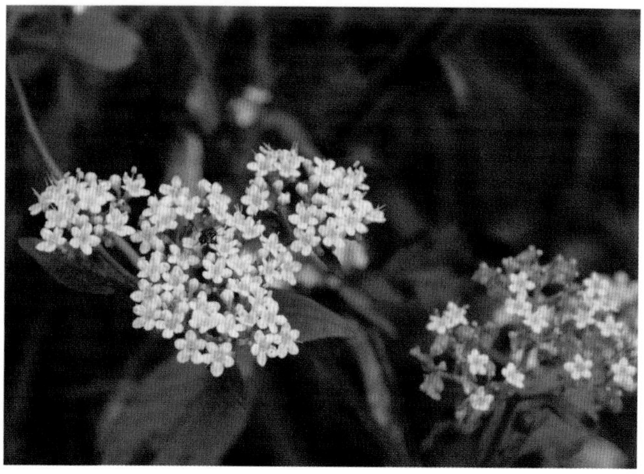

植物形态　多年生草本。地下根状茎长而横走；茎密被白色倒生粗毛。基生叶丛生，叶片卵形，先端渐尖，边缘具粗钝齿，叶柄较叶片稍长；茎生叶对生，与基生叶同形。由聚伞花序组成顶生圆锥花序或伞房花序；总苞叶卵状披针形至线状披针形或线形；花萼小；花冠钟形，白色；雄蕊 4 枚；子房下位，花柱较雄蕊稍短。瘦果倒卵形，与宿存增大苞片贴生。

生境分布　生于山坡、林下、林缘、草丛或湿草地。分布于皖西大别山区和皖南山区。

资　　源　安徽省败酱草野生药材资源的蕴藏量较大，皖西大别山区及皖南山区各地春季采其嫩苗，晒干食用，称为“苦菜”；药用少见。

采收加工　8~9 月采收完整植株，除去泥土和杂质，晒至半干，扎成束，再阴干。

药材性状

本品根状茎短，节上着生数条粗壮的根，有的具细长匍匐茎。茎圆柱形，表面有纵棱及倒生的白色柔毛，断面中空。茎生叶对生，多不分裂；基生叶常有 1~4 对侧裂片，叶柄长 1~4cm，有翼。花白色。瘦果倒卵形，宿存苞片近圆形，膜质，脉网明显。气特异，味微苦。

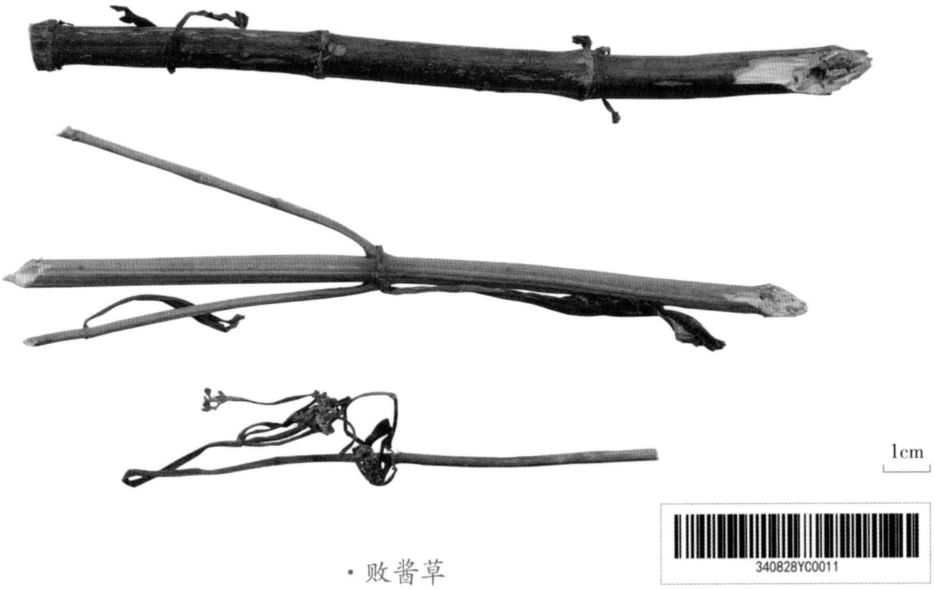

· 败酱草

功效主治

辛、苦，微寒。归胃、大肠、肝经。清热解毒，消痈排脓，祛瘀止痛。用于肠痈，肺痈，痈肿，痢疾，产后瘀血腹痛，目赤肿痛。

评 述

1. **败酱草尚需法定标准** 1977 年版以后的《中国药典》没有收载败酱草，造成了败酱草在实际使用中缺少药典标准，导致全国大部分地区败酱草的来源比较混乱，有的地区使用菊科植物苣荬菜、苦荬菜，以及十字花科植物菥蓂作为败酱草用，其来源、化学成分、性味功用等方面与败酱草相距甚远，功效主治也会表现出明显的差别。药材基原的混乱在一定程度上制约了败酱草的进一步开发与利用。因此，制定败酱草基原植物的法定标准则显得尤为重要。

2. **败酱草在安徽省为药食两用品种** 败酱草历来一直作为药食两用的品种，《本草纲目》载：“败酱，南人采嫩者，暴蒸作菜食，味微苦而有陈酱气。”现今安徽省多地仍有采白花败酱嫩苗入菜的习惯，皖西大别山区一带称“苦菜”。

黄花败酱

Patrinia scabiosaefolia Fisch. ex Trev.

中药名 败酱草（药用部位：全草）。

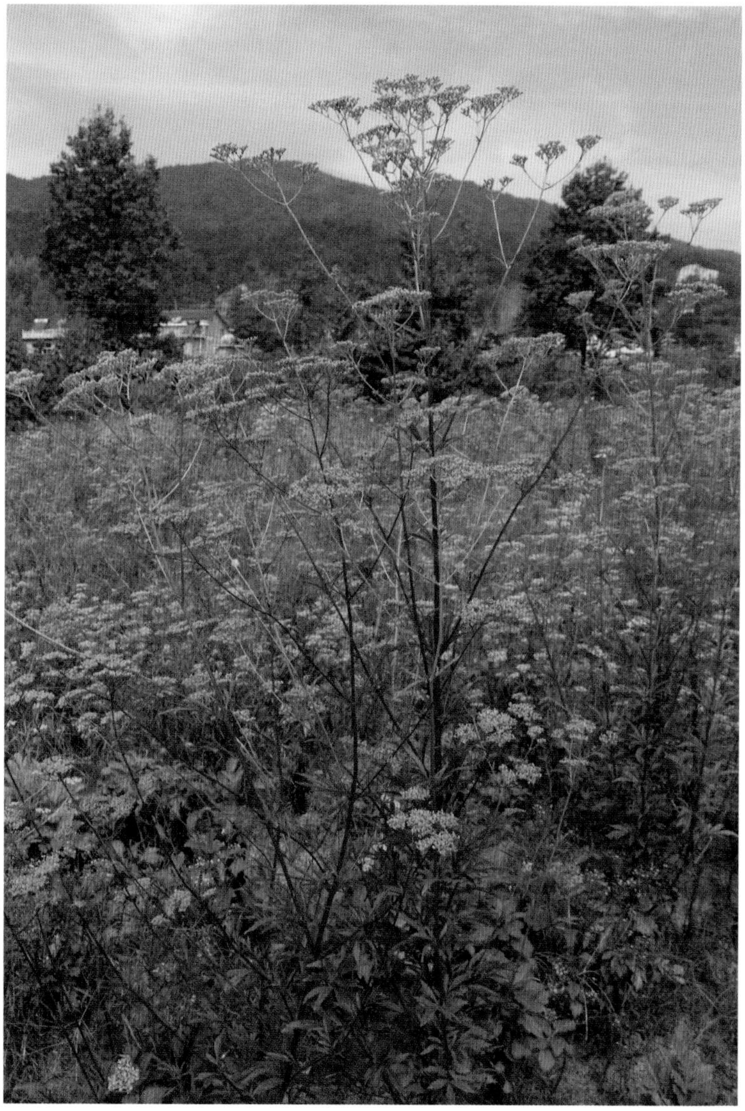
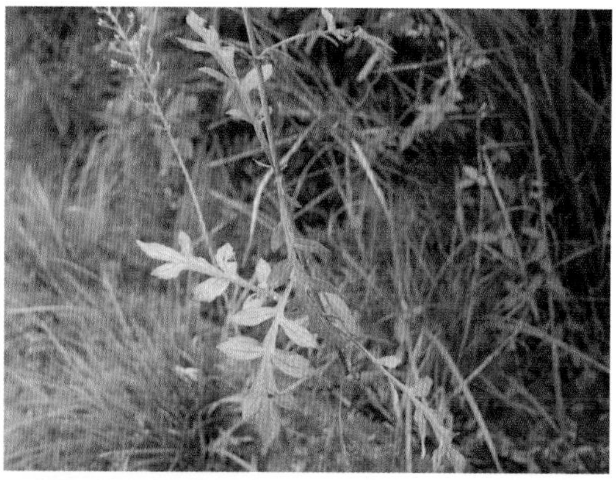
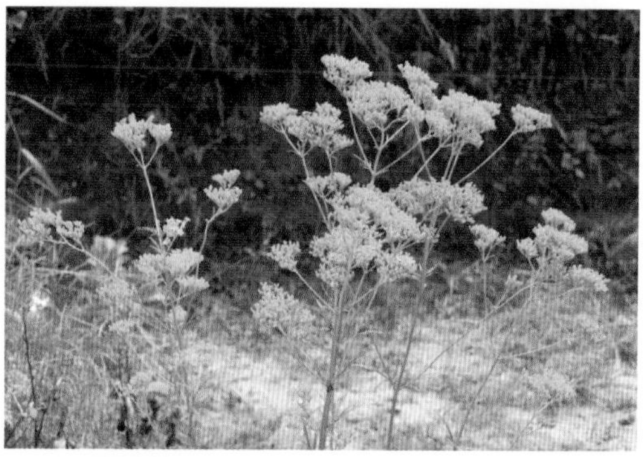
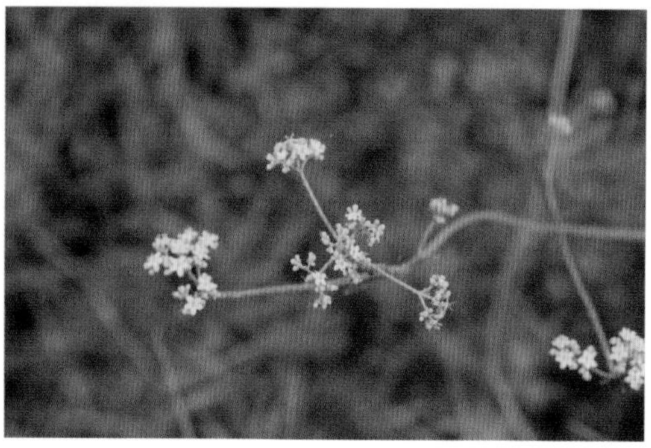

植物形态 多年生草本。根状茎横卧或斜生，节处生多数细根，有强烈腐臭味；茎直立。基部叶簇生，卵形或长卵形，不裂或羽状分裂；茎生叶对生，披针形或阔卵形，羽状深裂或全裂。花序为聚伞花序组成的大型伞房花序；花萼不明显；花冠黄色，上端5裂，雄蕊4枚。瘦果长圆形，具3条棱。种子扁平，椭圆形。

生境分布 生于山坡林缘、灌丛中以及路边、田埂边的草丛中。分布于皖西大别山区及皖南山区。

资　　源 安徽省败酱草野生药材资源蕴藏量较大，多为地方药用，很少作为药材大量收购。

采收加工 夏、秋二季采收，全株拔起，除去泥沙和根部，洗净，阴干或晒干。

药材性状

本品全长50~100cm。根状茎圆柱形，直径0.3~1cm；表面暗棕色至紫黑色，节上有细根；断面纤维性，中央具棕色“木心”。茎圆柱形，直径2~8mm；表面黄绿色至黄棕色，节明显，常有倒生粗毛；质脆，断面中部有髓或呈细小空洞。叶对生，叶片薄，多卷缩或破碎，完整者展平后呈羽状深裂至全裂，上表面深绿色或黄棕色，下表面色较浅，两面疏生白毛，叶柄短或近无柄，基部略抱茎；茎上部叶较小，常3裂，有的枝端带有伞房状聚伞圆锥花序。气特异，味微苦。

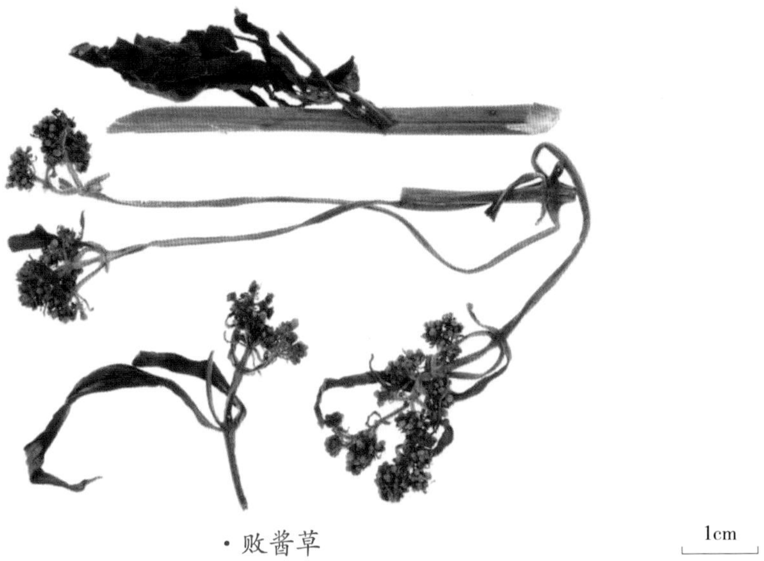

· 败酱草

功效主治 辛、苦，微寒。归胃、大肠、肝经。清热解毒，消痈排脓，祛瘀止痛。用于肠痈，肺痈，赤白带下，产后瘀血腹痛，目赤肿痛，痈肿疥癣，赤白痢疾。

评　述

1. 败酱草的正本清源　败酱草始载于《神农本草经》，列为中品。《新修本草》云："丛生，花黄，根紫，作陈酱色，其叶殊不似豨莶也。"可见唐代败酱草药材原植物应为黄花者。白花败酱至《本草纲目》开始收载。据安徽中医药大学方成武教授考证，黄花败酱为历代正品。目前，安徽省老药农也认为黄花败酱质量优良，应重点发展黄花败酱。

2. 黄花败酱的药用部位变迁　《本草图经》载："败酱，生江夏川谷，今江东亦有之……根紫色，似柴胡，作陈败豆酱气，故以为名，八月采根，暴干。"说明宋代败酱草的药用部位为根。《安徽中药志》收载黄花败酱的药用部位为带根全草。中成药败酱片是由黄花败酱加工制成，用于治疗以失眠为主要症状的神经衰弱，全国有多家药厂生产，各药业公司所使用的黄花败酱分别有带花果全草、未开花全草及根与根状茎等几种入药部位。除1977年版《中国药典》外，之后的《中国药典》均未收载败酱草，因此缺乏统一的质量标准，尚需进一步深入研究。

桔 梗

Platycodon grandiflorus (Jacq.) A. DC.

中药名 桔梗（药用部位：根）。

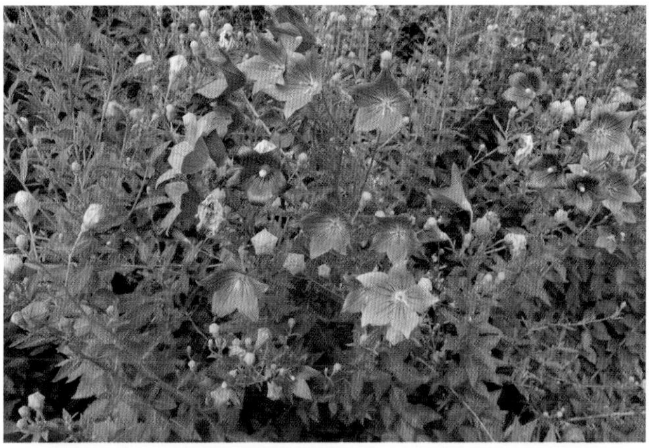
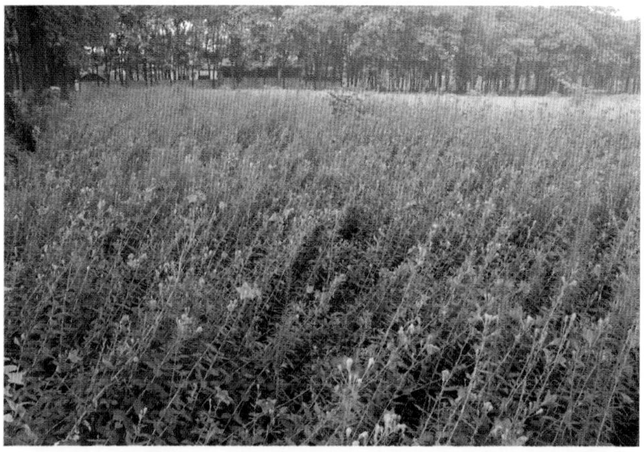
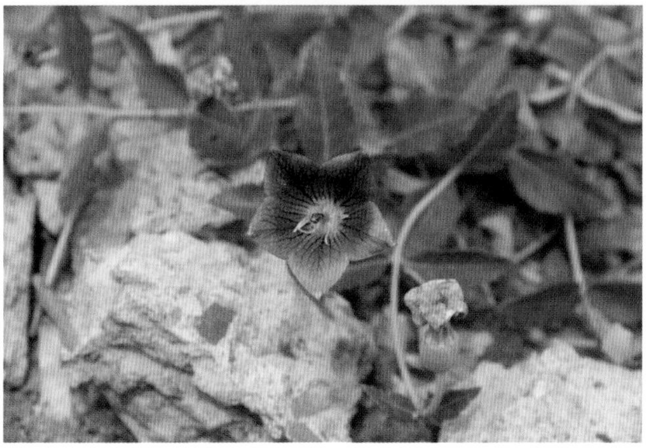
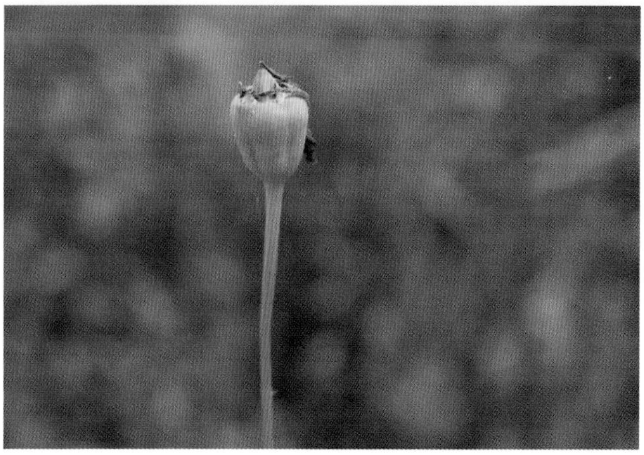

植物形态 多年生草本，有白色乳汁。主根粗大，长纺锤形。茎直立。叶3枚轮生、对生或互生，叶片卵形至披针形。花1至数朵，单生于茎顶或集成疏总状花序；花萼钟状，裂片5枚；花冠宽钟状，蓝色或紫蓝色；雄蕊5枚；子房下位，花柱5裂。蒴果倒卵圆形，熟时顶部5瓣裂。种子多数，褐色。

生境分布 生于山坡草地、灌丛中。分布于皖西大别山区、皖南山区及江淮丘陵地区，阜阳市、亳州市及安庆市等地均有栽培。

资　　源 安徽省桔梗野生药材资源蕴藏量较大，各地均有少量收购。安徽省是全国桔梗传统种植产区之一，阜阳市太和县及亳州市为主产区，其中阜阳市太和县李兴镇栽培桔梗面积大，品质佳，被誉为“中国桔梗之乡”。当地产桔梗根主要用于食用，不仅在国内销售，而且出口韩国。

采收加工 春、秋二季采挖，以秋季采挖者质量较佳，去净泥土、须根，趁鲜刮去外皮或不去外皮，晒干。

药材性状

本品呈圆柱形或长纺锤形，下部渐细，有的有分枝，略扭曲，长 7~20cm，直径 0.7~2cm。表面白色或淡黄白色，不去外皮者表面黄棕色至灰棕色，具不规则扭曲纵向皱沟，并有横向皮孔样的斑痕及支根痕，上部有横纹。顶端有较短的根状茎（芦头），其上有数个半月形的茎痕（芦碗）。质脆，易折断，断面不平坦，可见放射状裂隙，皮部类白色，形成层环棕色，木部淡黄白色。气微，味微甜后苦。

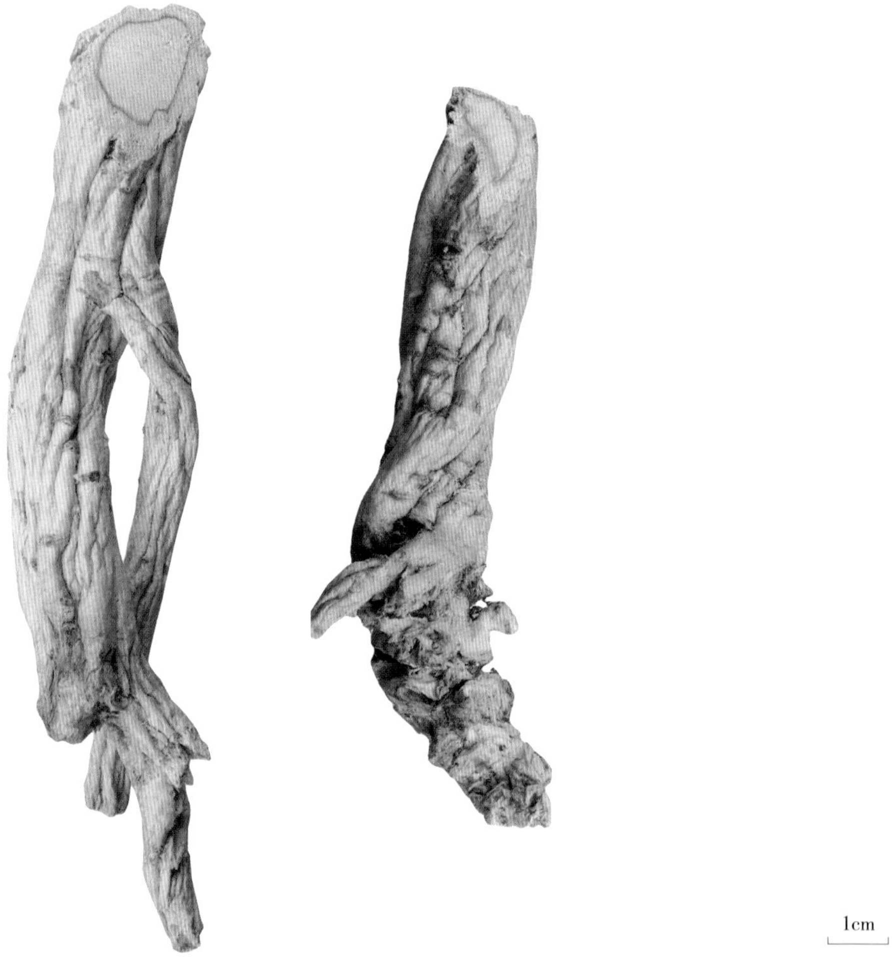

340828YC0003

· 桔梗

功效主治

苦、辛，平。归肺经。宣肺利咽，祛痰排脓。用于咳嗽痰多，咽喉肿痛，胸满胁痛，肺痈吐脓，痢疾腹痛，小便癃闭。

评 述

1. 安徽省桔梗的本草历史 明代刘文泰《本草品汇精要》记载桔梗道地产区为“解州、成州、和州”，和州即今安徽和县。说明安徽桔梗在明代已被认为是道地药材。商品上，习惯将主产于安徽、江苏、浙江的桔梗药材称为“南桔梗”，将主产于河北、山东、山西、内蒙古及东北各省的桔梗药材称为“北桔梗”。南桔梗较北桔梗坚实、洁白、味先苦而后微甜。南桔梗多药用，北桔梗多食用。安徽桐城所产桔梗，习称“桐桔梗”，属“南桔梗”，也称“苦桔梗”，质量优良。

2. 桔梗的食用 桔梗是临床上的常用中药，因其口感佳，营养丰富，并含大量蛋白质、维生素、氨基酸及不饱和脂肪酸，具有降压、降脂和抗动脉粥样硬化等作用，其嫩苗、根常作为蔬菜食用，并加工成罐头、果脯、保健饮料和酱菜等。安徽省太和县已经大规模种植，形成了以食用加工为主的生产链，远销韩国等国外市场。

3. 桔梗的资源利用 经多年的野生变家种研究，形成了以内蒙古赤峰为中心的北方桔梗基地、以山东淄博为中心的沂蒙山桔梗基地及以安徽太和为中心的皖北桔梗基地。2014年太和县李兴桔梗列入国家地理标志产品，也在李兴建立了桔梗 GAP 规范化种植基地。产区已经开发了以桔梗为主要原料的 10 多种产品，如速冻桔梗、桔梗丝、桔梗片、桔梗颗粒等。

《本草图经》曰：“夏开小花，紫碧色，颇似牵牛花。”桔梗花期长，花大而美丽，色彩淡雅，姿态微垂，非常惹人注目，给人以宁静幽雅、淡泊舒适的感受，故可作为观赏植物栽培于公园和庭院中，也可用于制作切花和立体干花。

轮叶沙参

Adenophora tetraphylla (Thunb.) Fisch.

中药名 南沙参（药用部位：根）。

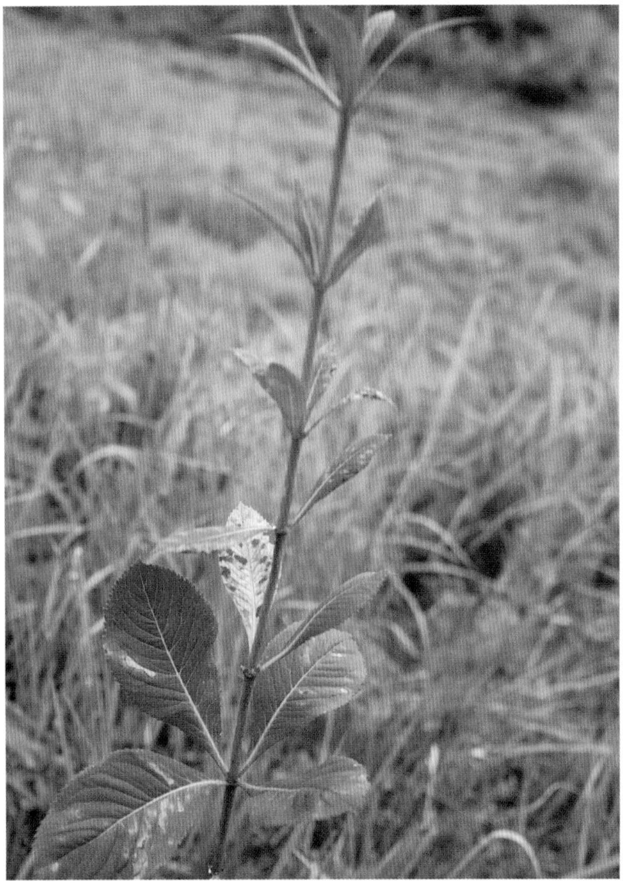

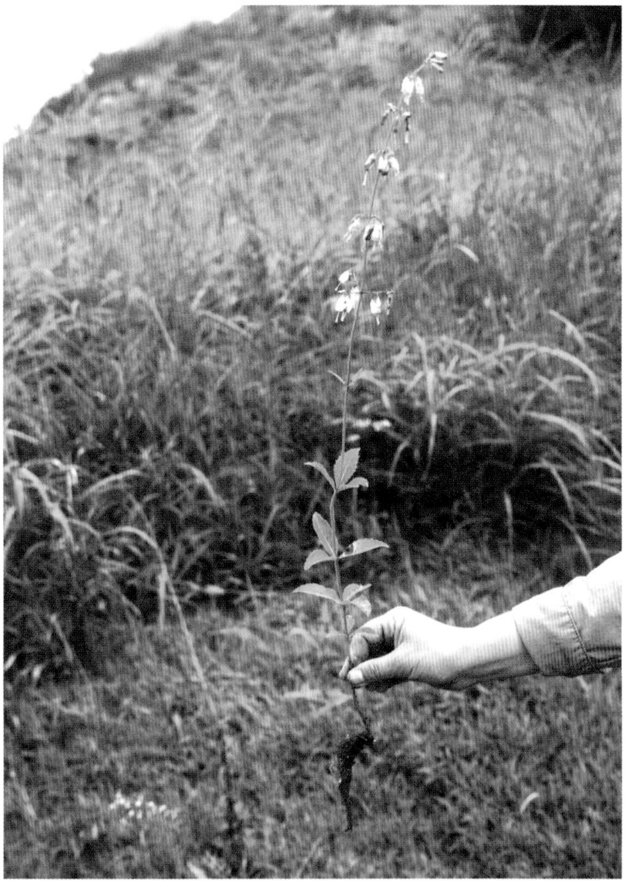

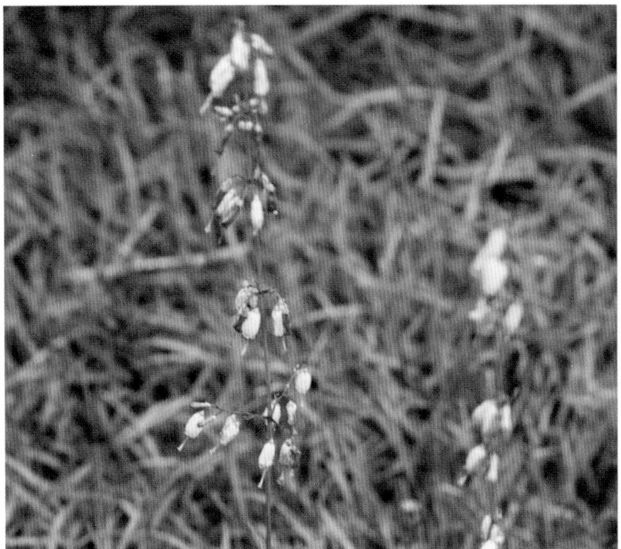

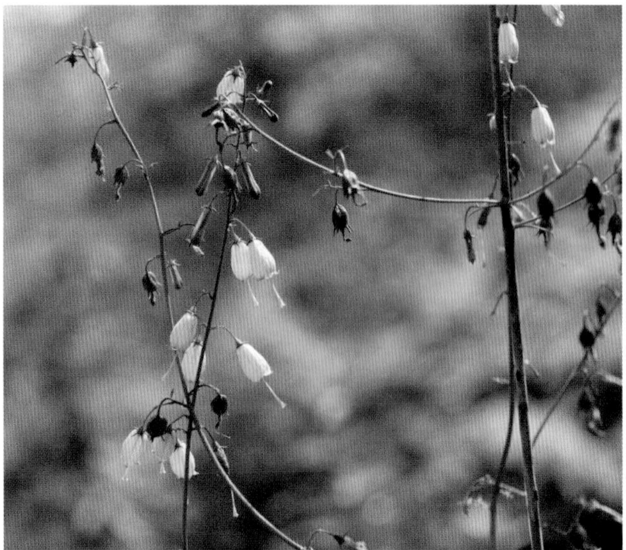

植物形态 多年生草本，有白色乳汁。根圆锥形，黄褐色，有横纹。茎生叶 3~6 枚轮生，叶片卵圆形至条状披针形。花序狭圆锥状，聚伞花序多分枝，生数朵花或单花；花冠筒状细钟形；花盘细管状。蒴果球状圆锥形或卵圆状圆锥形。种子黄棕色，矩圆状圆锥形。

生境分布 生于山坡路旁、林缘草丛中。分布于皖西大别山区、皖南山区及江淮丘陵。

资　源 轮叶沙参为南沙参药材的基原之一。安徽省南沙参野生药材资源蕴藏量较大，主产于江淮丘陵各地。近年来，由于南沙参药材被过度采挖，野生资源已越来越少。

采收加工 春季或立秋后采挖根部，除去茎叶及须根，留芦头，洗净泥土，趁鲜刮去粗皮，洗净，晒干或用文火烘干。

药材性状

本品呈圆锥形或圆柱形，略弯曲，长 7~27cm，直径 0.8~3cm。表面黄白色或淡棕黄色，凹陷处常有残留粗皮，上部多有深陷横纹，呈断续的环状，下部有纵纹和纵沟。顶端具 1 或 2 个根状茎。体轻，质松泡，易折断，断面不平坦，黄白色，多裂隙。气微，味微甘。

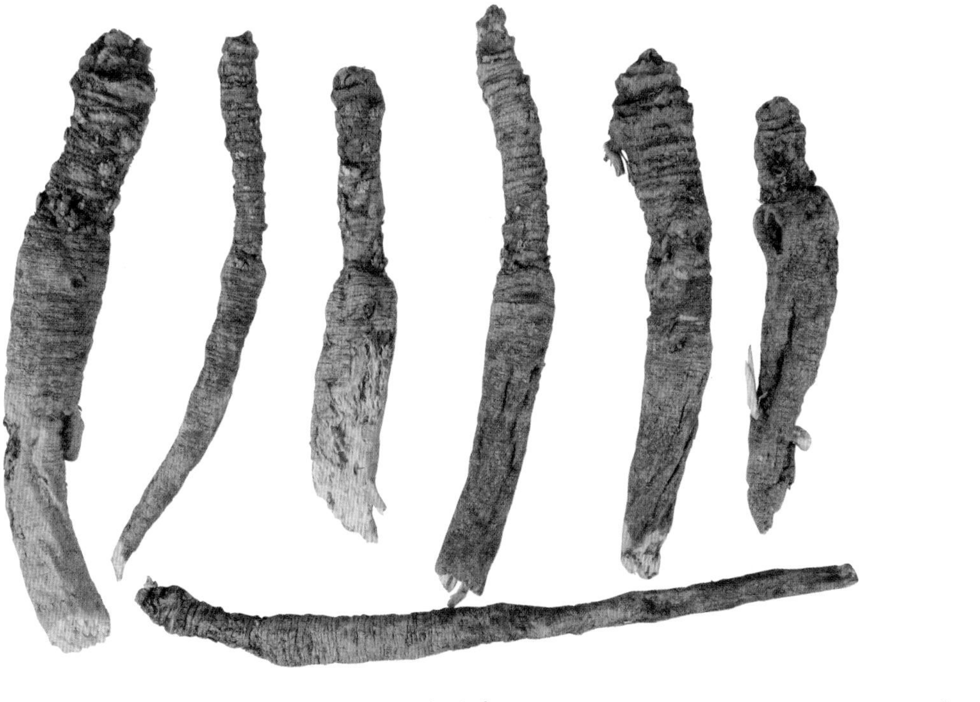

· 南沙参

功效主治 甘、微苦，微寒。归肺、胃经。养阴清肺，益胃生津，化痰，益气。用于肺热燥咳，阴虚劳嗽，干咳痰黏，胃阴不足，食少呕吐，气阴不足，烦热口干。

沙 参

Adenophora stricta Miq.

中药名 南沙参（药用部位：根）。

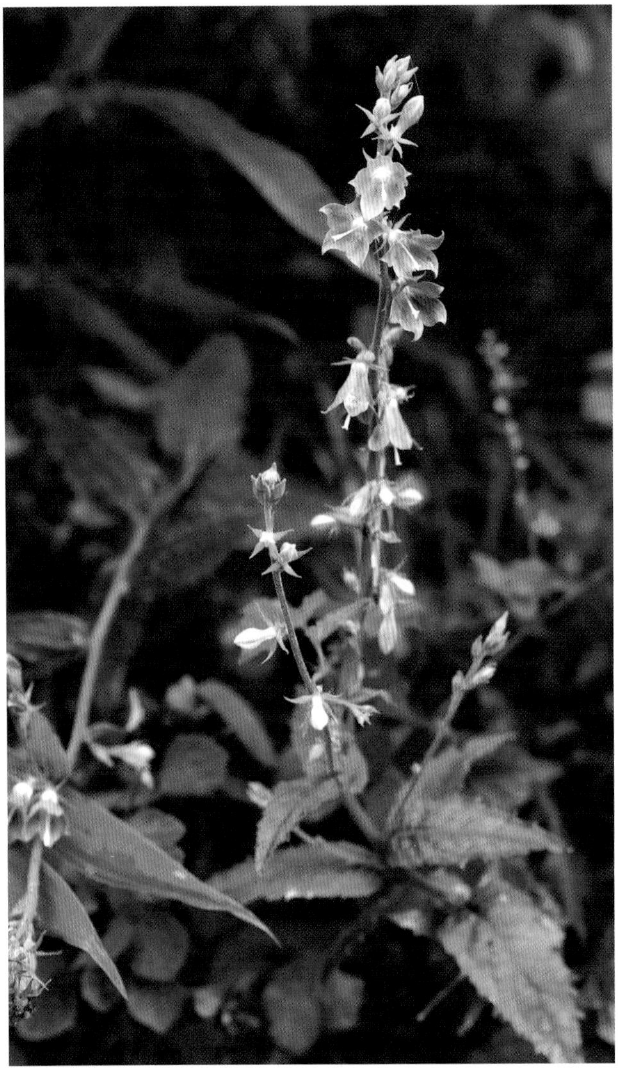

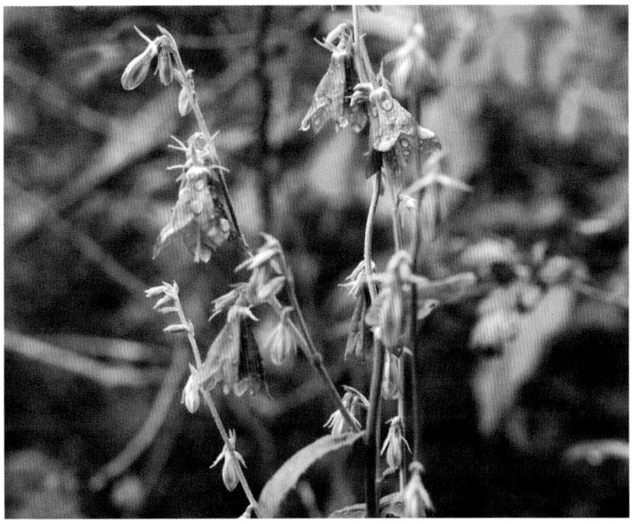

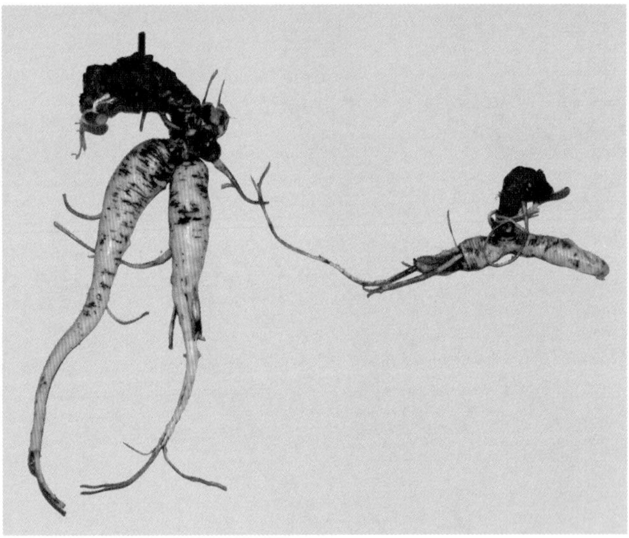

植物形态 多年生草本。根呈微曲长圆锥形，顶端有根状茎，表面黄白色或浅棕黄色，体轻质松泡。基生叶心形，茎生叶椭圆形、狭卵形。花序常不分枝而呈假总状花序；花冠宽钟状，蓝色或紫色；子房下位，花柱常略长于花冠。蒴果椭圆状球形。种子棕黄色，稍扁，有棱 1 条。

生境分布 生于低山草丛、林缘和路边。分布于皖西大别山区、皖南山区及江淮丘陵地区。

资　　源 安徽省南沙参药材主要为野生资源，资源比较丰富，主产于滁州市、六安市、巢湖市、安庆市、宣城市和芜湖市等地，各地有少量收购。

采收加工 春、秋二季挖取根部，除去茎叶及须根，洗净泥土，趁新鲜时用竹片刮去粗皮，洗后干燥，切片，晒干。

药材性状

本品呈圆柱形或圆锥形，有的弯曲或扭曲，少数 2~3 分枝，长 8~27cm，直径 1~4.3cm。表面黄白色或淡棕黄色，较粗糙，有不规则扭曲的皱纹，上部有细密横纹，凹陷处常有残留粗皮。顶端芦头单个，稀多个，长 2~7cm，四周具多数半月形茎痕，呈盘节状。质硬脆，易折断，断面不平坦，类白色，多裂隙，较松泡。气微，味微甘。

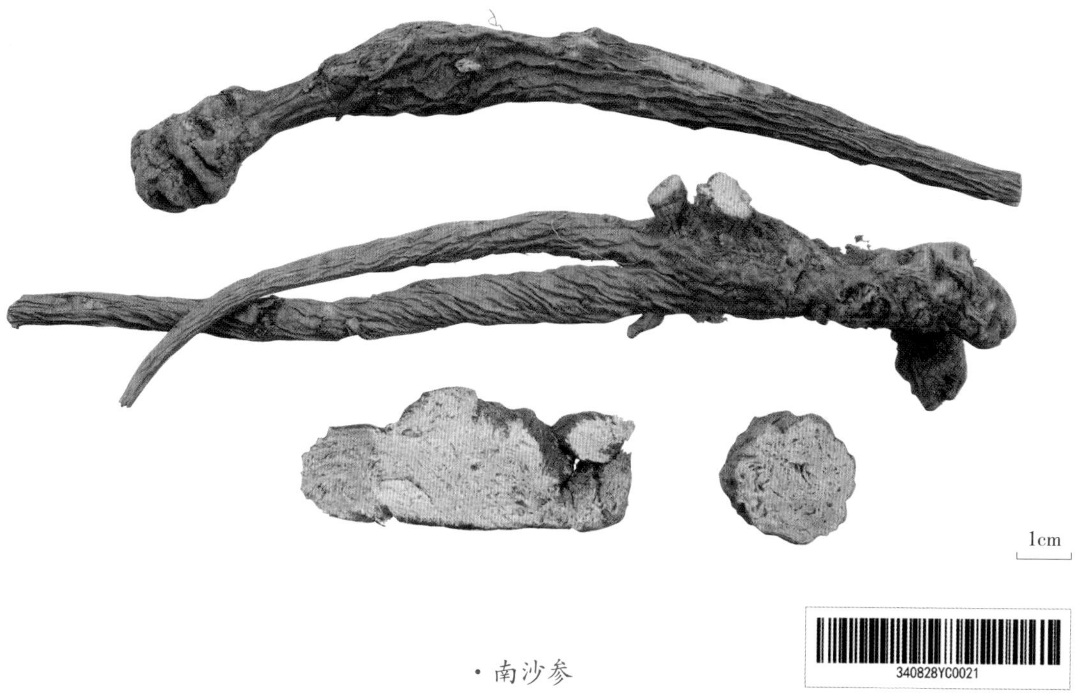

· 南沙参

功效主治 甘，微寒。归肺、胃经。养阴清肺，化痰，益气。用于肺热燥咳，阴虚劳嗽，干咳痰黏，胃阴不足，食少呕吐，气阴不足，烦热口干。

评 述

1. 安徽省沙参的利用历史 沙参始载于《神农本草经》，列为上品。宋代《本草图经》记载："沙参，生河内川谷……而江淮、荆湖州郡或有之。"说明当时安徽即产沙参。明代《本草蒙筌》云："江淮俱多，冤句尤妙。"清代《本草述钩元》亦云："出淄、齐、潞、随、江、淮、荆、湖州郡沙碛中。"可见自古以来，安徽省一直是沙参的重要产区。

2. 安徽省沙参的资源现状 南沙参作为我国常用中药材，应用历史悠久，2015 年版《中国药典》规定其基原为沙参 *Adenophora stricta* Miq. 和轮叶沙参 *Adenophora tetraphylla* (Thunb.) Fisch.，商品来源主要为野生品。由于近年来国内外需求量增大和长期掠夺式采挖，使得安徽省沙参的野生蕴藏量减少。

半边莲

Lobelia chinensis Lour.

中药名 半边莲（药用部位：全草）。

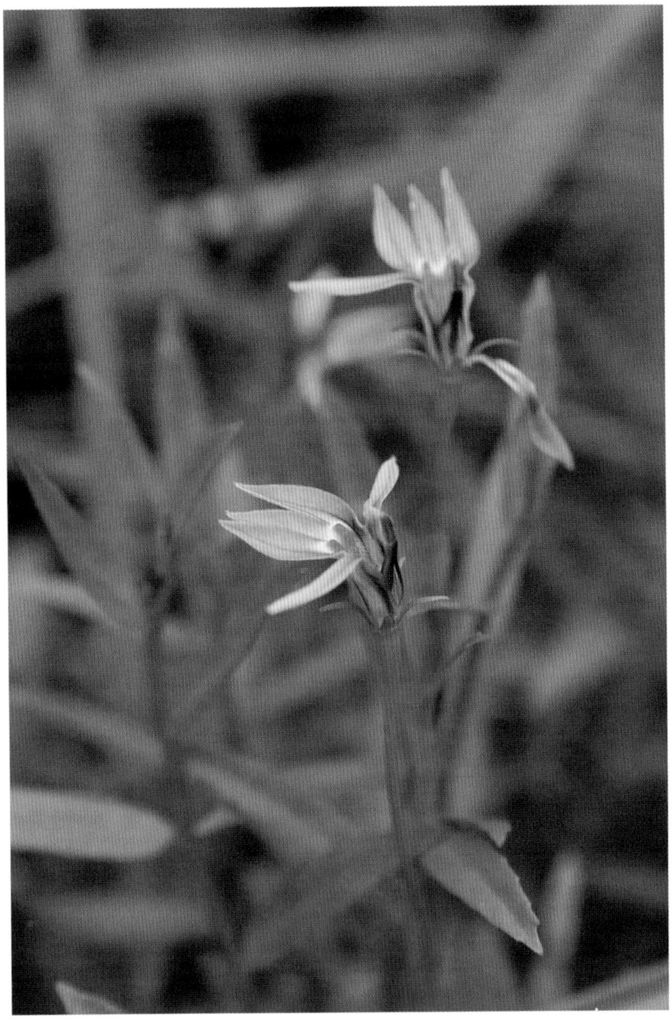

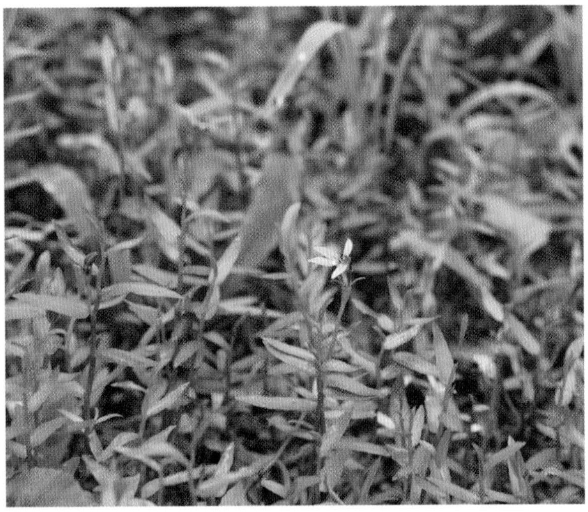

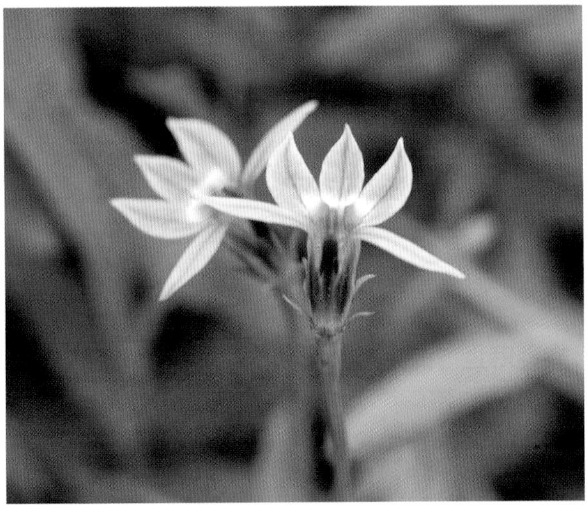

植物形态 多年生小草本，具白色乳汁。茎细弱，节上生根，全株光滑无毛，平卧。叶互生，无柄或近无柄，叶椭圆状披针形至条形。花通常1朵，生于分枝的上部；花萼筒倒长锥状，花萼裂片披针形，约与萼筒等长；花冠粉红色，近一唇形，裂片5枚；雄蕊5枚，花丝上部、花药合生；子房下位，2室。蒴果倒锥状。种子椭圆状。

生境分布 生于草地、田埂、溪沟边阴湿处。分布于皖西大别山区、皖南山区及江淮丘陵地区。

资　　源 安徽省半边莲野生药材资源丰富，主产于金寨县、宁国市、庐江县、广德市、六安市裕安区、霍山县、天长市，年供应量较大。

采收加工 夏季采收，连根拔起，拣净杂草，洗去泥土，阴干或晒干。

药材性状

本品常缠结成团。根状茎直径1~2mm；表面淡棕黄色，有细纵纹或平滑。根细小，黄色，侧生纤细须根。茎细长，有分枝，灰绿色，节明显，有的可见附生的细根。叶互生，无柄，叶片多皱缩，绿褐色，展平后呈狭披针形。花梗细长，花小，单生叶腋；花冠基部筒状，上部5裂，偏向一边，浅紫红色。气微特异，味辛而微甘。

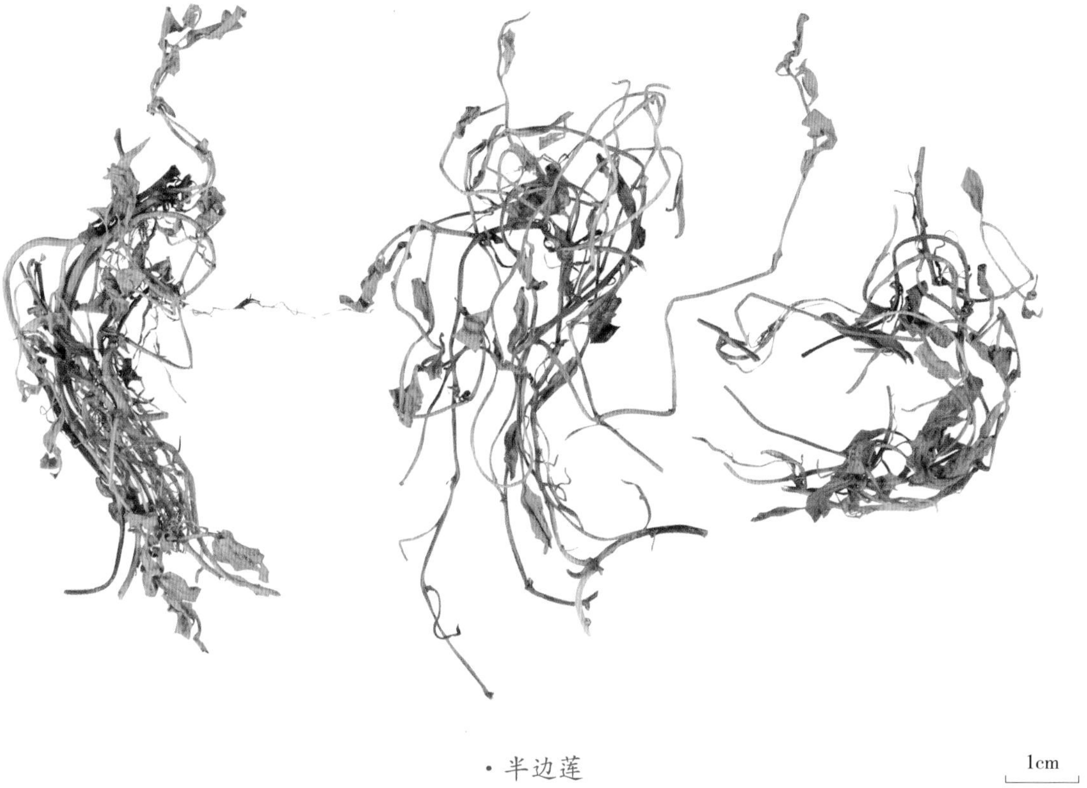

· 半边莲

功效主治

辛，平。归心、肺、小肠经。清热解毒，利尿消肿。用于面足浮肿，大腹水肿，蛇虫咬伤，痈肿疔疮。

评　述

半边莲的资源可持续利用　半边莲一般开花期为5~6月，结果期为8~9月。受利益的驱使，多数产区在开花期便开始采收，且多为连根拔起，导致半边莲不能结籽繁育生衍，又因采收时连根拔起造成根系破坏，影响翌年产量。为了保护半边莲的生态平衡及其有限资源的可持续利用，建议可将其发展为家种并进行合理采收。

佩 兰

Eupatorium fortunei Turcz.

中药名 佩兰（药用部位：地上部分）。

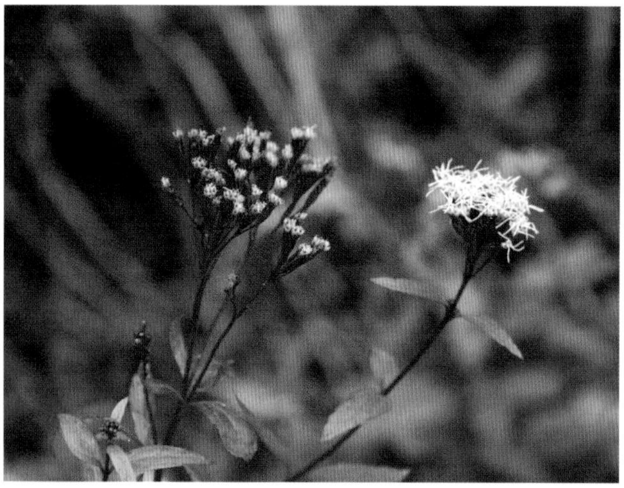

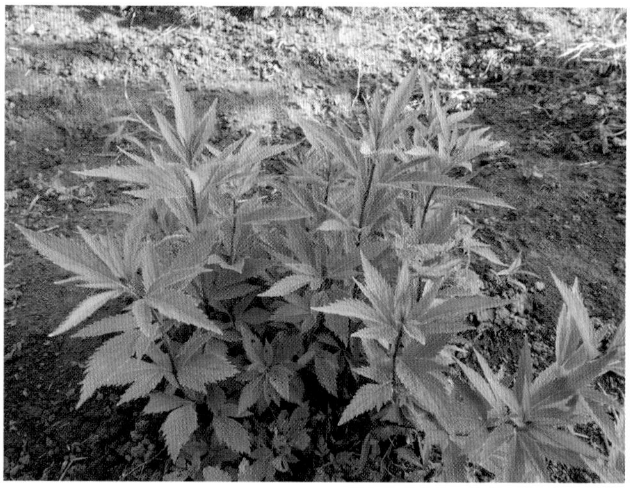

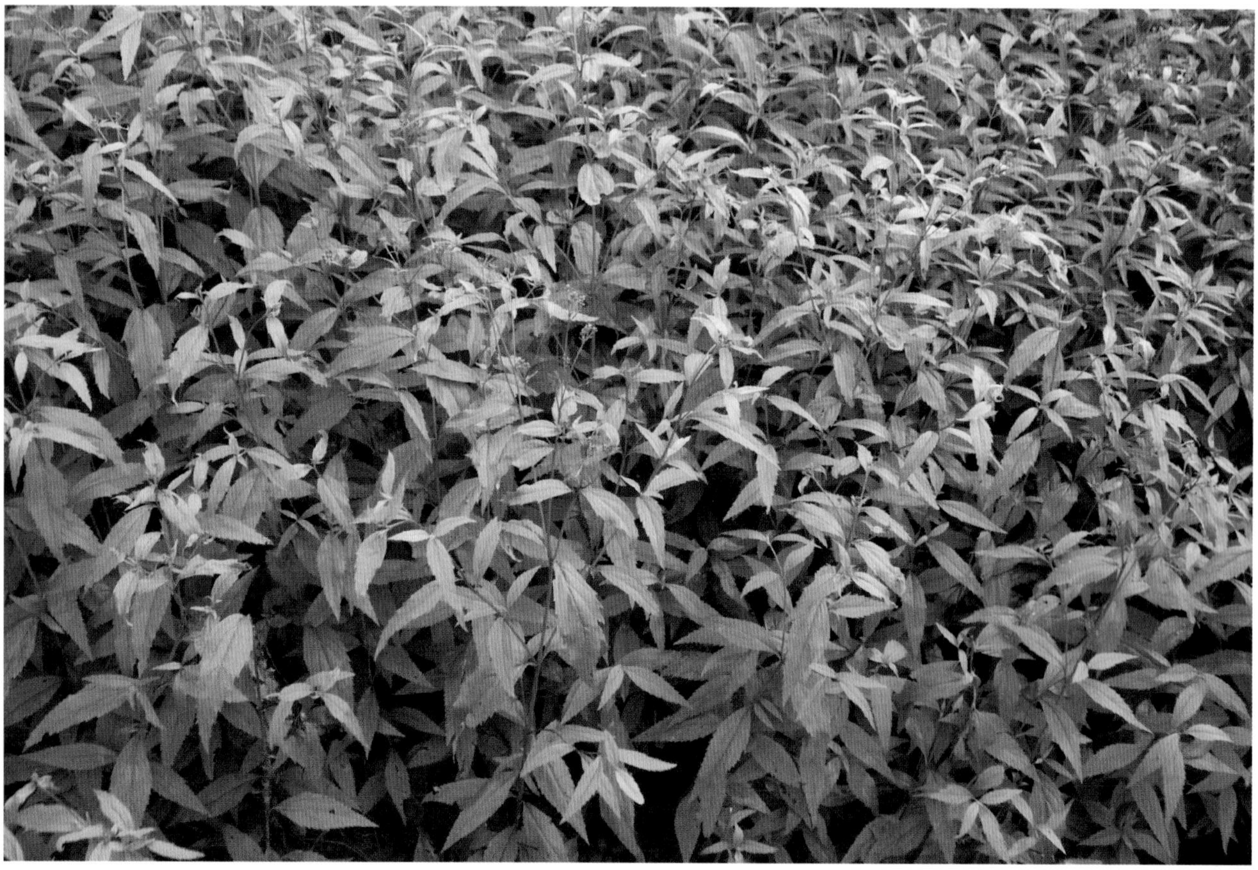

植物形态 多年生草本。根状茎横走，淡红褐色；茎直立，全部茎枝被稀疏的短柔毛。茎生叶两面无毛无腺点，羽状脉；茎中部叶较大，3 全裂或 3 深裂；中裂片较大，长椭圆状披针形或倒披针形；上部的茎叶常不分裂；茎中部以下叶渐小。头状花序多数在茎顶及枝端排成复伞房花序；花白色或带微红色。瘦果黑褐色，长椭圆形，5 棱；冠毛白色。

生境分布 生于路边灌丛及山沟路旁。分布于皖南山区和皖西大别山区。

资　　源 安徽省佩兰药材野生资源较少，以栽培资源为主。歙县为主要栽培产区，金寨县、亳州市谯城区等地均有栽培，栽培面积为 1000 亩左右，年产量约 500t。

采收加工 夏、秋二季分 2~3 次采割，有些地区秋后还可收割 1 次。选择晴天中午收割，此时植株所含挥发油量最高，收回后立即摊晒至半干，扎成束，防回潮，再晒至全干。亦可晒至半干后，切成 10cm 长小段，再晒至全干。

药材性状

本品茎圆柱形，长 20~100cm，直径 2~5mm。表面黄棕色或黄绿色，有明显的节及纵棱线，节间长 3~7cm；质脆，断面髓部白色或中空。叶对生，有柄，叶片多皱缩、破碎；完整叶展平后通常 3 裂，裂片长圆形或长圆状披针形，边缘有明显的锯齿，表面绿褐色或暗绿色。气芳香，味微苦。

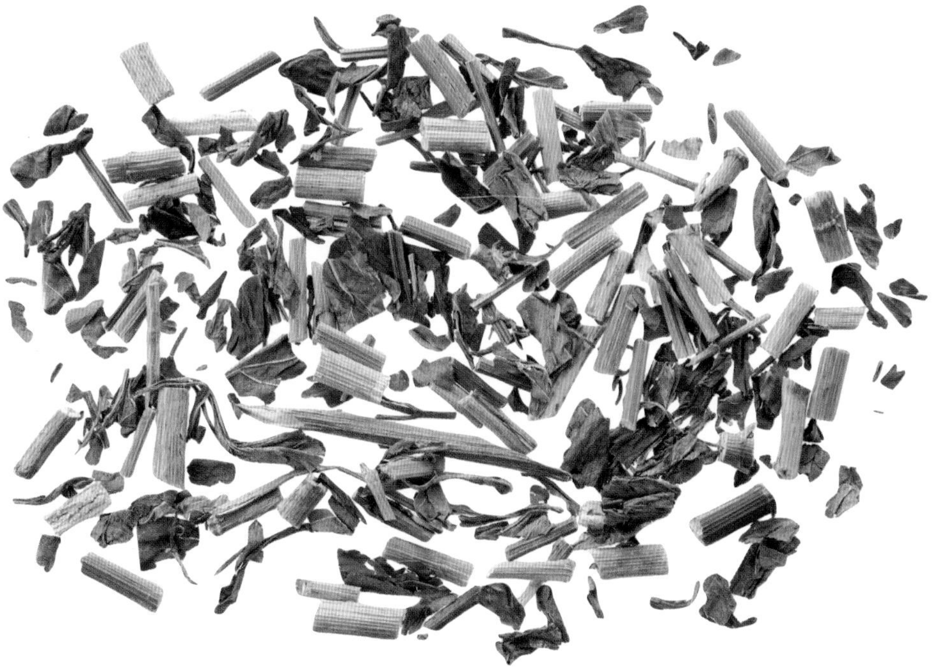

· 佩兰　　1cm

功效主治 辛，平。归脾、胃、肺经。芳香化湿，醒脾开胃，发表解暑。用于湿浊中阻，脘痞呕恶，口中甜腻，口臭，多涎，暑湿表证，湿温初起，发热倦怠，胸闷不舒。

豨莶草

Siegesbeckia orientalis L.

中药名 豨莶草（药用部位：全草）。

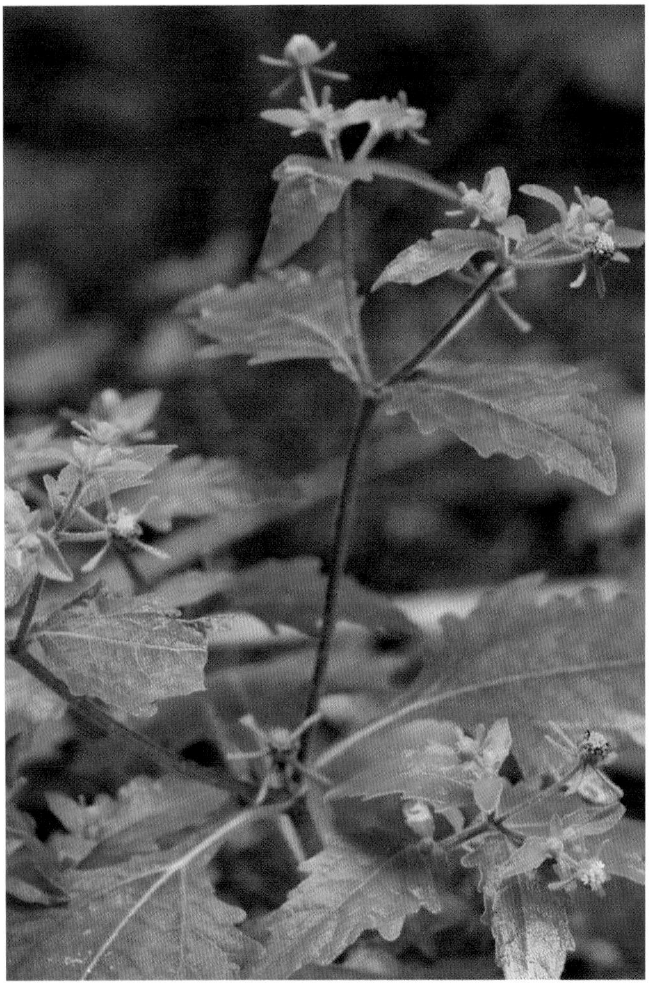
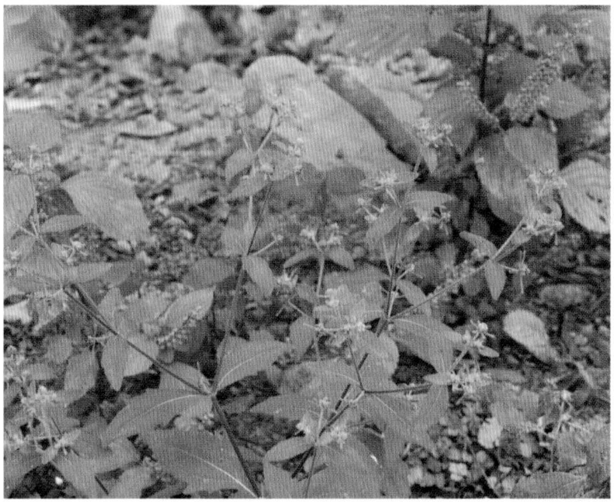
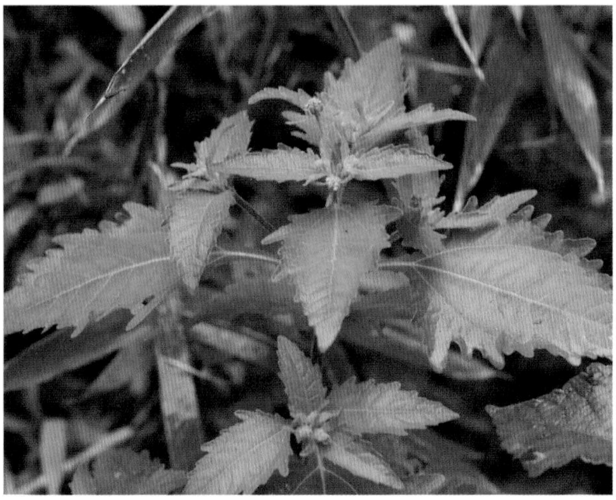

植物形态 一年生草本。茎直立。叶对生，基部叶三角状卵圆形或卵状披针形；上部叶渐小，卵状长圆形。头状花序多数；花梗密生短柔毛；总苞片 2 层，外层苞片 5~6 枚，匙形，内层苞片卵状长圆形或卵圆形；外层托片长圆形，内弯，内层托片倒卵状长圆形；花黄色；两性管状花上部钟状，上端有 4~5 枚卵圆形裂片。瘦果倒卵圆形，有 4 棱，无冠毛。

生境分布 生于山野林缘及林下、路边、旷野、荒地。安徽省各地均有分布，以皖北地区最常见。

资　源 安徽省豨莶草药材以野生为主，资源蕴藏量较大，各地收购量较小。近年来，金寨县长岭乡开始豨莶草的种植试验。

采收加工 夏、秋二季开花前及花期采割地上部分，抖净泥沙，晒干。

药材性状

本品茎略呈方柱形，多分枝，长 30~110cm，直径 0.3~1cm，淡青黄色至紫棕色，有细纵纹及直沟，密被短柔毛及腺毛，节明显，略膨大。体轻质脆，易折断，断面黄白色，中空。叶对生，常皱缩、破碎，展平后呈卵状三角形至披针形，灰绿色，先端渐尖，基部下延，主脉三出，边缘具明显的粗齿或不规则的浅裂，两面均有白色柔毛。头状花序直径 3~6mm，顶生，常作二歧聚伞状排列，总花柄长 2~3cm，有腺柔毛；总苞片匙形，暗绿色。气微，味微苦。

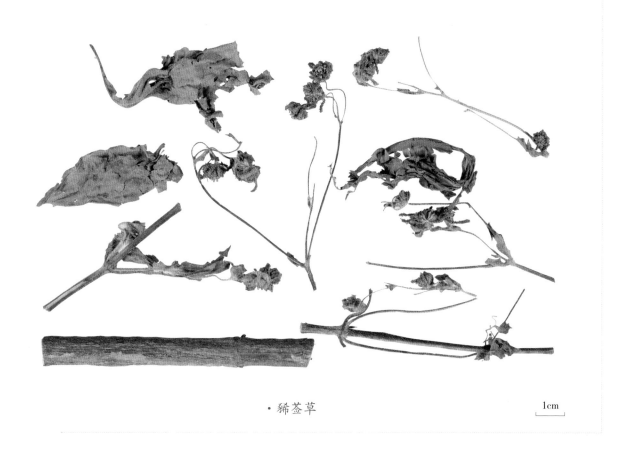

• 豨莶草　1cm

功效主治

辛、苦，寒。归肝、肾经。祛风湿，利关节，解毒。用于风湿痹痛，筋骨无力，腰膝酸软，四肢麻痹，半身不遂，风疹湿疮。

野　菊

Chrysanthemum indicum L.

中药名　野菊花（药用部位：头状花序）。

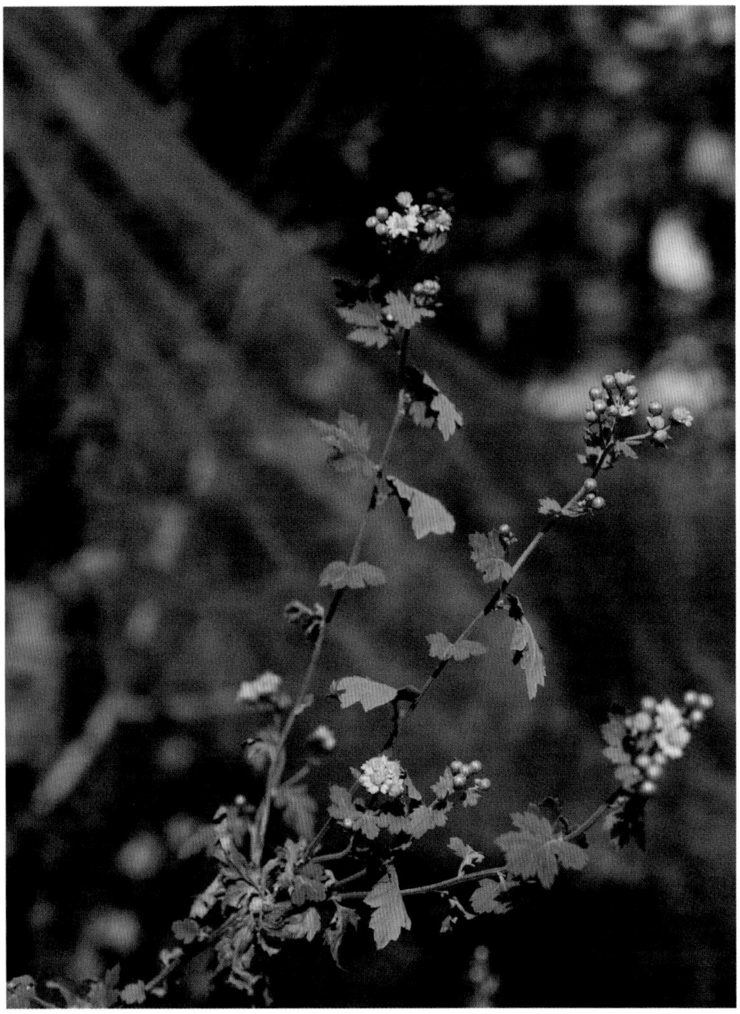

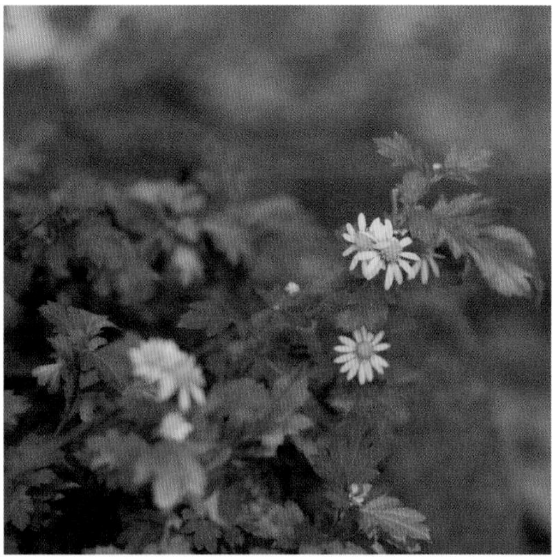

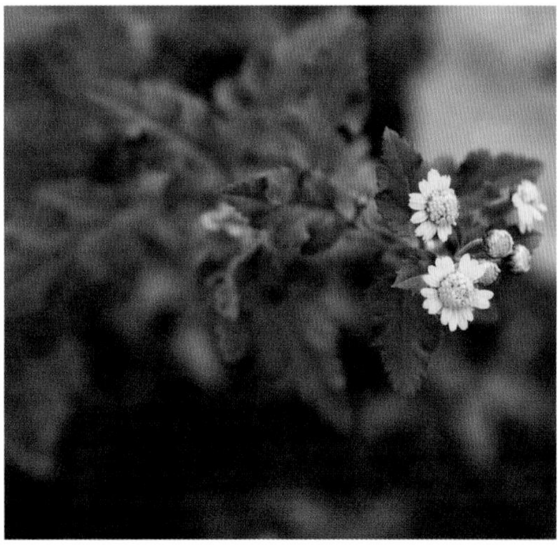

植物形态　多年生草本，有地下匍匐茎。地上茎铺散或直立。茎下部叶及基生叶常在花期脱落，茎中部叶卵圆形或长圆状卵形；叶基部截形或微心形或宽楔形。头状花序，在茎顶端形成稀疏的圆锥状伞房花序；总苞片约 5 层，外层苞片卵形至卵状三角形，中层卵形，内层苞片长椭圆形；舌状花黄色，管状花深黄色。瘦果。

生境分布　生于平原、丘陵和中低山的路边、荒地及林缘等。安徽省各地均有分布。

资　　源　安徽省为全国野菊花药材主产区之一。野菊花药材野生资源丰富，主产于皖西大别山区与皖南山区，年收购量较大。

采收加工　9~10 月份采集花蕾，采摘后摊开晾晒 4~8h 以减少水分，摊放在蒸笼里蒸后，再晒干。

药材性状

本品呈类球形，直径 0.3~1cm，棕黄色。总苞片 4~5 层，外层卵形或条形，外表面中部灰绿色或浅棕色，通常被白毛，边缘膜质；内层长椭圆形，膜质，外表面无毛。总苞基部有的残留总花梗。舌状花 1 轮，黄色至棕黄色，皱缩卷曲；管状花多数，深黄色。体轻。气芳香，味苦。

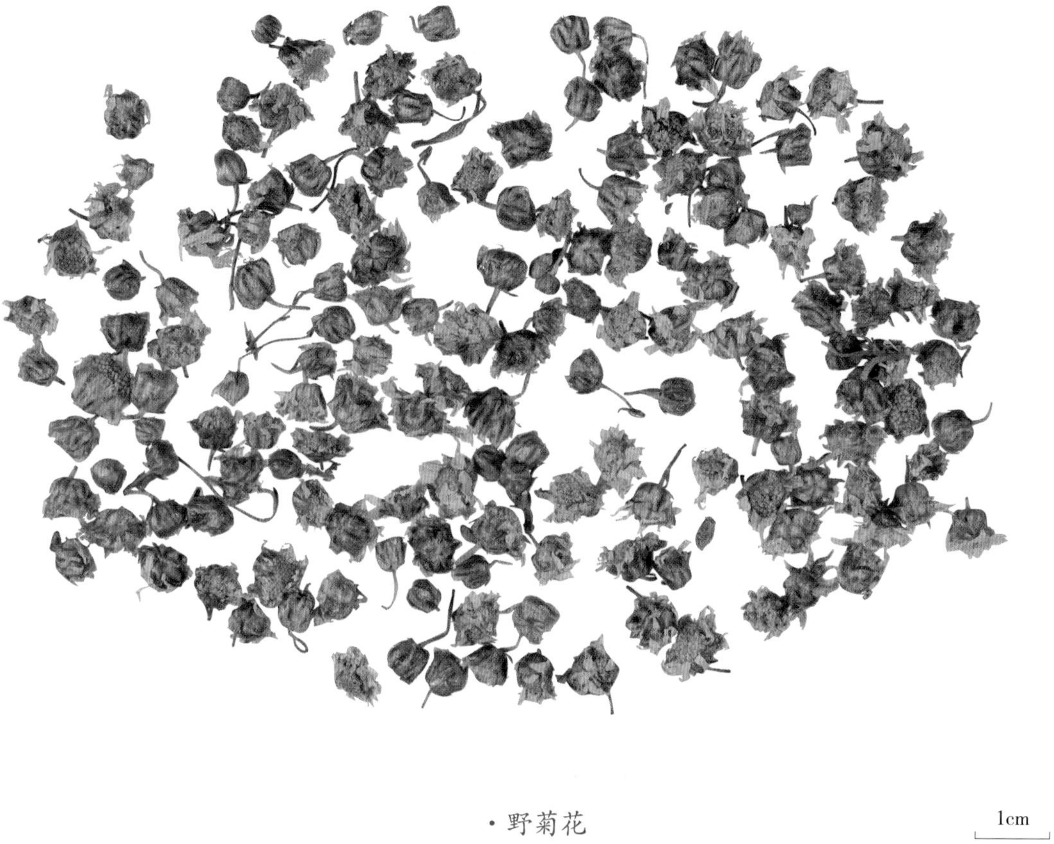

· 野菊花

功效主治 苦、辛，微寒。归肝、心经。清热解毒，泻火平肝。用于疔疮痈肿，目赤肿痛，头痛眩晕。

评 述

野菊的种质资源 野菊分布广，是一个多型性种，分布于皖北平原、江淮丘陵、皖西大别山区、皖南山区的野菊形态多样，叶形及头状花序大小有区别。不同分布区的野菊挥发油成分及含量，蒙花苷、总黄酮、绿原酸和咖啡酸的含量存在差异。安徽中医药大学对不同地区野菊叶表面毛茸、叶形及头状花序形态进行了研究，发现不同地区野菊叶表面毛茸、叶形及头状花序形态均存在差异。

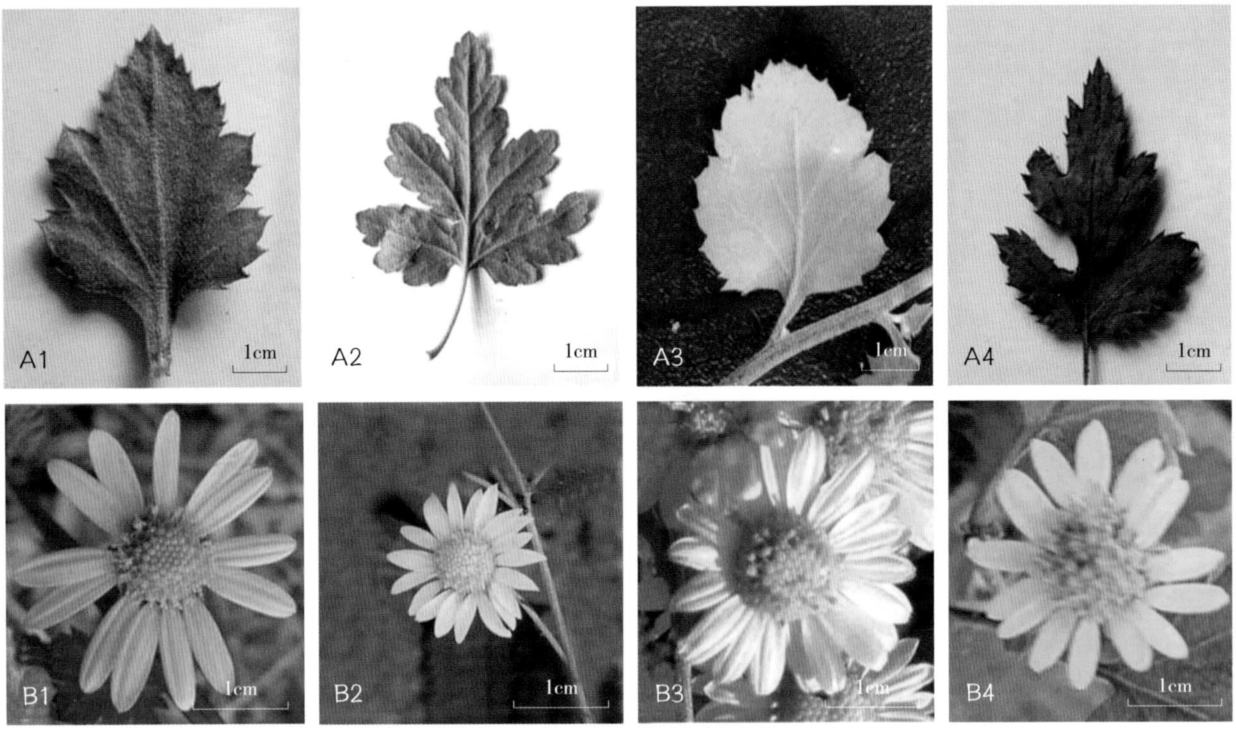

不同分布区域野菊的叶片及头状花序形态

A1、B1：野菊（江淮丘陵）
A2、B2：野菊（皖北平原）
A3、B3：野菊（大别山区）
A4、B4：野菊（皖南山区）

贡菊花

Chrysanthemum morifolium (Ramat.) Tzvel. 'Gongju'

中药名　贡菊（药用部位：头状花序）。

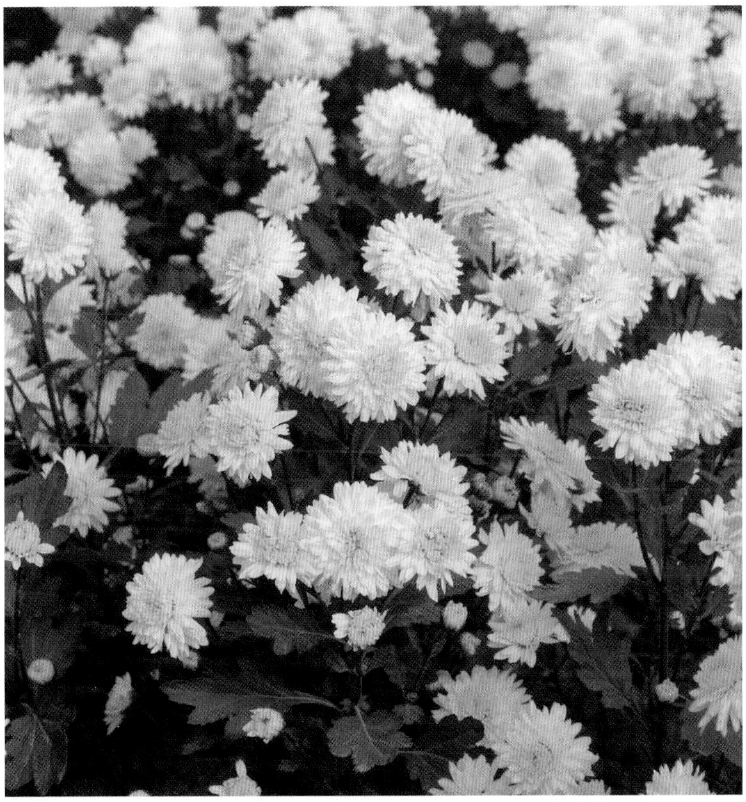

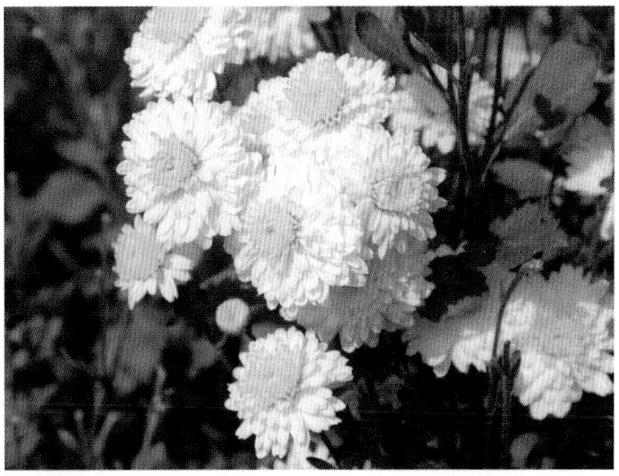

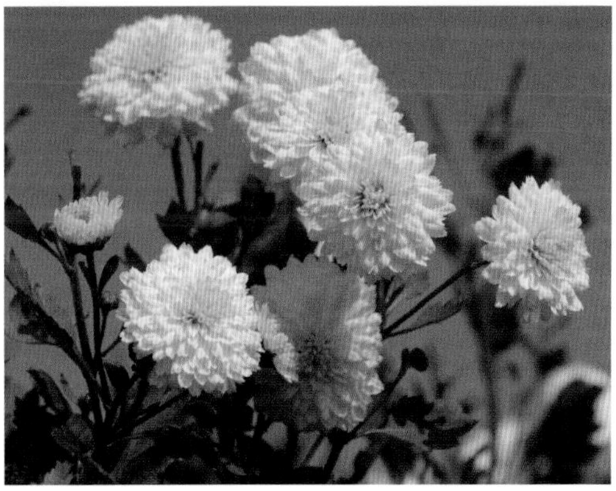

植物形态　多年生草本，全株被白色绒毛。茎直立，微带紫褐色。叶绿色，有叶耳；叶片卵圆形至类菱形。头状花序着生于主枝和侧枝顶端，多单生，疏散排列成总状；总苞4~5层；每花序有舌状花多数，白色，14~16层，排列紧密，由外向内长度逐渐缩短；管状花少或缺，黄色，内藏，花基部可见膜质鳞片。

生境分布　栽培于歙县、黄山区、徽州区、休宁县、绩溪县等地。其中以歙县的北岸镇和杞梓里镇为传统的栽培区。

资　　源　安徽省贡菊药材特产于黄山市，歙县为传统贡菊的发源地和道地产区，栽培历史悠久，以独特的贡菊品种、栽培环境、种植技术及加工方法，形成了品质优良的贡菊花道地药材。近年来，黄山区、徽州区、休宁县和绩溪县等地亦有大面积栽培，产量较大，主要供茶饮品。

采收加工　贡菊的收获一般在10月上旬以后，分批采收。采摘后的菊花需在阴凉通风处晾去露水，然后再用炭火烘干。目前也有商贩上门收取新鲜菊花，回去以后集中用干燥设备进行干燥。

药材性状

本品头状花序呈不规则球形或扁球形，直径 15~25 mm。无花序柄。总苞碟状，总苞片约 3 层，卵状椭圆形，草质，灰绿色，外面被柔毛，边缘膜质，褐色。花序托半球形，外围舌状花数层，白色或类白色，斜升，上部反折，边缘稍内卷而皱缩，常无腺点；中央管状花少，黄色，内藏。体轻，质松脆。气香浓郁，味甘。

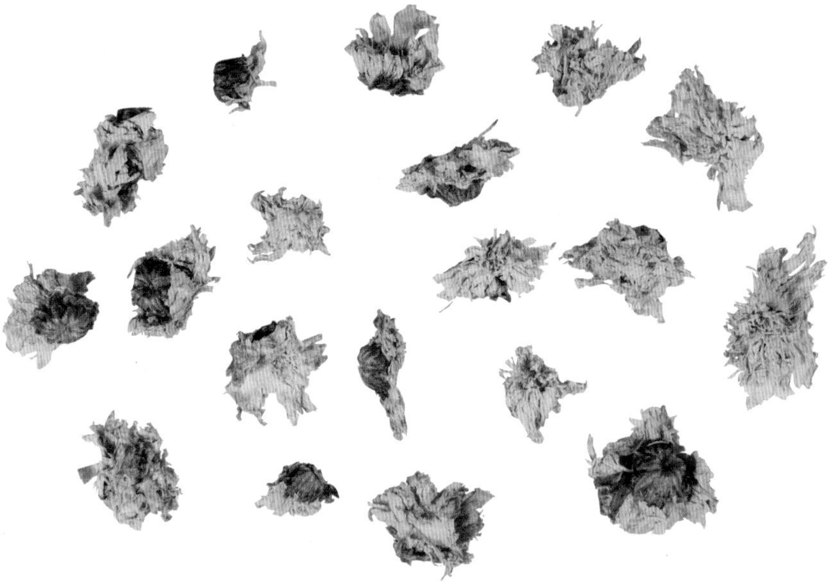

· 贡菊 1cm

功效主治 甘、苦，微寒。归肺、肝经。疏散风热，平肝明目，清热解毒。用于风热感冒，头痛眩晕，目赤肿痛，眼目昏花，疮痈肿毒。

评 述

1. 贡菊的资源及栽培现状 歙县贡菊主要栽培于北岸镇、岔口镇、昌溪乡、小川乡、深渡镇、金川乡和许村镇等地，其中以北岸镇金竹岭所产贡菊最为道地。但目前多是各家各户零星栽培，尚未形成规模化种植。在生长过程中贡菊常会发生病虫害且后期容易发生倒伏现象，因此田间管理工作较繁琐，而当地选育的七月菊往往很少发生病虫害和倒伏现象，产量也较高。因此有些地区开始引种七月菊，其产量高、产新早、单位面积收益比贡菊要高，导致传统贡菊的种植面积相应减少。但七月菊的品质及口感远远不及传统的贡菊，市场依然认为贡菊优于七月菊。因此，亟需加大对传统贡菊品种的保护。

2. 贡菊的产地加工 传统的贡菊加工采用炭火烘干，加工过程中需消耗大量的林木资源。目前，产地已开始改进新的烘干方法。

滁　菊

Chrysanthemum morifolium (Ramat.) Tzvel. 'Chuju'

中药名　滁菊花（药用部位：头状花序）。

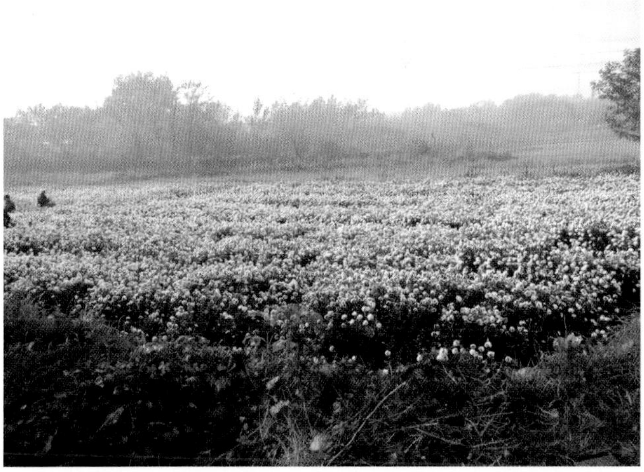

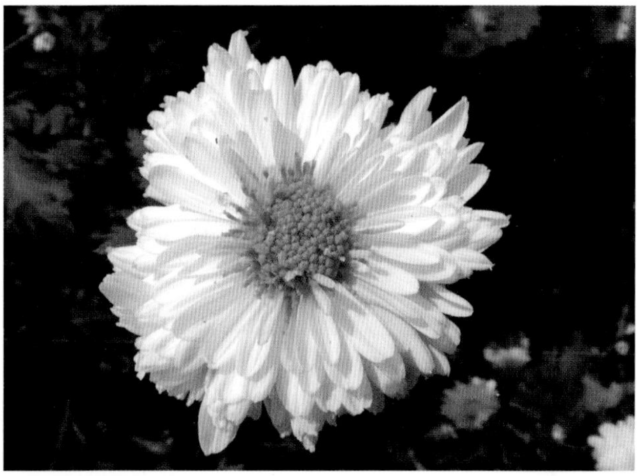

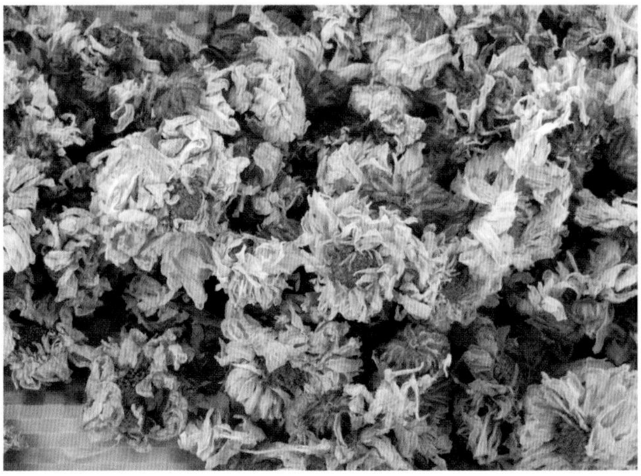

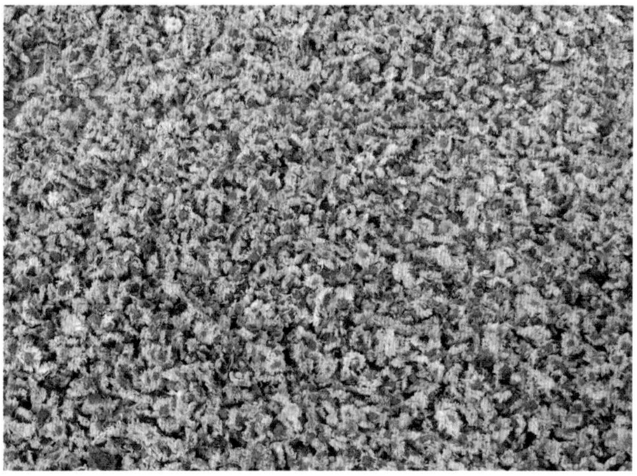

植物形态　多年生草本。茎直立，呈紫绿色，常 2~3 分枝，被柔毛。叶互生，有短柄；叶片卵形至披针形，羽状浅裂或半裂，基部楔形，下面被白色短柔毛。头状花序，单个或数个集生于茎枝顶端；总苞片多层，外层绿色，条形，边缘膜质，外面被柔毛；花瓣紧密，外层舌状花白色；中心管状花金黄色。瘦果不发育。

生境分布　主要栽培于滁州地区，为滁菊花道地产区。

资　　源　滁菊药材为安徽省滁州市特产，素有"金心玉瓣，翠蒂天香"之美誉，清光绪年间列为贡品，故又称"滁贡菊"。滁州市南谯区、全椒县均有栽培，其中以滁州市大柳镇、施集镇、城郊乡等乡镇所产滁菊量最大，品质优良，被列入国家地理标志产品。

采收加工　11 月初花开时，待花瓣平展，由黄转白而心略带黄时，一般选晴朗早晨，露水刚干时采摘头状花序，一般采大留小，形成一定量后送至加工厂，用机器对其清洗、蒸汽杀青、烘干，放置冷库储藏。商品一般根据采摘的时间和花序的大小来进行分类。

药材性状

本品呈不规则球形或扁球形，直径 1.5~2.5cm。总苞碟状，总苞片卵形至椭圆形，约3层，草质，黄绿色，边缘膜质。花序托扁，半球形。外围舌状花白色，不规则扭曲，内卷，边缘皱缩，有时可见淡褐色腺点；中央管状花黄色，多轮。气清香，味甘、微苦。

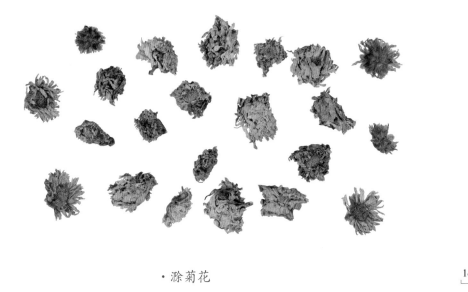

• 滁菊花 1cm

功效主治 甘、苦，微寒。归肺、肝经。疏风清热，平肝明目，解毒消肿。用于外感风热，温病初起，发热头痛，眩晕，目赤肿痛，疔疮肿毒。

评　述

1. 滁菊的本草历史　清代《本草纲目拾遗》记载：“甘菊，安徽池河皆产，入药用。”可见，滁菊已有二百多年的栽培历史。因产于定远池河一带，故又有“池菊”“池茶菊”之称。

2. 滁菊的资源利用与保护　滁菊为药食两用品种。除药用外，滁菊还被开发成菊花茶、菊花保健枕、滁菊酒、滁菊口含片等。2002 年，滁菊被列入国家地理标志产品。

3. 滁菊的产区现状　滁菊目前在市场上用作茶饮较多，由于生产成本高，因此较少作药用。受滁菊市场价格波动大的影响，农户种植的积极性不高。2010 年，滁菊市场价格每千克高达 12 元，2011 年，施集镇、大柳镇、城郊乡等地大量农户种植，但采收期一直下雨，导致滁菊价格大幅度下跌，由原来的 8~10 元降至 1~2 元，甚至最后收购商已不再收购，大量菊花被丢弃。2012 年，种植滁菊的农户大幅度减少，仅有一些老种植户及与企业签订收购协议的农户种植滁菊。自 2012 年开始种植的农户基本上都有企业下派技术员进行育苗、扦插、施肥、防病虫害、采收等技术指导，这促进了滁菊优质高产。2012~2015 年，全区每年约有 10000 亩地用于种植滁菊，每亩平均产量为 400kg，全年的产量约为 4000t，2015 年收购价格为每千克 7~8 元。

亳 菊

Dendranthema morifolium (Ramat.) Tzvl. 'Boju'

中药名 亳菊（药用部位：头状花序）。

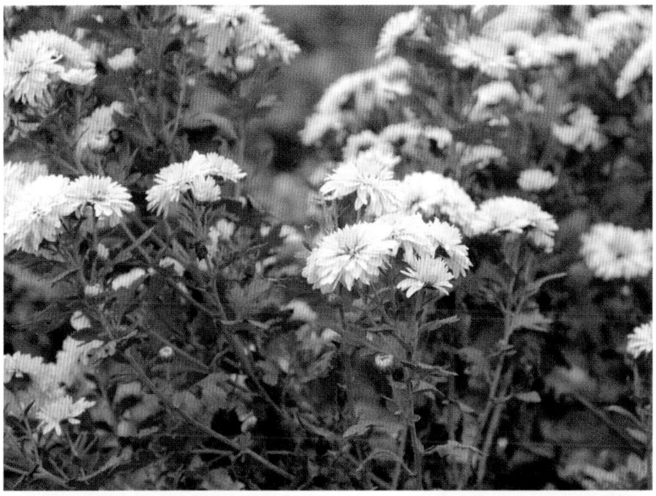
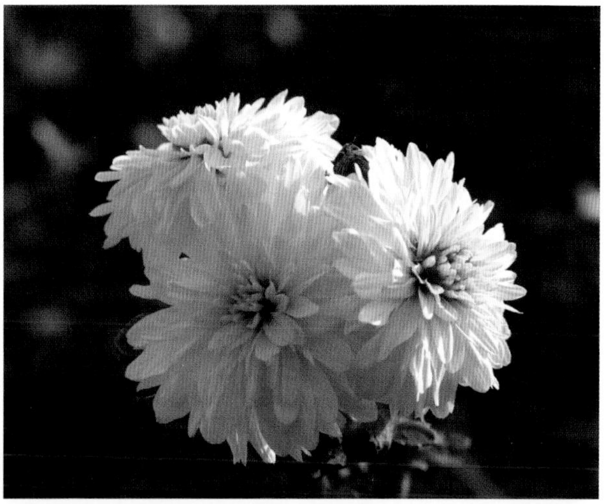
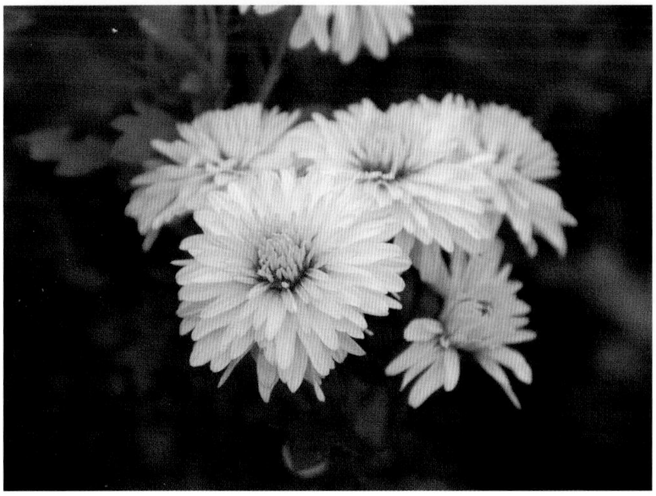
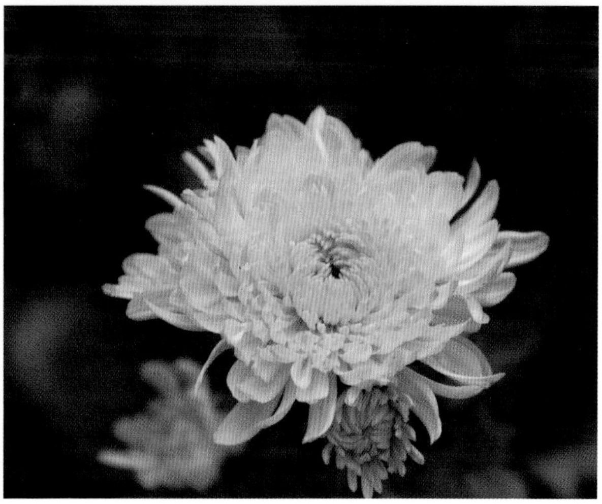

植物形态 亳菊为菊花 *Dendranthema morifolium* (Ramat.) Tzvl. 的栽培品种，为安徽亳州道地药材。“亳菊”头状花序小，舌状花多，管状花少，花序内有鳞片，植株半直立，主茎灰绿色粗壮，分枝多细弱，花期易倒伏。

生境分布 栽培于安徽省亳州市，主要集中在十九里、十八里、谯东镇、沙土镇。

资　源 安徽省亳州市为亳菊道地产区。亳菊在亳州栽培历史悠久，集中栽培于亳州市谯城区附近30km以内。清朝时，主要在涡河两岸十九里、沙土、大杨、与涡阳邻近亳州一带栽培亳菊；20世纪50年代以后，亳菊种植面积扩大，产地逐渐向外发展和变迁。20世纪90年代，由于亳菊产量及市场价格波动因素，亳州市逐渐引种杭白菊，并引进产地加工技术。道地药材亳菊花品种仅有少量被保存。

采收加工 10~11月花盛开时分批采收，阴干、焙干或熏后晒干。

药材性状

本品呈倒圆锥形或圆筒形，有时稍压扁而呈扇形，直径 1.5~3cm，离散。总苞碟状；总苞片 3~4 层，卵形或椭圆形，草质，黄绿色或褐绿色，外面被柔毛，边缘膜质。花序托半球形，无托片或托毛。舌状花数层，雌性，位于外围，类白色，劲直，上举，纵向折缩，散生金黄色腺点；管状花多数，两性，位于中央，为舌状花所隐藏，黄色，顶端 5 齿裂。瘦果不发育，无冠毛。体轻，质柔润，干时松脆。气清香，味甘、微苦。

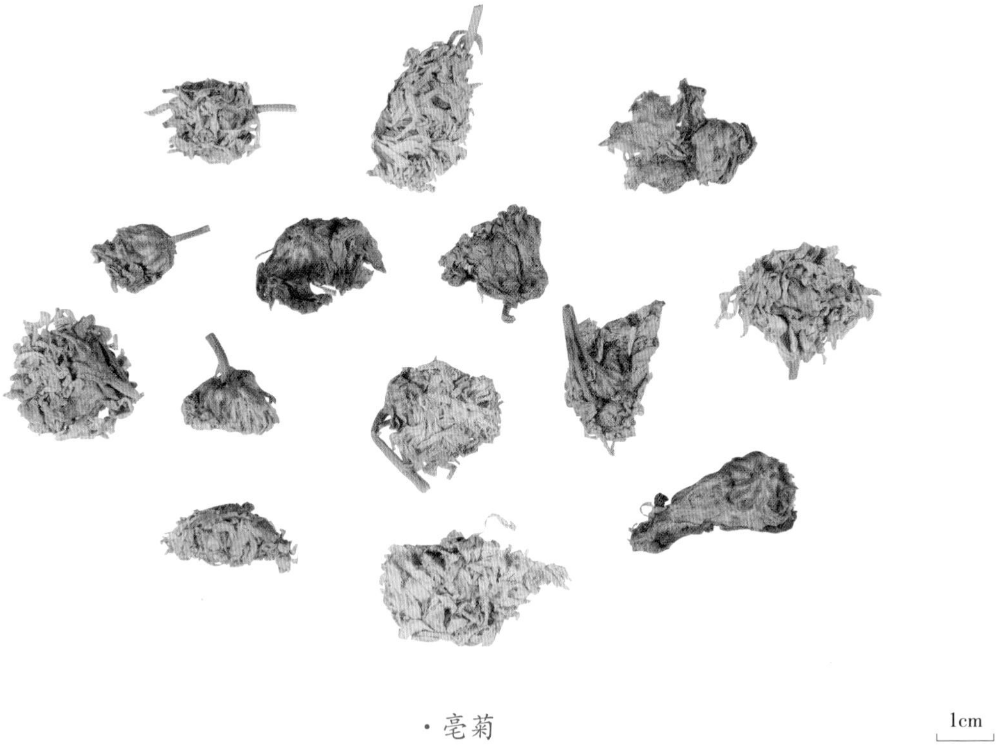

· 亳菊

功效主治

甘、苦，微寒。归肺、肝经。疏散风热，平肝明目，清热解毒。用于风热感冒，头痛眩晕，目赤肿痛，眼目昏花，疮痈肿毒。

评　述

亳菊的种植历史　亳菊在亳州有悠久的种植历史，清光绪二十年（1894 年）《亳州志·食货志·物产》记载亳州开始种植、应用菊花，并成为了亳州道地药材。但随着栽培历史的发展和人为的选择，亳菊栽培的品种发生较大的变化。早期种植的亳菊为亳菊 *Dendranthema morifolium* (Ramat.) Tzvl. ‘Boju’，20 世纪 80 年代后期，“亳菊”种植面积逐渐萎缩，药农选择了大马牙 *Dendranthema morifolium* (Ramat.) Tzvl. ‘Damaya’ 进行栽培。亳菊的种植规模也越来越小。建议加大对传统亳菊优良品种的保护。

一枝黄花

Solidago decurrens Lour.

中药名　一枝黄花（药用部位：全草）。

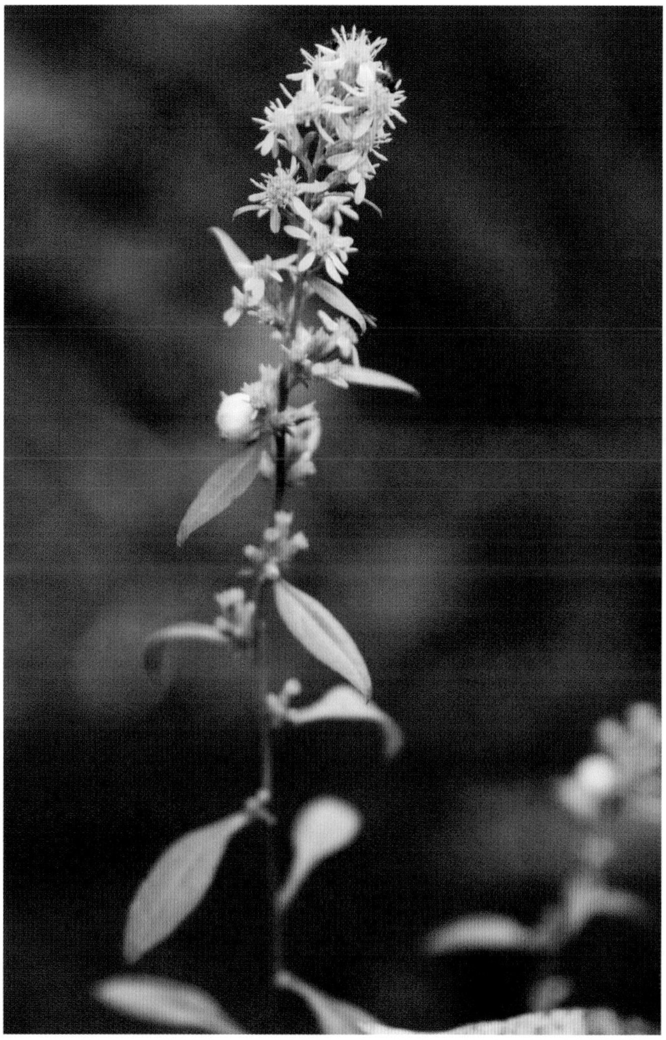
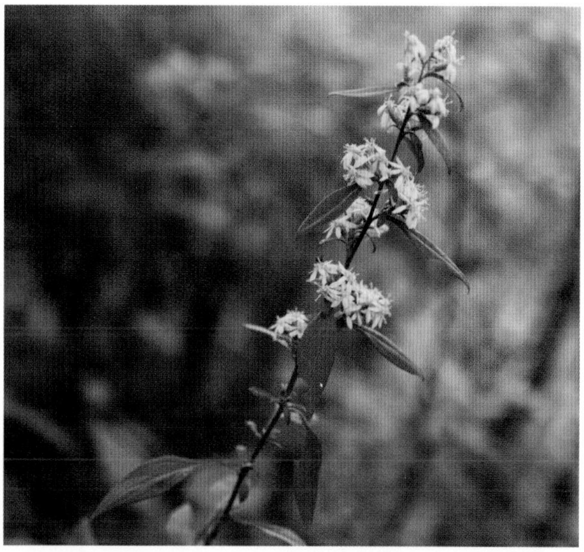
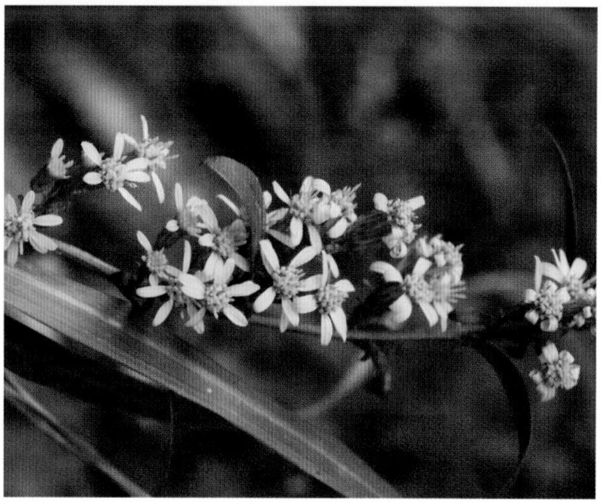

植物形态　多年生草本。茎直立。中部茎叶椭圆形、长椭圆形；下部叶与中部茎叶同形。头状花序较小，多数在茎上部排列成紧密或疏松的总状花序或伞房圆锥花序，少有排列成复头状花序；总苞钟形；总苞片 3~6 层，披针形或狭披针形；舌状花黄色，舌片椭圆形；管状花黄色，顶端 5 裂。瘦果圆筒状。

生境分布　生于阔叶林缘、林下、灌丛中及山坡草地上。分布于皖西大别山区、皖南山区和江淮丘陵。

资　　源　安徽省一枝黄花药材以野生为主，主产于皖西大别山区及皖南山区，野生资源比较丰富，宣城市有一枝黄花药材的收购和销售。

采收加工　秋季花、果期采挖，除去泥沙，晒干。

药材性状

本品长 30~100cm。根状茎短粗，簇生淡黄色细根。茎圆柱形，直径 0.2~0.5cm；表面黄绿色、灰棕色或暗紫红色，有棱线，上部被毛；质脆，易折断，断面纤维性，有髓。单叶互生，多皱缩、破碎，完整叶片展平后呈卵形或披针形，长 1~9cm，宽 0.3~1.5cm；先端稍尖或钝，全缘或有不规则的疏锯齿，基部下延成柄。头状花序直径约 0.7cm，排成总状，偶有黄色舌状花残留，多皱缩扭曲；总苞片 3 层，卵状披针形。瘦果细小，冠毛黄白色。气微香，味微苦辛。

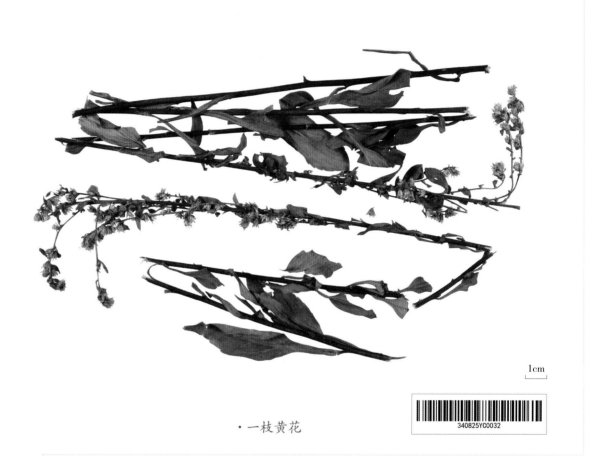

· 一枝黄花

340825YC0032

功效主治

辛、苦，凉。归肺、肝经。清热解毒，疏散风热。用于喉痹，乳蛾，咽喉肿痛，疮疖肿毒，风热感冒。

紫 菀

Aster tataricus L. f.

中药名 紫菀（药用部位：根及根状茎）。

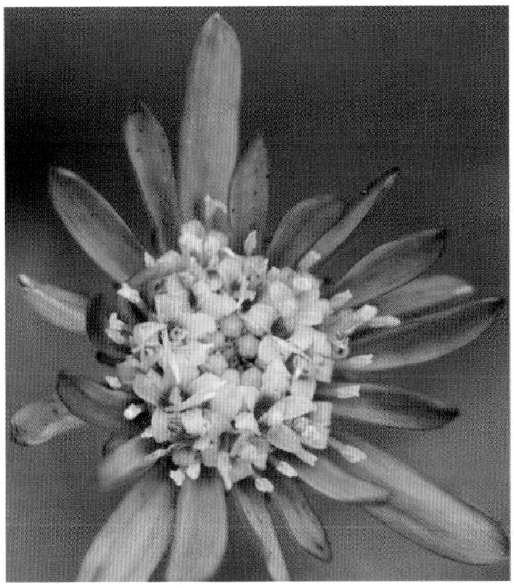
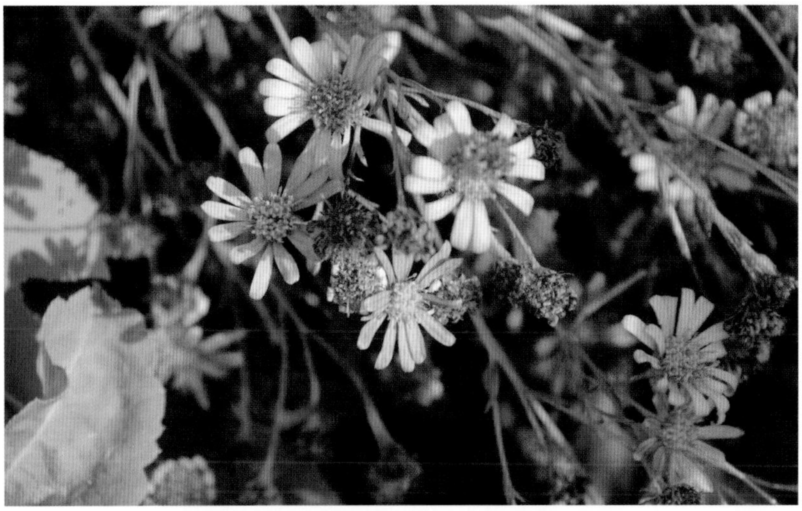
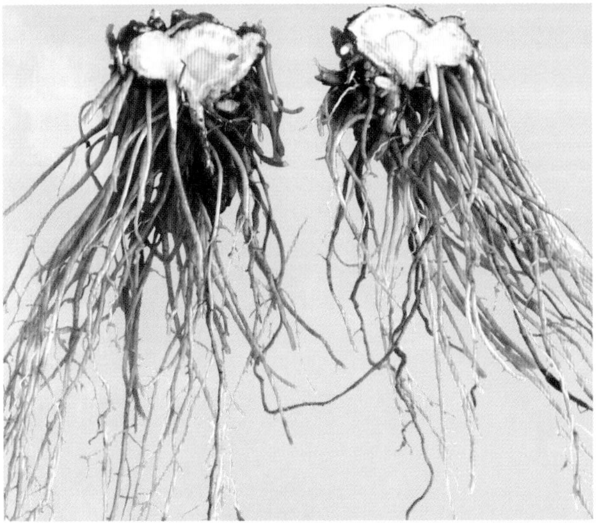
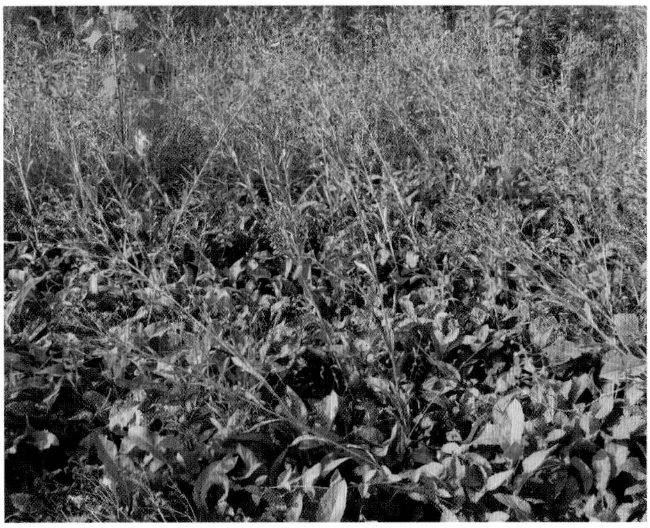
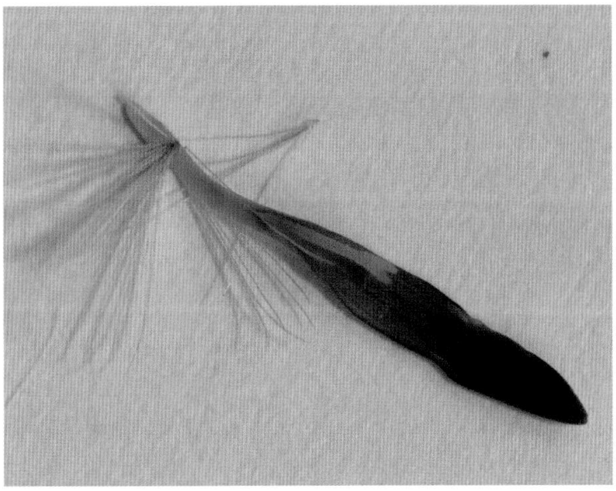
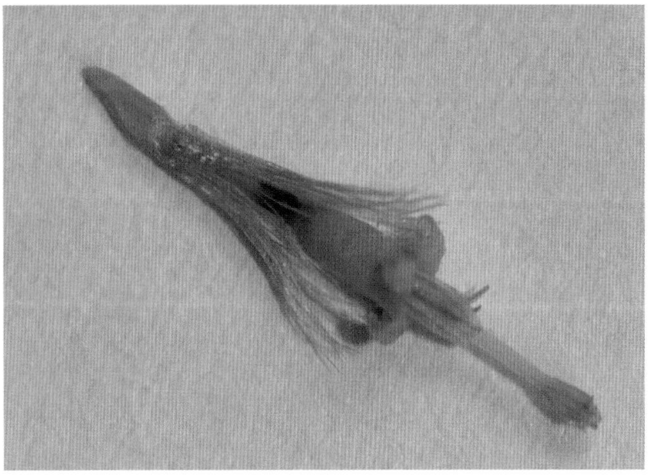

植物形态 多年生草本。茎直立。基生叶簇生，长椭圆形或长卵形。茎生叶互生，匙状长圆形；中部叶长圆形或长圆披针形。头状花序多数，在茎和枝端排列成复伞房状；舌状花 20 余个，舌片蓝紫色；管状花淡黄绿色；花柱附片披针形。瘦果倒卵状长圆形；冠毛污白色或带红色，有多数不等长的糙毛。

生境分布 生于海拔 400~2000m 的低山阴坡湿地、山顶和低山草地及沼泽地。栽培于亳州市谯城区、涡阳县、太和县和全椒县等地。

资　源 安徽省紫菀药材主要为栽培品，亳州市谯城区栽培面积较大，年供应量为 1000t 以上，全椒县供应量为 100t 左右，太和县有少量供应。

采收加工 霜降前后是紫菀最佳采收时间，如秋季来不及采挖，春季 2 月萌发前采挖。采挖时先割去地上枯萎茎口，稍浇水湿润土壤，使土壤稍疏散，然后小心挖出地下根及根状茎，切勿弄断须根，挖出后抖净泥土，选出部分健壮根状茎剪下作种材。将刨出紫菀的根状茎沿母根纵剖数刀，放干燥处晒干，即为药材紫菀。

药材性状

本品根状茎呈不规则块状，长 2~5cm，直径 1~3cm；质稍硬，断面较平坦，显油性；表面紫红色或灰红色，顶端残存茎基及叶柄残基，中下部簇生多数细根。根长 3~15cm，直径 0.1~0.3cm，多编成辫状；表面紫红色或灰红色，有纵皱纹；质较柔韧，易折断，断面淡棕色，有紫边，中央有细小木心。气微香，味甜、微苦。

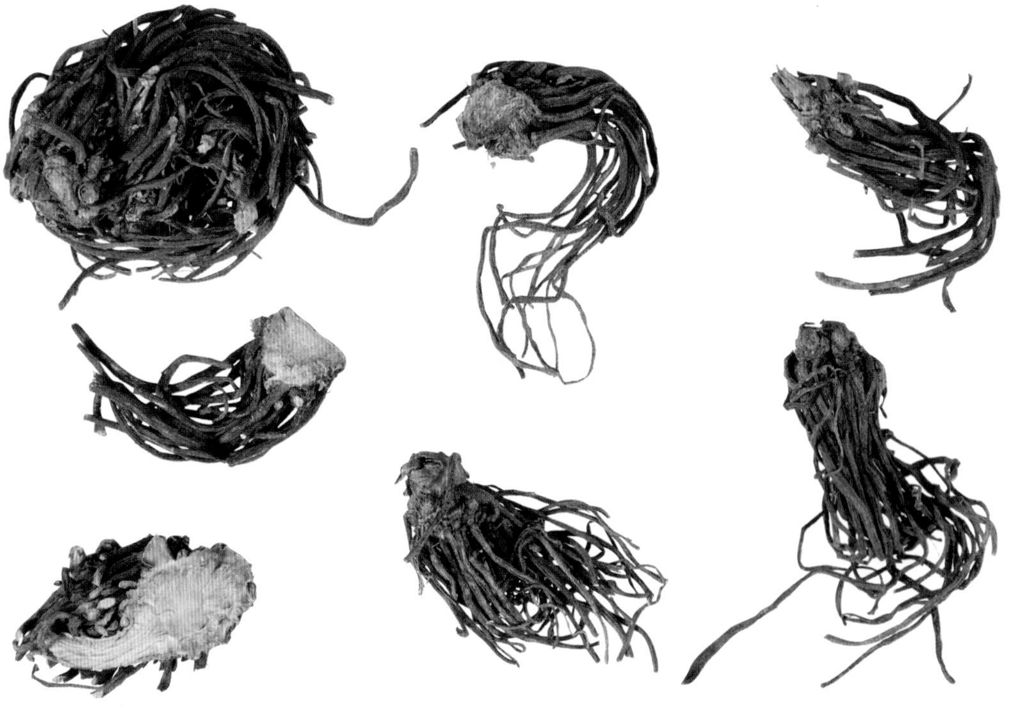

・紫菀

功效主治 辛、苦，温。归肺经。润肺下气，消痰止咳。用于风寒痰多喘咳，新久咳嗽，劳嗽咳血，喉痹，小便不利。

评 述

1. 紫菀的药用部位及炮制 紫菀的药用部位为根及根状茎。亳州紫菀多直接加工成饮片，含杂质少，市场占有率也在逐年提高。市场上未经细加工的统称为“个子货”。但由于紫菀母根难以干燥，加工比较费时费力，亳州中药企业将紫菀用水润湿，切成8~12cm的段，过10号中药振动筛，筛去母根（芦头）后，只留根状茎入药。另有部分中药企业取紫菀片（段），蜜炙法炒至不粘手。蜜炙时，先将炼蜜加适量沸水稀释后，加入待炮炙品中拌匀，闷透，置炒制容器内，用文火炒至规定程度时，取出，放凉。蜜炙时，用炼蜜。除另有规定外，每100kg待炮炙品用炼蜜25kg。

2. 紫菀资源的利用与保护 紫菀药材的栽培在安徽省亳州市历史悠久，尤其在亳州市十九里镇几乎家家户户都种紫菀。亳州市中药材交易市场中紫菀的药材分为：大货、统货。大货是产地初加工过程中先除去有节的根状茎和泥沙，然后自然晒干；统货是经过去除芦头、切制后的紫菀根状茎。紫菀繁殖力较强，对土壤要求不严，管理相对简单，因此亳州市有俗语称：“要想懒，种紫菀。”由于长期的无性繁殖，紫菀的种质资源出现退化现象，产量明显下降，而提高栽培紫菀的紫菀酮含量也十分必要。从长远看，发展亳州道地药材，必须从紫菀的人工栽培着手，提高产量，改善紫菀药材的品质，提高紫菀的质量。

华东蓝刺头

Echinops grijsii Hance

中药名 禹州漏芦（药用部位：根）。

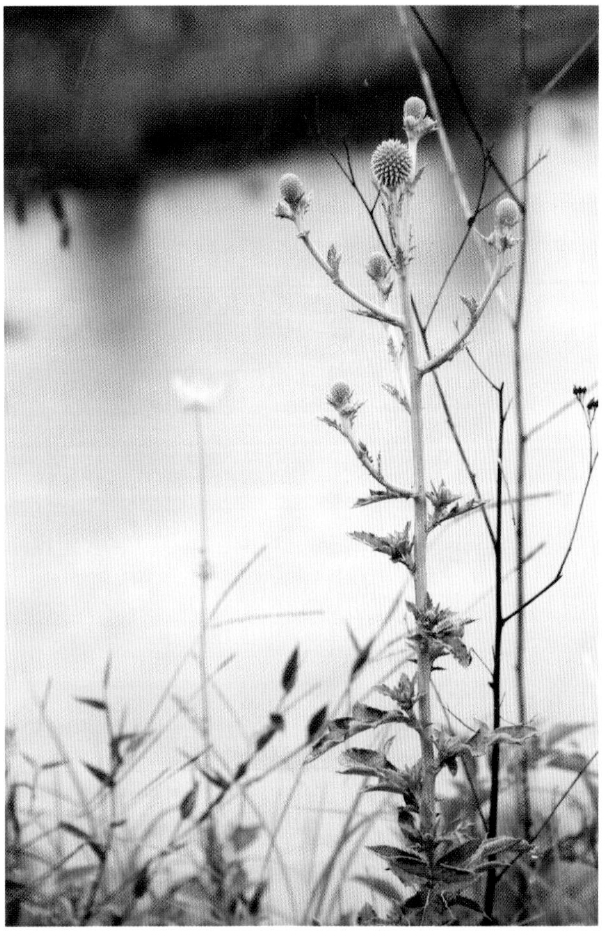
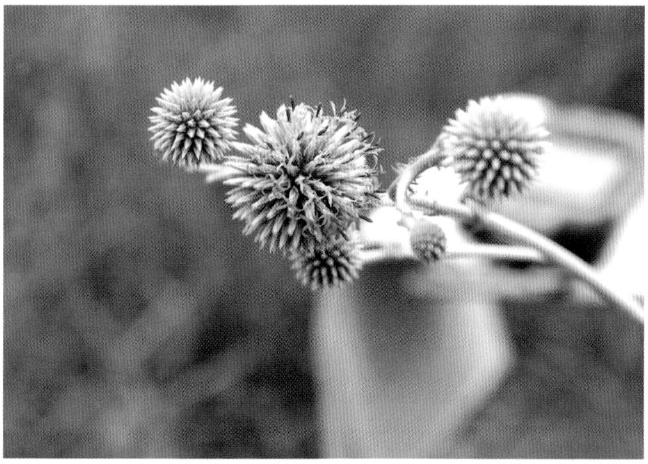
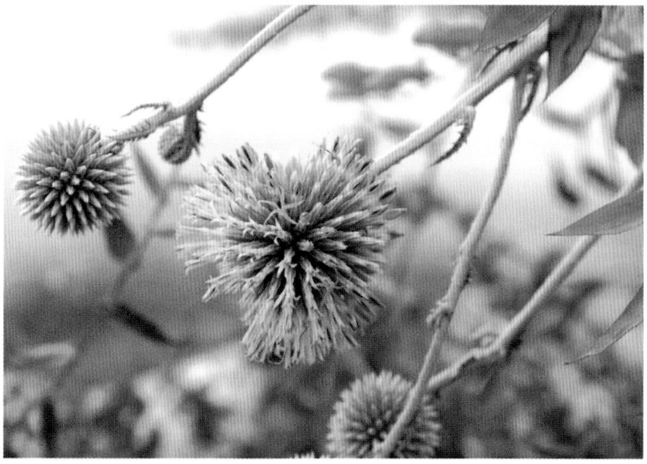
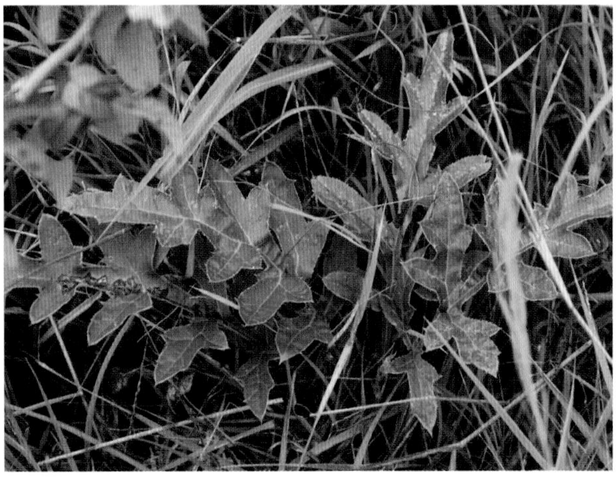
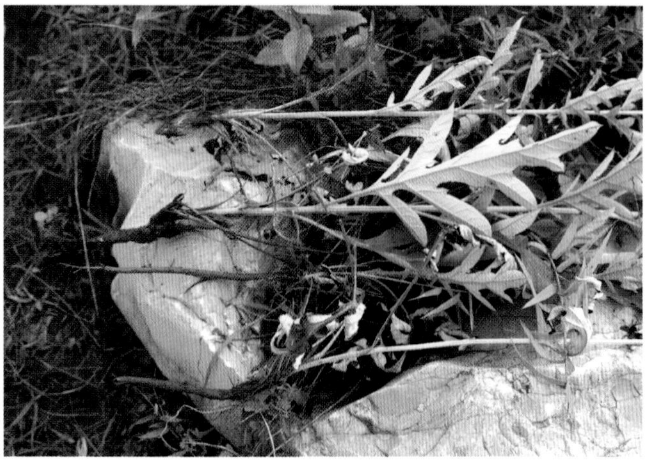

植物形态 多年生草本。茎直立。叶互生，基部叶长椭圆形，羽状深裂，卵状椭圆形；上部叶渐小，叶无柄，羽裂，裂片边缘及先端为锐尖刺。复头状花序球形，单生于枝顶或茎顶；基毛白色，多数，扁毛状，不等长，外层苞片与基毛近等长，中层及内层苞片长椭圆形；花淡蓝色或白色。瘦果圆筒形，有细毛。

生境分布 生于山坡草丛中。我国特有种。零星分布于安徽省各地山坡、岗地。

资　　源 华东蓝刺头为禹州漏芦药材的基原之一，安徽省野生资源量较小，未作为药材进行收购。

采收加工 春、秋二季采挖，以秋季采挖质量较好，除去残茎及须根，洗净泥土，晒干。

药材性状

本品呈类圆柱形，上粗下细，稍扭曲，长10~30cm，直径1~2cm。外皮灰褐色或灰黄色，粗糙，有纵皱纹，顶端丛生棕色硬毛，下端偶有分枝。质硬，不易折断，断面粗纤维状，皮部棕色，木部有黄黑相间的菊花纹。气微，味微涩。

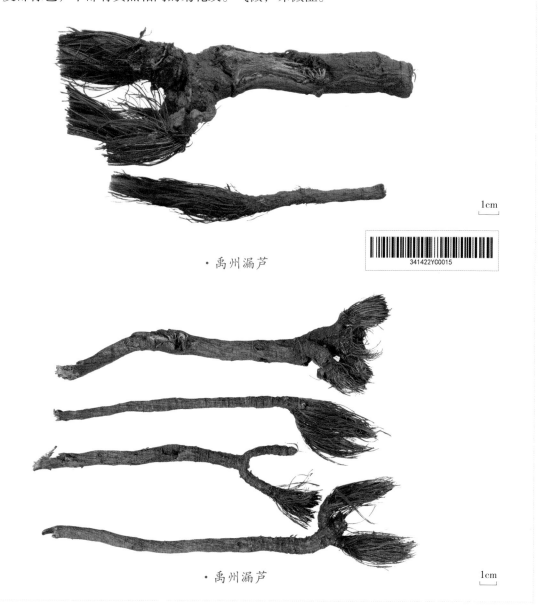

• 禹州漏芦

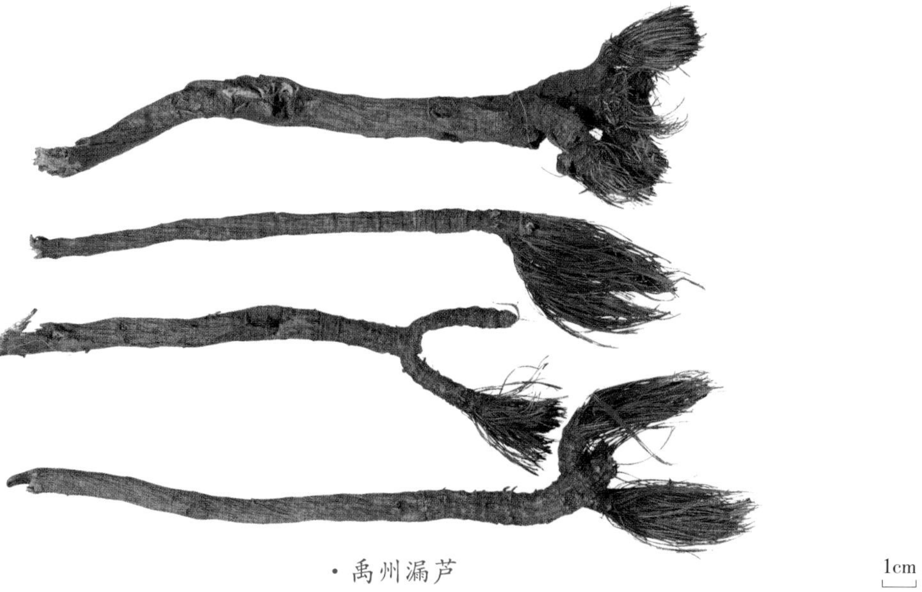

• 禹州漏芦

功效主治 苦，寒。归胃经。清热解毒，消痈，下乳，舒筋通脉。用于乳痈肿痛，痈疽发背，瘰疬疮毒，乳汁不通，湿痹拘挛，骨节疼痛。

评 述

1. 祁州漏芦与禹州漏芦 漏芦始载于《神农本草经》，列为上品，历代本草所描述的形态差异很大。《开宝本草》曰："茎筋大，高四五尺，子房似油麻房而小。"《本草图经》云："今诸郡所图上，唯单州者差相类……一物而殊类若此，医家何所适从？当以旧说（指《新修本草》），以单州者为胜。"《证类本草》所收载的 4 个药图，其中单州漏芦像"蒿之类也"，参《救荒本草》药图，基本上是祁州漏芦。

综上所述，古代文献和早期的药志上漏芦一般是指菊科植物漏芦属祁州漏芦 *Rhaponticum uniflorum* (L.) DC. 和蓝刺头属驴欺口 *Echinops latifolius* Tausch. 的根，两种药材功用主治几乎完全相同，长期存在误用、混用的现象，同时也存在另一些混淆品一起混用的现象。自 1995 年版《中国药典》始将禹州漏芦和漏芦（即祁州漏芦）分别收载。2015 年版《中国药典》规定禹州漏芦的基原为菊科蓝刺头属植物驴欺口 *Echinops latifolius* Tausch. 或华东蓝刺头 *Echinops grijisii* Hance 的干燥根。

2. 华东蓝刺头的资源利用 目前临床药用主要为野生品，尚未有人工引种栽培，作为我国传统医药中的重要药用资源，其开发利用潜力较大。目前已有地区将华东蓝刺头作为观赏植物栽培，华东蓝刺头又名蓝星球，颜色为蓝灰色，形态有"单头型"和"多头型"两种，还可制成自然的干燥花（倒吊在通风处，一周即完全干燥），由于其独特的花形和花色，具有较强的观赏性，受到人们的喜爱。除药用外，华东蓝刺头也可作为蜜源植物。

天名精

Carpesium abrotanoides L.

中药名 鹤虱（药用部位：成熟果实）。

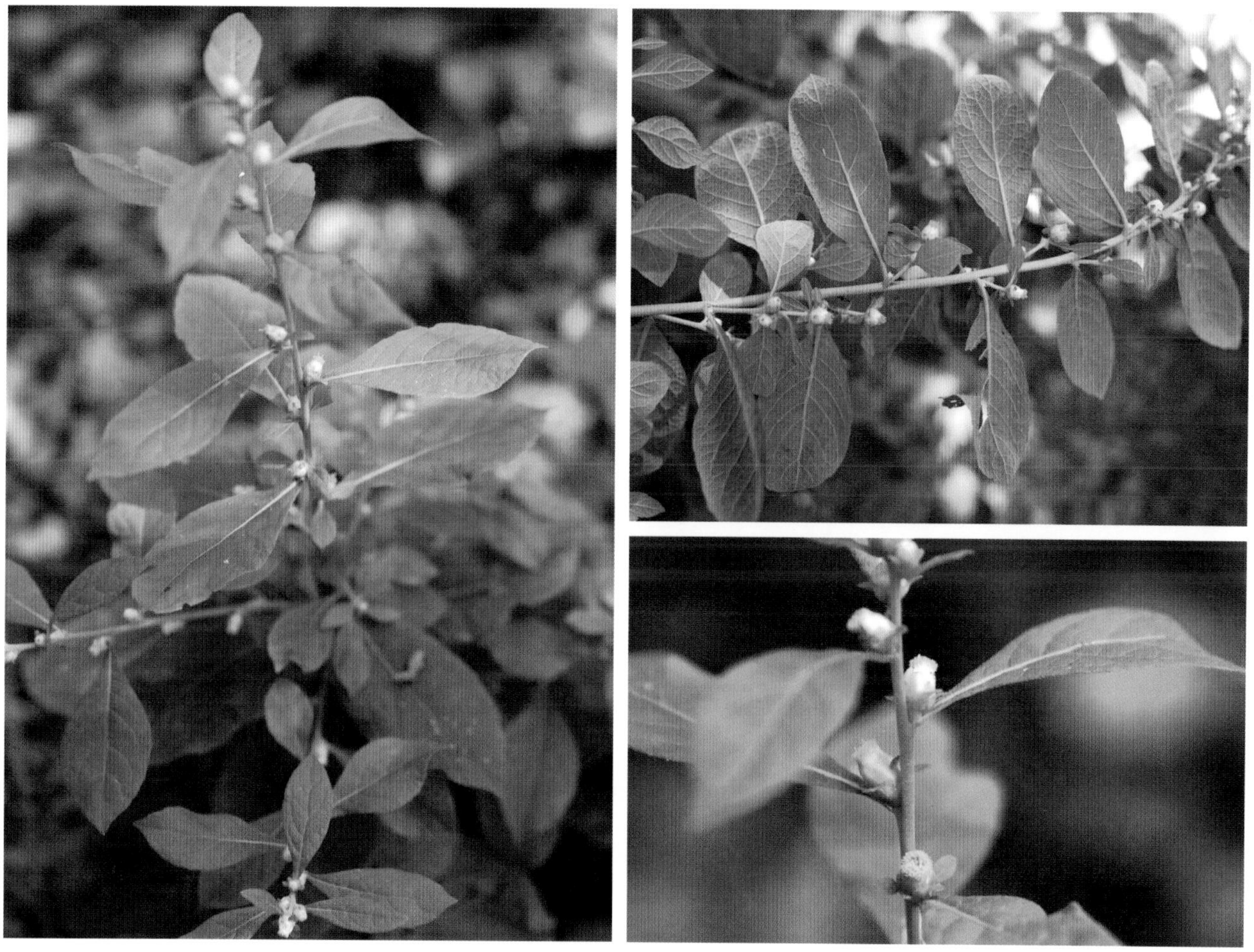

植物形态 多年生草本。茎直立。叶互生；下部叶片宽椭圆形或长圆形，先端尖或钝，基部渐狭成具翅的叶柄；上部叶片渐小，长圆形，无柄。头状花序多数；总苞钟状球形；总苞片3层，外层极短，卵形，中间和内层长圆形；花黄色，外围的雌花花冠丝状，3~5齿裂，中央的两性花花冠筒状，先端5齿裂。瘦果条形，具细纵条。

生境分布 生于山坡、路旁或草坪上。安徽省各地广泛分布。

资　　源 安徽省鹤虱药材野生资源丰富，全省各地均产。

采收加工 秋季果实成熟时采收，晒干，除去杂质，又称为“北鹤虱”。

药材性状

本品触之有黏性，呈细长圆柱形，长 3~4mm，直径不及 1mm。表面黄褐色或暗褐色，具多数细纵棱。顶端收缩，呈细喙状，先端扩展成灰白色圆环；基部稍尖，有着生痕迹。果皮薄，纤维性；种皮菲薄透明，种仁类白色，稍有油性。气特异，味微苦。

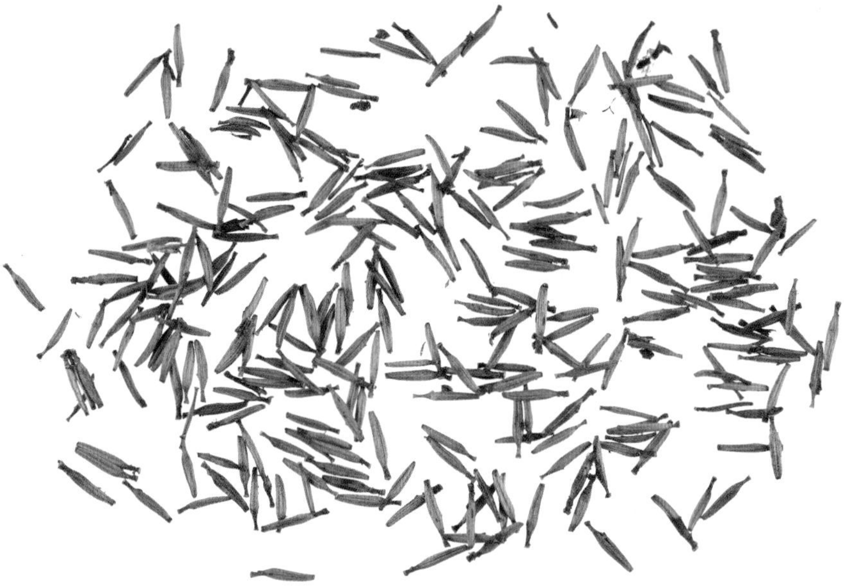

· 鹤虱

功效主治

苦、辛，平。有小毒。归脾、胃经。杀虫消积。用于蛔虫病，蛲虫病，绦虫病，虫积腹痛，小儿疳积。

茅苍术（南苍术）

Atractylodes lancea (Thunb.) DC.

中药名　苍术（药用部位：根状茎）。

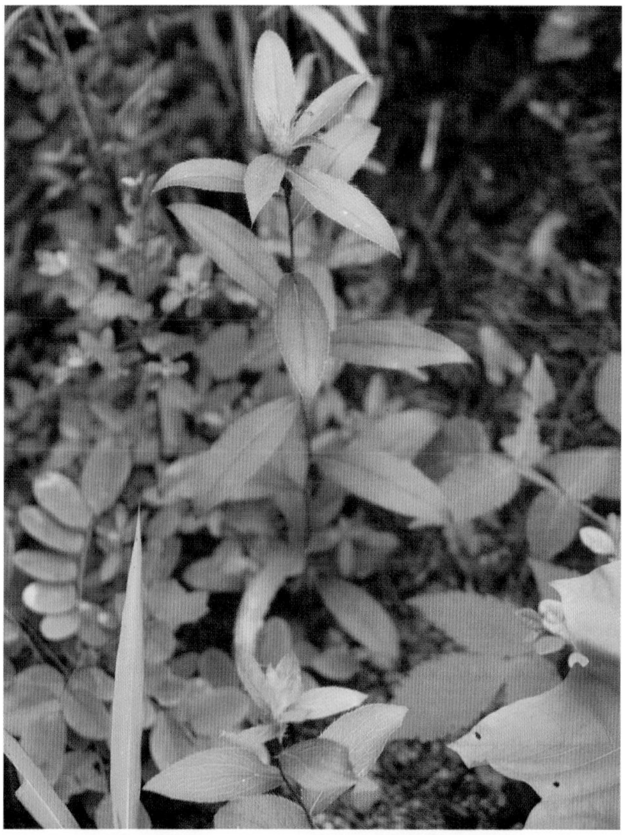
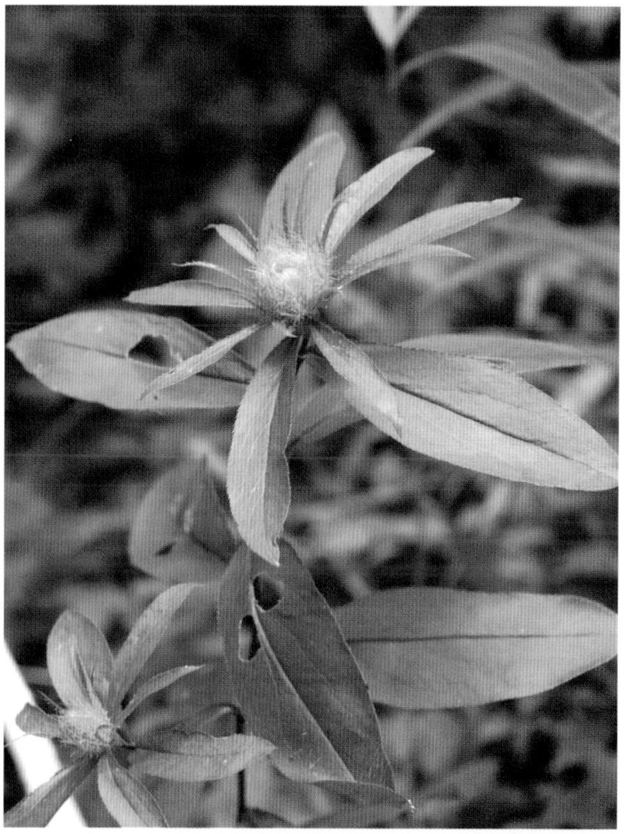
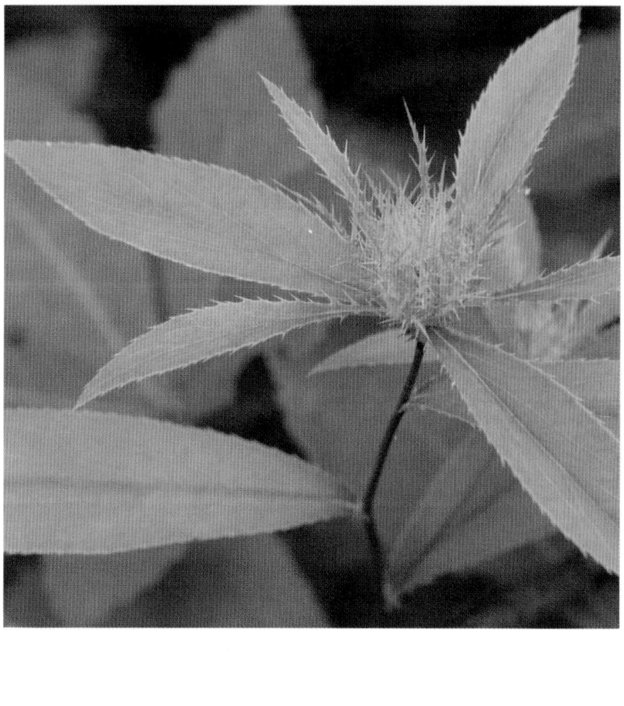
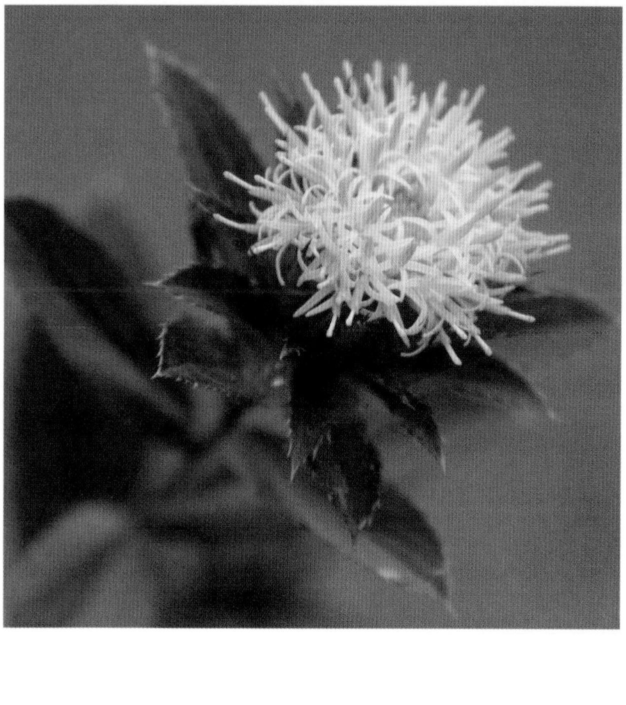

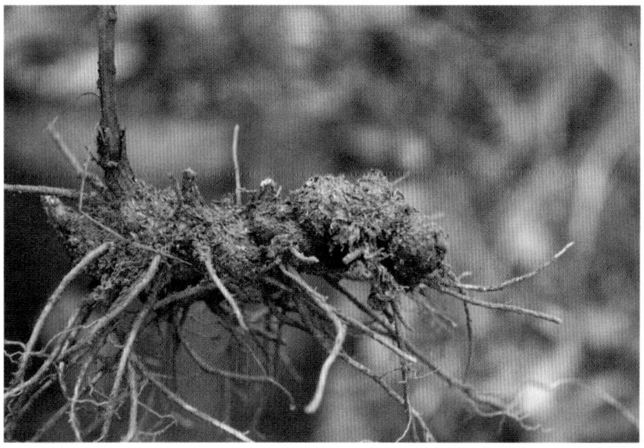

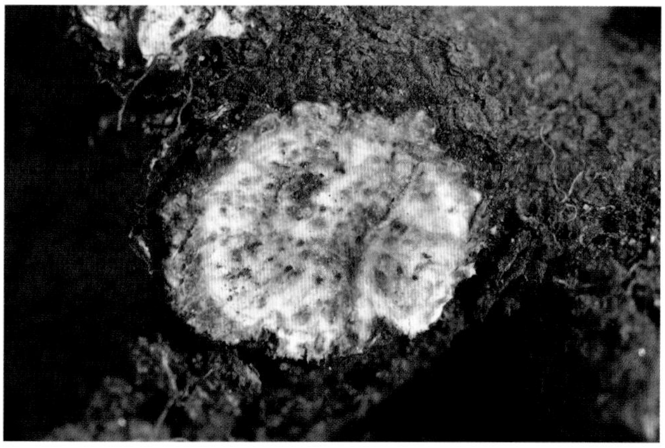

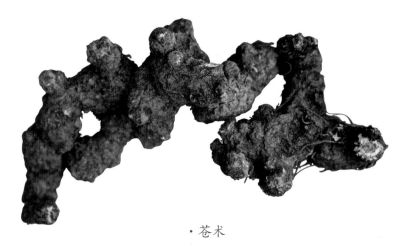

植物形态 多年生草本。根状茎粗大不整齐；茎圆而有纵棱。叶互生，革质；茎下部的叶多为 3 裂，上部叶卵状披针形至椭圆形，叶缘有刺状锯齿。头状花序顶生；外层叶状苞片 1 列，羽状深裂，裂片刺状；总苞片 6~8 层；花托平坦，花多数，两性花与雌性花异株。管状花白色；瘦果长圆形。

生境分布 生于山坡透风凉爽较干燥的灌丛、草丛中。主要分布于皖西大别山区及江淮丘陵地区，皖南山区有少量分布。

资　　源 安徽省苍术药材野生资源较少，岳西县、霍山县、金寨县、舒城县等地已有大面积栽培。

采收加工 野生苍术一般在秋末冬初采挖根状茎，除掉残茎，抖掉泥土，晒干后用木棒敲打或装入筐内撞击，除去须根；或晒至九成干后用火燎掉须根，再晒至全干。根状茎繁殖栽培苍术 2~3 年后，于秋末冬初或翌年初春采挖根状茎，加工方法同野生苍术。目前一些苍术产地加工厂采用滚筒刨去须根。

药材性状

本品呈不规则连珠状或结节状圆柱形，略弯曲，偶有分枝，长 3~10cm，直径 1~2cm。表面灰棕色，有皱纹、横曲纹及残留须根，顶端具茎痕或残留茎基。质坚实，断面黄白色或灰白色，散有多数橙黄色或棕红色油室，习称“朱砂点”。暴露稍久，可析出白色细针状结晶。气香特异，味辛、苦。

· 苍术

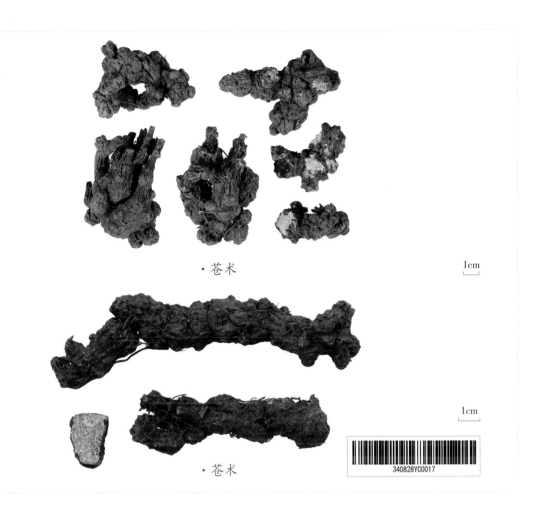

·苍术

1cm

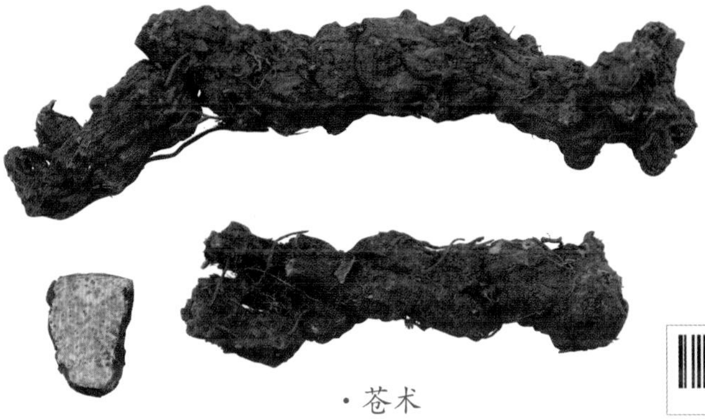

1cm

340828YC0017

·苍术

功效主治 辛、苦，温。归脾、胃、肝经。燥湿健脾，祛风散寒，明目。用于脘腹胀满，泄泻，水肿，脚气痿躄，风湿痹痛，风寒感冒，夜盲。

评　述

1. 苍术的野生品与栽培品性状比较　野生苍术根状茎多呈连珠状，须根较少；栽培苍术根状茎多呈团块状，须根较多。

2. 苍术的资源利用与保护　民国二十三年（1934 年）《安徽通志稿·物产考》记载："皖产苍术，色苍、叶细、无枝、根肥小者多膏。怀宁之独秀山、宿松之严恭山出者为佳。而宣城所产独有朱砂，尤可贵。"《新编中药志》记载苍术以河南桐柏、安徽太平、江苏句容所产质量较好，邻近江苏茅山一带，所产苍术一向也被认为质量优良。20 世纪 70 年代以前，安徽野生苍术资源较多，在舒城等皖西大别山区有端午节家家户户烧苍术的风俗，用于驱邪避秽；现代有用药材苍术做成蚊香点熏，可预防小儿腮腺炎，这可能与苍术中所含的挥发油成分具有一定的抗病毒作用有关。20 世纪 80 年代以后，由于环境的破坏以及人为无限制地采挖，苍术野生资源已大为减少，应加强苍术野生资源的保护，建议在适宜地区发展苍术的人工栽培，以满足市场的需求。

白 术

Atractylodes macrocephala Koidz.

中药名 白术（药用部位：根状茎）。

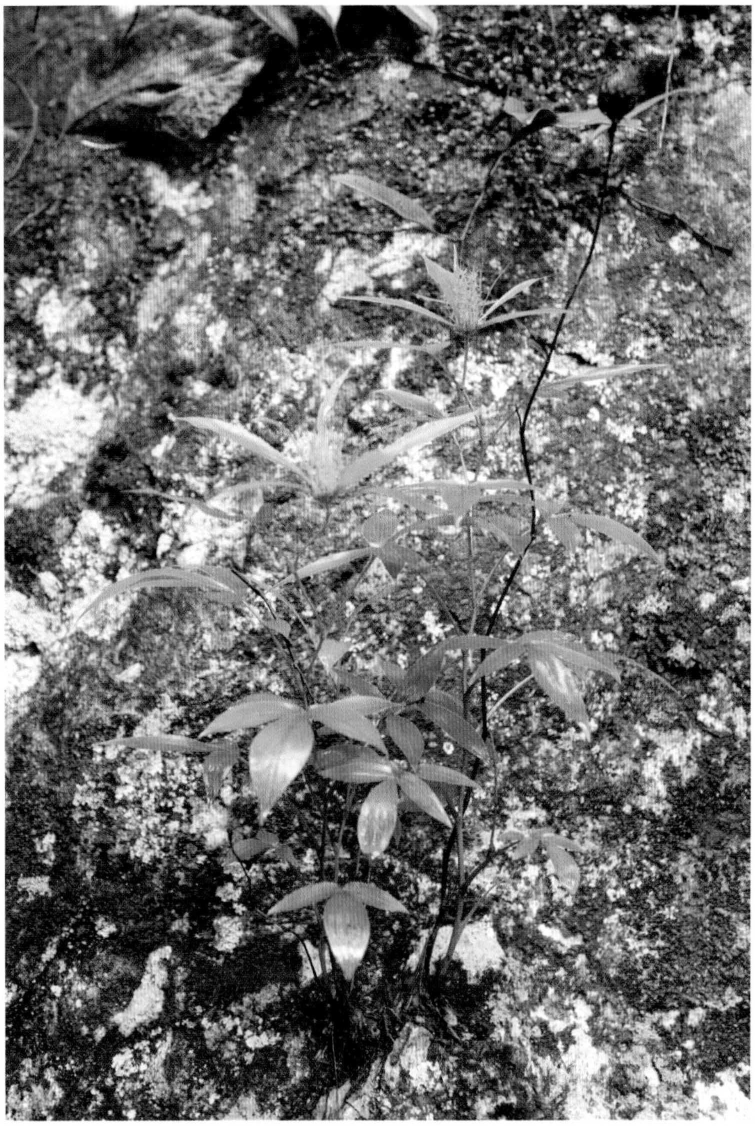
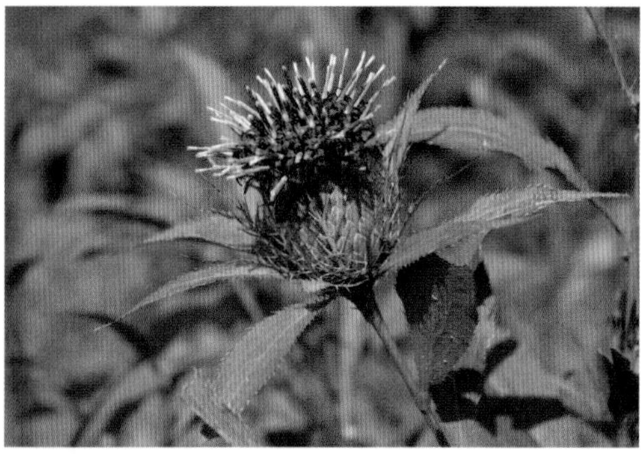
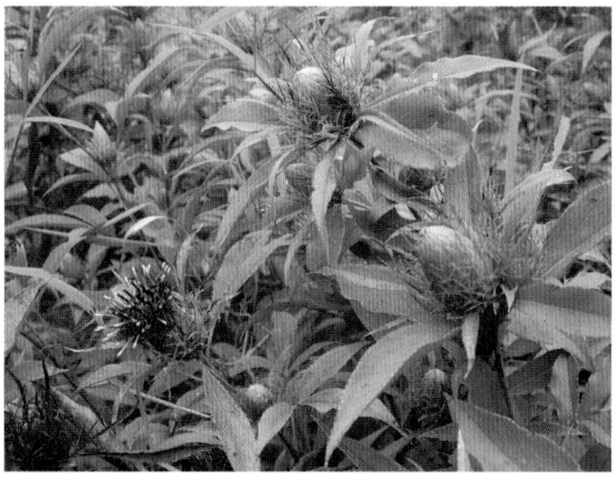
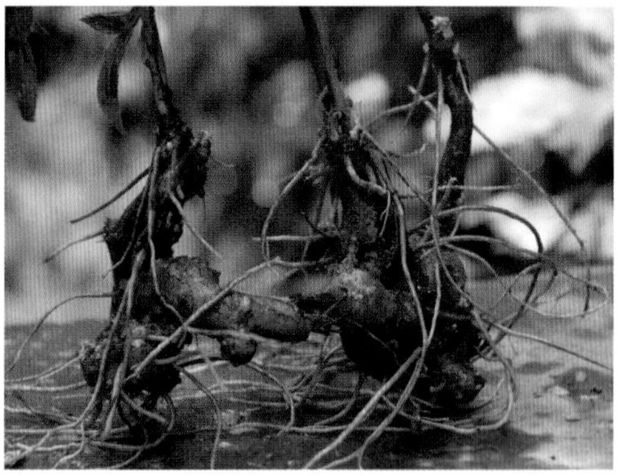

植物形态 多年生草本。根状茎肥厚；茎直立。单叶互生，茎下部叶具长柄，3~5 深裂或全裂；茎上部叶椭圆形、卵形或披针形，分裂或不分裂。总苞钟状，总苞片 5~8 层，基部叶状苞 1 轮，羽状深裂，包围总苞；头状花序内全为管状花，花冠先端 5 裂，紫色；聚药雄蕊 5 枚。瘦果椭圆形，冠毛羽状。

生境分布 多生于海拔 800m 以上土层腐殖质深厚的沟谷林间。安徽省皖南山区罕见白术野生分布；宣城市、黄山市、亳州市等地有规模化栽培，其中祁门县、歙县为白术的道地产区，祁门县产白术习称“祁术”，歙县产的白术习称“歙术”。

资　源　安徽省白术野生药材资源稀少，主要为栽培资源，集中栽培于亳州市、歙县、宁国市等。据《安徽省医药志》记载，白术产地主要在皖南地区，抗战前产量为1500担，1950年为800担。1985年，安徽省有33个县栽培白术，其中产量10t以上的县有8个，10t以下的有25个县；安徽省栽培面积为7219亩，年产量为560.9t，主要在宁国市和广德市栽培，界首市、阜阳市、亳州市和歙县也有栽培。

祁术为安徽省祁门山区的野生或仿野生白术，为祁门著名的"三祁"之一（祁蛇、祁红和祁术）。祁术即特产于皖南山区牯牛降－黄山山脉的祁门山区的野生白术。第三次全国中药资源普查表明，1979~1985年，徽州地区产祁术30~150kg。目前，祁术在祁门高海拔的山区有零星的仿野生栽培。

采收加工　霜降至立冬间，待下部叶枯黄时，挖取生长达2年的植株根部。选择晴天起挖，除去地上部分、须根和泥土，晒干或烘干。烘干时火力不宜过猛，开始温度不宜超过80℃，以不烫手为宜，经过火烘4~6h，上下翻转一遍，须根脱落，再将温度降至70℃左右烘至八成干，堆积5~6天，使内部水分外渗，质地转软，再将温度降至60℃左右烘至全干。

药材性状

白术（栽培）　本品为不规则的肥厚团块，长3~13cm，直径1.5~7cm。表面灰黄色或灰棕色，有瘤状突起及断续的纵沟纹，并有须根痕，顶端有残留茎基和芽痕。质坚硬不易折断，断面不平坦，黄白色至淡棕色，有棕黄色的点状油室散在，烘干者断面角质样，色较深或有裂隙。气清香，味甘，微辛，嚼之略带黏性。

祁术　本品与栽培白术相比，较为瘦小，有明显的"鹤颈"和"如意头"。根状茎切开后断面呈白色，气清香而浓郁。

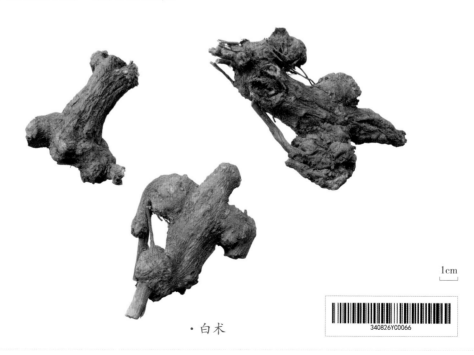

·白术

340826YC0066

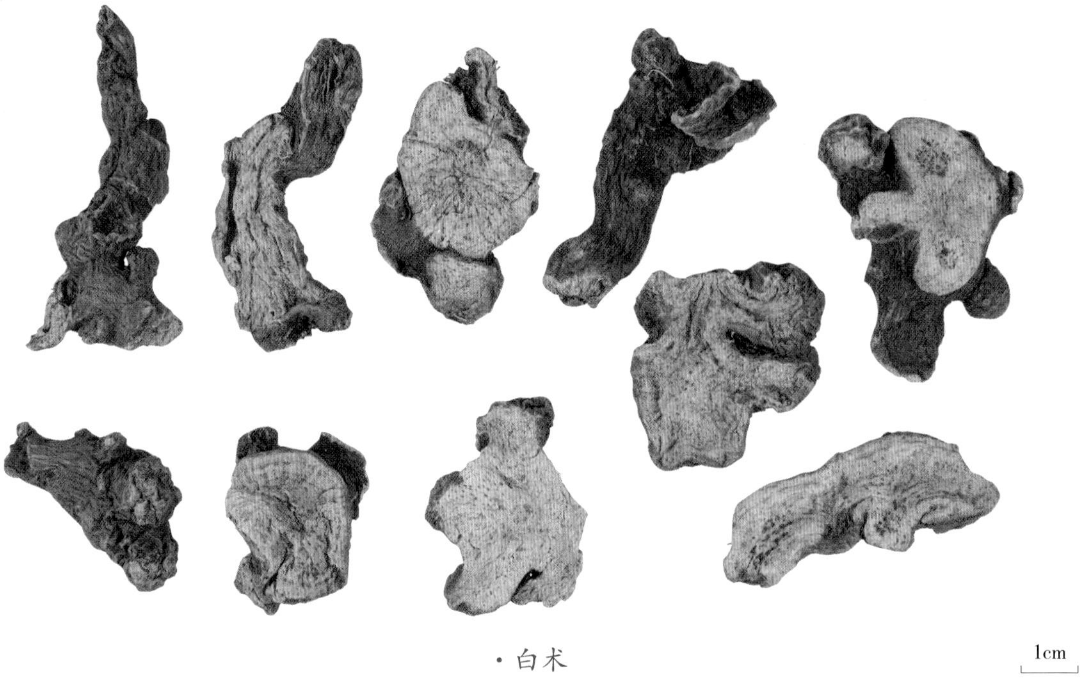

· 白术

功效主治 甘、苦，温。归脾、胃经。健脾益气，燥湿利水，止汗，安胎。用于脾虚食少，腹胀泄泻，痰饮眩悸，水肿，自汗，胎动不安。

评 述

1. 祁术的历史与药用 祁术是安徽省著名的道地药材，清同治十二年（1873 年）《祁门县志》载有药材 160 种，祁术列为其首。民间一直视祁术为珍贵补品，认为祁术补而不腻，药效持久，久病、体虚者尤宜；且其既利水又健脾，补而不滞，对胃溃疡，尤其体虚、腹水等疾病功效显著。当地药农有采挖、移种祁术的历史，采挖后通常留取鹤颈，以示其为天然野生而非人工栽培品。有的将野生品移至庭园种植后不定期切取部分根状茎食用，而将余下植株继续栽培使其再生。祁术炖母鸡是民间习用的著名药膳；另有常用芝麻、黄豆、糯米等炒制祁术，混合研粉后，制成健身调补品"祁术糕"。祁门山区有民谚："一场病，术不离，吃上二斤病根除。"目前祁术多来源于野生、半野生资源，数量有限。因祁术生长周期长，生长海拔高，不便管理，影响了药农生产祁术的积极性。

2. 祁术的植物形态 祁术与普通栽培白术在形态上有一定差异：祁术根状茎多垂直向下生长，须根少，有明显的"鹤颈"和"如意头"；茎下部叶片 5~7 深裂或全裂，甚至有 9 裂，叶片光滑，发亮。

3. 舒州术的历史与近况 《本草图经》记载“舒州有白术”，并附“舒州术”图。《宋史·地理志》记载：“安庆府贡白术。”唐宋时期舒州、南宋安庆府治所均在今潜山市。舒州术自宋代就奉为道地，并作为贡品上奉朝廷。宋代《苏沈良方》记载：“黄州山中，苍术至多……舒州白术，茎叶亦皆相似，特花紫耳，然至难得，三百一两。”说明宋代舒州术资源已十分匮乏。民国二十三年（1934 年）《安徽通志稿》云：“潜山志谓：药品最可贵曰野白术，形蟠若龙凤，产高峰悬崖者良，《清异录》所称狮子术也。甚难弋取。”舒州术，在潜山等地也偶称“潜术”，但不是浙江于潜白术。我们对潜山市调查发现，民间将当地野生白术视为真正的舒州术，而将野生者移至庭园栽培的白术则称“移术”，并认为“移术”药效已远不及野生者。药农采挖后，不用晒干或者烘干，而是用纸小心包好放入怀中用体温焐干，足见视其珍贵。舒州术在民间视为珍贵滋补佳品，因资源匮乏，目前只有孕妇产前才能偶作进补之用。另外，舒州术在民间还一直被用作一种治疗小儿痉症高烧不退的特效药而备受推崇。但是自宋代舒州白术资源濒危以来，只是听闻有药农在潜山、岳西一带采集到野生白术，但是尚未有标本证实。

4. 歙州术的历史与现状 宋代《本草图经》记载“宣州产白术”，并附有“歙州术”图。明代《本草蒙筌》曰：“歙术，俗名‘狗头术’，产深谷，虽瘦小，得土气充盈，宁国、池州、昌化产者，并与歙类，境界相邻故也。”清代《本草从新》云：“其次出宣、歙县，名狗头术，冬月采者佳。”清代《本草纲目拾遗》：“安徽宣城、歙县亦有野生术，名狗头术，亦佳。”可见，历代本草著作均记载歙州术为道地药材，主要分布于今安徽省歙县、宁国市等地及其邻近山区，地形上均属于天目山脉。明代《本草蒙筌》载：“浙术……种平壤……歙术……产深谷……仍觅歙者为优。”清代《本草纲目拾遗》曰：“野术之产于潜者……今难得，价论八换……产徽州（今歙县）者皆种术，俗称粪术。”对歙州术进一步的利用，导致野生资源从清代开始匮乏，栽培白术在歙县应运而生。此时在天目山脉南坡的浙江于潜发现了少量野生白术，于术得以开发。歙州术与于术同出天目山脉，前者产于北坡的歙县、宁国等地，开发早，野生资源匮乏也早；于术产于南坡的浙江于潜，利用历史较晚，对近代影响很大，两者分处天目山脉两侧，种质上并无差异，保护歙州术即是保护于术。歙州术，目前极其罕见，安徽中医药大学团队先后在宣城市、宁国市等地的山区进行了深入的资源调查，均未采获。目前，宣城市、宁国市等地的商品白术均为栽培品，当地称为“徽术”。

千里光

Senecio scandens Buch. -Ham. ex D. Don

中药名 千里光（药用部位：全草）。

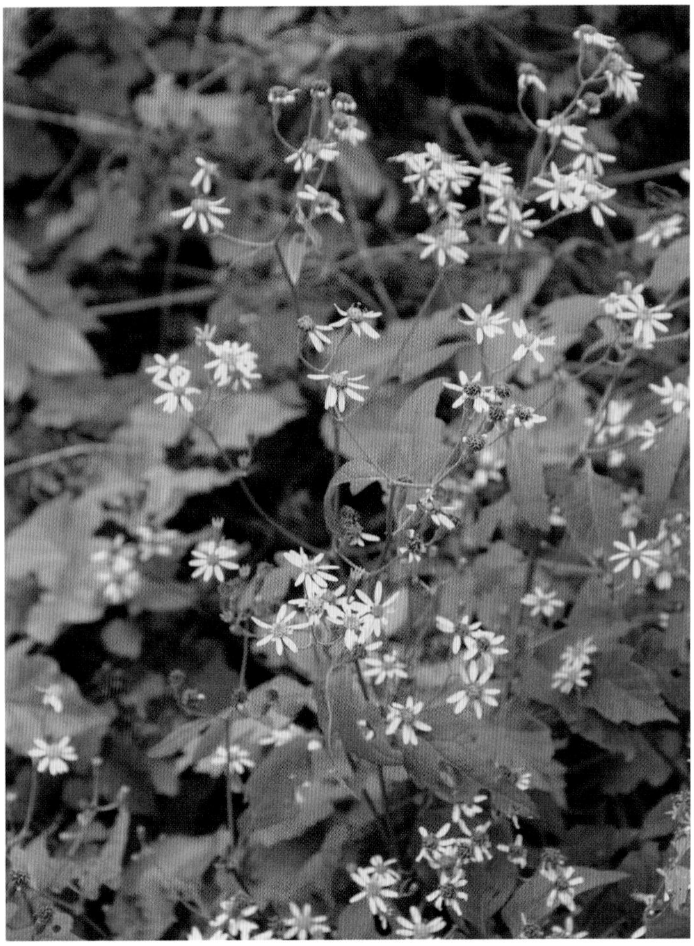

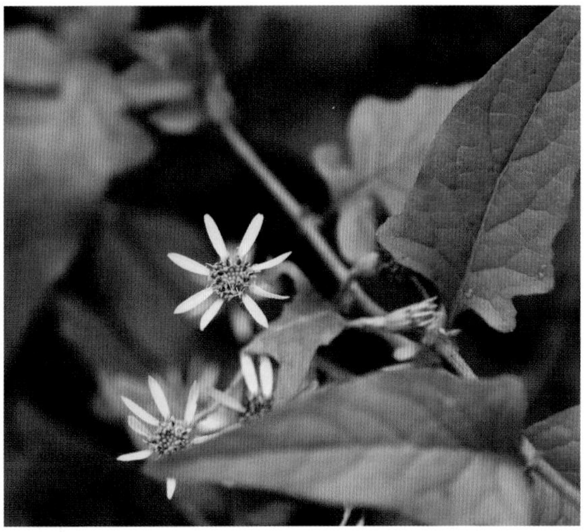

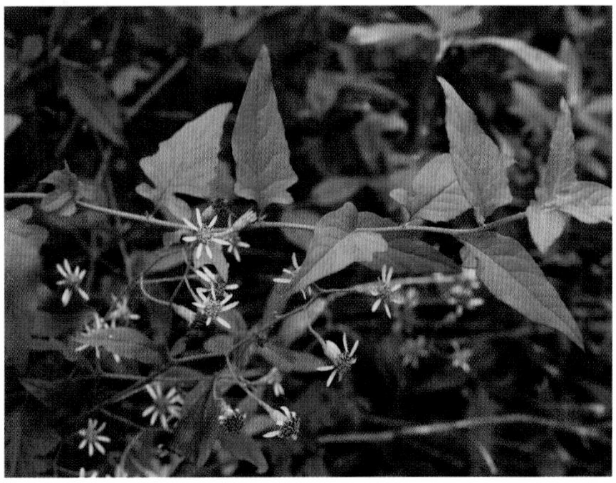

植物形态 多年生草本。茎曲折而多分枝，匍匐状攀缘，具细条棱。叶具柄，叶形多变异，常为卵状披针形至长三角形，顶端长渐尖，基部宽楔形、截形或稀心形。头状花序多数，排成复伞房状或圆锥状花序；总苞杯状，被微柔毛，基部具数枚线形小苞片；总苞片线状披针形；舌状花约8枚，长圆形；管状花多数。瘦果圆柱形，冠毛白色或污白色。

生境分布 生于山坡、沟边、林下及路旁，攀缘于灌木、岩石上或溪边。分布于安徽省淮河流域及其以南地区。

资　源 安徽省千里光药材为野生资源，主产于霍山县、宁国市、潜山市、青阳县、舒城县、铜陵市、含山县、青阳县等地，资源丰富。由于药材市场对千里光药材需求量小，故其年收购量极少。

采收加工 全年均可采收，一般在夏季割取全草，除去杂质，阴干。

药材性状

本品全体长60~100cm，或切成2~3cm长的小段。茎呈细圆柱形，稍弯曲，上部有分枝；表面灰绿色、黄棕色或紫褐色，具纵棱，密被灰白色柔毛；质脆，易折断，断面髓部发达。叶互生，多皱缩破碎，完整叶片展平后呈卵状披针形或长三角形，有时具1~6枚侧裂片，边缘有不规则锯齿，基部戟形或截形，两面有细柔毛。头状花序；总苞钟形；花黄色至棕色，冠毛白色。气微，味苦。

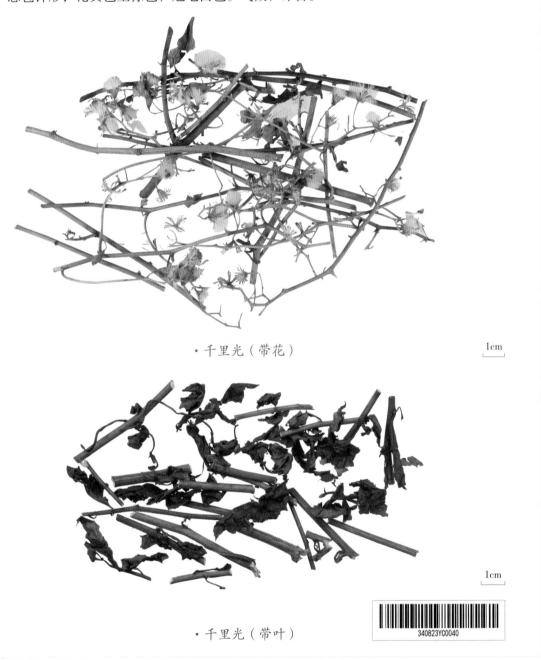

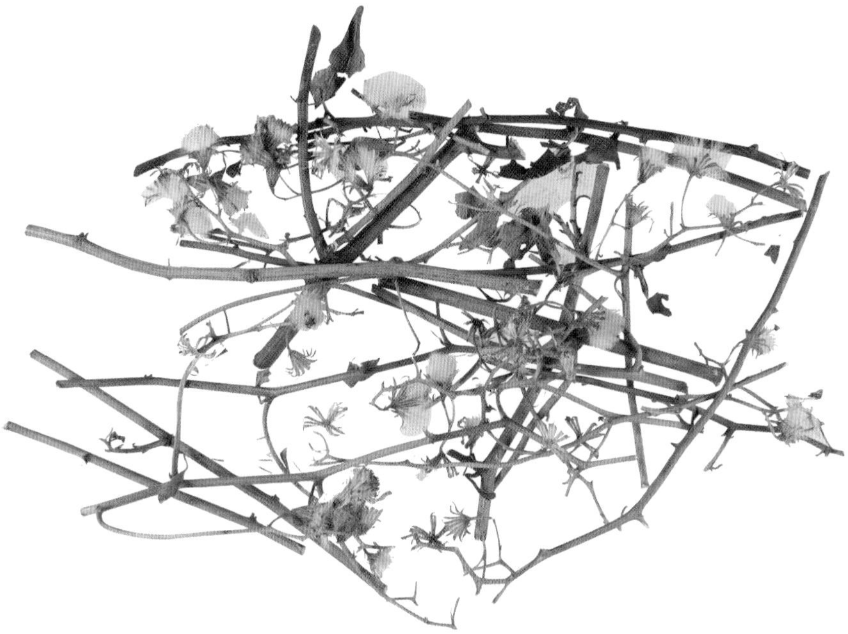

· 千里光（带花）

340823YC0040

· 千里光（带叶）

功效主治

苦，寒。归肺、肝经。清热解毒，明目，利湿。用于痈肿疮毒，感冒发热，目赤肿痛，泄泻痢疾，湿疹。

红　花

Carthamus tinctorius Linn.

中药名　红花（药用部位：花）。

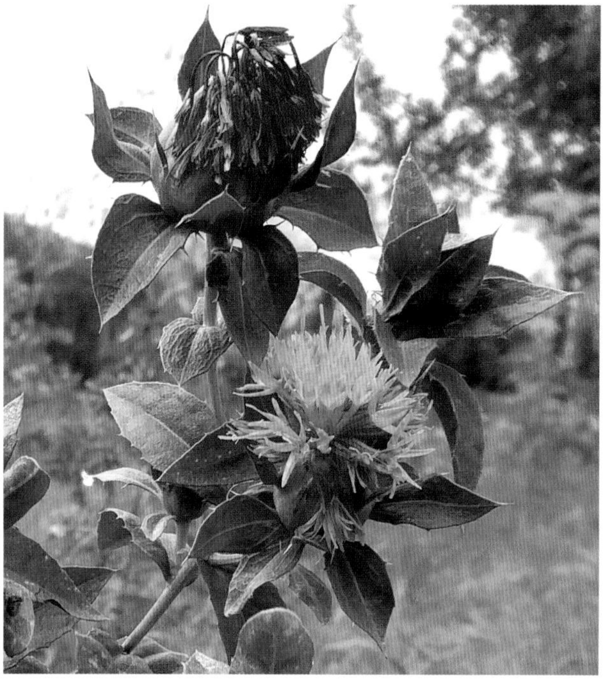

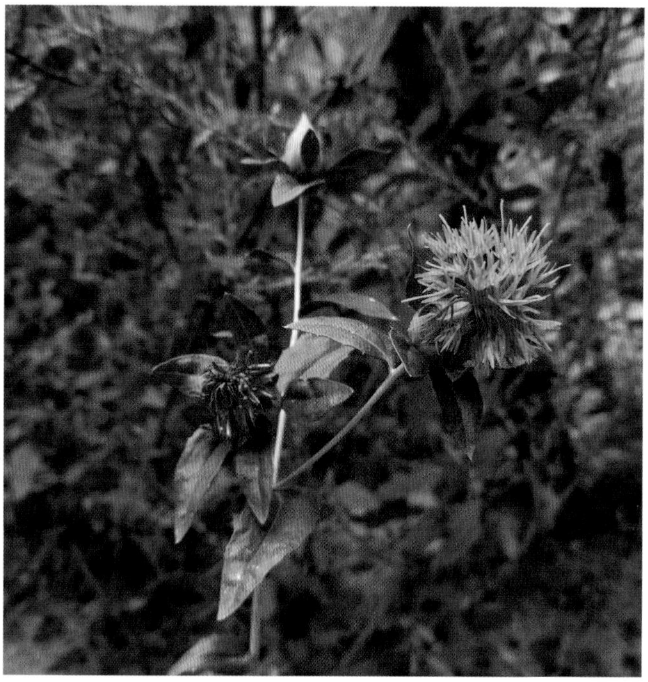

植物形态　一年生草本。茎直立。茎中下部叶披针形或长椭圆形；向上的叶披针形；叶坚硬，革质。头状花序排成伞房花序，为苞叶所围绕，苞片椭圆形或卵状披针形，边缘有针刺或无针刺。总苞卵形。总苞片4层；中内层硬膜质，倒披针状椭圆形至长倒披针形。花冠裂片几达檐部基部。瘦果倒卵形，有4条棱。

生境分布　安徽省各地均有引种栽培。常栽培于排水良好、中等肥沃的沙壤土中，以油沙土、紫色夹沙土最为适宜。

资　　源　安徽省的红花药材均为栽培资源。1962年，安徽省亳州市、阜阳市、宿州市和巢湖市开始引种。1985年达最高收购量80t，据第三次全国中药资源普查统计，1985年，安徽省共有35个县有红花栽种，主要集中于亳州市、宿州市和无为市，其中产量达10t以上的有2个县，其余县产量均为10t以下。1990年，安徽省栽培面积达近2000亩，年产量50多吨。现在均为零星栽培，年产量较小。

采收加工　5~7月间花冠由黄色变红色时，选择晴天早晨露水未干时分批采摘，阴干或晒干。

药材性状

本品为不带子房的管状花，长 1~2cm。表面红黄色或红色。花冠筒细长，先端 5 裂，裂片狭线形；雄蕊 5 枚，花药聚合成管状，黄白色，高出裂片之外；柱头长圆柱形，顶端微分叉。质柔软。具特异香气，味微苦。

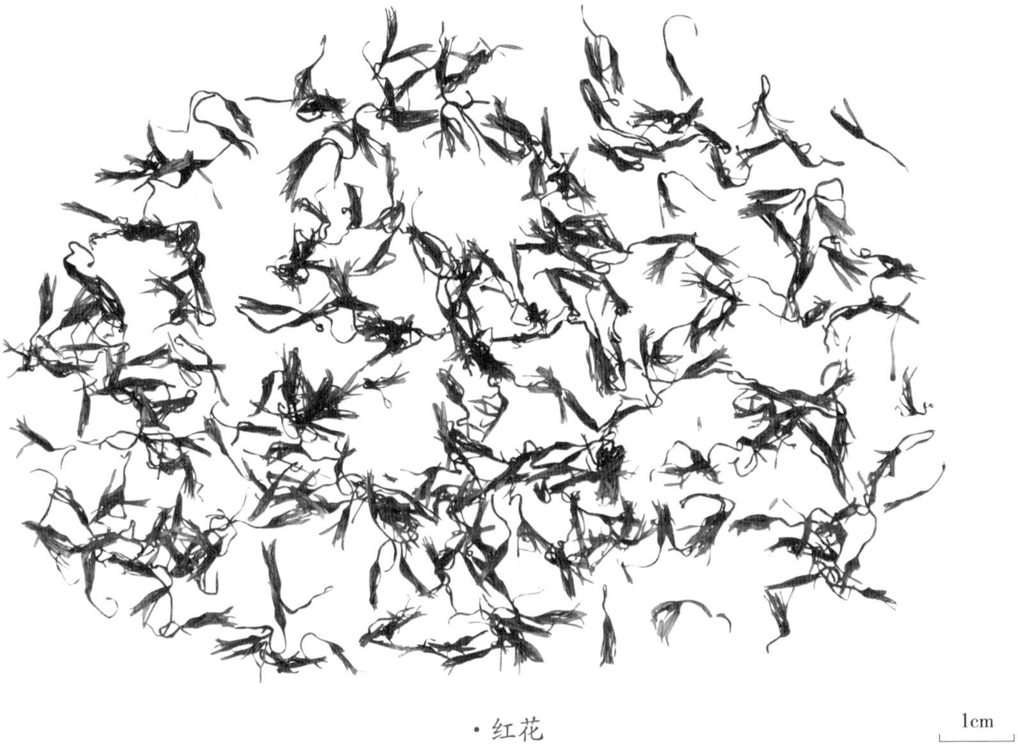

· 红花

功效主治

辛，温。归心、肝经。活血通经，散瘀止痛。用于经闭，痛经，恶露不行，癥瘕痞块，胸痹心痛，瘀滞腹痛，胸胁刺痛，跌扑损伤，疮疡肿痛。

评 述

安徽省红花的栽培历史 红花原名红蓝花，始载于《开宝本草》。《增订伪药条辨》记载："亳州出者，亦名散红花，略次。"民国二十三年（1934 年）《安徽通志稿·物产考》转引《皖政辑要》，曰："今皖地亦有之，以颍州、和州为多。"可见早在民国初，安徽省就有红花分布，且当时已形成一定规模，只是质量略差。

天门冬

Asparagus cochinchinensis (Lour.) Merr.

中药名　天冬（药用部位：块根）。

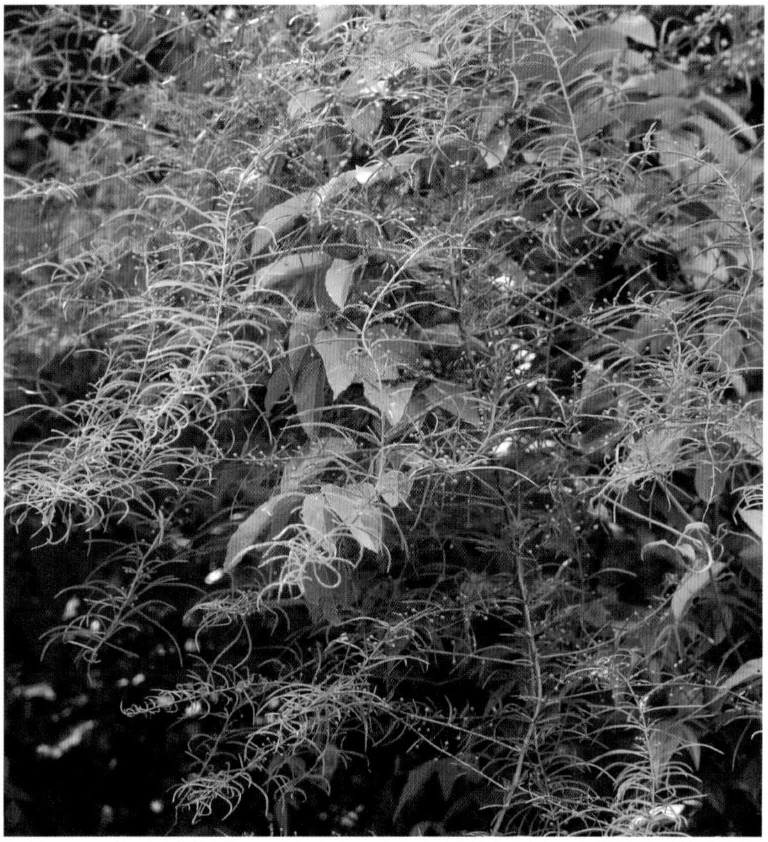

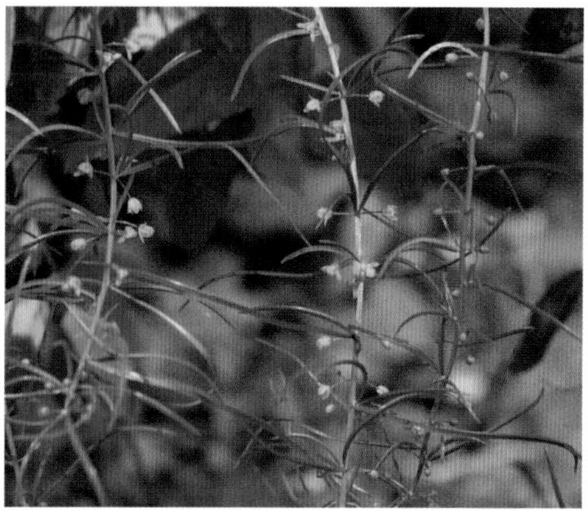

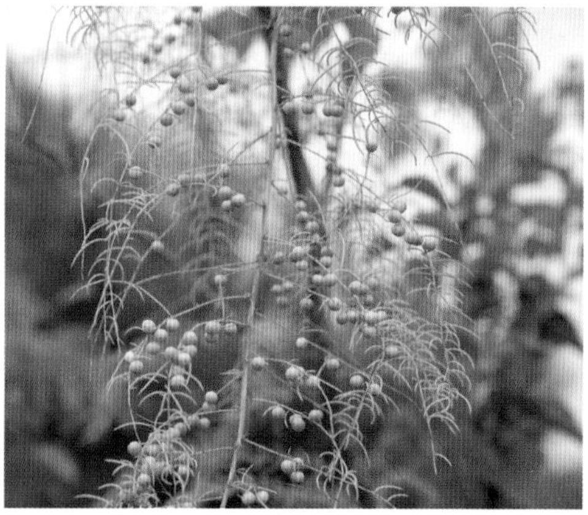

植物形态　多年生攀缘草本。根在中部或近末端呈纺锤状膨大。茎长可达 1~2m，分枝具棱或狭翅。叶状枝通常每 3 枚成簇，扁平或由于中脉龙骨状而略呈锐三棱形，稍镰刀状；茎上的鳞片状叶基部延伸为长硬刺，在分枝上的刺较短或不明显。花通常每 2 朵腋生，单性，雌雄异株。雄花：花被片 6 枚；雄蕊 6 枚，花丝不贴生于花被片上。雌花大小和雄花相似。浆果球形，熟时红色。种子 1 枚。

生境分布　生于山坡、路边、疏林、灌丛中。分布于皖西大别山区、皖南山区及安徽省江淮丘陵地区。

资　　源　安徽省天冬药材野生资源丰富，20 世纪 70 年代安徽省曾发展栽培。据《安徽省医药志》记载，1985 年安徽省天冬分布县有 45 个，主要产地县为青阳县、贵池区、泾县、南陵县和六安市裕安区、舒城县等；其中有 3 个县的收购量为 50t 以上，12 个县的收购量为 10t 以上。

采收加工　秋季采挖块根，洗净泥土，用水煮至透心后捞出，趁热剥去外皮，晒干或烘干。

药材性状

本品呈长纺锤形或圆柱形，稍弯曲，长4~18cm，直径0.5~2cm。表面黄白色或黄棕色，半透明，有深浅不等的纵沟及细皱纹。质坚韧或柔润，断面黄白色，角质样，有黏性，皮部宽，中柱明显。气微，味甘、微苦。

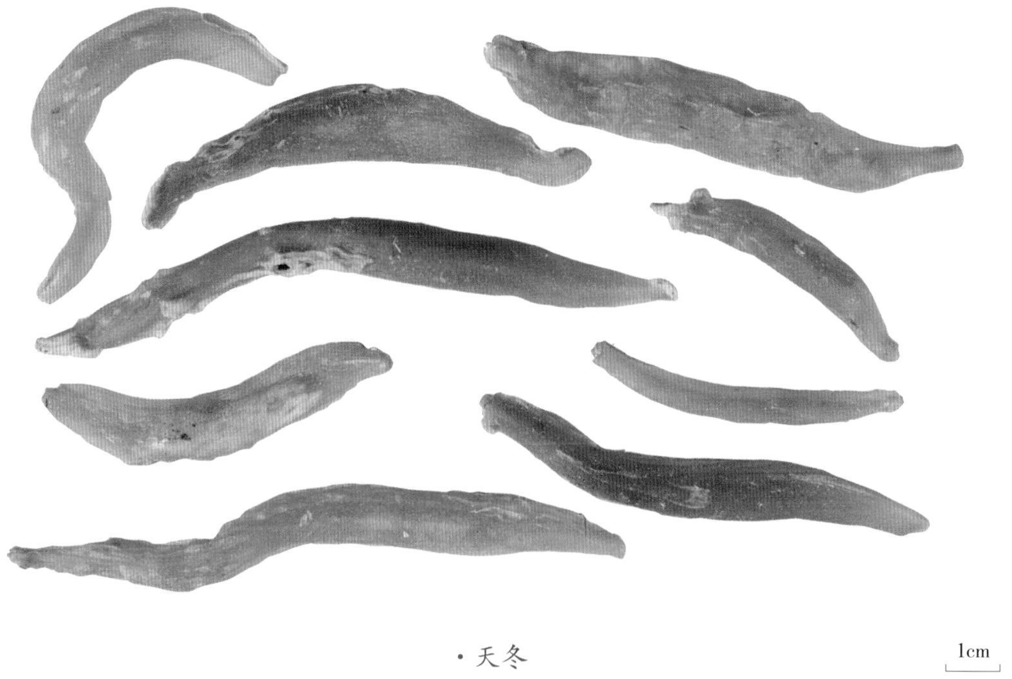

• 天冬

功效主治

甘、苦，寒。归肺、肾、胃经。养阴润燥，清肺生津。用于肺燥干咳，顿咳痰黏，腰膝酸痛，骨蒸潮热，内热消渴，热病津伤，咽干口渴，肠燥便秘。

评 述

天门冬易混淆品 据《安徽植物志》记载，安徽省天门冬属植物有4种。其中，羊齿天门冬 *Asparagus filicinus* Ham. ex D. Don 的块根常被误采误挖，混充天门冬。但是，该植物块根在加工过程中难以剥去外皮，常带外皮销售，可供区别。

知　母

Anemarrhena asphodeloides Bunge

中药名　知母（药用部位：根状茎）。

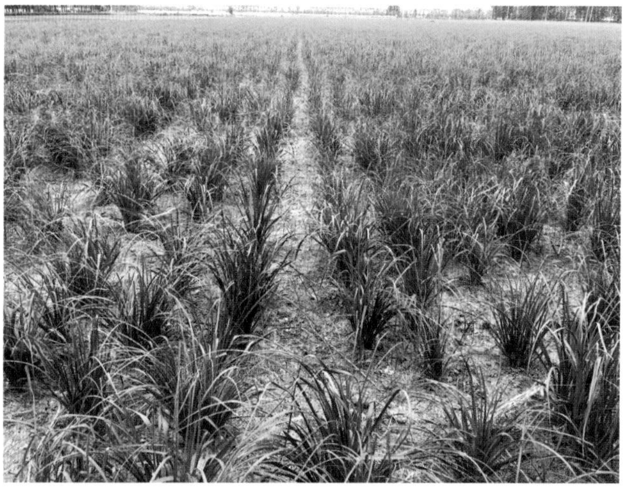
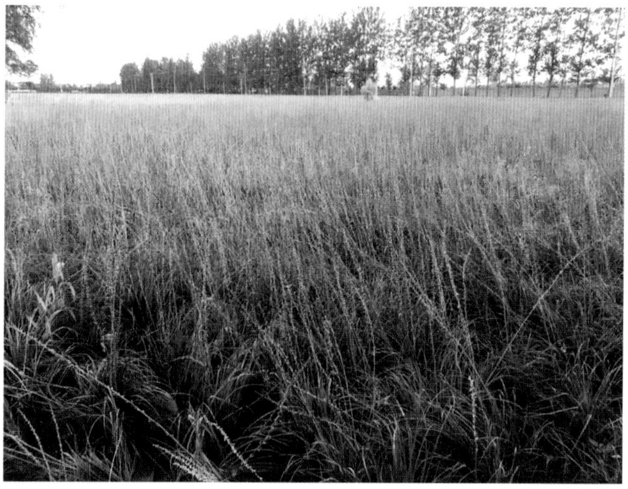
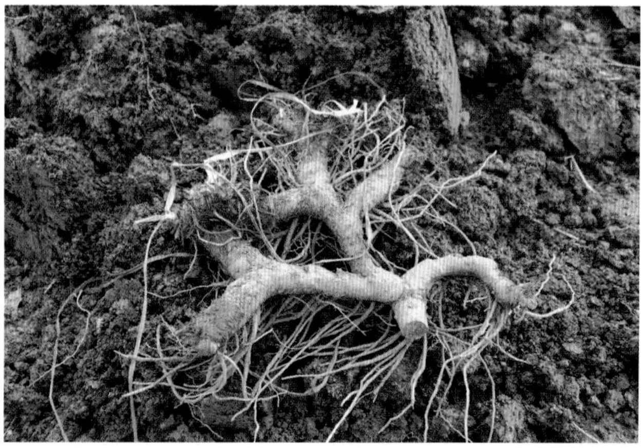
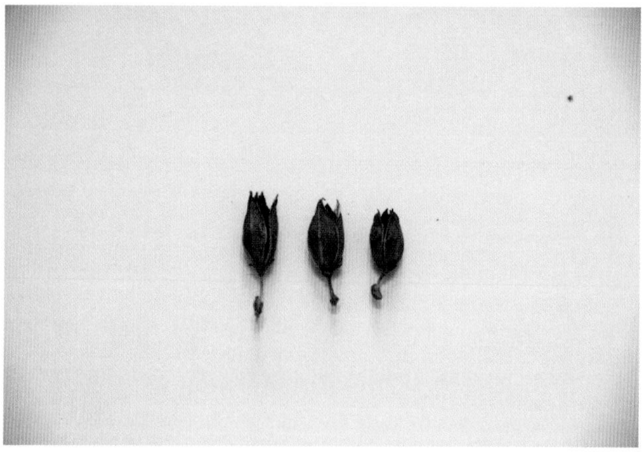

植物形态　多年生草本。根状茎横走，粗壮，密被许多黄褐色纤维状残叶基，下面生有多数肉质须根。叶基生，线性，先端渐尖，近丝状，基部渐宽，呈鞘状，具多条平行脉，中脉不明显。花葶生于叶丛中或侧生，直立；花 2~3 朵簇生，总状花序；苞片小，卵形或卵圆形；花被片 6 枚，宿存；雄蕊 3 枚；子房 3 室。蒴果圆卵形。种子具 3~4 枚窄翅。

生境分布　生于山坡、草地或路旁较干燥或向阳的地方。主要栽培于安徽省淮河以北的淮北市、亳州市、阜阳市等地，其中亳州市谯城区一带种植面积最大。

资　源　安徽省知母药材均为栽培资源，主产于安徽省淮河以北，种植规模较小。

采收加工　春、秋二季采挖，除去枯叶和须根，抖掉泥土，晒干或烘干为“毛知母”；趁鲜剥去外皮，晒干为“知母肉”。

药材性状

毛知母 本品呈扁圆长条形，微弯曲，偶有分枝，长 3~15cm，直径 0.8~1.5cm。顶端有浅黄色的茎叶残痕，习称“金包头”；表面黄色至棕色，上面有一凹沟，具紧密排列的环状节，节上密生黄棕色的残存叶基；下面略凸起，有纵皱纹及凹点状根痕。质坚脆，易折断。断面黄白色，颗粒状。气微，味微甜、略苦，嚼之带黏性。

知母肉 本品外皮大部分已除去，表面黄白色或淡黄棕色，有扭曲的纵沟。有的残留少数毛须状叶基及凹点状根痕。

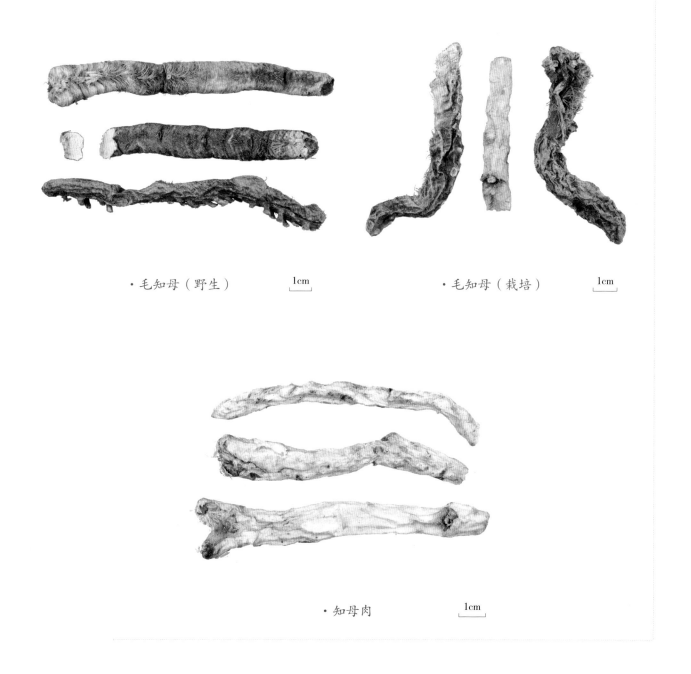

· 毛知母（野生） 1cm

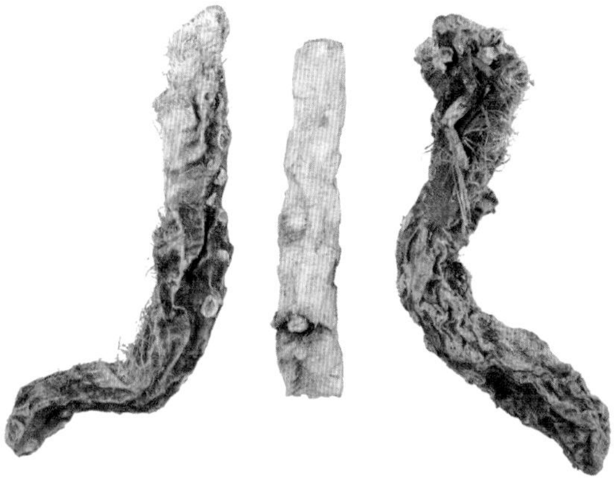

· 毛知母（栽培） 1cm

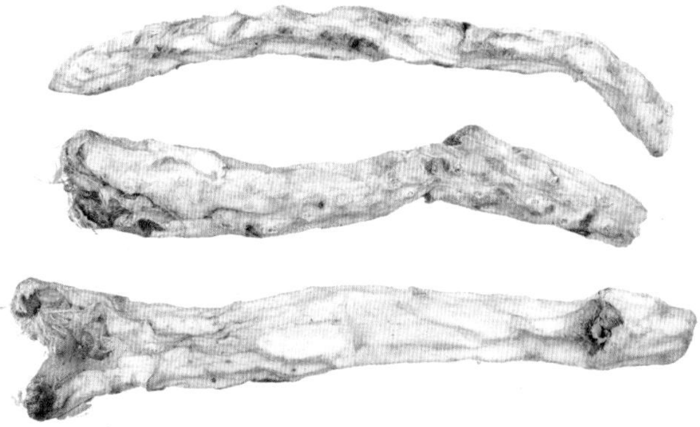

· 知母肉 1cm

功效主治

苦、甘，寒。归肺、胃、肾经。清热泻火，滋阴润燥。用于外感热病，高热烦渴，肺热燥咳，骨蒸潮热，内热消渴，肠燥便秘。

多花黄精

Polygonatum cyrtonema Hua

中药名 黄精（药用部位：根状茎）。

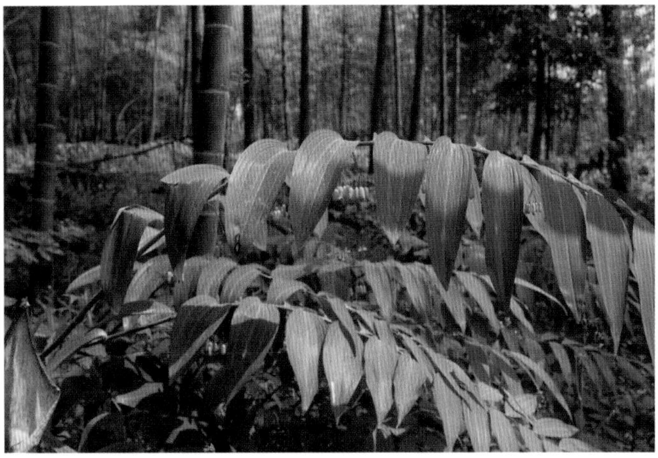
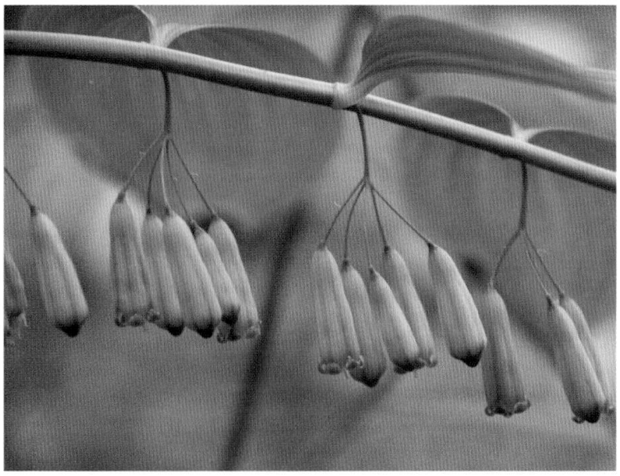
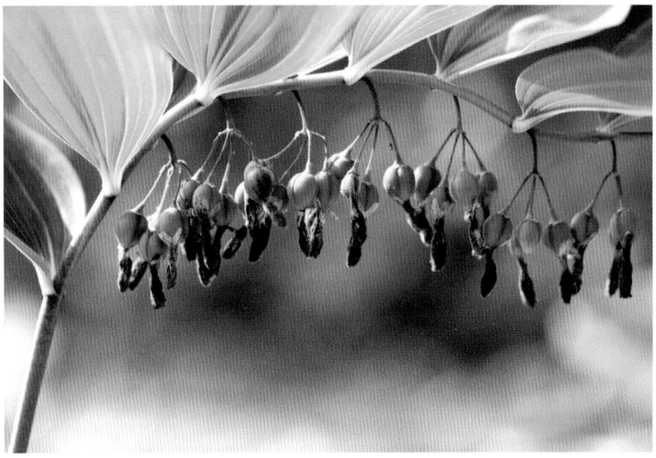
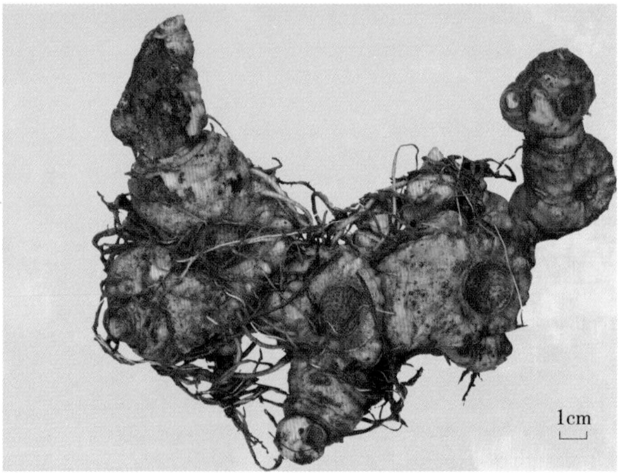

植物形态 多年生草本。根状茎肥厚。叶互生，椭圆形、卵状披针形至矩圆状披针形。伞形花序；苞片微小，位于花梗中部以下，或不存在；花被黄绿色；花丝两侧扁或稍扁，具乳头状突起至具短绵毛，顶端稍膨大乃至具囊状突起；子房长 3~6mm，花柱长 12~15mm。浆果黑色，具种子 3~9 枚。

生境分布 生于林缘、山坡灌丛、竹林或山坳阴湿的溪水边的腐土碎石中。分布于皖西大别山区、皖南山区及江淮丘陵地区。

资　　源 多花黄精的根状茎为黄精药材的来源之一。安徽省野生资源比较丰富。近年来，由于黄精药材被过度采挖，野生资源迅速减少，金寨县、青阳县、石台县、池州市等地开始大面积栽培。

采收加工 野生品于春、秋二季采挖，栽培品于栽后 3~4 年秋季地上部分枯萎后采收，挖出根状茎，除去须根，洗净，置沸水中略烫或蒸至透心后取出，晾晒，边晒边揉至全干。

药材性状

本品根状茎横生，肉质肥厚，通常稍带结节状或连珠状，结节左右相对分歧，呈不规则块状，药材常形如姜块，分枝少而短粗，长 3~18cm，宽 2~4cm，厚 1~2.5cm，表面粗糙，有明显疣状突起的须根痕，茎痕呈凹陷的圆盘状。节明显呈隆起的环纹，节间长短不等，近茎基及芽痕处较密。质坚硬，未全干者较柔韧，折断面淡棕色，稍带角质。气微，味微甜，有黏性。以块大、肥厚、柔润、色黄、断面角质透明者为佳。

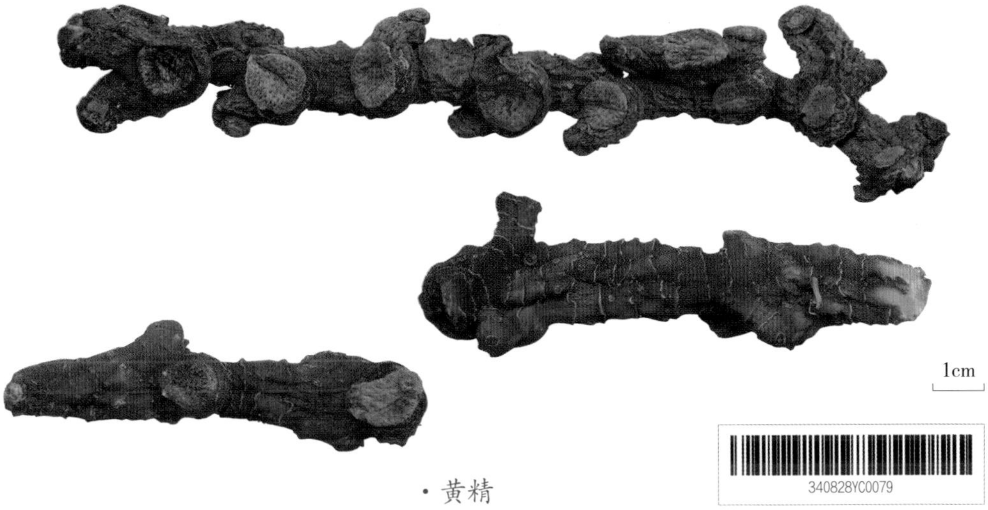

· 黄精

功效主治 甘，平。归脾、肺、肾经。补气养阴，健脾，润肺，益肾。用于脾胃气虚，体倦乏力，胃阴不足，口干食少，肺虚燥咳，劳嗽咳血，精血不足，腰膝酸软，须发早白，内热消渴。

评 述

1. 安徽多花黄精的历史 民国时期（1932 年）《本草正义》记载：“今产于徽州，徽州人常以为馈赠之品。”安徽中医药大学团队实地调查了皖南地区的黄山市太平区、休宁县及宣城市宁国市等地，该地区有 3 种黄精属植物作药材黄精流通，其中多花黄精的资源量最大，约占 80%；长梗黄精的资源量约占 19%；湖北黄精的资源量不足 1%。由此可推断民国时期药用主流为多花黄精。

2. 黄精的品种 2015 年版《中国药典》收载黄精来源于黄精 *Polygonatum sibiricum* Red.、多花黄精 *Polygonatum cytonema* Hua 与滇黄精 *Polygonatum kingianum* Coll. et Hemsl.。安徽分布有黄精和多花黄精，其中多花黄精的资源量多于黄精。据调查，安徽省分布的其他黄精属植物（除玉竹外）也常混入采收，作黄精流通使用，如长梗黄精 *Polygonatum filipes* Merr.、距药黄精 *Polygonatum franchetii* Hua 和湖北黄精 *Polygonatum zanlanscianense* Pamp. 等。

3. 多花黄精的生长 多花黄精根状茎有单歧生长和二歧生长 2 种生长方式，因此多花黄精野生居群中既有单株生长，也可见群集状态。

黄 精

Polygonatum sibiricum Red.

中药名　黄精（药用部位：根状茎）。

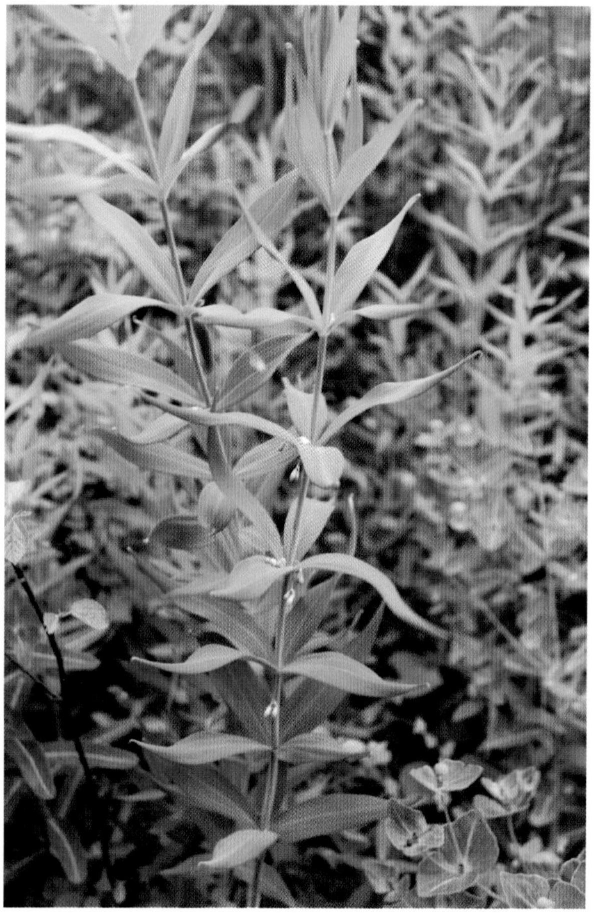

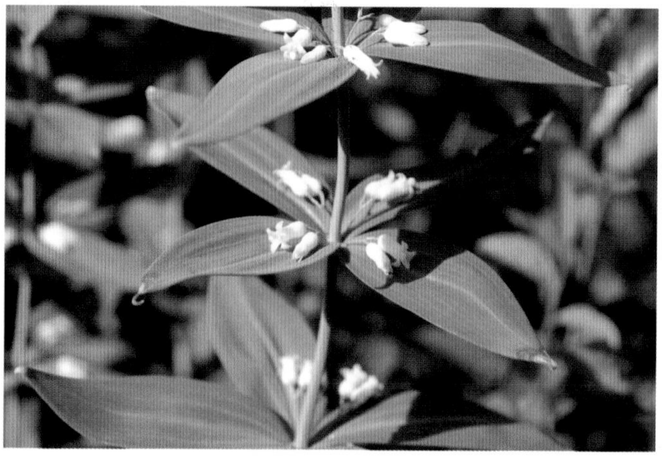

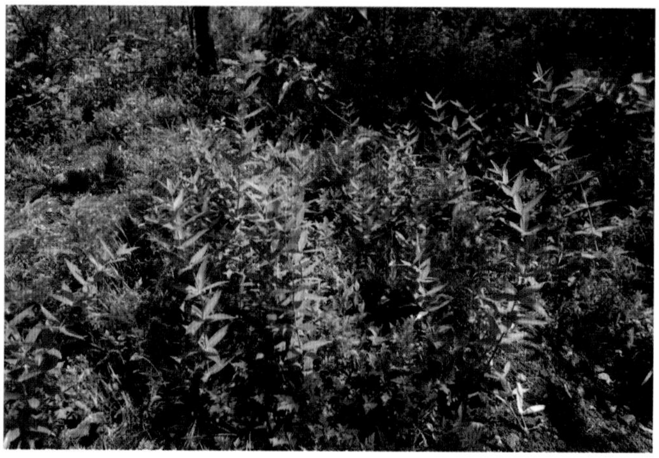

植物形态　多年生草本。根状茎横走，肥大肉质，黄白色，圆柱状，由于结节膨大，因此“节间”一头粗、一头细，其形状像鸡头，故其药材被称为“鸡头黄精”；茎直立，圆柱形。叶通常4~5枚轮生；叶片线状披针形至线形，先端卷曲或弯曲成钩状。花腋生，下垂，着生花2朵；花被筒状，白色，先端6齿裂，带绿白色；雄蕊6枚；雌蕊1枚。浆果球形。

生境分布　生于山地林下有碎石腐土的灌丛或山坡的半阴处。分布于安徽省江淮丘陵地区、皖西大别山区及皖南山区。

资　　源　安徽省黄精药材多以野生为主，主产于安徽东部丘陵的滁州市、和县、含山县等地，资源稀少，皖西大别山区及皖南山区仅有零星分布，各地均作为黄精药材采挖和收购，供应量较少。

采收加工　春、秋二季采挖，挖出根状茎，除去须根，洗净，置沸水中略烫或蒸至透心后取出，晒干。

药材性状

本品呈结节块状。一端粗，类圆盘状，另端渐细，圆柱状，形似鸡头。粗端长 2.5~11cm，直径 1~2cm，常有短分枝，上面茎痕明显，圆形，微凹，直径 2~3mm，周围隐约可见环节；细端长 2.5~4cm，直径 5~10mm，环节明显，节间距 5~15mm，有较多须根或须根痕。表面黄棕色，有的半透明，具皱纹；圆柱形处有纵行纹理。质硬脆或稍柔韧，易折断，断面黄白色，颗粒状，有众多黄棕色维管束小点。气微，味微甜，嚼之有黏性。

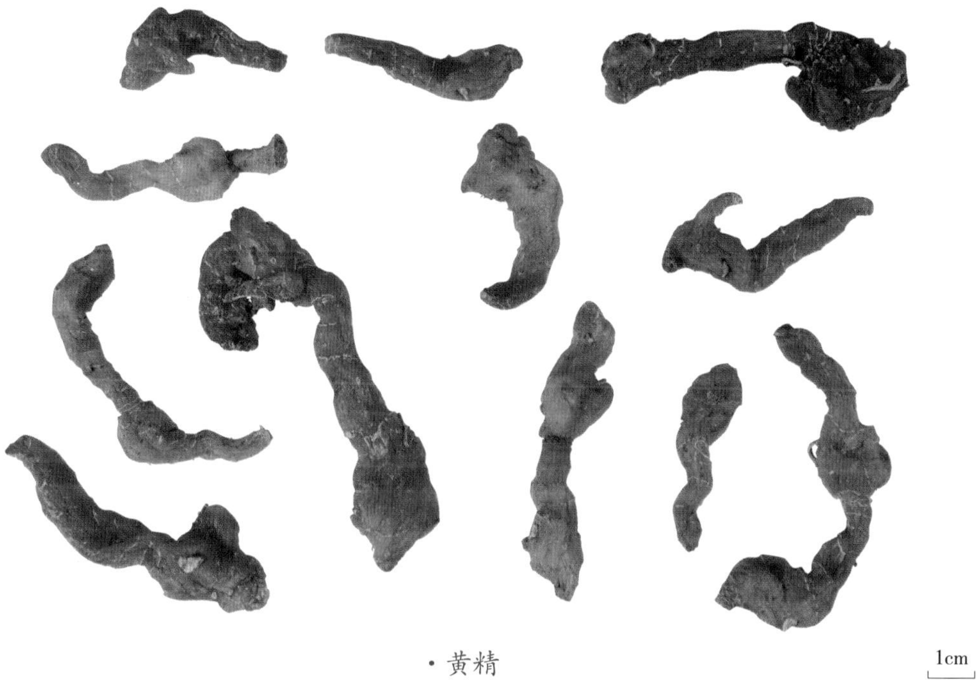

· 黄精

功效主治

甘，平。归脾、肺、肾经。补气养阴，健脾，润肺，益肾。用于脾胃气虚，体倦乏力，胃阴不足，口干食少，肺虚燥咳，劳嗽咳血，精血不足，腰膝酸软，须发早白，内热消渴。

评 述

1. 黄精的本草历史 安徽省滁州市所产植物黄精在宋代《本草图经》已有记载。元明医家均推崇。《本草正义》（1932 年）记载：“徽州人常以为馈赠之品。”《安徽通志稿·物产考》（1934 年）记载：“此物黄山产者最佳。”可见，安徽产黄精品质优良，入药历史悠久。

2. 黄精的资源利用 中药黄精是一味药食两用的大宗药材，因其口味甘甜，药效明显而得到广泛应用，近年来还将其研发为美容产品的添加剂。安徽所产的黄精自宋代即有记载。而面对广泛的应用前景，目前很多地区黄精野生资源锐减，虽然已开展大规模栽培，但野生资源仍应予以保护。

玉 竹

Polygonatum odoratum (Mill.) Druce

中药名 玉竹（药用部位：根状茎）。

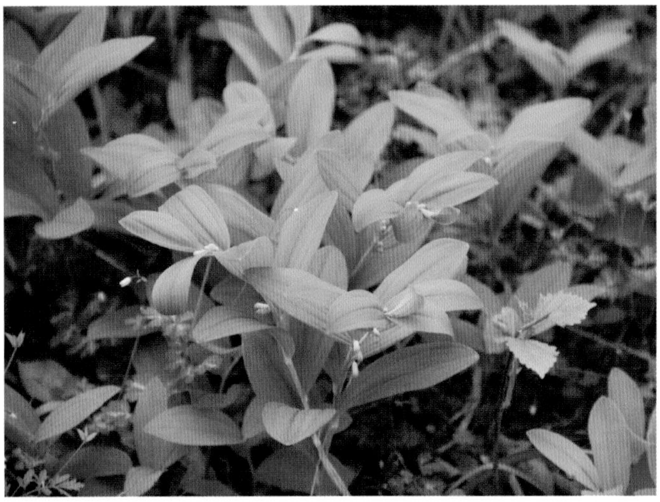
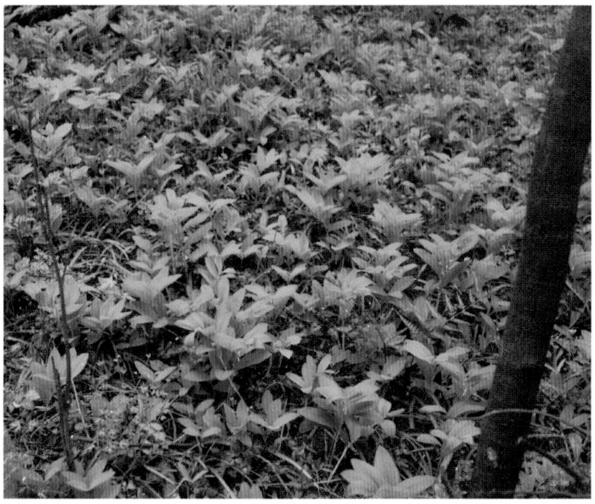
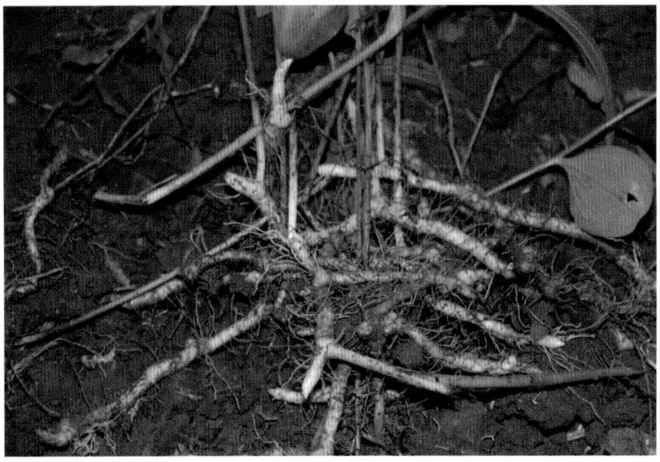
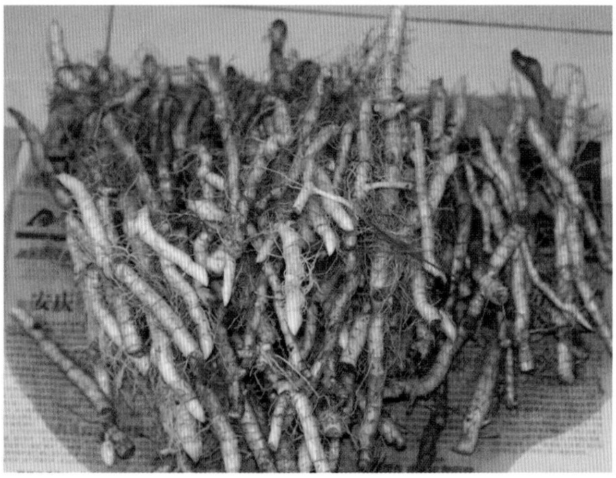

植物形态 多年生草本。地下根状茎横走，黄白色，密生多数细小的须根；茎单一，向一边倾斜，光滑无毛，具棱，具小叶 7~12 枚。叶互生；叶片略带革质，椭圆形或狭椭圆形，罕为长圆形。花腋生，着生花 1~2 朵；花被筒状；雄蕊 6 枚；子房上位，具细长花柱。浆果球形。

生境分布 多生于林缘、山坡灌丛、草地等阳光充足的腐土碎石中。分布于皖东丘陵及沿江丘陵、皖西大别山区及皖南山区。

资　　源 安徽省玉竹药材的野生资源较为丰富，主产于皖东丘陵、皖西大别山区及皖南山区，但各地收购量较少。玉竹在安徽适宜种植，少数地方进行野生变家种试验，但未形成规模和产量，现今玉竹药材的收购主要为野生品。

采收加工 春、秋二季采挖，除去须根，洗净，置沸水中略烫或蒸至透心后取出，晾晒，边晒边揉至全干。

药材性状

本品呈长圆柱形，略扁，多分枝，长4~18cm，直径0.3~1.6cm。表面黄白色或淡黄棕色，半透明，具纵皱纹及微隆起的环节，有白色圆点状的须根痕和圆盘状茎痕。质硬而脆或稍软，易折断，断面角质样或显颗粒性。气微，味甘，嚼之发黏。

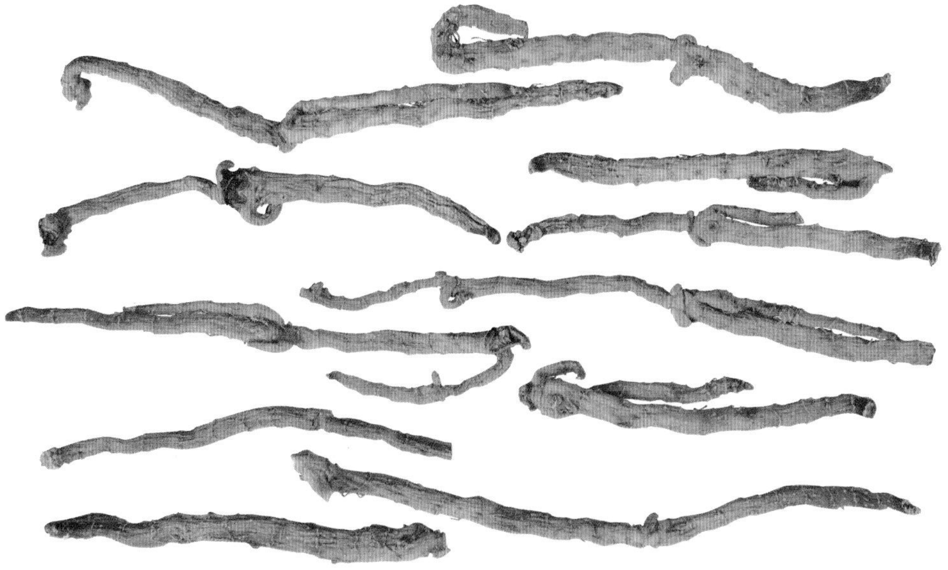

• 玉竹

功效主治 甘，微寒。归肺、胃经。养阴润燥，生津止渴。用于肺胃阴伤，燥热咳嗽，咽干口渴，内热消渴。

评 述

1. 玉竹的本草历史 玉竹以“女萎”之名始载于《神农本草经》，被列为上品。安徽产玉竹最早记载于宋代《本草图经》，曰：“今滁州（今安徽滁州）、舒州（今安徽潜山）及汉中（今陕西汉中）皆有之。叶狭而长，表白里青，亦类黄精。茎秆强直，似竹箭杆，有节。根黄多须，大如指，长一二尺。或云可啖。三月开青花，结圆实。”并附有“舒州萎蕤”“滁州萎蕤”图。书中的文字描述和附图与现今的植物玉竹相一致。此后明代《救荒本草》《本草品汇精要》《本草蒙荃》等多部本草均记载安徽滁州和舒州等地产玉竹。《药物出产辨》（1959年）记载安徽安庆、铜陵、南陵所产玉竹称“安玉竹”。由此可见，安徽的玉竹资源丰富，其质量被历代临床医家所认可。

2. 玉竹的资源利用 玉竹是一味滋阴生津的良药。因其口感甘甜，也可作为食材。根据临床医家观察，其可久服而不伤脾胃。在南方地区常作为煲汤的原料，风靡全国的沙县小吃中就有一道传统菜肴——“玉竹老鸭汤”。安徽省玉竹资源丰富，除药用外，还可以对其进行进一步的食品研发拓展。

菝 葜

Smilax china L.

中药名 菝葜（药用部位：根状茎）。

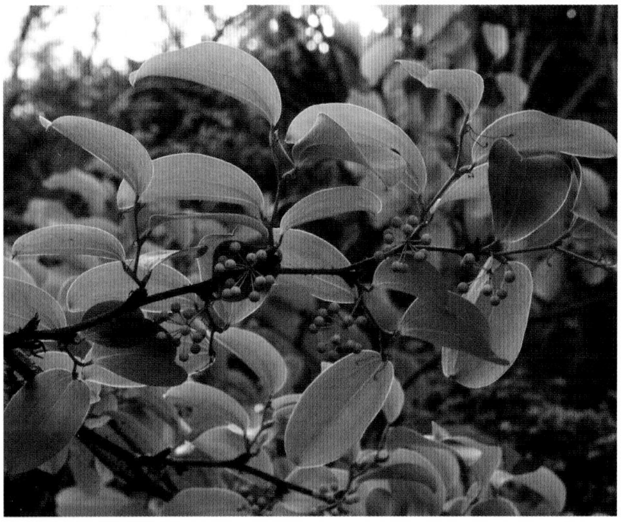
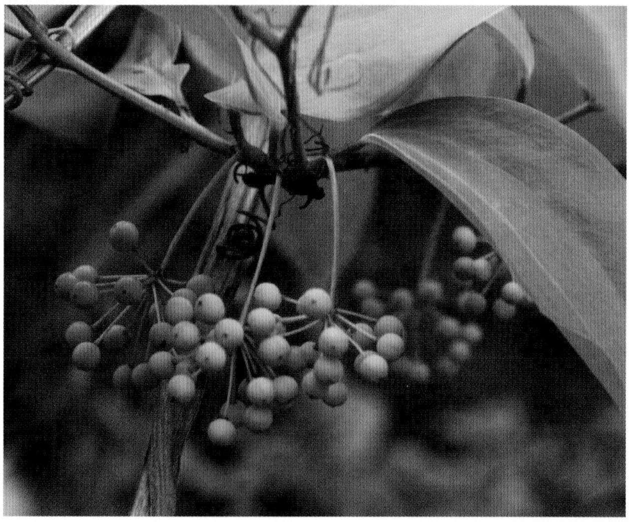
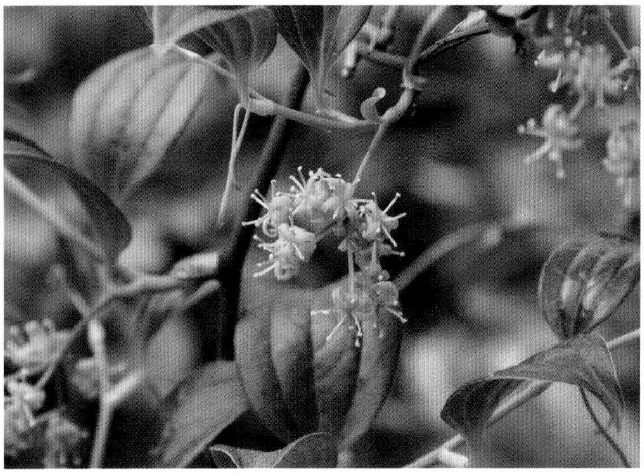
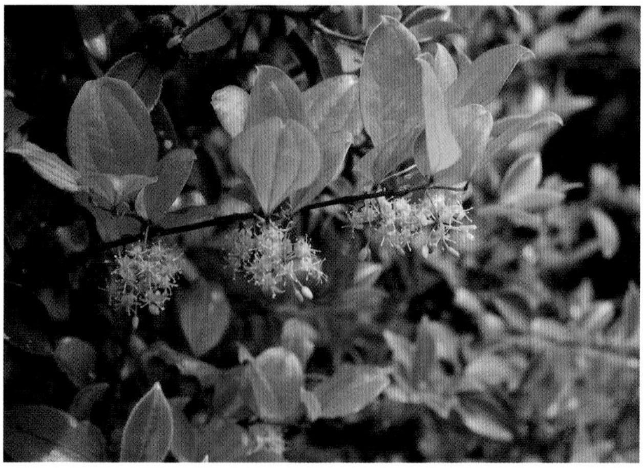

植物形态 攀缘灌木。根状茎横走，肥厚质硬，为不规则的块状；茎疏生刺。叶薄革质或坚纸质，圆形、卵形或其他形状；叶柄具宽鞘，有托叶卷须。花单性，雌雄异株；伞形花序，腋生；雌花与雄花大小相似，有6枚退化雄蕊，子房上位，柱头3裂，稍反曲。浆果熟时红色，有粉霜。

生境分布 生于山坡林下、灌丛中、路旁、河谷或山坡上。分布于安徽省各地的山区、丘陵地区。

资　源 安徽省菝葜药材野生资源丰富，蕴藏量较大，常年收购。

采收加工 初春或秋末采挖，除去须根，洗净，晒干，或趁鲜切片，干燥。

药材性状

本品为不规则块状或弯曲扁柱形，有结节状隆起，长 10~20cm，直径 2~4cm。表面黄棕色或紫棕色，具圆锥状突起的茎基痕，并残留坚硬的刺状须根残基或细根。质坚硬，难折断，断面呈棕黄色或红棕色，纤维性，可见点状维管束和多数小亮点。切片呈不规则形，厚 0.3~1cm，边缘不整齐，切面粗纤维性；质硬，折断时有粉尘飞扬。气微，味微苦、涩。

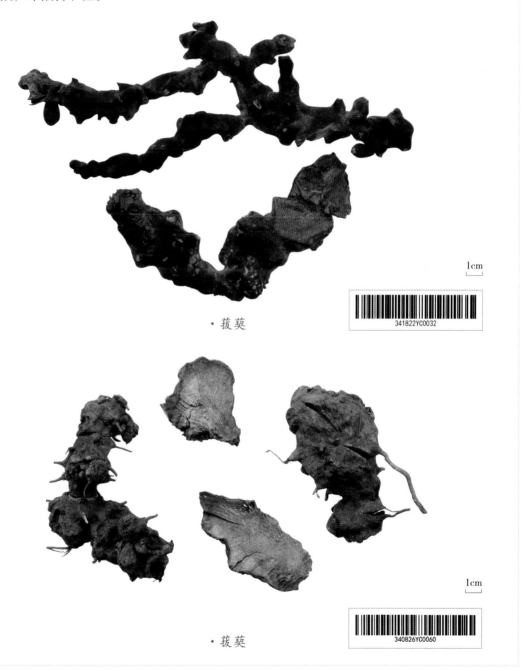

1cm

341822YC0032

· 菝葜

1cm

340826YC0060

· 菝葜

功效主治

微苦、涩，平。归肝、肾经。利湿去浊，祛风除痹，解毒散瘀。用于小便淋浊，带下量多，风湿痹痛，疔疮痈肿。

华重楼

Paris polyphylla Smith var. *chinensis* (Franch.) Hara

中药名　重楼（药用部位：根状茎）。

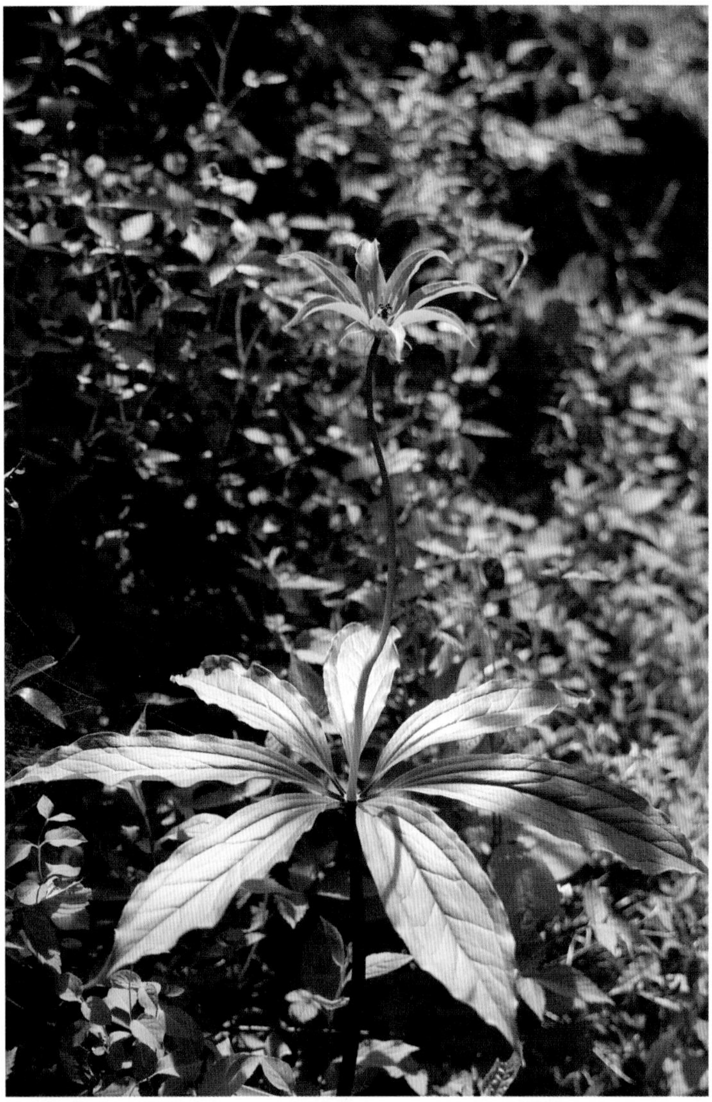

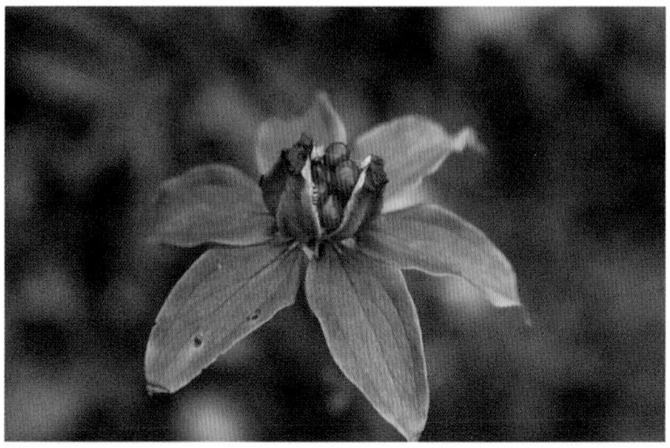

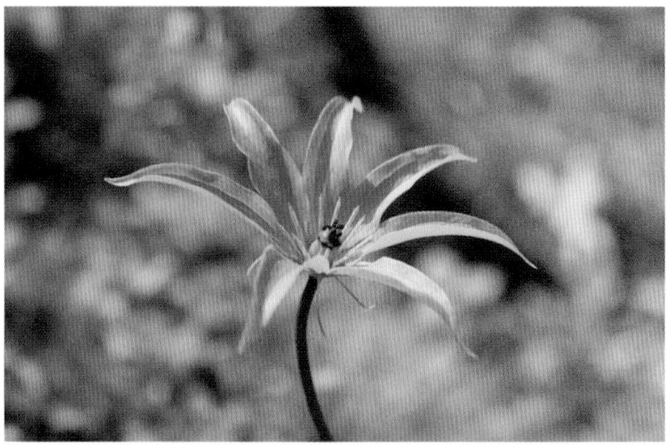

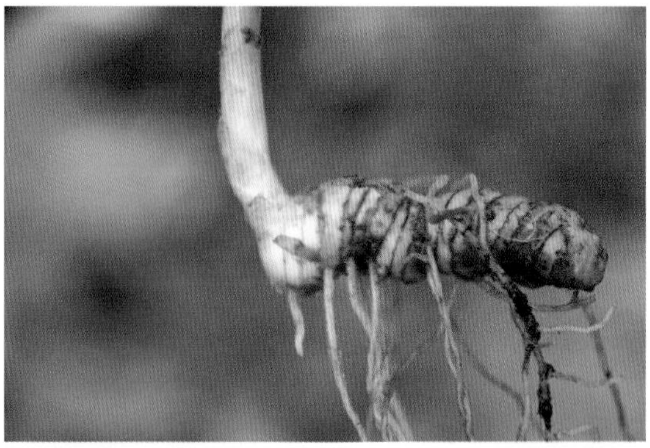

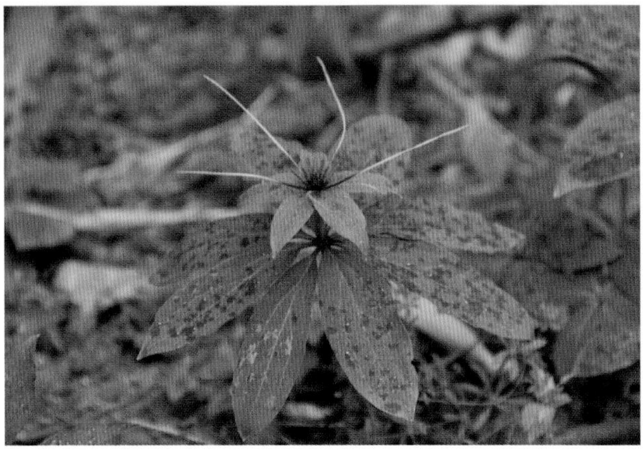

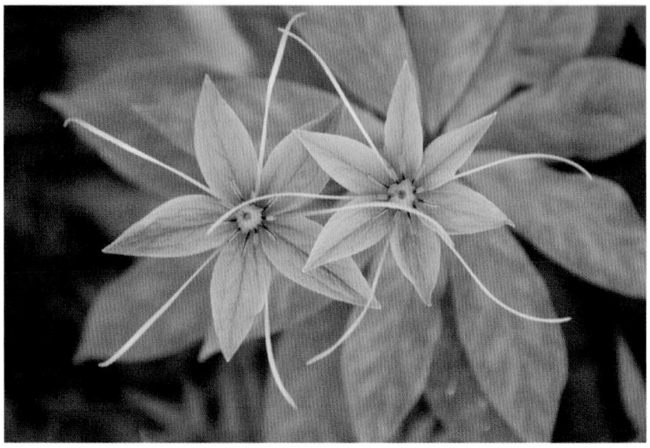

植物形态 多年生草本，根状茎粗厚，外面棕褐色，密生多数环节和许多须根。叶 5~8 枚轮生，倒卵状披针形，基部通常楔形。外轮花被片绿色，3~6 枚，狭卵状披针形；内轮花被片狭条形，通常中部以上变宽；雄蕊 8~10 枚；子房近球形。蒴果紫色。种子多数，具鲜红色且多浆汁的外种皮。

生境分布 生于海拔 800m 以上的溪谷沟边、草丛中、林下阴湿处。分布于皖西大别山区和皖南山区。

资　源 华重楼为安徽省重楼药材的基原之一，为野生资源。野生华重楼对生长环境要求比较严格，需要土层肥厚、阴湿林下环境。安徽省野生资源稀少，各地收购量较小。近年来，由于重楼药材需求量急剧增加，山区重楼野生资源遭到毁坏性的采挖，造成野生重楼濒临灭绝的境地。安徽省舒城县、金寨县、岳西县等地有少量栽培，但没有形成产量。

采收加工 秋季采挖，除去须根，洗净，晒干。

药材性状

本品呈结节状扁圆柱形，略弯曲，长 5~12cm，直径 1.0~4.5cm。表面黄棕色或灰棕色，外皮脱落处呈白色；密具层状突起的粗环纹，一面结节明显，结节上具椭圆形凹陷茎痕，另一面有疏生的须根或须根痕。顶端具鳞叶和茎的残基。质坚实，断面平坦，白色至浅棕色，粉性或角质。气微，味微苦、麻。

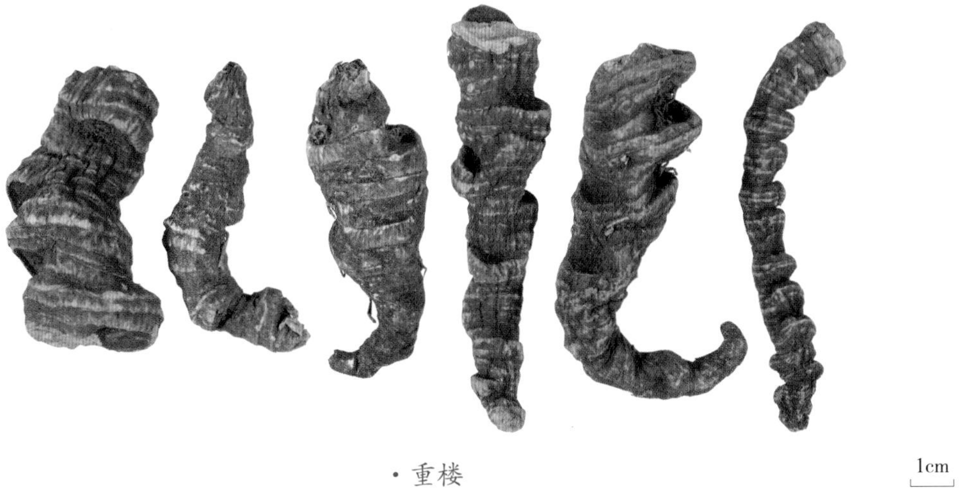

· 重楼

功效主治 苦，微寒。有小毒。归肝经。清热解毒，消肿止痛，凉肝定惊。用于疔疮痈肿，咽喉肿痛，蛇虫咬伤，跌扑伤痛，惊风抽搐。

评　述

重楼的资源保护建议 目前安徽省重楼主要为野生资源，仅有零星的栽培，并且绝大多数都是由野生小苗移栽。由于环境的破坏以及掠夺式采挖，重楼属植物在野外已十分稀少。因此应加强对重楼属植物野生资源的保护，防止滥采滥收。同时加强引种驯化栽培研究，在适宜地区发展人工栽培，减少对野生资源的依赖。

卷 丹

Lilium lancifolium Thunb.

中药名 百合（药用部位：鳞叶）。

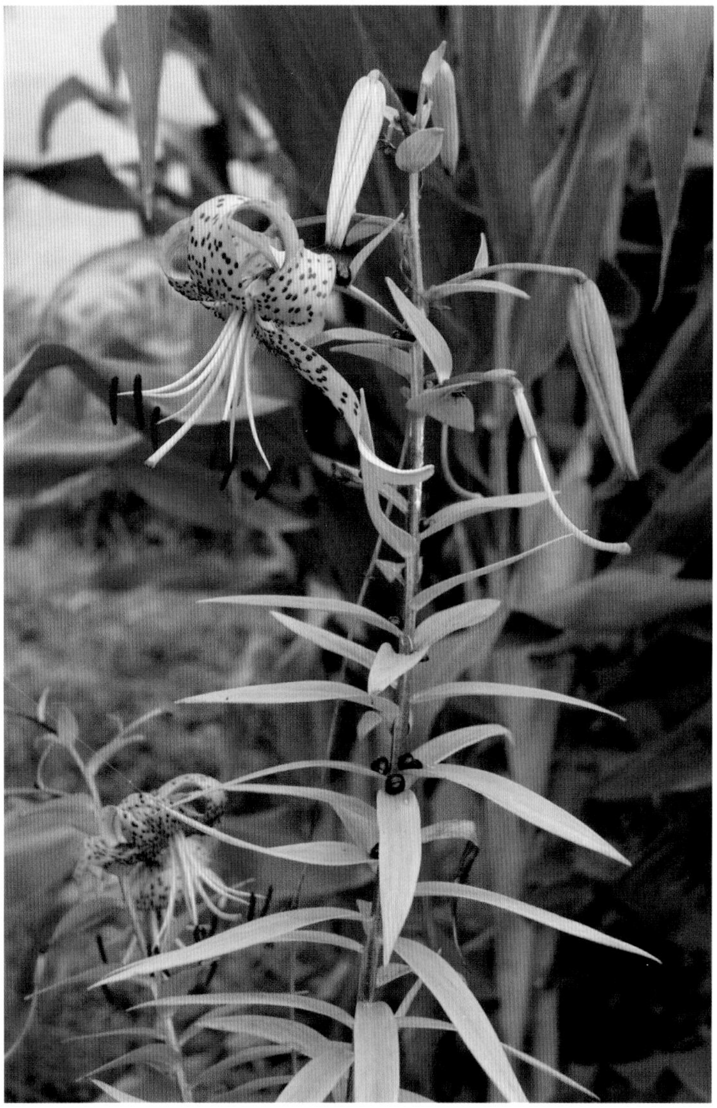
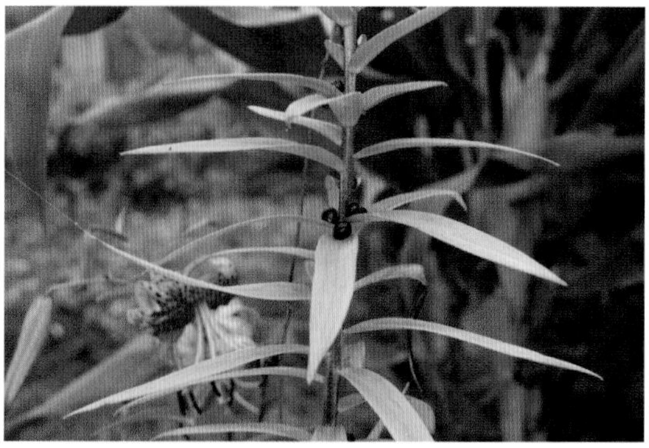
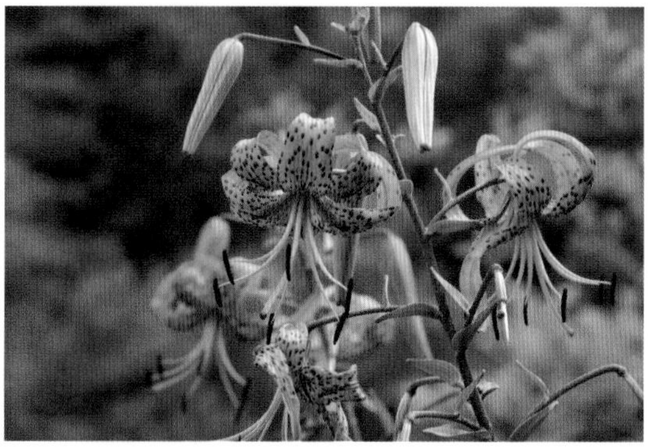
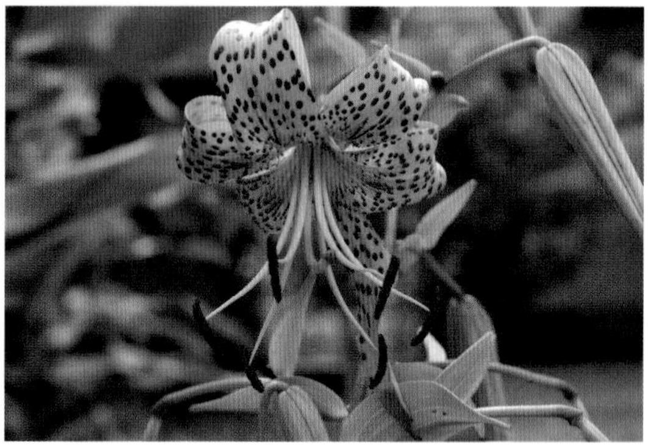

植物形态 多年生草本。鳞茎卵圆状扁球形；茎直立。叶互生，无柄；叶片披针形，向上减小成苞片状，上部叶腋内常有紫黑色珠芽。花 3~6 朵或更多；花被片披针形，向外反卷，内面密生紫黑色斑点；雄蕊 6 枚，短于花被，花药紫色；柱头 3 裂，紫色。蒴果长圆形至倒卵形。种子多数。

生境分布 生于山坡、林缘、草丛与阔叶林中。分布于安徽省淮河以南的丘陵及山区。

资　　源 卷丹为百合药材的基原之一，安徽省野生资源的蕴藏量较小，极少被利用。药材来源主要为栽培资源，主产于皖西大别山区，尤以霍山县的“漫水河百合”为最佳，其列入国家地理标志产品。皖东丘陵及皖南山区也有栽培。

采收加工 7~9月地上植株枯萎时采挖，除去地上部分，洗净泥土，剥取鳞叶，将鳞叶置沸水中煮5~10min，当鳞叶边缘柔软而中间未熟，背面有极小裂纹时，迅速捞起，放入清水中，洗去黏液，摊开晒干。晾晒时不要翻动，以免破碎。

药材性状

本品呈长椭圆形，长2~5cm，宽1~2cm，厚0.1~0.4cm。表面类白色、淡棕色或微带紫色，有数条纵直平行白色维管束。顶端稍尖，基部较宽，边缘薄，微波状，略向内弯曲。质硬而脆，断面较平坦，角质样。无臭，味微苦。

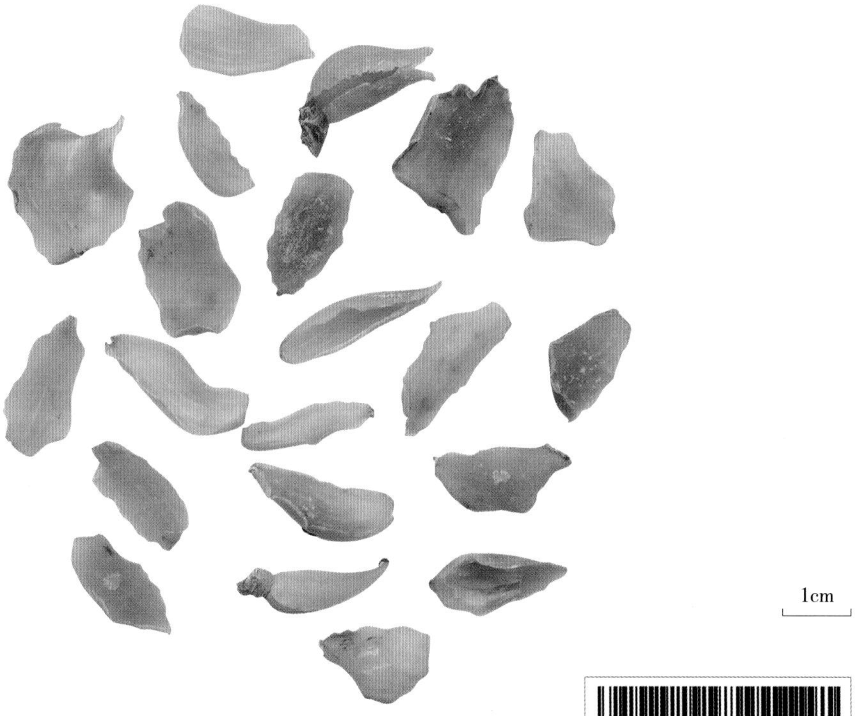

· 百合

功效主治 微苦，平。归心、肺经。养阴润肺，清心安神。用于阴虚久咳，痰中带血，虚烦惊悸，失眠多梦，精神恍惚。

评 述

卷丹的资源利用 百合作为药食两用佳品，不仅是餐桌上的美味，更是治病的良药，市场上以百合为主要原料的保健品数量众多。2010年安徽省霍山县“漫水河百合”列入国家地理标志产品，当地现已建立漫水河百合GAP规范化栽培基地，当地百合主要作为食材销往江浙地区，销售不畅时加工成药材销往亳州市，也有加工成百合粉进行销售。

老鸦瓣

Amana edulis (Miq.) Honda

中药名 光慈菇（药用部位：鳞茎）。

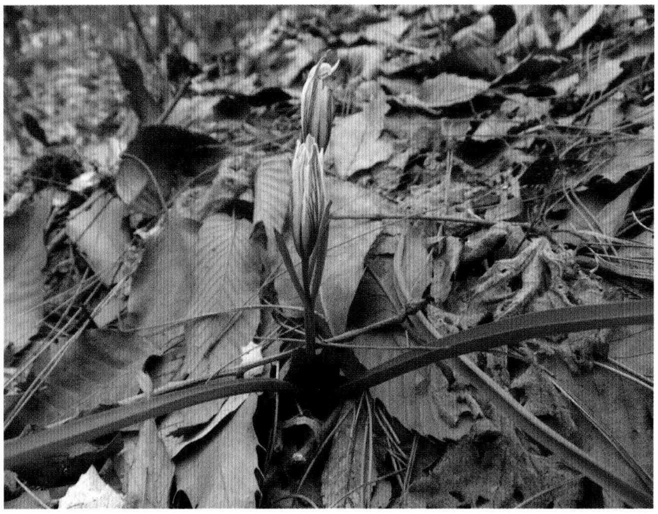

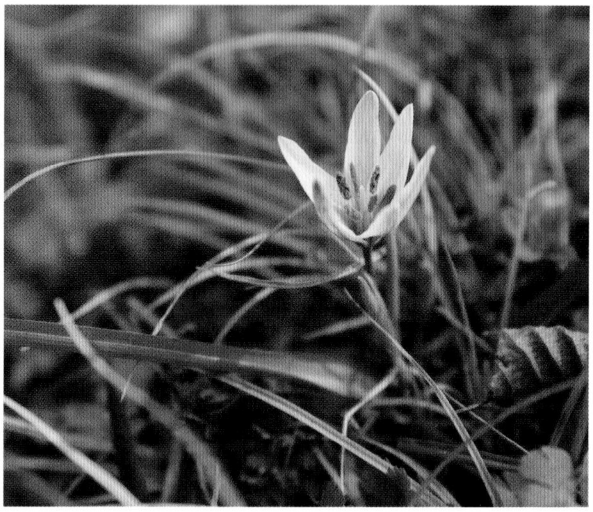

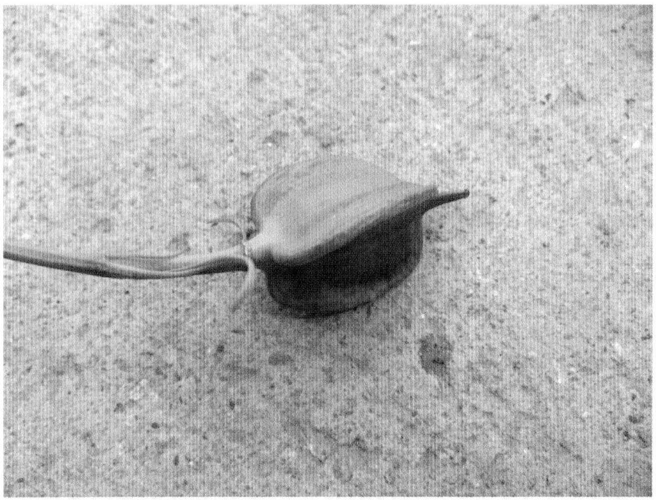

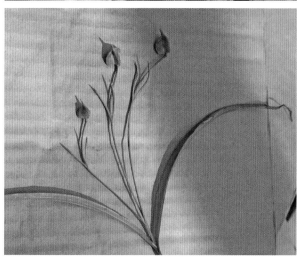

植物形态 多年生草本。鳞茎卵圆形；茎常分枝，光滑，紫红色。叶线形，对生或轮生。花 1~5 朵；花被片白色，内侧基部具黄绿色斑块。外花被片背面中脉及两侧具纵向紫红色条纹；内花被片背面主脉两侧各有一紫红色纵向条纹。雄蕊 6 枚，2 轮；花药黄色、粉红色或红褐色；雌蕊子房长椭圆形。蒴果近球形。

生境分布 生于山坡草地及路旁。分布于安徽省各地。

资　　源 安徽省光慈菇药材为野生资源，蕴藏量较大，资源未被充分利用，在皖东丘陵地区有少量光慈菇药材被收购。

采收加工 5~6 月地上植株倒苗时采收，挖出地下鳞茎，洗净泥土，除去外层鳞茎皮，直接晒干；或放入开水中煮透，捞出晒干。

药材性状

本品呈卵状圆锥形，顶端渐尖，基部圆平，中央凹入。高 1~2cm，直径 0.5~1cm，表面粉白色或黄白色，光滑，一侧有纵沟，自基部伸向顶端。质硬而脆，断面白色，粉质，内有一枚圆锥形心芽（经蒸煮加工的表面呈浅黄或浅棕色，断面角质样）。气微，味淡。

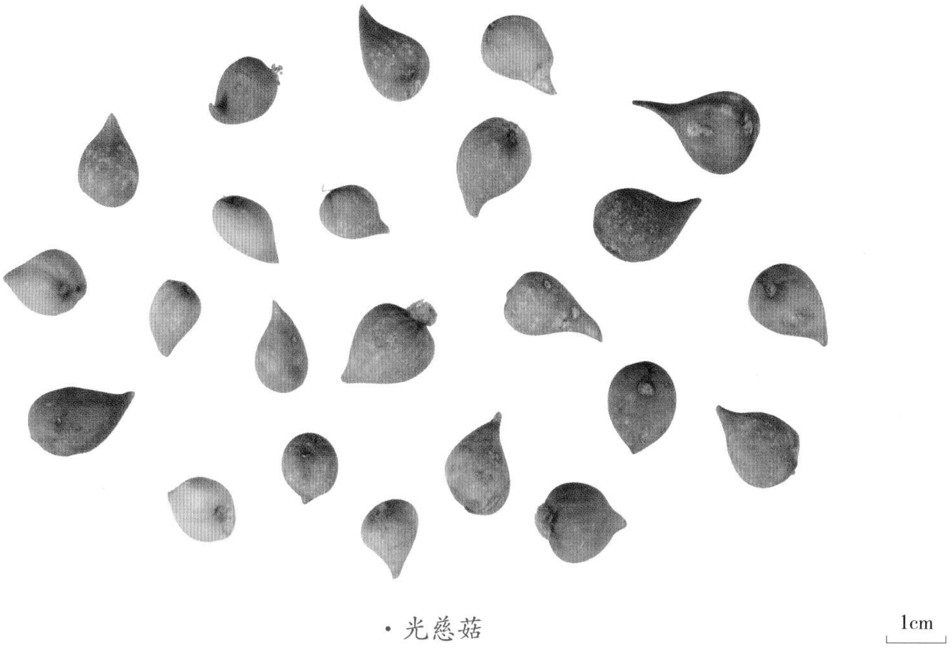

· 光慈菇

功效主治 甘、辛，寒。有小毒。归肝、胃经。清热解毒，散结消肿。用于咽喉肿痛，瘰疬，瘀滞疼痛，疮痈肿毒，蛇虫咬伤。

评　述

1. 老鸦瓣的药材名称变化　梳理本草文献发现，“毛慈菇”之名历代本草均指有毛壳包裹的老鸦瓣鳞茎，与现在药用的“毛慈菇”不同。而“光慈菇”之名则是指近代随着老鸦瓣鳞茎药材加工方式的改变，即除掉外面包裹的毛壳，药用光滑洁白的鳞茎。

2. 安徽省老鸦瓣属新分类群　皖浙老鸦瓣 *Amana wanzhensis* L. Q. Huang, B. X. Han et K. Zhang 为第四次全国中药资源普查在宁国市发现的新种。

3. 老鸦瓣的资源利用现状　老鸦瓣在安徽省皖东丘陵、沿江丘陵、皖西大别山区、皖南山区均有分布，尤以江淮之间的低山丘陵资源丰富。目前安徽省尚无老鸦瓣药材的收购，只有民间药农自采自用，当地人习称“双叶果”，大麦黄时采收地下鳞茎，除去鳞茎外毛壳，晒干，作为食材煮粥食用，或磨粉做成面条，用以治疗小儿腹泻。

直立百部

Stemona sessilifolia (Miq.) Franch. et Sav.

中药名　百部（药用部位：块根）。

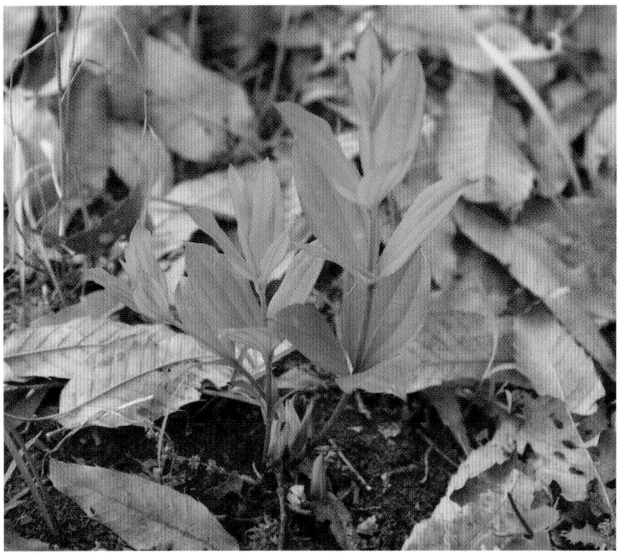

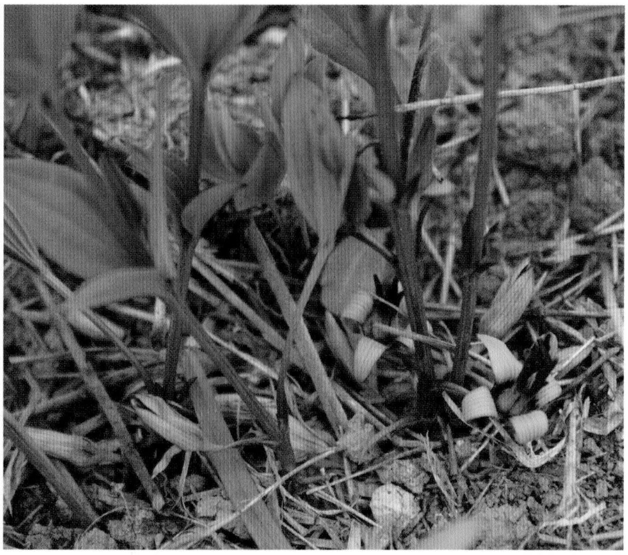

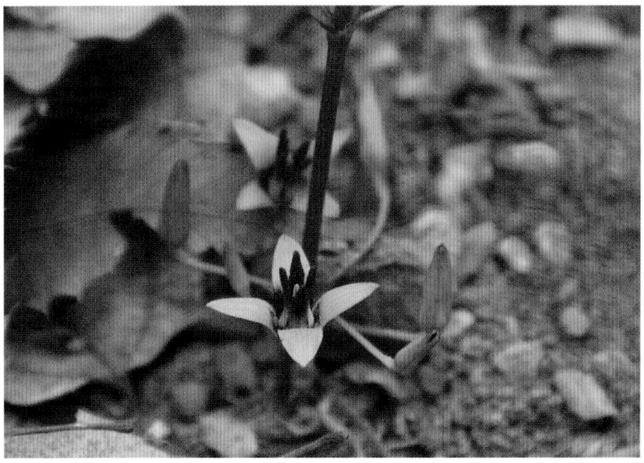

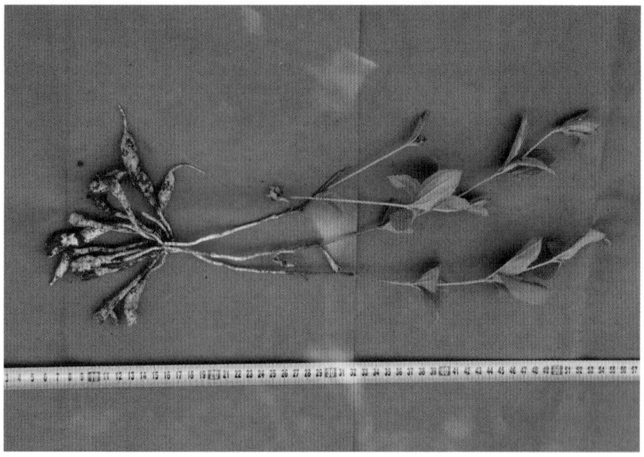

植物形态　多年生草本。块根簇生，纺锤形。茎直立，具细纵棱，不分枝。叶薄革质，3~4 枚轮生；叶片卵状椭圆形或卵状披针形。单花腋生，通常出自茎下部鳞片腋内；鳞片披针形；中上部具关节，花向上斜升或直立；花被片 4 枚，卵状披针形；雄蕊 4 枚；花丝短；花药线形；子房三角状卵形，柱头短。蒴果，有种子数枚。

生境分布　生于阳坡灌丛中或竹林下。分布于安徽江淮丘陵及金寨县等地。

资　　源　直立百部的块根为百部药材的来源之一，安徽省为野生资源，其中皖东丘陵的滁州市、天长市、明光市的蕴藏量较大，收购量较大。近年来，随着其野生资源的不断采挖，可供资源逐渐减少。

采收加工 冬季地上部分枯萎后或春季萌芽前，采挖块根，洗净泥土，除去细根，置沸水中略烫或蒸至无白心，取出晒干或烘干，也可鲜用。试种的半野生栽培品移栽 2~3 年后，春、秋二季挖出块根，加工方法同野生品。

药材性状

本品呈纺锤形，上端较细长，皱缩弯曲作长尾状，长 5~17cm，直径 0.5~1cm。表面黄白色或淡黄棕色，有不规则深纵沟，间有横皱纹。质脆，受潮后韧软。断面淡黄棕色或黄白色，平坦，角质样，皮部宽广，中柱扁缩。气微，味甘、苦。

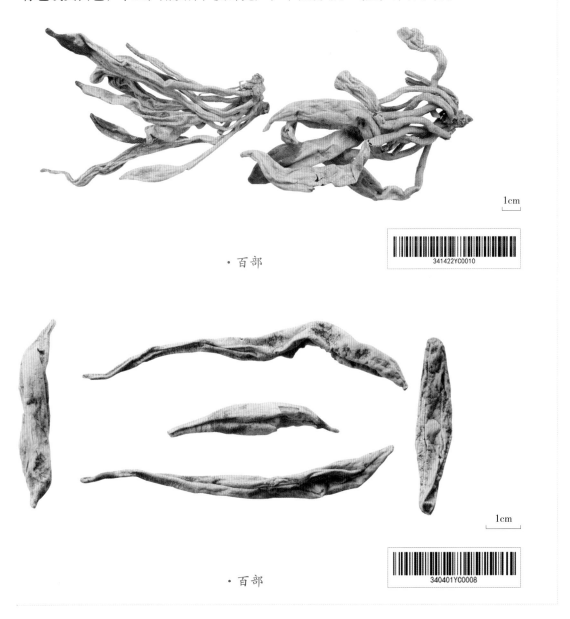

· 百部

· 百部

功效主治 甘、苦，微温。归肺经。润肺止咳，杀虫灭虱。用于新久咳嗽，顿咳，肺痨咳嗽；外治头虱，体虱，蛲虫病，疥癣，阴痒。

蔓生百部

Stemona japonica (Bl.) Miq.

中药名 百部（药用部位：块根）。

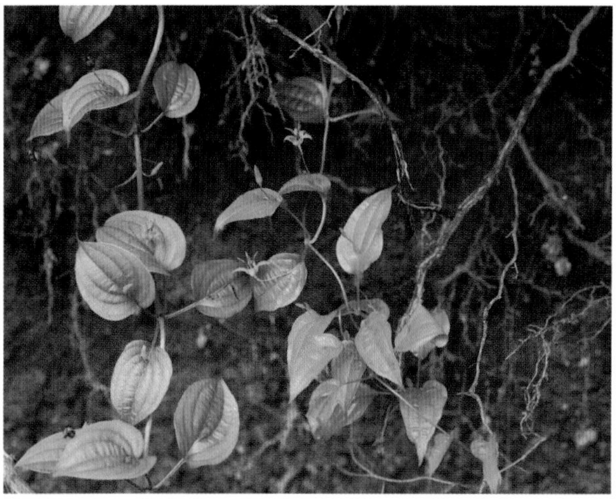
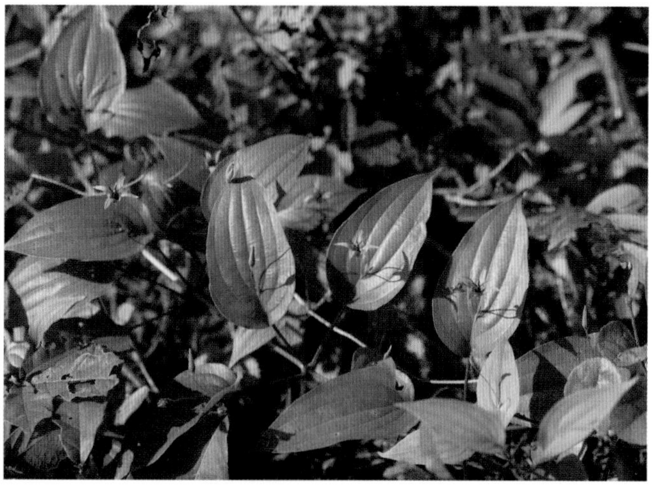
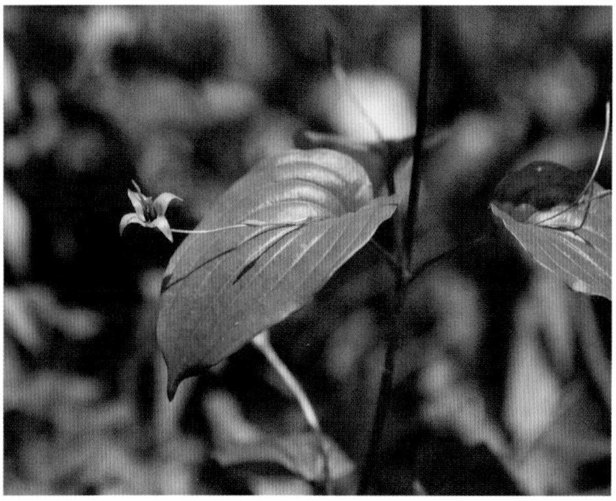
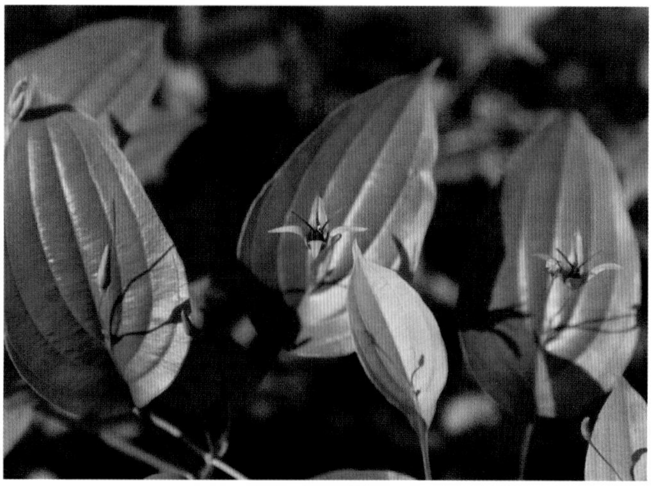

植物形态 多年生缠绕草本。块根成束，肉质，长纺锤形。叶2~4（5）枚轮生；叶片卵形至卵状披针形，先端渐尖，基部圆形或宽楔形，边缘常微波状。花单生或数朵排成聚伞花序，总花梗完全贴生于叶片中脉上；花被片4枚；雄蕊4枚，2列。蒴果卵状，稍扁；熟时2瓣裂。种子椭圆形，紫褐色，具槽纹。

生境分布 生于山坡草丛、路旁和林下。分布于安徽省长江以南各地山区。

资　　源 蔓生百部的块根为百部药材的来源之一，安徽省为野生资源，主产于宣城市与黄山市，野生资源未被充分利用。

采收加工 秋、冬二季倒苗后至早春萌发前均可进行挖取，除去须根，洗净，置沸水中略烫或蒸至无白心，取出，晒干。

药材性状

本品呈纺锤形，平直或略弯曲，两端稍狭细，长 4~18cm，直径约 1cm。表面黄白色至土黄色，有不规则深纵沟及横皱纹。质脆，易折断。断面平坦，微带角质，淡黄白色至暗棕色，皮部较宽，中柱扁缩。气微，味先甜而后苦。

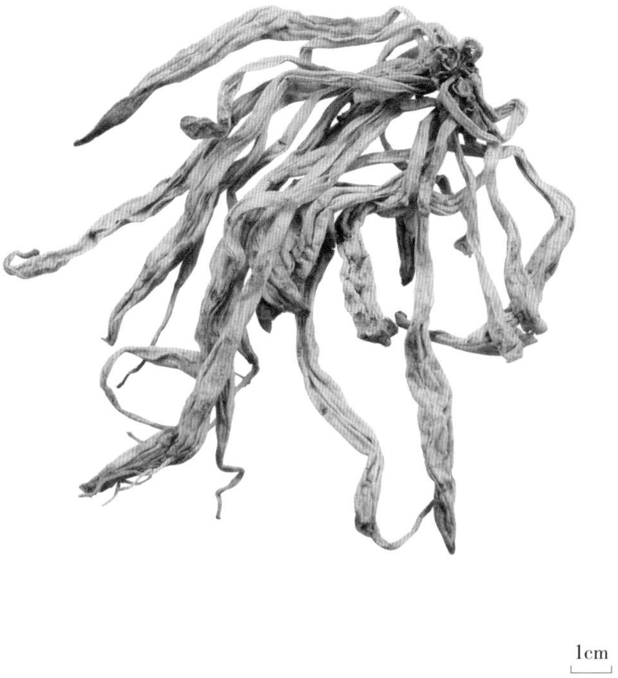

341822YC0024

· 百部

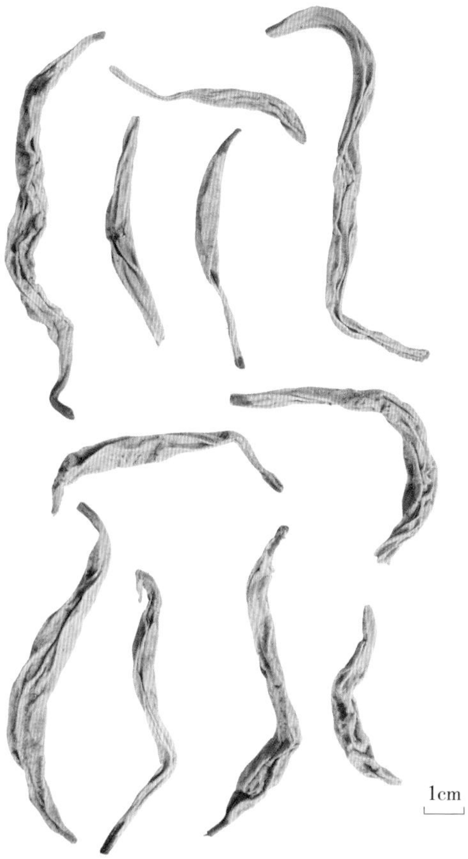

· 百部

功效主治 甘、苦，微温。归肺经。润肺止咳，杀虫灭虱。用于新久咳嗽，百日咳，肺痨咳嗽；外治头虱，体虱，蛲虫病，阴痒，疥癣。

评　述

安徽省蔓生百部的资源现状　蔓生百部在皖南山区毛竹林下分布很广，但因采挖困难，资源未被充分利用。可利用毛竹业的优势，发展林下经济产业，促进蔓生百部的仿野生栽培。

射 干

Belamcanda chinensis (L.) DC.

中药名 射干（药用部位：根状茎）。

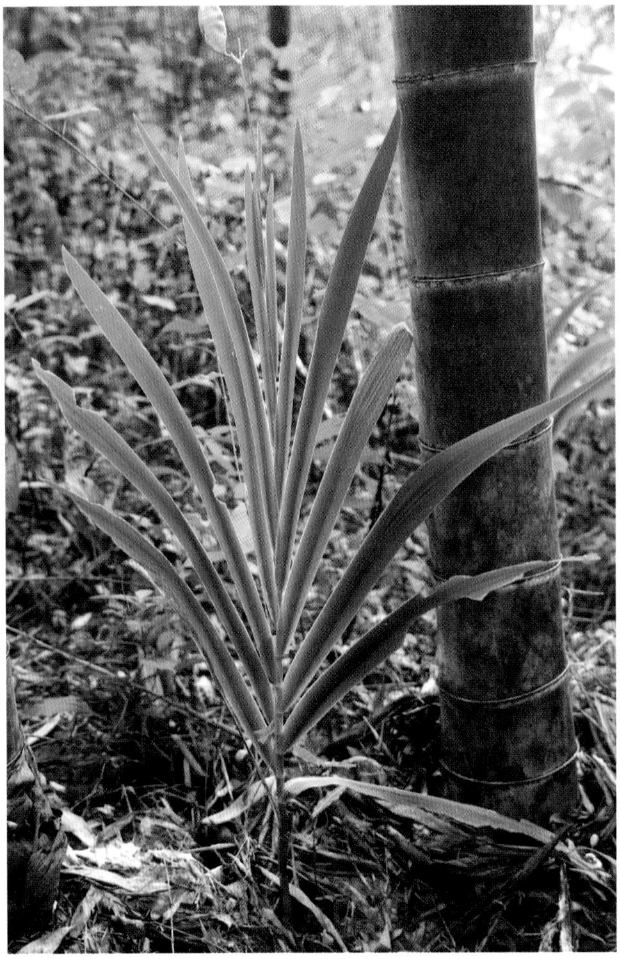
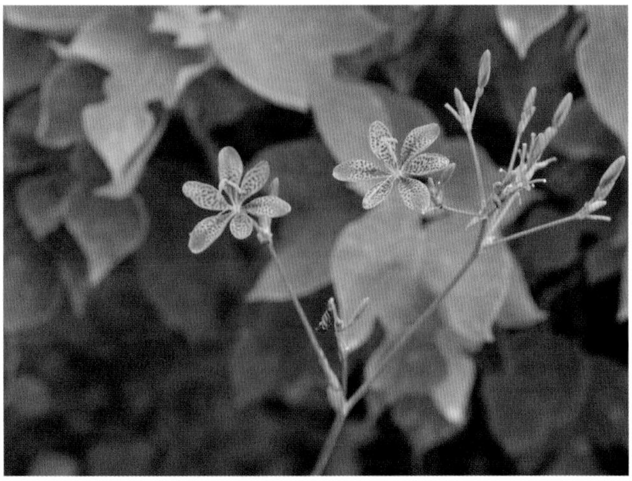
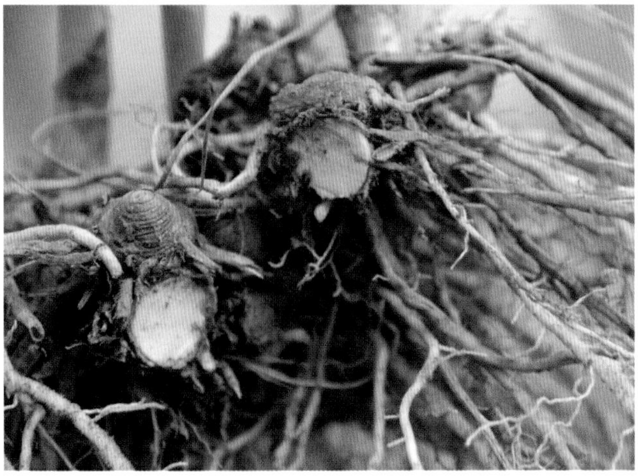

植物形态 多年生草本。根状茎为不规则块状，黄色或黄褐色。叶剑形，互生。花序顶生。花橙红色，散生紫褐色斑点；花被裂片6枚，2轮，外轮花被裂片倒卵形或长椭圆形；雄蕊3枚，着生于外轮花被裂片基部，花药条形；花柱顶端3裂，子房下位，3室，胚珠多数。蒴果倒卵形或长椭圆形。种子圆球形。

生境分布 生于山坡、草地、林缘、灌丛及路旁。分布于安徽省各地山区丘陵。

资　　源 安徽省射干药材野生资源较少，收购量也少。近年来，亳州市、皖西大别山区有射干药材栽培。

采收加工 春、秋二季挖取地下部分，除去泥土及须根，晒干。

药材性状

本品呈不规则结节状，有分枝，长 3~10cm，直径 1~2cm。表面黄棕色或棕褐色，皱缩不平，有明显的环节及纵纹。上面有数个圆盘状凹陷的茎痕，有时有茎基残存；下面及两侧有残存的细根及根痕。质硬，断面黄色，颗粒性。气微，味苦、微辛。

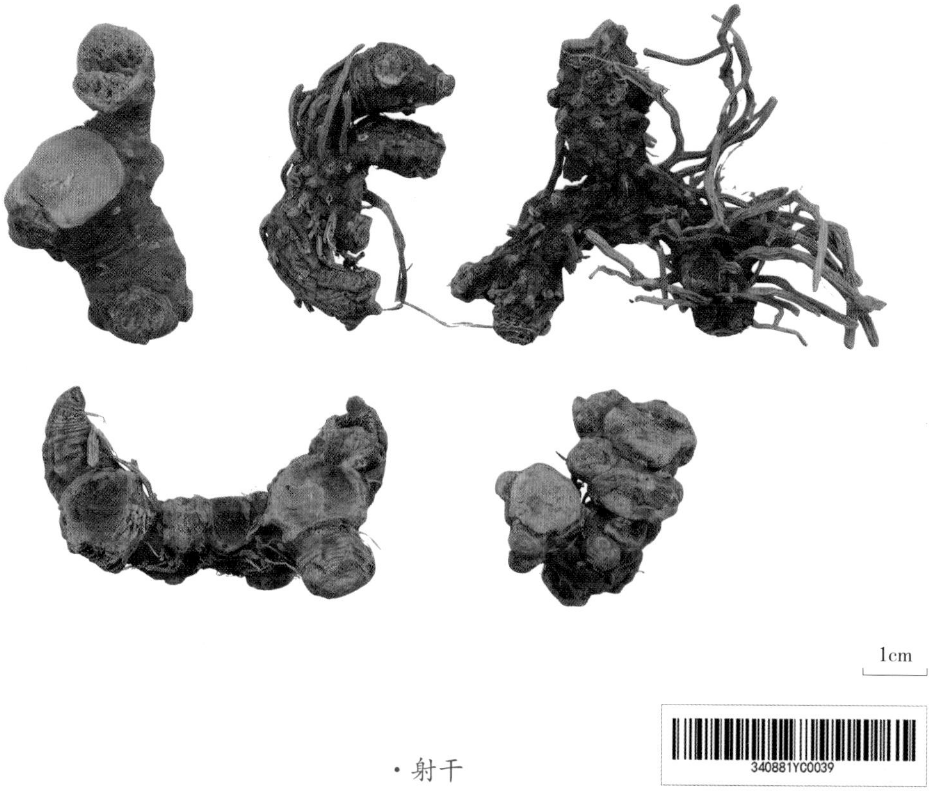

· 射干

功效主治

苦，寒。归肺、肝经。清热解毒，祛痰利咽，消瘀散结。用于咽喉肿痛，痰壅咳喘，瘰疬，瘿瘕，疟母，痈肿疮毒。

评 述

射干的栽培历史与现状 宋代《本草图经》即有“（射干）产滁州”的记载。二十世纪七八十年代，该植物在安徽省曾大面积引种栽培，家种资源逐渐占据市场主导地位。射干生长周期较长，一般为 3 年；种子播种周期太长，购买种苗投资较大；产量较低，亩产 300~400kg；且不易连作，连作导致土壤退化，产量更低。基于以上多种原因，安徽射干栽培面积自 20 世纪 90 年代末逐渐减少。近年来，在亳州市及皖西大别山区有栽培。

白　茅

Imperata cylindrica (L.) Beauv.

中药名　白茅根（药用部位：根状茎）。

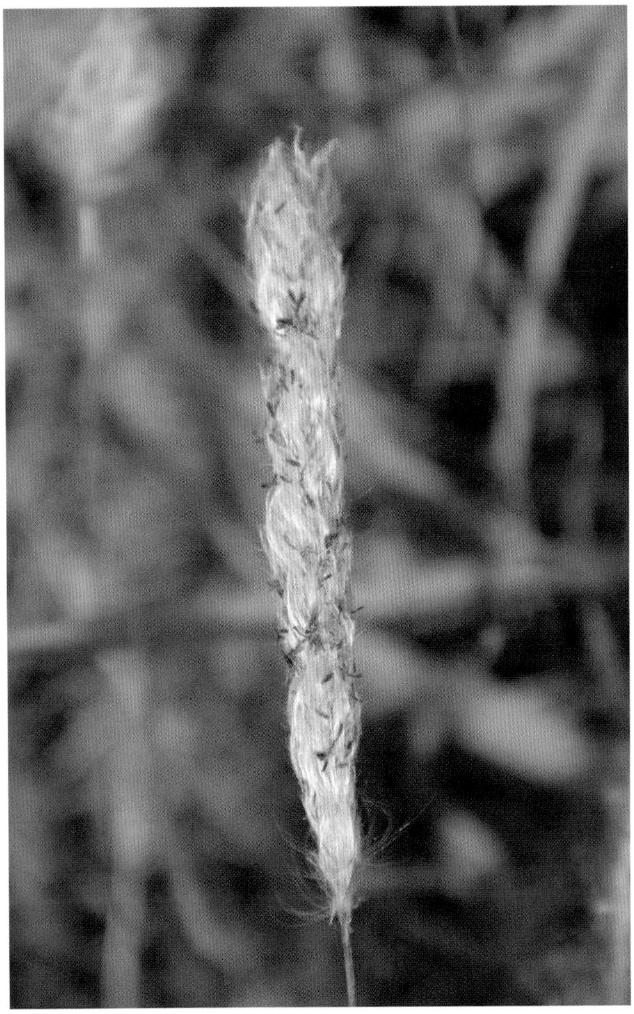

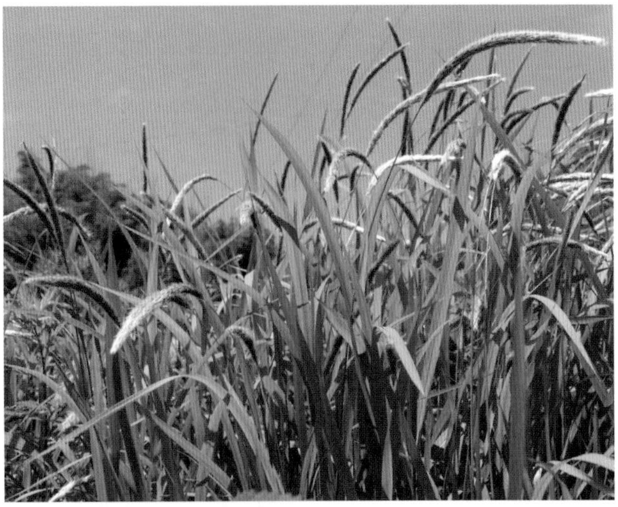

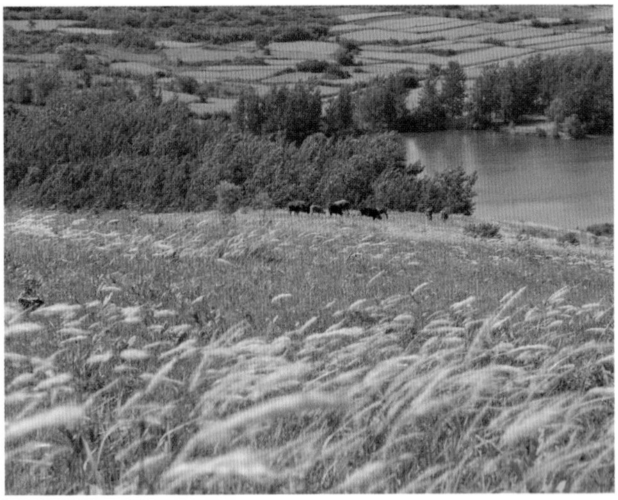

植物形态　多年生草本。根状茎白色，匍匐横走，密被鳞片；秆丛生，直立，具 1~3 节。叶鞘老后朽烂，呈纤维状，叶舌膜质，叶片窄线形。圆锥花序圆柱状，分枝短缩密集；两颖近相等；雄蕊 2 枚；花柱细长，基部多少联合，柱头 2 个，羽毛状。颖果椭圆形。

生境分布　生于塘坝河埂、草地、山坡等阳生环境。安徽省各地均有分布。

资　　源　安徽省白茅根药材野生资源非常丰富，产于全省各地，收购量较大。

采收加工　春、秋二季采挖，除去地上部分，洗净，晒干，除去须根和膜质叶鞘，扎把；亦可除去茎叶、泥沙、须根及膜质叶鞘，鲜用。

药材性状

本品呈细长圆柱形，有时分枝，长 30~60cm，直径 2~4mm。表面黄白色或淡黄色，微有光泽，具纵皱纹，节明显，稍突起，节处常包有灰棕色鳞片状叶鞘，节上有残留细根及芽痕，节间长短不等，通常长 1~3cm。体轻，质略脆，断面纤维性，皮部白色，多有放射状裂隙，中柱淡黄色，易与皮部剥离，有时中心可见一小孔。气微，味甜。

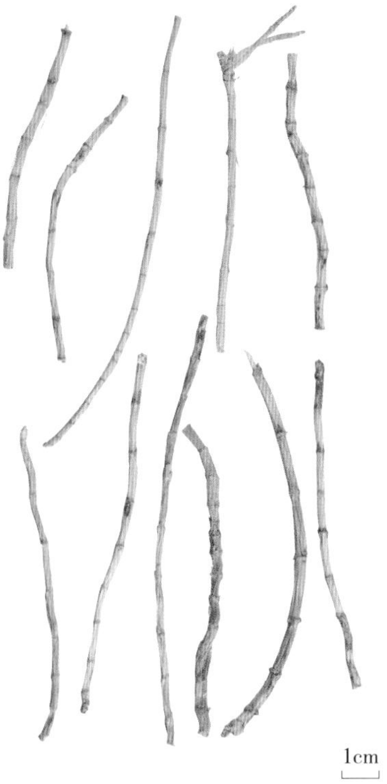

· 白茅根

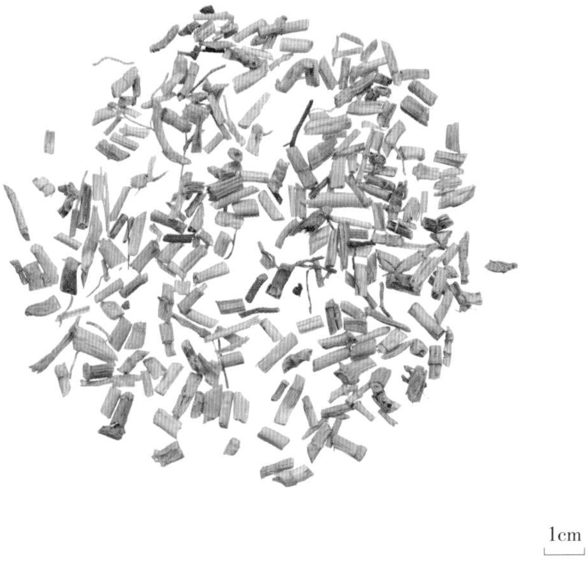

· 白茅根

功效主治

甘，寒。归肺、胃、膀胱经。凉血止血，清热利尿。用于血热吐血，衄血，尿血，热病烦渴，黄疸，水肿，热淋涩痛。

评　述

不同生境下白茅根药材性状的差异　白茅在野外分布常有阳生荒丘和塘坝河埂两种典型的生活环境。前者单株地上部分个体矮小，叶形窄短，丛生密集，根状茎分枝较多，节间较短，节多且密，须根发达；后者单株个体高大，叶片宽长，丛生疏松，根状茎分枝较少，节间较长，节数少，须根少。药材干燥后前者色深，后者色浅黄白。

安徽亳州市场市售白茅根药材主要为野生种，其产区主要有安徽、河南及河北白洋淀。河北白洋淀的药材多大而白，质地肥厚充实；安徽与河南的药材颜色黄暗偏褐，药材质地干瘪疏松。所以近十年安徽、河南货源的品质与价格同河北白洋淀货源一直悬殊较大。河北货市场价格较高，且难以见到货源。

薏 苡

Coix lacryma-jobi L. var. *ma-yuen* (Roman) Stapf

中药名 薏苡仁（药用部位：成熟种仁）。

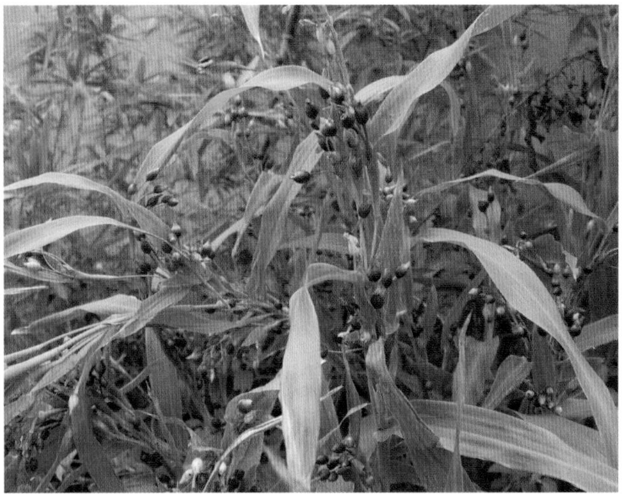
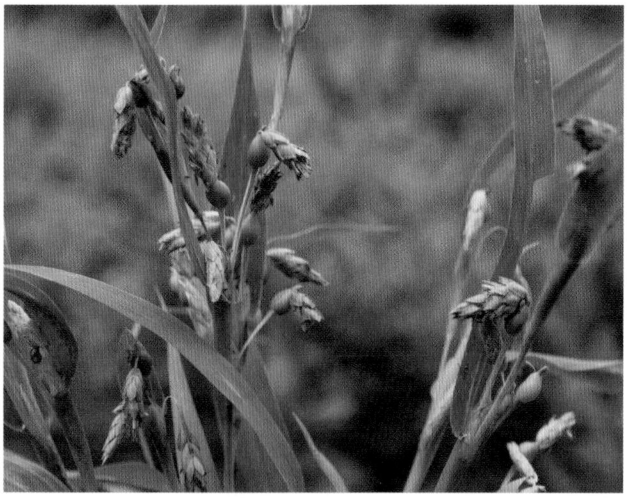
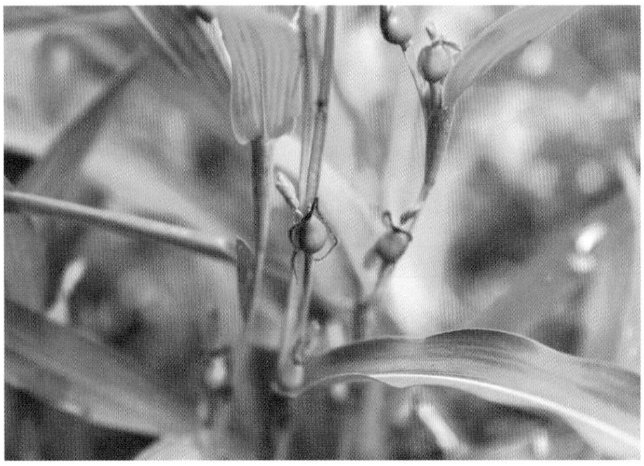
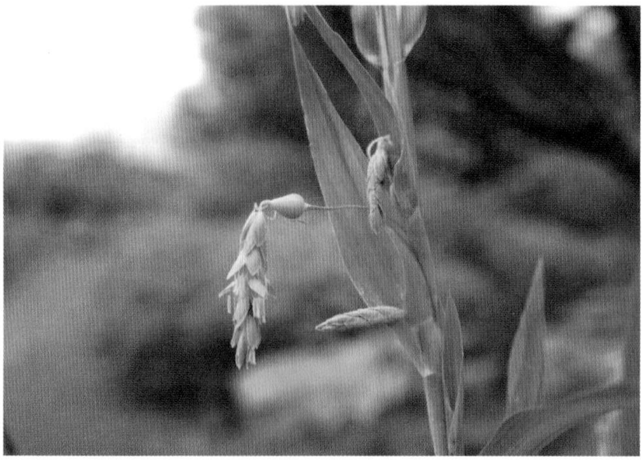

植物形态 一年生或多年生草本。秆直立，丛生，多分枝，基部节上生支持根。叶片扁平宽大，叶鞘光滑，叶舌质硬。总状花序腋生成束，花单性，雌雄同株；雌花穗位于花序下部，外面包以骨质念珠状之总苞，总苞内有3朵小花，其中1朵小花发育，退化雄蕊3枚；雄花穗从骨质总苞内穿出，每小穗具花2朵，其中1朵无柄，每花具3枚雄蕊。颖果卵形或卵状球形。

生境分布 生于河边、溪涧边或阴湿山谷中。安徽省各地均有分布。

资　　源 安徽省薏苡仁药材有野生资源，但可利用资源极少；主要为栽培资源，各地均有栽培，但无固定的栽培区域，栽培面积不稳定。

采收加工 薏苡分枝能力极强，不同分枝成熟期不尽一致。一般在田间籽粒80%左右成熟变色时收割。割下的植株可集中放置3~4天后再脱粒，这样可以使尚未完全成熟的种子仍可继续灌浆，然后晒干，打下果实，再晒干，除去外壳、黄褐色种皮和杂质，收集种仁。

药材性状

本品呈宽卵形或长椭圆形，长 4~8mm，宽 3~6mm。表面乳白色，光滑，偶有残存的黄褐色种皮。一端钝圆，另端较宽而微凹，有 1 个淡棕色点状种脐。背面圆凸，腹面有 1 条较宽而深的纵沟。质坚实，断面白色，粉性。气微，味微甜。

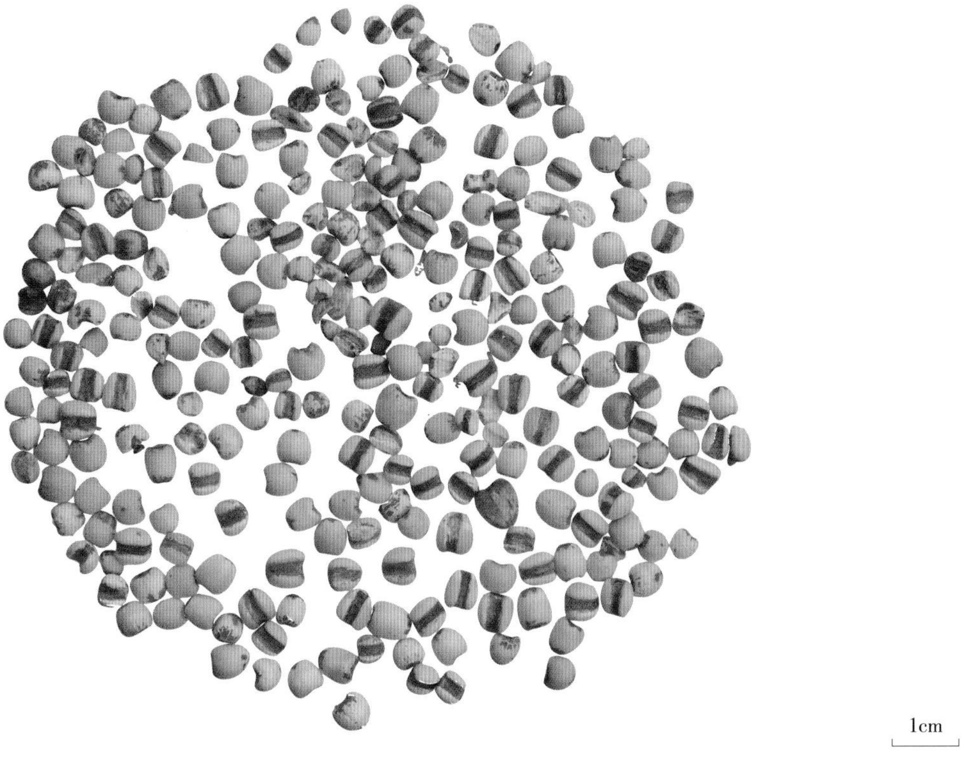

· 薏苡仁

功效主治 甘、淡，凉。归脾、胃、肺经。利水渗湿，健脾止泻，除痹，排脓，解毒散结。用于水肿，小便不利，脾虚泄泻，脚气病，湿痹拘挛，肺痈，肠痈，赘疣，癌肿。

评　述

安徽省薏苡的栽培历史　安徽栽培薏苡的历史较为悠久。从安徽淮北市濉溪县石山子遗址出土石器中提取出薏苡的淀粉粒，说明薏苡在安徽至少有 6900 年以上的栽培和食用历史。

石菖蒲

Acorus tatarinowii Schott

中药名　石菖蒲（药用部位：根状茎）。

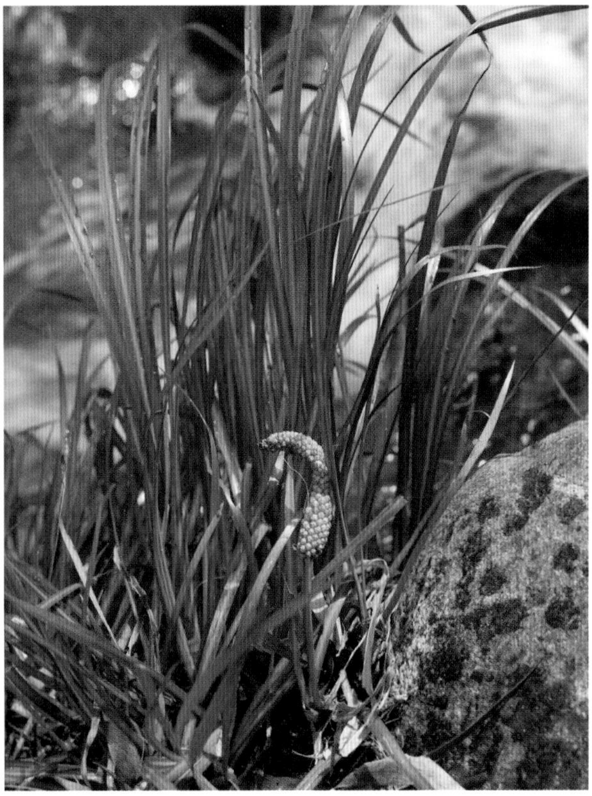

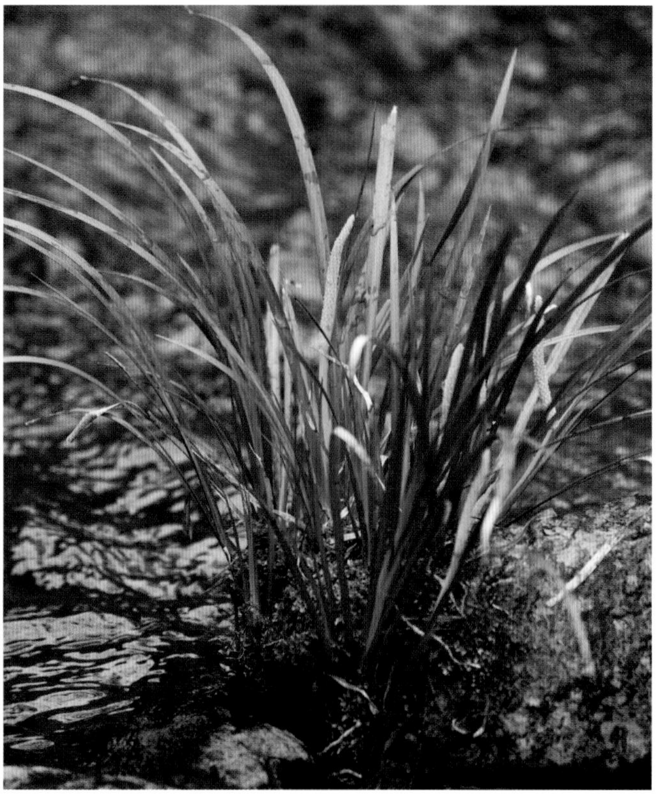

植物形态　多年生草本。根肉质，具多数须根。根状茎横卧，上部分枝甚密，因而植株呈丛生状，分枝常被纤维状宿存叶基。叶片薄，线形。花序柄腋生，三棱形；叶状佛焰苞长 13~25cm，为肉穗花序长的 2~5 倍或更长，稀近等长；肉穗花序圆柱状；花白色。幼果绿色，成熟时黄绿色或黄白色。

生境分布　生于林下的山谷溪流石上或林中湿地。分布于皖西大别山区、皖南山区及江淮丘陵地区；金寨县已开展少量栽培。

资　　源　安徽省石菖蒲药材为野生资源，主产于皖南山区的黄山市、池州市、宣城市和皖西大别山区的六安市、安庆市等。安徽省野生石菖蒲药材资源蕴藏量可达千吨，历史上以皖西大别山区石菖蒲的产量为最大，品质较好，在市场上占有重要的地位；皖南黄山地区近年来也有大量收购。近年来，金寨县开始进行石菖蒲栽培，但规模较小。

采收加工　多于夏、秋二季采挖，挖出根状茎，剪去叶片和须根，除去泥沙，洗净，晒干即成。产地往往是在根状茎晒至半干时即进行切片，以减少后期加工成饮片的成本。

药材性状

本品呈扁圆柱形，多弯曲，常有分枝，长3~20cm，直径0.3~1cm。表面棕褐色或灰棕色，粗糙，有疏密不匀的环节，节间长0.2~0.8cm，具细纵纹，一面残留须根或圆点状根痕；叶痕呈三角形，左右交互排列，有的其上有毛鳞状的叶基残余。质硬，断面纤维性，类白色或微红色，内皮层环明显，可见多数维管束小点及棕色油细胞。气芳香，味苦、微辛。

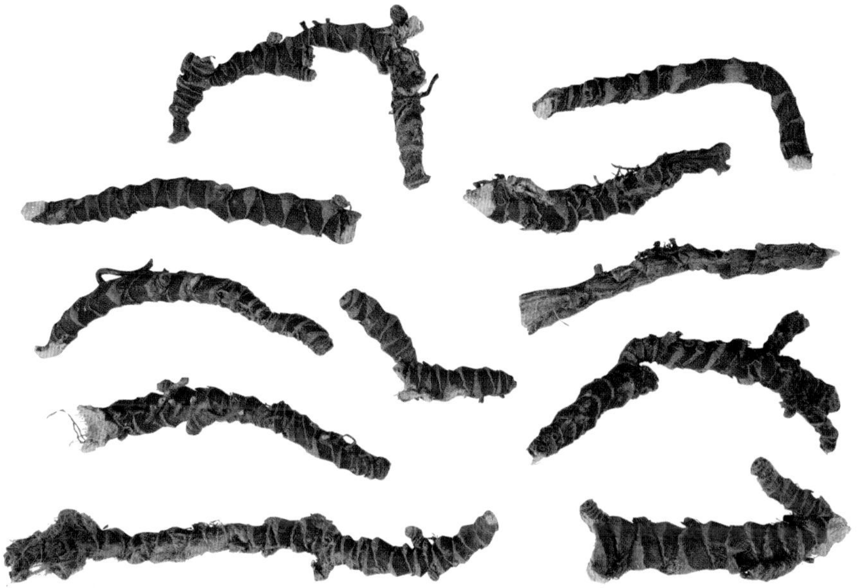

· 石菖蒲 1cm

功效主治 辛、苦，温。归心、胃经。开窍豁痰，醒神益智，化湿开胃。用于神昏癫痫，健忘失眠，耳鸣耳聋，脘痞不饥，噤口下痢。

评　述

1. 石菖蒲的本草记载　石菖蒲以“菖蒲”之名始载于《神农本草经》。《本草图经》记载：“今处处有之，而池州、戎州者佳。”《证类本草》载：“石菖蒲出宣州，二月、八月采取。”可知宋代本草记载安徽池州、宣州的石菖蒲为道地药材。

2. 石菖蒲的资源利用历史与现状　第三次全国中药资源普查数据表明，安徽省六安地区石菖蒲年产约200t，安庆地区年产约500t，可见安徽石菖蒲野生资源蕴藏丰富。但石菖蒲生境特殊，多为零星分布，采挖后种群恢复能力差，野生资源逐年减少。近年来，安徽中医药大学一直在对其开展仿野生抚育研究。2014年安徽省金寨县栽培石菖蒲约10亩，3年后可采收石菖蒲药材约5t。

半 夏

Pinellia ternata (Thunb.) Breit.

中药名 半夏（药用部位：块茎）。

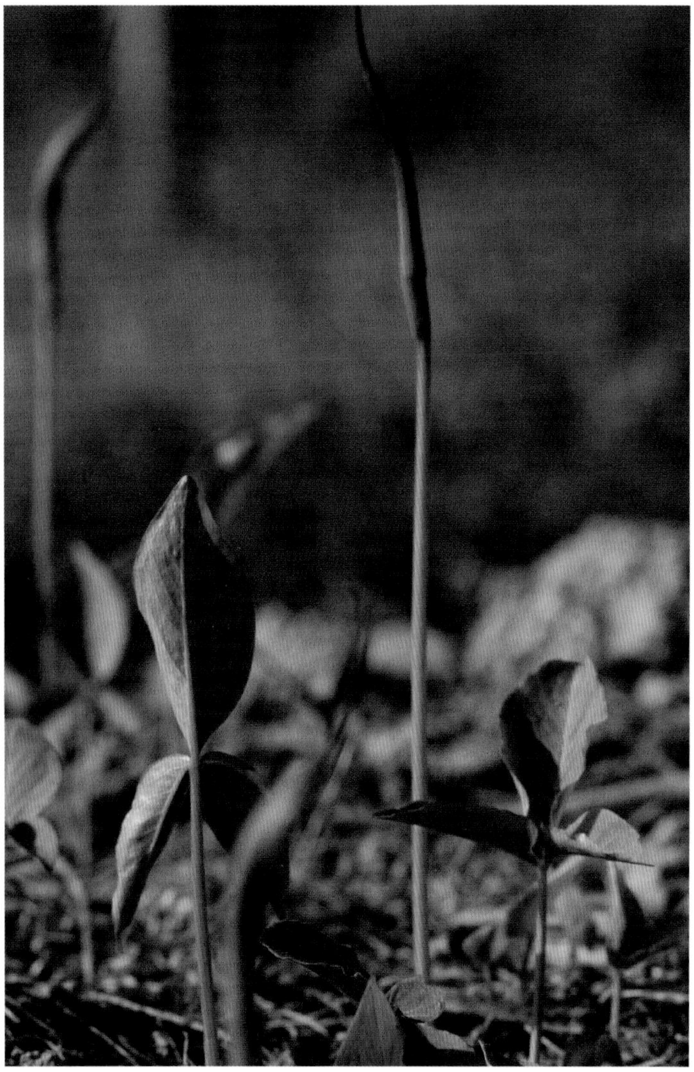
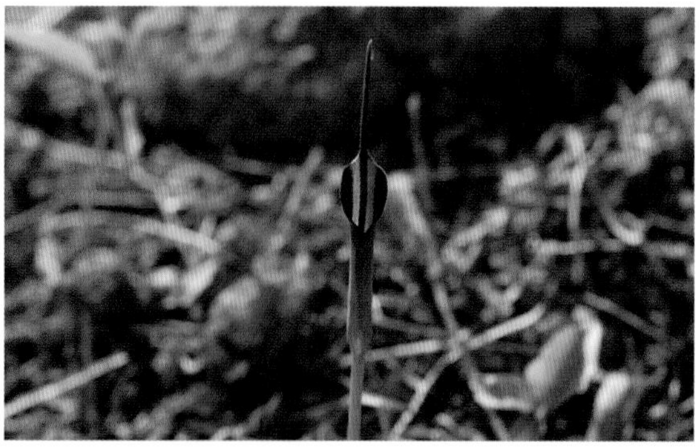
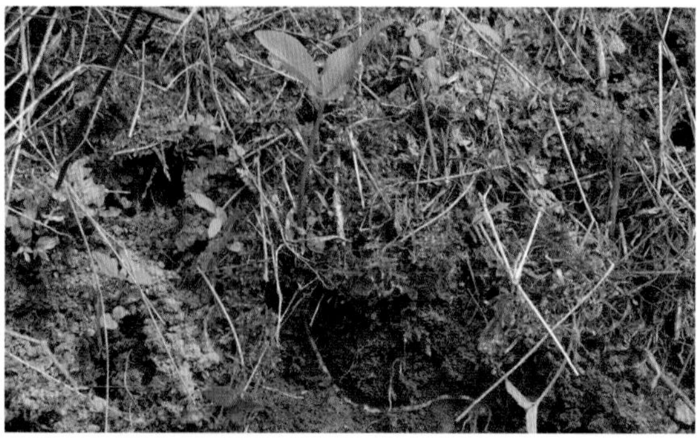
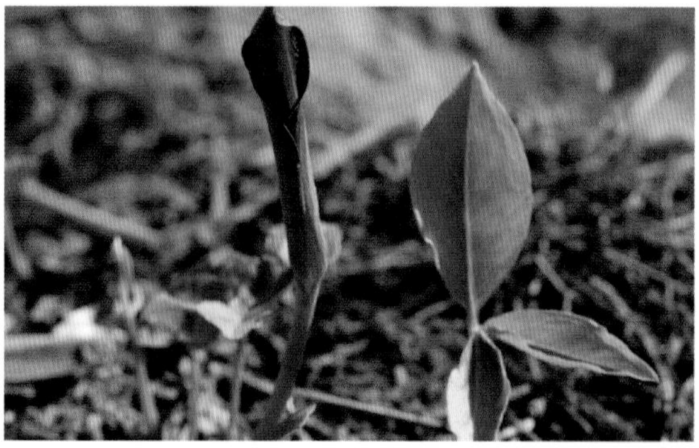

植物形态 多年生草本。块茎圆球形，具须根。叶 1 枚，有时 2 枚；叶柄常绿色具紫斑，基部具鞘，鞘内、鞘部以上或叶片基部有珠芽，珠芽在母株上萌发或落地后萌发；幼苗叶片卵状心形至戟形，长圆状椭圆形或披针形。佛焰苞管部狭圆柱形；檐部长圆形。肉穗花序；雌花序和雄花序间隔 3mm；附属器直立，有时呈“S”字形弯曲。浆果卵圆形。

生境分布 生于山谷林下、荒地、草坡、田边或旱田。安徽省各地均有分布。

资　　源 安徽省半夏药材野生资源比较丰富，全省各地均产，但可利用资源量有限，每年收购量较少。安徽省各地曾经栽培，以阜阳市、宿州市、六安市、安庆市等地产量较大，并形成优质药材。

采收加工 夏、秋二季采挖，洗净，除去外皮和须根，晒干。

药材性状

本品呈类球形，有的稍偏斜，直径1~1.5cm。表面白色或浅黄色，顶端有凹陷的茎痕，周围密布麻点状根痕；下面钝圆，较光滑。质坚实，断面洁白，富粉性。气微，味辛辣、麻舌而刺喉。以色白、粒大、粉性足者为佳。

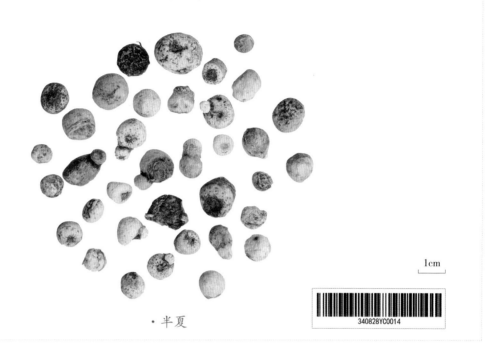

• 半夏

功效主治

辛，温。有毒。归脾、胃、肺经。燥湿化痰，降逆止呕，消痞散结。用于湿痰寒痰，咳喘痰多，痰饮眩悸，风痰眩晕，痰厥头痛，呕吐反胃，胸脘痞闷，梅核气；外治痈肿痰核。

评　述

安徽省半夏的资源现状　半夏野生资源在安徽省各地均有分布，安徽省是半夏的道地产区。“颍半夏”产于颍上、阜阳，“焦半夏”产于阜南县的焦陂镇，“宿半夏”产于北部的宿州，“舒半夏”产于舒城，“殷半夏”产于贵池殷家汇。目前，安徽省半夏药材的来源多是野生，其分布虽广，却是零星分布。在平原地区，旱作农田的半夏多是杂草式的野生，农民为作物提供的耕作、灌溉、施肥都成了半夏生长的动力。由于半夏的小块茎萌发能力极高，就成了农田中一种难以除尽的杂草。用传统的除草方式，部分农民会把除草过程中的副产物“半夏的块茎”当作药材出售，因此成为了半夏药材的主要来源。随着农药、除草剂以及地膜的大量使用，半夏失去生存的场所和机会，产量急剧下降。而山区的野生资源本就是零星分布，产量不大。因此，半夏的野生资源正在逐渐消亡。栽培半夏的除草和采挖工作量很大，需要占用大量劳动力。随着社会经济的发展，劳动力成本也在不断上升，栽培半夏的规模也在萎缩。为了满足临床的用药需求，建议在保护野生资源的同时，在适宜地区重点发展仿野生人工栽培。

一把伞南星

Arisaema erubescens (Wall.) Schott

中药名　天南星（药用部位：块茎）。

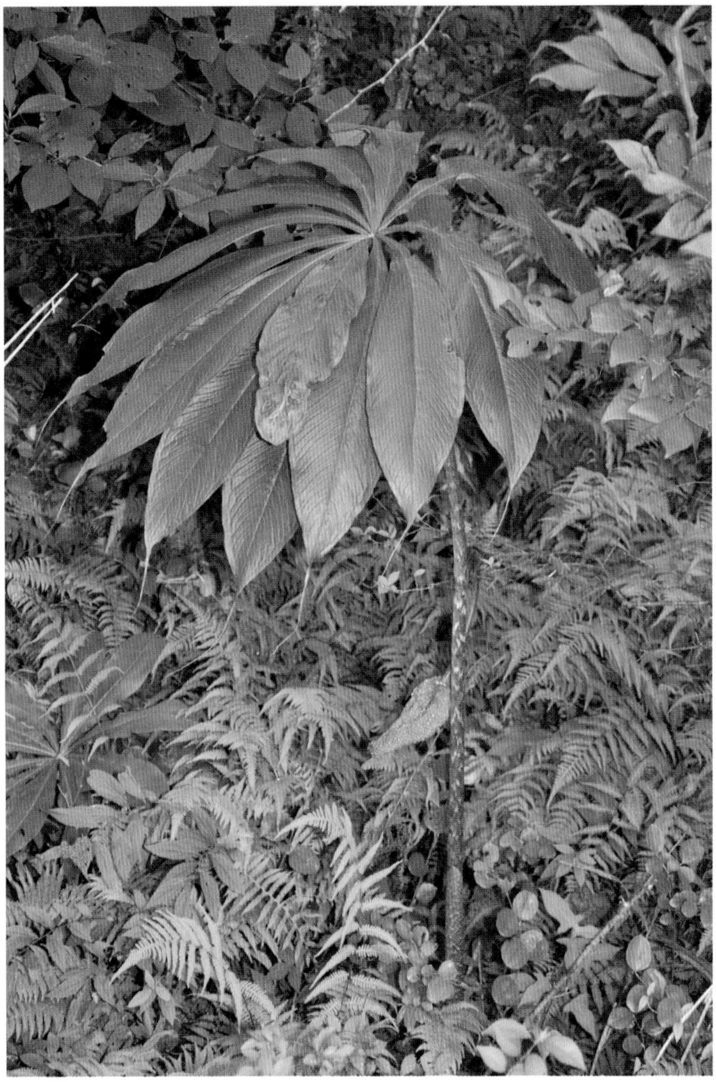

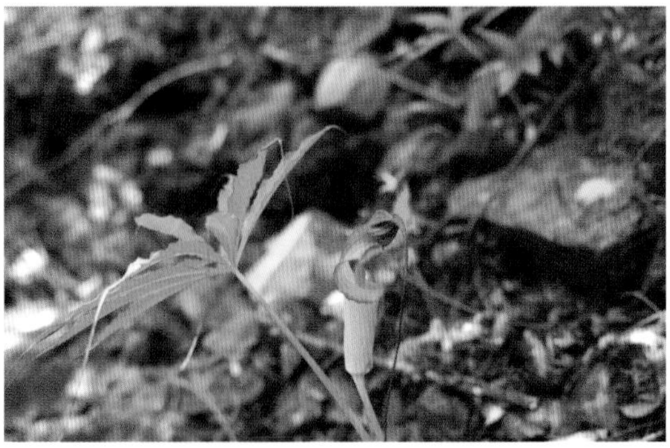

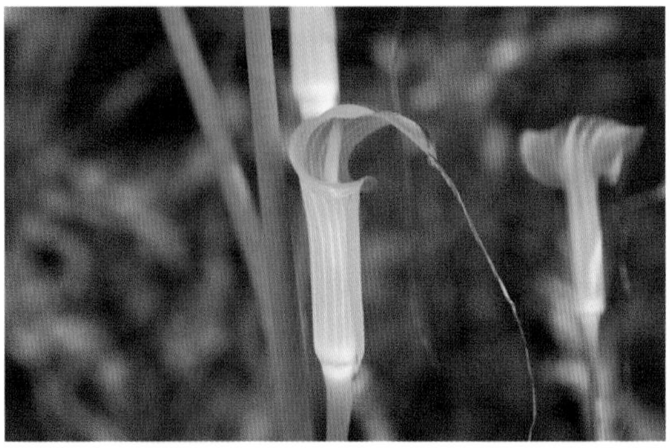

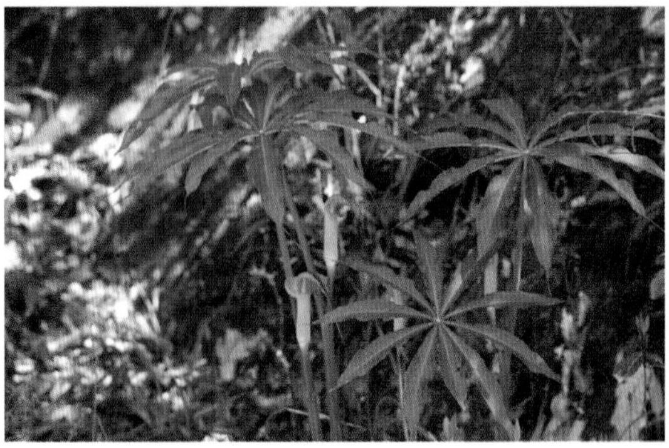

植物形态　多年生草本。块茎扁球形。叶柄长40~80cm，中部以下具鞘；叶片无柄，放射状分裂，披针形、长圆形至椭圆形。花序柄较叶柄短，直立，果时下弯或否。佛焰苞喉部边缘截形或稍外卷；檐部三角状卵形至长圆状卵形。肉穗花序单性；各附属器棒状、圆柱形，雌花序上具多数中性花。浆果红色。种子球形。

生境分布　生于阴湿的山坡、竹林及山间沟谷。分布于皖西大别山区及皖南山区。

资　　源　一把伞南星的块茎为天南星药材的来源之一。安徽省多为野生资源，山区常呈零星分布，资源量稀少。由于安徽省的天南星野生药材资源长期被采挖，目前难以形成产量。

采收加工　秋、冬二季茎叶枯萎时采挖，除去须根及外皮，干燥。

药材性状

本品呈扁球形，高 1~2cm，直径 2~5.5cm。表面类白色或淡棕色，较光滑，顶端有凹陷的茎痕，周围有麻点状根痕，有的周边有小扁球状侧芽。质坚硬，不易破碎，断面不平坦，白色，粉性。气微辛，味麻辣。

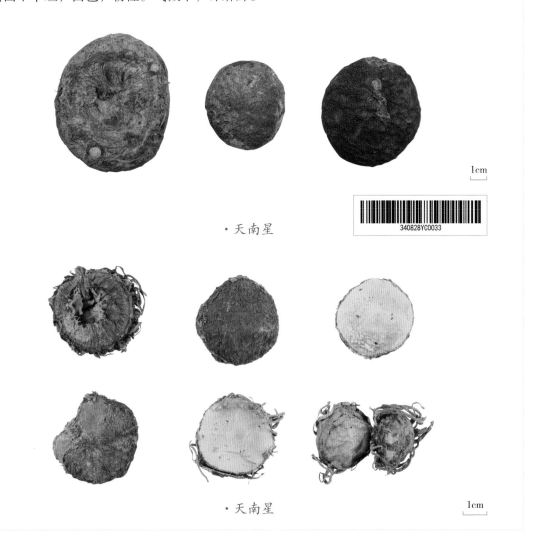

340828YC0033

· 天南星

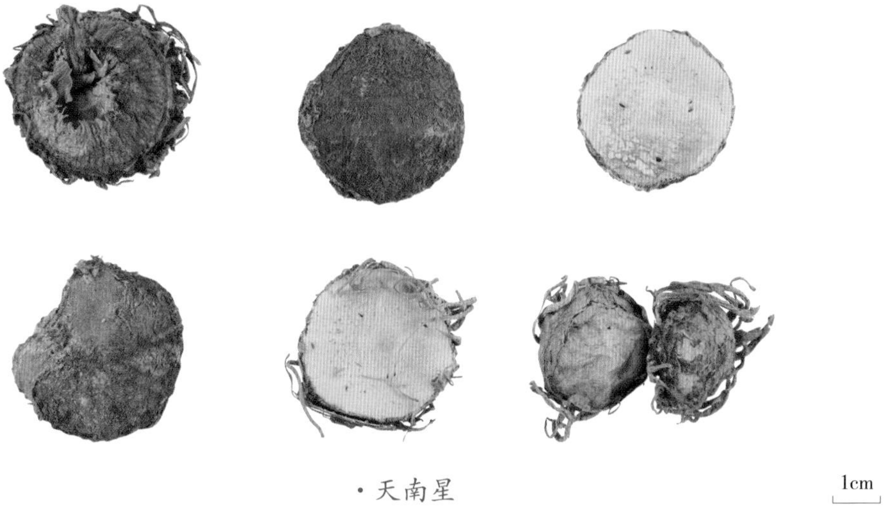

· 天南星

功效主治 苦、辛，温。有毒。归肺、肝、脾经。燥湿化痰，祛风止痉，散结消肿。用于痰湿咳嗽，风痰眩晕，中风痰壅，口眼㖞斜，半身不遂，惊风，破伤风；外治痈肿，蛇虫咬伤。

评 述

安徽省一把伞天南星的资源现状 在安徽民间，同属多种植物的块茎均作天南星采收和销售。一把伞天南星常单株生长，野生资源采挖后恢复较慢，近年来资源也日渐减少。考虑到安徽省一把伞天南星的资源现状，应加大资源保护力度。

异叶天南星

Arisaema heterophyllum Bl.

中药名 天南星（药用部位：块茎）。

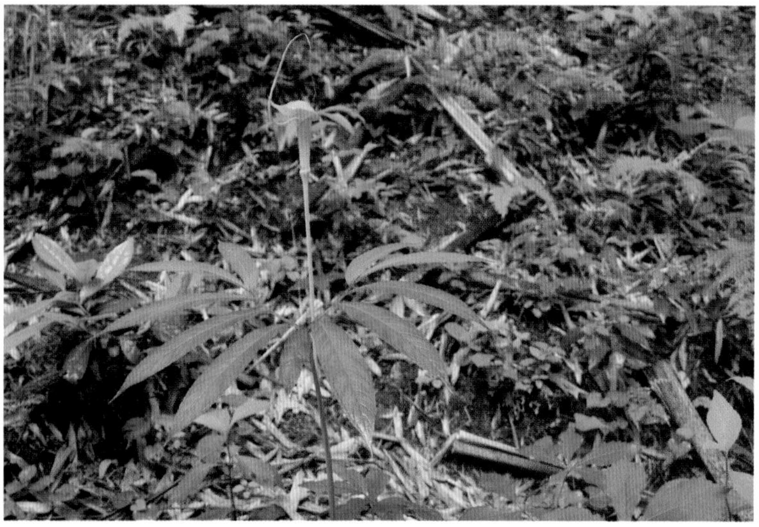

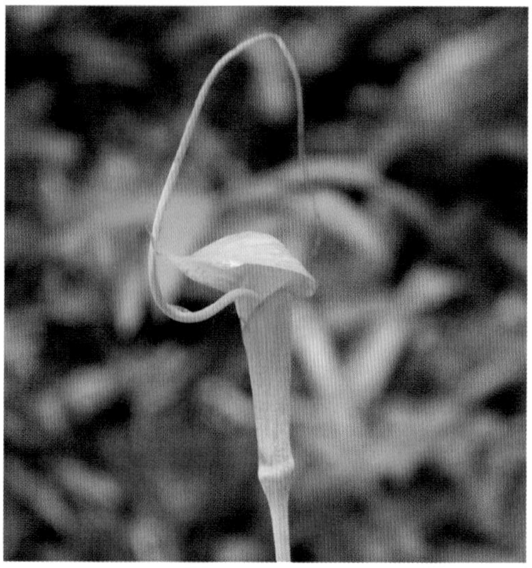

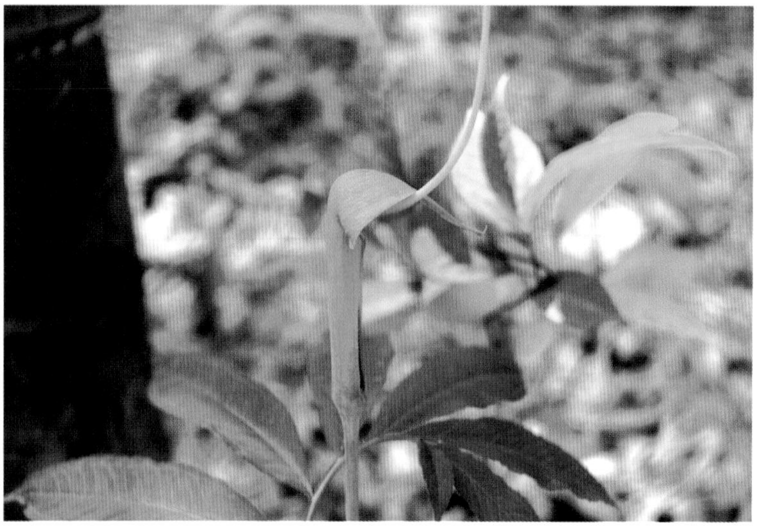

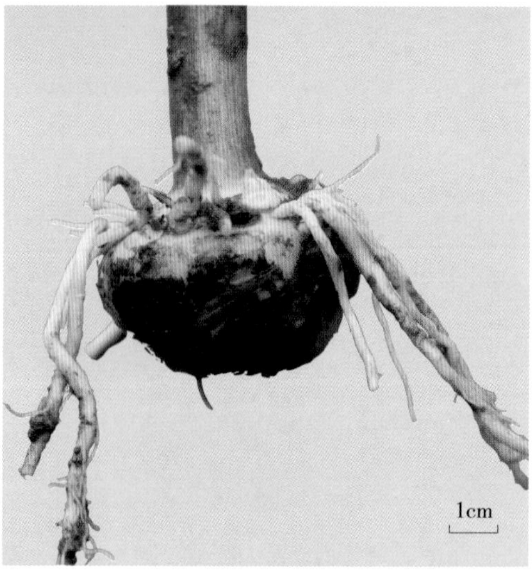

植物形态 多年生草本。块茎扁球形，周围生根。叶常单一，鞘筒状，端口斜截形；叶片鸟趾状分裂，倒披针形或狭卵形。佛焰苞圆柱状；肉穗状花序与佛焰苞分离，花单性，雌雄同株和雄花异株，两性花序下部为雌花，上部疏生雄花，大部分不育；各种花序的附属体细长，鼠尾状，伸出佛焰苞，呈“之”字形上升。浆果红色，圆柱状。种子棒状。

生境分布 生于林下、灌丛中阴湿地。分布于皖西大别山区及皖南山区。

资　　源 异叶天南星的块茎为天南星药材来源之一。安徽省野生资源稀少，常零散分布，难以形成药材资源。

采收加工 秋、冬二季茎叶枯萎时采挖，除去须根和外皮，干燥。

药材性状

本品呈稍扁的圆球形，高 1~2cm，直径 1.5~6.5cm。表面类白色或淡棕色，较光滑，顶端有凹陷的茎痕，周围有麻点状根痕，有的周边有小扁球状侧芽。质坚硬，不易破碎，断面不平坦，白色，粉性。气微辛，味麻辣。

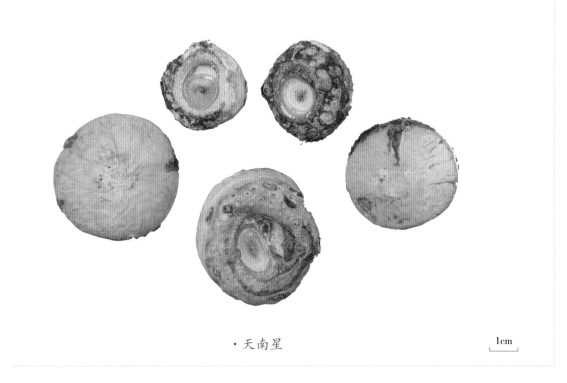

· 天南星　　1cm

功效主治

苦、辛，温。有毒。归肺、肝、脾经。燥湿化痰，祛风止痉，散结消肿。用于痰湿咳嗽，风痰眩晕，中风痰壅，口眼㖞斜，半身不遂，癫痫，惊风，破伤风；生用外治痈肿，蛇虫咬伤。

评　述

滁州天南星的考证　宋代《本草图经》中附有“滁州天南星”图，据图可以判断其为天南星科植物异叶天南星 *Arisaema heterophyllum* Bl.。

黑三棱

Sparganium stoloniferum Buch.-Ham.

中药名 三棱（药用部位：块茎）。

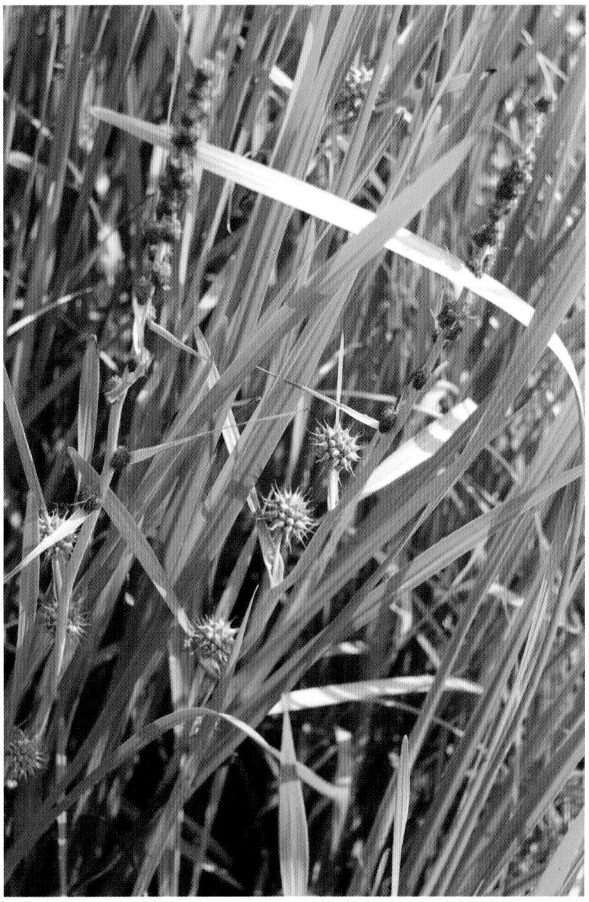

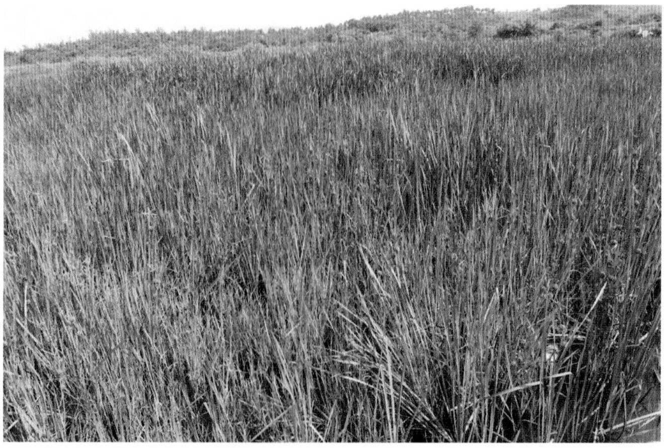

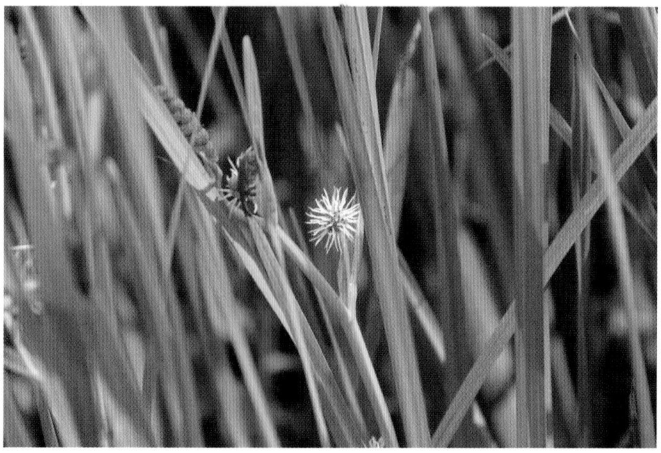

植物形态 多年生水生或沼生草本。块茎膨大，根状茎粗壮；茎直立。叶上部扁平，下部背面呈龙骨状凸起，或呈三棱形，基部鞘状。圆锥花序；花期雄性头状花序呈球形；雄花花被片匙形；雌花花被片着生于子房基部，宿存，子房无柄。果实倒圆锥形。

生境分布 生于水田、浅水沟塘及湿地中。安徽省各地均有分布，少数地区有栽培。

资　　源 安徽省三棱药材为野生资源，和县、滁州市为主产区；随着安徽省低洼潮湿的荒地陆续被开垦为农田，三棱的野生面积极度缩小，野生可供采挖资源量极少。安徽省曾经有三棱药材的种植，近年来，由于三棱药材市场价格不稳定，挫伤药农的种植积极性，目前全省几乎没有三棱药材的种植。

采收加工 冬季苗枯时至翌年春季均可采收，割去枯残茎叶，挖取块茎，洗净，晒至八成干时，削去外皮，晒或炕至全干。

药材性状

本品呈圆锥形，略扁，长 2~6cm，直径 2~4cm。表面黄白色或灰黄色，有刀削痕，须根痕小点状，略呈横向环状排列。体重，质坚实。气微，味淡，嚼之微有麻辣感。

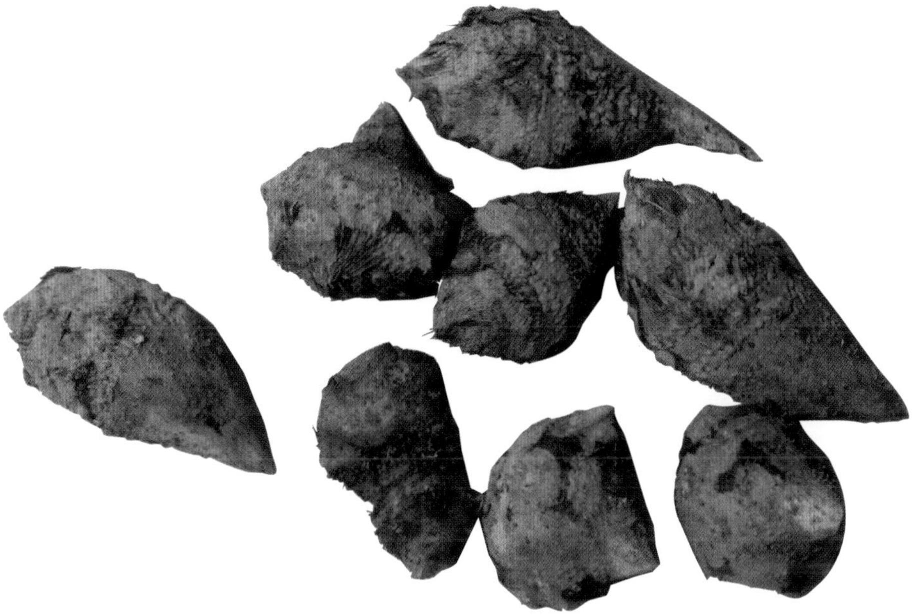

· 三棱

功效主治 辛、苦，平。归肝、脾经。破血行气，消积止痛。用于癥瘕痞块，痛经，瘀血经闭，胸痹心痛，食积胀痛。

评 述

安徽省地方习惯用品 安徽宣城市、滁州市等少数地区将莎草科植物荆三棱 *Scirpus yagara* Ohwi 的块茎，作三棱使用，商品亦称“黑三棱”，功效同三棱。

莎 草

Cyperus rotundus L.

中药名 香附（药用部位：根状茎）。

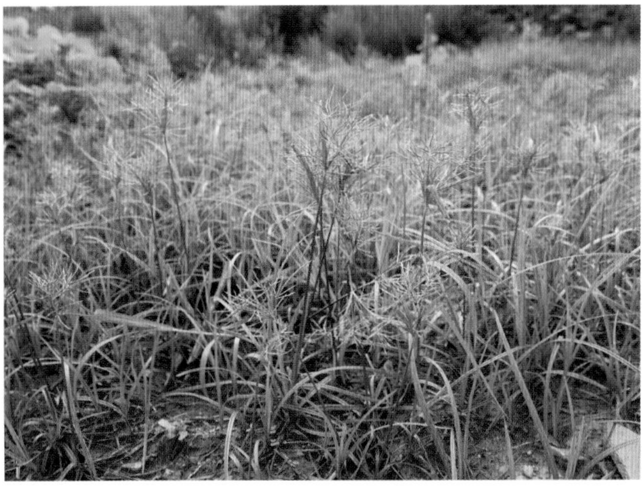
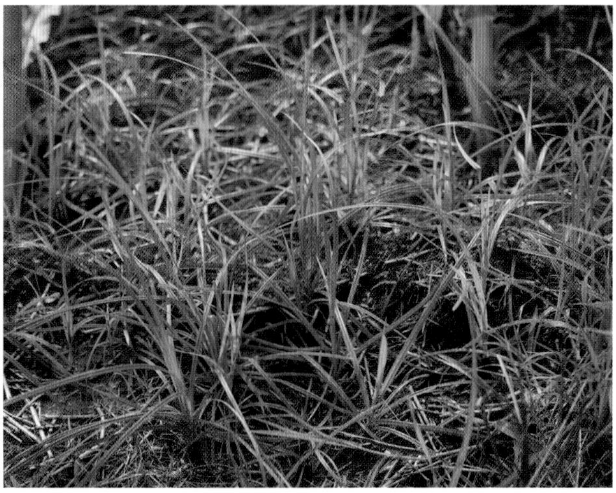
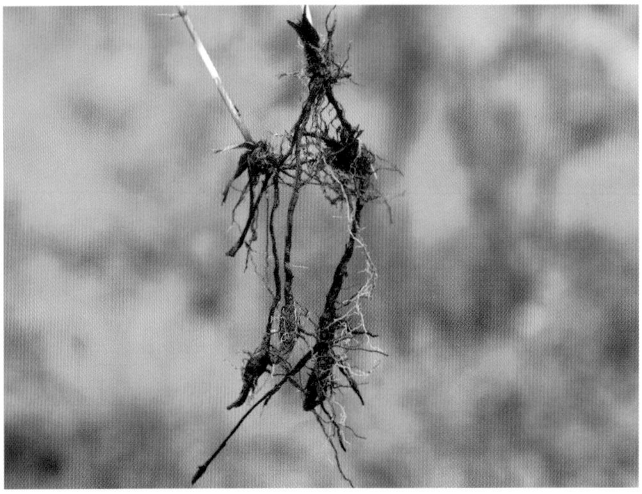
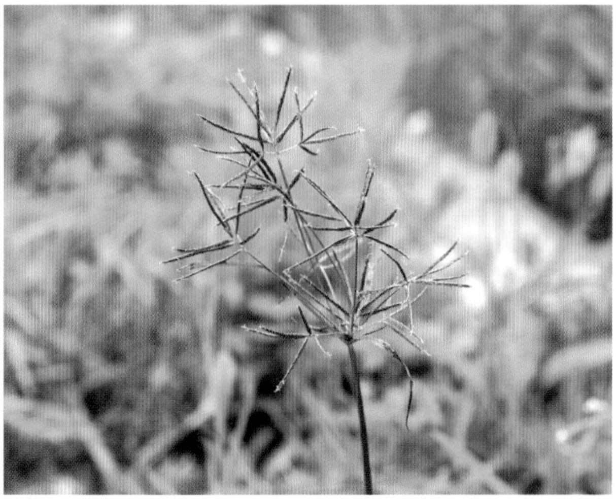

植物形态 多年生草本。根状茎匍匐、细长，具椭圆状块茎；秆较纤细，锐三棱柱形，平滑，下部多叶，基部呈块茎状。叶鞘棕色，常分裂成纤维状。苞片叶状，长于花序；长侧枝聚伞花序复出或简单；雄蕊 3 枚；花柱细长；柱头 3 个。小坚果矩圆状倒卵形，三棱形。

生境分布 生于山坡荒地草丛、路边、田野；为常见田间杂草。安徽省各地均有分布。

资　　源 安徽省香附药材主要为野生资源，产于全省各地，其中太和县、萧县、和县、巢湖市、太湖县等有野生香附药材的收购和供应。近年来，太湖县香附药材种植面积 1000 余亩，年供应量较大。

采收加工 秋季采挖，燎去毛须，置沸水中略煮或蒸透后晒干，或燎后直接晒干。

药材性状

本品多呈纺锤形，有的略弯曲，长 2~3.5cm，直径 0.5~1cm。表面棕褐色或黑褐色，有纵皱纹，并有 6~10 个略隆起的环节。“毛香附”的节上有棕色毛须和须根痕；“光香附”较光滑，环节不明显。质硬，经蒸煮者断面黄棕色或红棕色，角质样；生晒者断面色白而显粉性，内皮层环纹明显，中柱色较深，点状维管束散在。气香，味微苦。

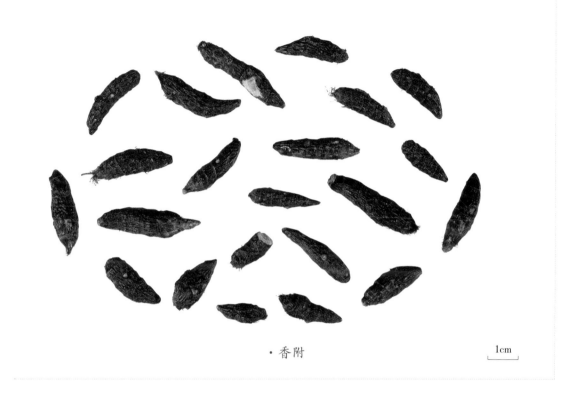

· 香附

功效主治

辛、微苦、微甘，平。归肝、脾、三焦经。疏肝解郁，理气宽中，调经止痛。用于肝郁气滞，胸胁胀痛，疝气疼痛，乳房胀痛，脾胃气滞，脘腹痞闷，胀满疼痛，月经不调，经闭痛经。

天 麻

Gastrodia elata Bl.

中药名 天麻（药用部位：块茎）。

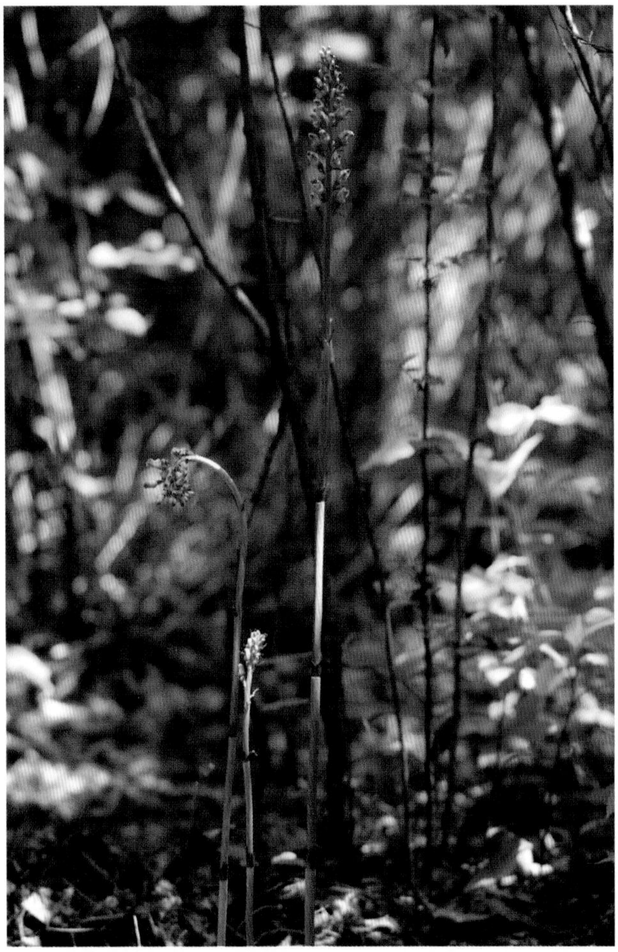

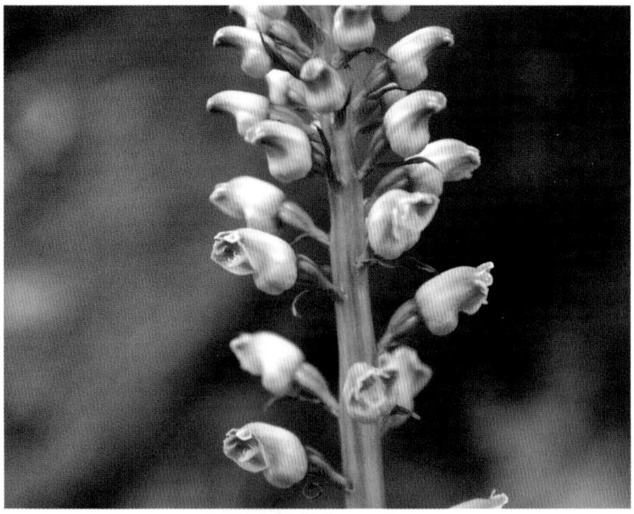

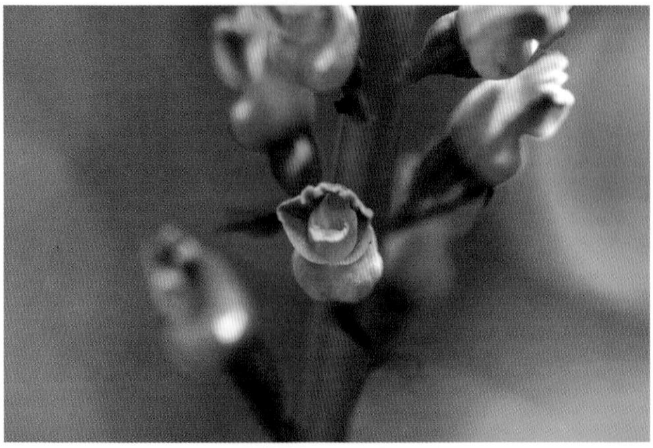

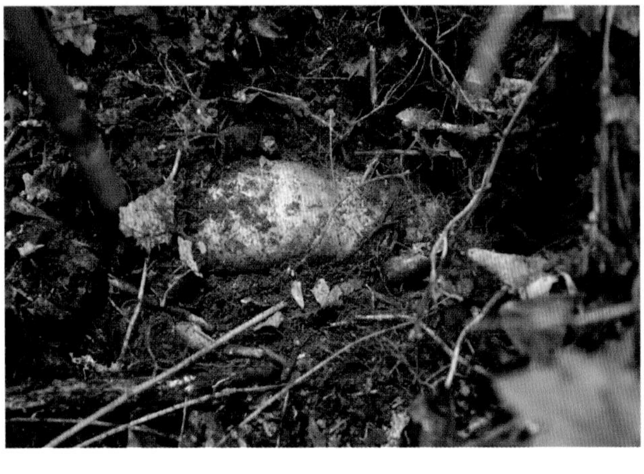

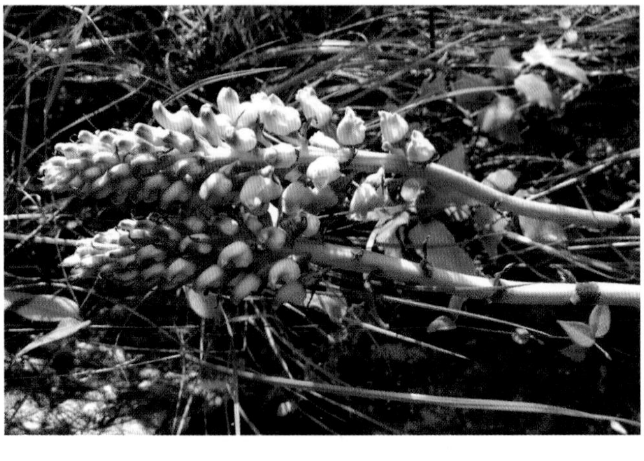

植物形态 植株高 30~100cm，有时可达 2m。根状茎肥厚，块茎状，椭圆形至近哑铃形，肉质，具较密的节，节上被许多三角状宽卵形的鞘；茎直立。总状花序；花苞片长圆状披针形；花扭转，近直立；花被筒近斜卵状圆筒形；外轮裂片卵状三角形，先端钝；内轮裂片近长圆形；唇瓣长圆状卵圆形。蒴果倒卵状椭圆形。

生境分布 生于海拔 400m 以上的疏林下，林中空地、林缘、灌丛边常见。分布于皖西大别山区。

资　源 安徽省野生天麻资源稀少，产于金寨县、岳西县、霍山县、舒城县、太湖县和潜山市等。目前主要为栽培资源，皖西大别山区是全国天麻的主产区。20 世纪 70 年代，野生变家种成功后，家种天麻成为主要商品来源，岳西县、金寨县、霍山县种植面积大，产量较高。

采收加工 11 月上旬至翌年 4 月上旬，天麻处于休眠期，在此期间天麻均可加工为成品药材出售。一般采用边收边栽边加工的方法，使收获和栽种紧紧相连。收获期分为冬、春二季。冬收在封冻之前，春收在解冻之后萌动之前（4 月中旬）。采收后的天麻一般需及时加工处理。产地的传统加工方式主要有以下 4 个环节。

1. 冲洗　把分好级的天麻在水中冲洗干净，马上剥皮蒸煮，称为雪天麻或明天麻。如果带皮，洗后可直接蒸煮。应注意的是：天麻不要长时间在水中浸泡，否则加工成的成品为麻发乌。

2. 蒸煮　天麻入笼后或在水中煮要注意以下几点：①蒸煮时不要太过。一级麻煮沸时间应在 10~14min，二级麻 7~10min，三级麻 5~8min。②随时检查蒸煮情况。天麻中心有一没透的白心，应占天麻直径的 1/5，这样折干率高。蒸煮太过则折干率低。（分级：一级天麻应在 150g 以上；二级天麻 70~150g；三级天麻 70g 以下；四级天麻是残缺虫蛀的。）③用水煮 10kg 天麻可加入 20g 明矾。如此加工后的天麻半透明、质量高。

3. 烘干或晒干　如果天麻量大，最好建一回龙炕，上放竹帘，竹帘上放天麻，开始时温度应保持在 55~65℃，经 30h 后，温度可达 80℃，不要超过 85℃。一般 60h 即可全干。也可在 55~65℃温度下，经 48h，可出炕堆放，用麻袋等物闷盖发汗 8h，然后用木板压扁整形，再上炕继续炕干。

4. 储存　加工好的天麻放在塑料袋中储存，只要不受潮一般不会霉变。伏天可以暴晒。在储存期间可以用报纸包花椒放在袋中防虫蛀。

药材性状

本品呈椭圆形或长条形，略扁，皱缩而稍弯曲，长 3~15cm，宽 1.5~6cm，厚 0.5~2cm。表面黄白色至淡黄棕色，有纵皱纹及由潜伏芽排列而成的横环纹多轮，有时可见棕褐色菌索。顶端有红棕色至深棕色的干枯芽苞（习称“鹦哥嘴”或“红小辫”）或为残留茎基；另端有圆脐形疤痕（习称“凹肚脐”）。质坚硬，不易折断，断面较平坦，黄白色至淡棕色，角质样。气微，味甘。野生品表面呈淡黄棕色或灰黄色，有纵皱纹（习称“姜皮”）。栽培品表面呈黄白色，皮质较细嫩。质地坚实沉重、有鹦哥嘴、断面明亮、实心者称为冬麻，质佳；质地松泡、有残留茎基、断面晦暗、空心者称为春麻，质次。

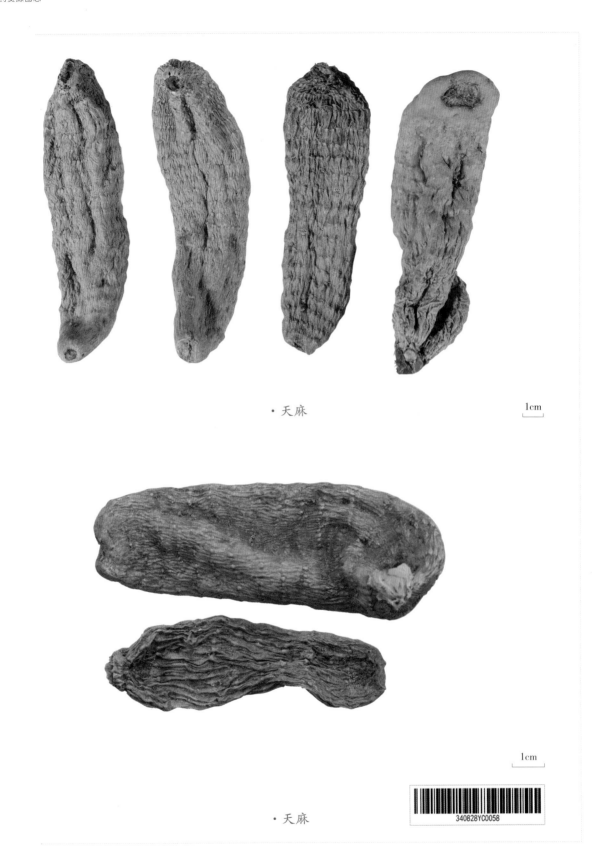

· 天麻

1cm

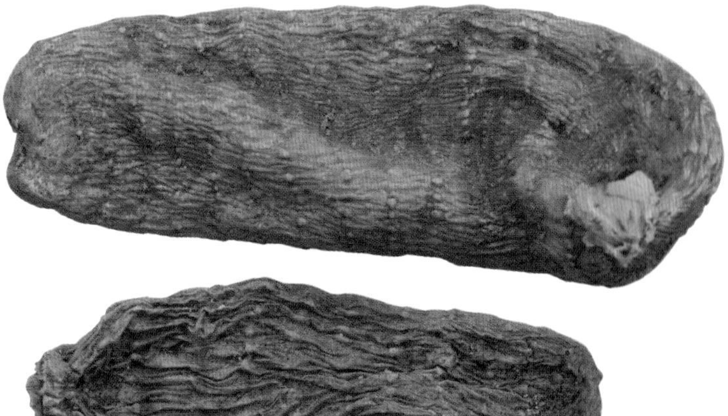

1cm

340828YC0058

· 天麻

功效主治 甘，平。归肝经。息风止痉，平抑肝阳，祛风通络。用于小儿惊风，癫痫抽搐，破伤风，头痛眩晕，手足不遂，肢体麻木，风湿痹痛。

评 述

1. 安徽省天麻的资源发展 金寨天麻的人工栽培起步于20世纪70年代。1973年，八河公社（今青山镇）一位姓乐的医生在室内无性繁殖天麻试验成功。1974年，青山供销社派一姓江的辅导员到黄畈公社大石药场（海拔800m）进行人工栽培试验，经过四五年的努力终于获得成功，以后供销社逐步向外推广，到1984年已普及到全县，外省有些地方到该地学习栽培技术和引种栽培。20世纪90年代引进天麻有性繁殖生产技术，该技术生产的天麻麻籽多、商品麻产量高、质量好，深受群众的喜爱，生产规模迅速扩大。目前，该地已成为全国规模最大、产量最高、效益最好的天麻种植核心区和全国天麻营销集散地，被誉为“全国天麻状元乡”“中国天麻之乡”。

2. 天麻的产地加工研究 调研发现，天麻加工过程中滥用硫熏，多凭经验，缺少统一规范的参数控制工艺，市售的样品质量参差不齐，号称“无硫”的天麻大多数都经过硫熏，甚至部分样品二氧化硫残留量超标。研究发现，硫熏后天麻素含量显著降低。通过对新鲜天麻的蒸制时间及蒸制程度进行考察，优选出最佳蒸制工艺为：常压隔水蒸制30min，置烘箱中50℃烘12h，晾置12h，如此往复直至干燥；对鲜天麻的清水煮制时间、加水量、投料温度及煮制程度进行考察，优选出最佳清水煮制工艺为：加6倍水煮制，90℃时投料，煮制15min，置烘箱中50℃烘12h，晾置12h，如此往复直至干燥。可以统一规范天麻的加工炮制工艺，从源头上控制天麻质量，保证市售样品质量，提升皖产天麻的品质。

铁皮石斛

Dendrobium officinale Kimura et Migo

中药名 铁皮石斛（药用部位：茎）。

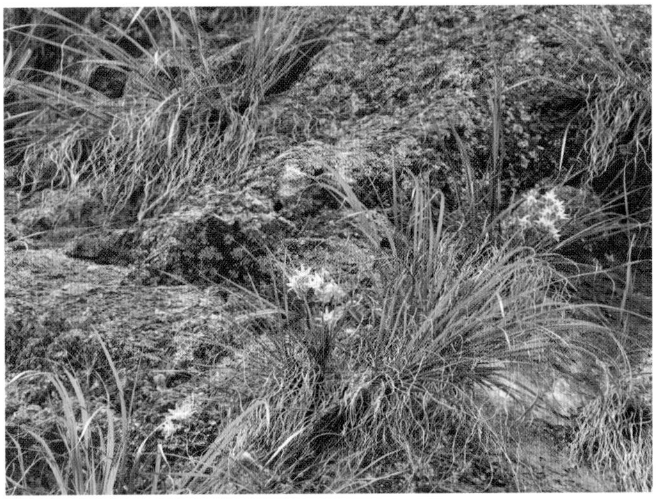
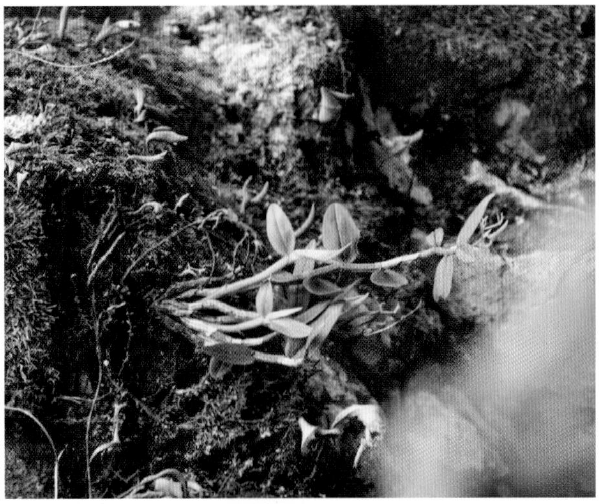
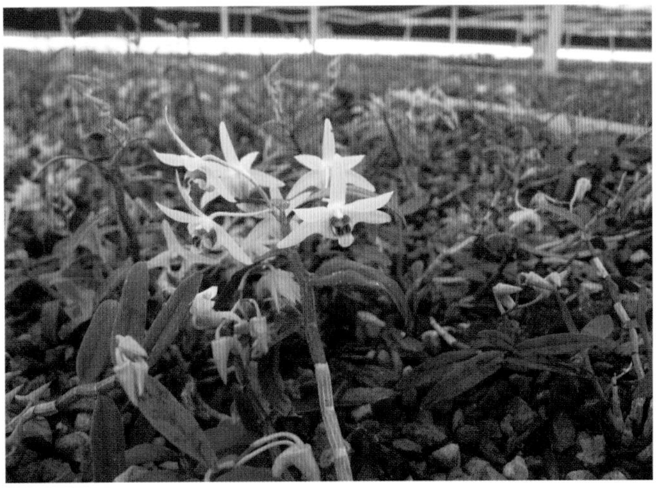
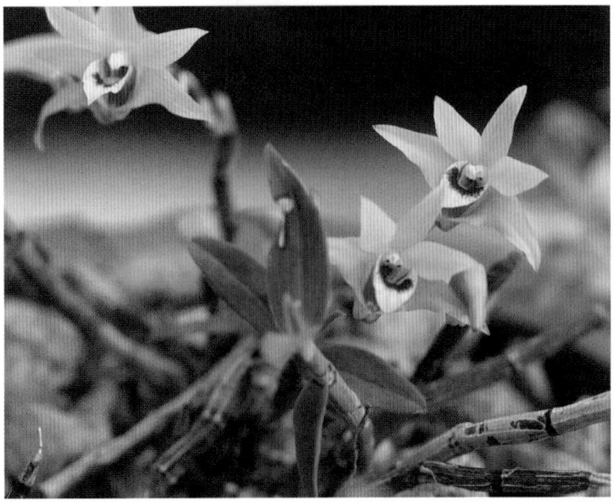

植物形态 茎直立，圆柱形。叶长圆状披针形，先端多少一侧钩转，基部具抱茎鞘，边缘和背面中肋常带紫色；叶鞘常具紫色斑点。花序生于已落叶的老茎上部，具花 2~3 朵；苞片白色；萼片和花瓣黄绿色，长圆状披针形；唇瓣白色，基部具胼胝体，卵状披针形，蕊柱顶端两侧具紫点，药帽白色，近塔状，顶端近锐尖并 2 裂。

生境分布 生于山地半阴湿的岩石上。分布于皖西大别山区偏南部岳西县、金寨县、霍山县、潜山市、太湖县等地；皖南山区宁国市、泾县、歙县、祁门县、黟县、休宁县和石台县等。

资　源 安徽省铁皮石斛野生药材资源稀少，难以形成药材产量。现在皖西大别山区的霍山县、金寨县、岳西县、太湖县，皖南山区的宁国市、歙县、绩溪县等地均有大规模栽培，产量较大。

采收加工 11 月至翌年 3 月采收，除去杂质，剪去部分须根，边加热边扭成螺旋形或弹簧状，烘干；或切成段，低温烘干。前者习称“铁皮枫斗”（耳环石斛），后者习称“铁皮石斛”。

药材性状

铁皮枫斗 本品呈螺旋形或弹簧状。通常为2~6个旋纹，茎拉直后长3.5~8cm，直径0.2~0.4cm。表面黄绿色或略带金黄色，有细纵皱纹，节明显，节上有时可见残留的灰白色叶鞘；一端可见茎基部留下的短须根。质坚实，易折断，断面平坦，灰白色至灰绿色，略角质状。气微，味淡，嚼之有黏性。

铁皮石斛 本品呈圆柱形的段，长短不等。

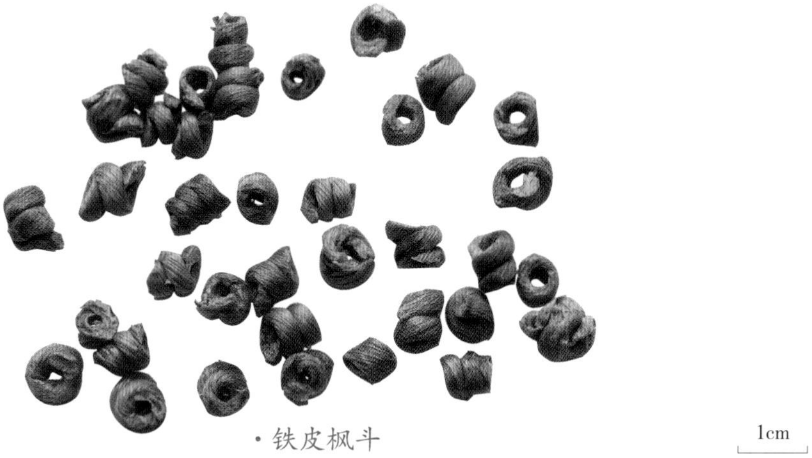

· 铁皮枫斗

功效主治 甘，微寒。归胃、肾经。益胃生津，滋阴清热。用于热病津伤，口干烦渴，胃阴不足，食少干呕，病后虚热不退，阴虚火旺，骨蒸劳热，目暗不明，筋骨痿软。

评　述

1. 安徽石斛的品种记载 《安徽植物志》只记载了石斛 *Dendrobium nobile* Lindl. 与细茎石斛 *Dendrobium moniliforme* (L.) Sw. 两种，并未记载铁皮石斛 *Dendrobium officinale* Kimura et Migo。第四次全国中药资源普查已发现在霍山县、岳西县、金寨县和泾县等地有铁皮石斛野生居群。野生居群处于濒危状态，应加大保护力度。

2. 铁皮石斛的栽培资源 铁皮石斛喜温暖湿润，对温度与水分的要求较为严格，属于附生性植物，密集的须根系附着于树木、石壁沙砾等附主上以吸收水分和养料。生长地的群落类型为常绿或落叶阔叶林，海拔高度为100~700m，一般生长于距离水源较近的岩石壁上，距溪水或河潭20~50m附近，生长坡度80°~90°的近山顶的位置。

①栽培条件 铁皮石斛栽培要求在大棚中进行，大棚的建造要求做到通风、遮阴挡雨、有防虫网，并根据铁皮石斛的生长习性，考虑场地的光照、温度、湿度、通风等自然因素。铁皮石斛生长的适宜温度为15~30℃，要求保持基质湿润，空气湿度保持80%以上为好，但不能积水，浇水时采用喷灌或滴灌最好，不得冲灌。不同的季节不同的地区浇水量亦不同。

②栽培面积及产量 铁皮石斛栽培主要以霍山、舒城、潜山、祁门、休宁等市县为主，栽培面积1000亩左右，铁皮石斛的栽培分为两种，一种为仿野生栽培，亩产150~250kg，另外一种是大棚栽培，亩产250~500kg。

霍山石斛

Dendrobium huoshanense C. Z. Tang et S. J. Cheng

中药名 霍山石斛（药用部位：茎）。

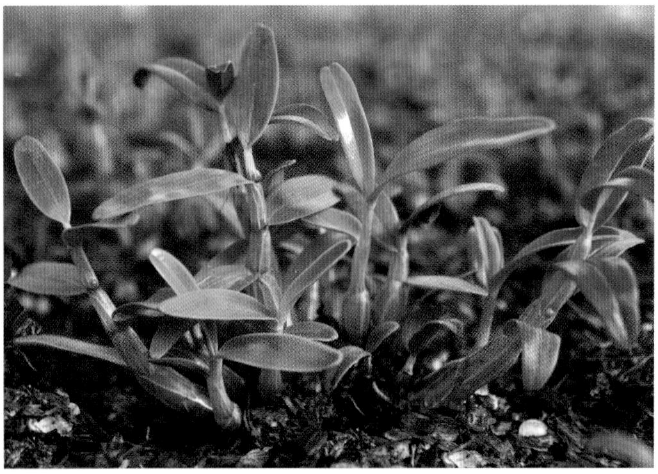

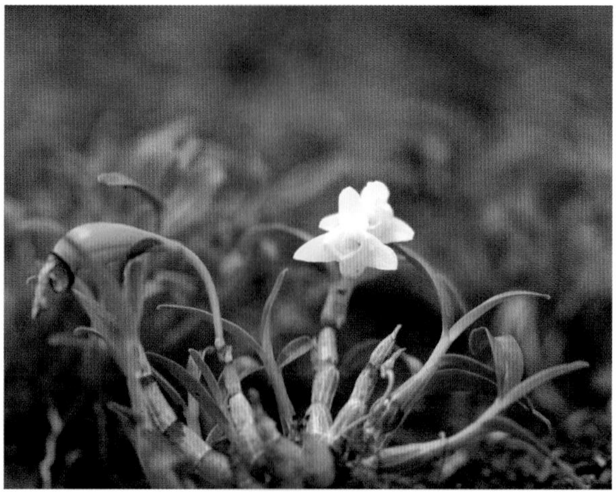

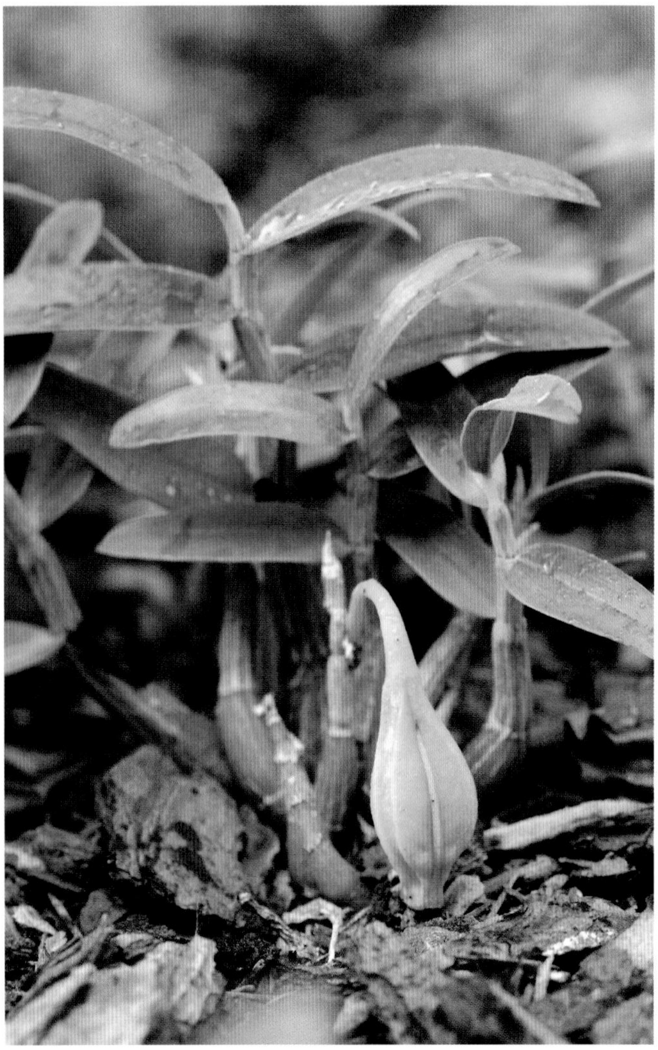

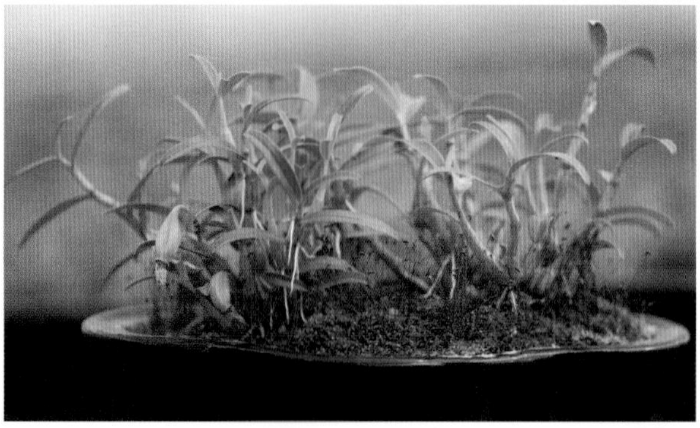

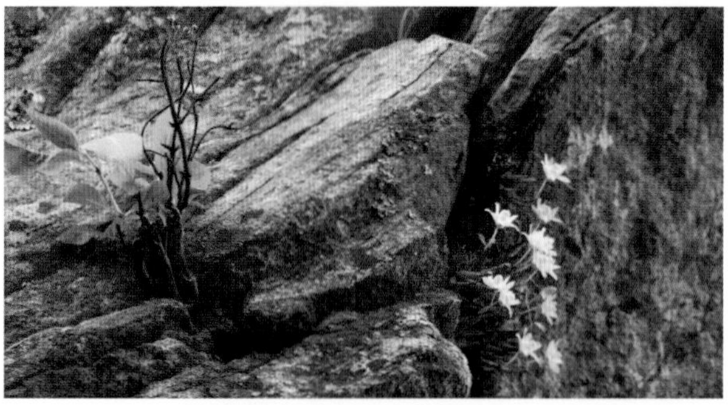

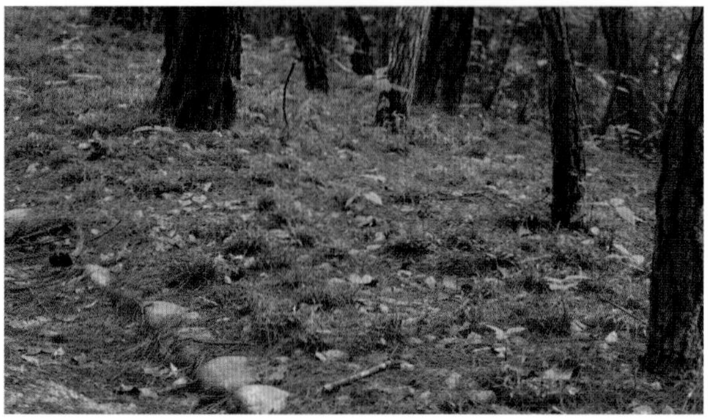

植物形态 茎直立，肉质，长 3~9cm，基部以上较粗，上部渐细。叶常 2~3 枚互生于茎上部，舌状长圆形，先端钝并且微凹，基部具抱茎的鞘；叶鞘膜质宿存。总状花序；苞片白色带栗色，花淡黄绿色，中萼片卵状披针形，侧萼片镰状披针形，唇瓣近菱形；中裂片半圆状三角形，上面具黄色横生椭圆形的斑块；药帽绿白色，近半球形，顶端微凹缺。蒴果。

生境分布 生于山地林中树干上和山谷岩石上。分布于皖西大别山区。

资　　源 安徽省霍山石斛野生药材资源稀少，主要为栽培药材，分为林下仿野生栽培、大棚栽培，主产于霍山县、金寨县和岳西县。霍山石斛地理标志产品保护范围包含安徽省霍山县太平畈乡、太阳乡、上土市镇、漫水河镇、大化坪镇、落儿岭镇、诸佛庵镇、佛子岭镇、黑石渡镇、磨子潭镇、东西溪乡、单龙寺乡等 12 个乡镇所辖行政区域。霍山石斛栽培快速发展，已有大棚栽培 3000 多亩，林下仿野生栽培面积达到 5000 亩。

采收加工 11 月至翌年 3 月采收，经过分拣整理、清洗摊晾、炒制、揉搓去鞘、绕条加箍、烘焙紧坯、放坯去箍、整形、复火过程加工而成。成品枫斗螺旋状，淡黄色或黄绿色。部分完整留有根须（龙头）和茎尖（凤尾）且长度适中的霍山石斛加工成枫斗又称为“龙头凤尾”，被认为是霍山石斛中的极品。

药材性状

本品由茎紧密缠绕成弹簧状，茎基部和茎梢翘出，形如龙头和凤尾。通常为 2~6 个旋纹，拉直后下部较粗，向上渐细，长 3.5~8cm，直径 0.2~0.4cm，表面呈黄绿色，节上有时可见残留的灰白色叶鞘；一端可见茎基部留下的短须根。质坚实，易折断，断面平坦，灰白色至灰绿色，略角质状。嚼之有浓厚黏滞感，清香，回味甘甜。

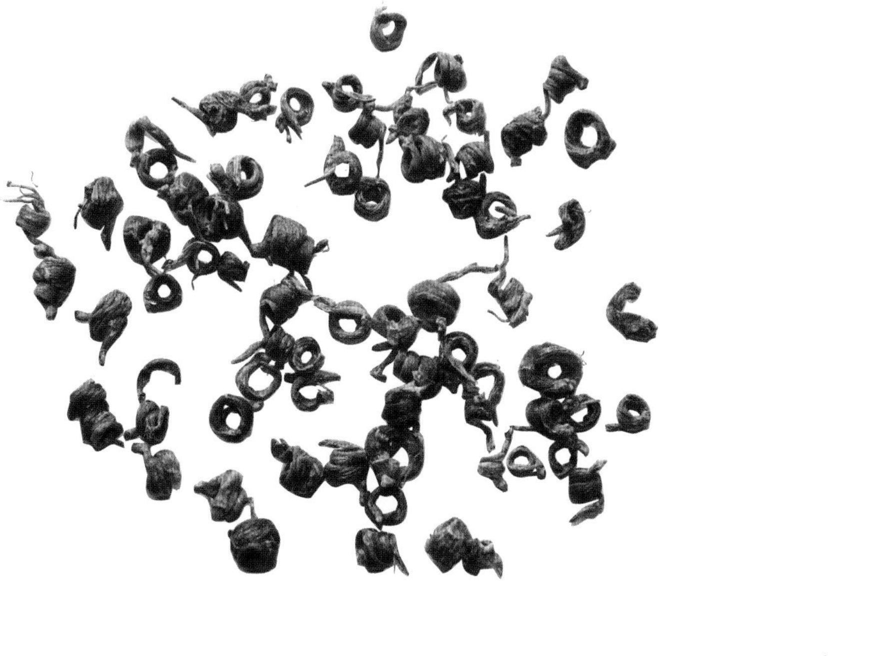

· 霍山石斛

功效主治 甘，微寒。归胃、肾经。益胃生津，滋阴清热。用于热病津伤，口干烦渴，胃阴不足，食少干呕，病后虚热不退，阴虚火旺，骨蒸劳热，目暗不明，筋骨痿软。

评 述

1. 霍山石斛的本草历史 安徽省霍山县是石斛道地产区之一。霍山石斛之名始载于《百草镜》，曰："石斛，近时有一种形短只寸许，细如灯心，色青黄，咀之味甘，微有滑涎，系出六安及颍州府霍山县，名霍山石斛，最佳。"《本草纲目拾遗》云："霍石斛出江南霍山，形较钗斛细小，色黄而形曲不直，有成球者，彼土人以代茶茗，云极解暑醒脾，止渴利水，益人气力，或取熬膏饷客。"又云："霍山属六安州，其地所产石斛，名米心石斛，以其形如累米，多节，类竹鞭，干之成团，他产者，不能米心，亦不成团也。"

2. 霍山石斛的资源利用与保护 霍山石斛的市场空间越来越大，而野生霍山石斛资源早已濒临绝迹，随着霍山石斛人工种苗繁育的成功，霍山县已大力发展人工栽培。目前霍山石斛药材市场品种混杂，尚无明确的质量标准体系，影响了质量及资源的可持续利用和发展。时至今日，高效、系统的霍山石斛标准化研究仍然是一项亟待完成的工作。

3. 霍山石斛的基原 历代对霍山石斛的滥采导致资源匮乏，市场上一些混乱品种应运而生。基于霍山石斛与铁皮石斛、铜皮石斛的名实混乱，20 世纪 80 年代初，安徽省先后两次成立调查小组，在皖西大别山区进行野外调查。1982 年，安徽中医学院王立志先生在霍山县收集到几种石斛属植物新鲜标本，经与有关植物分类学家合作研究，发现霍山石斛为未曾命名的植物。据安徽中医药大学王德群教授调查，霍山石斛在当地习称"米斛"，来源仅植物霍山石斛一种，而产自霍山的其他石斛属植物，在当地从未作霍山石斛用。霍山石斛 *Dendrobium huoshanensis* C. Z. Tang et S. J. Cheng 是道地药材霍山石斛的唯一正品来源，不是也不包括铁皮石斛、铜皮石斛及当时引种栽培于霍山的黄石斛 *Dendrobium tosaense* Makino 和重唇石斛 *Dendrobium hercoglossum* Rchb. f. 等植物。

独蒜兰

Pleione bulbocodioides (Franch.) Rolfe

中药名　山慈菇（药用部位：假鳞茎）。

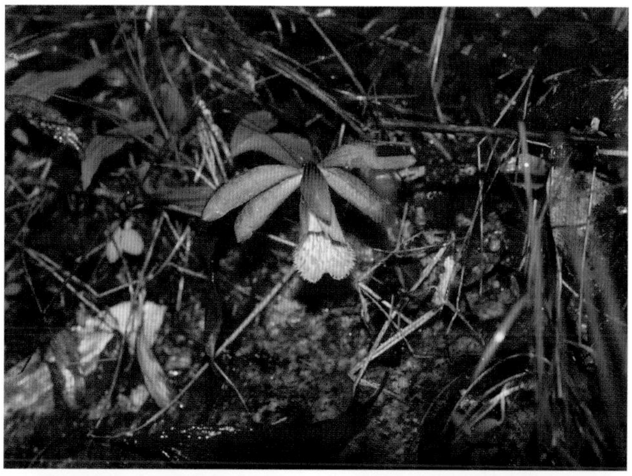
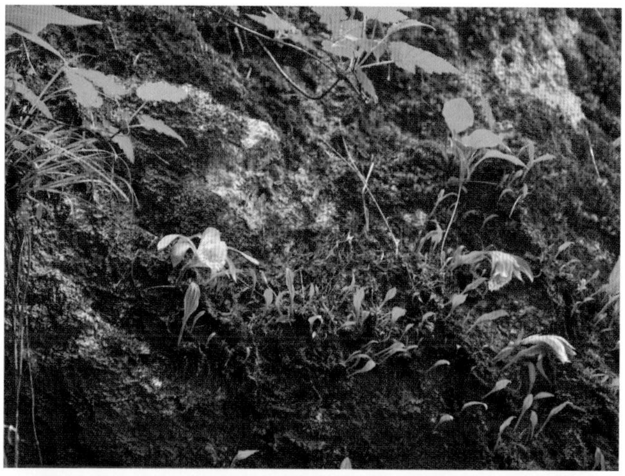
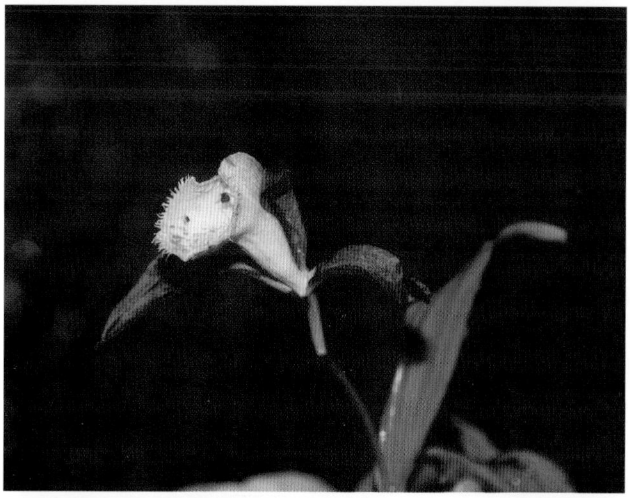
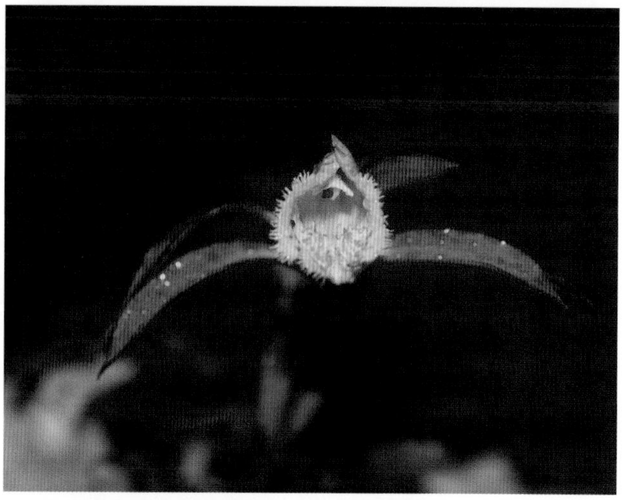
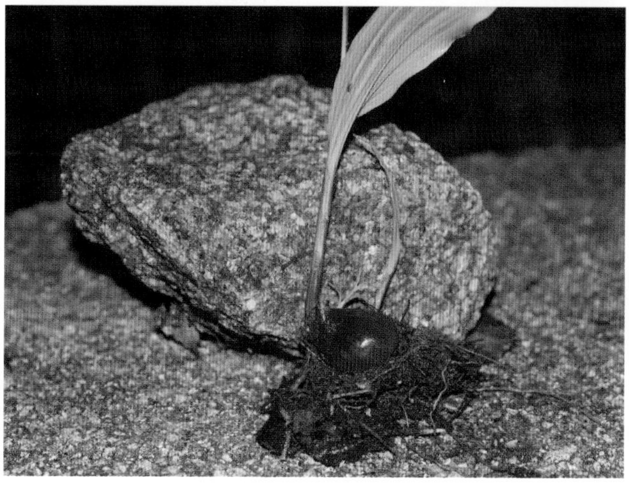
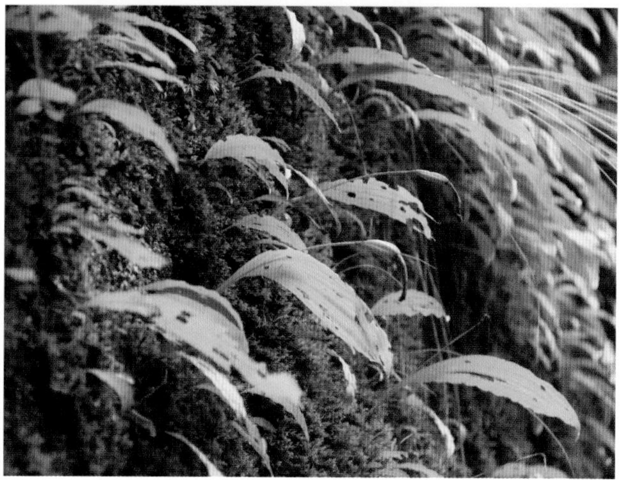

植物形态 半附生小草本。假鳞茎卵形或卵状圆锥形，上端有颈，顶生 1 枚叶，叶脱落后有 1 杯状齿环。叶花同出，叶片椭圆状披针形，纸质，顶端渐尖，基部收缩成柄，半抱花葶。花 1 朵，顶生，苞片兜状，狭卵形，膜质；萼片狭披针形；唇瓣为倒卵形或宽倒卵形，顶端不明显 3 裂，上部边缘撕裂状，基部宽楔形；合蕊柱细长。蒴果长圆形。

生境分布 生于沟谷潮湿的石壁上。分布于皖南山区及皖西大别山区。

资　源 独蒜兰假鳞茎为山慈菇药材的来源之一。独蒜兰在安徽省的分布区域狭窄，呈零星分布，其对生态环境的要求严格，野生资源稀少，未能形成批量商品药材。

采收加工 夏、秋二季采挖，除去茎叶、泥土，分开大小，置沸水锅中蒸煮至透心，干燥。

药材性状

药材习称“冰球子”。本品呈圆锥形，瓶颈状或不规则团块，直径 1~2cm，高 1.5~2.5cm。顶端渐尖，尖端断头处呈盘状，基部膨大且圆平，中央凹入，有 1~2 条环节，多偏向一侧。撞去外皮者表面黄白色，带皮者浅棕色，光滑，有皱纹。断面浅黄色，角质，半透明。气微、味微苦，稍有黏性。

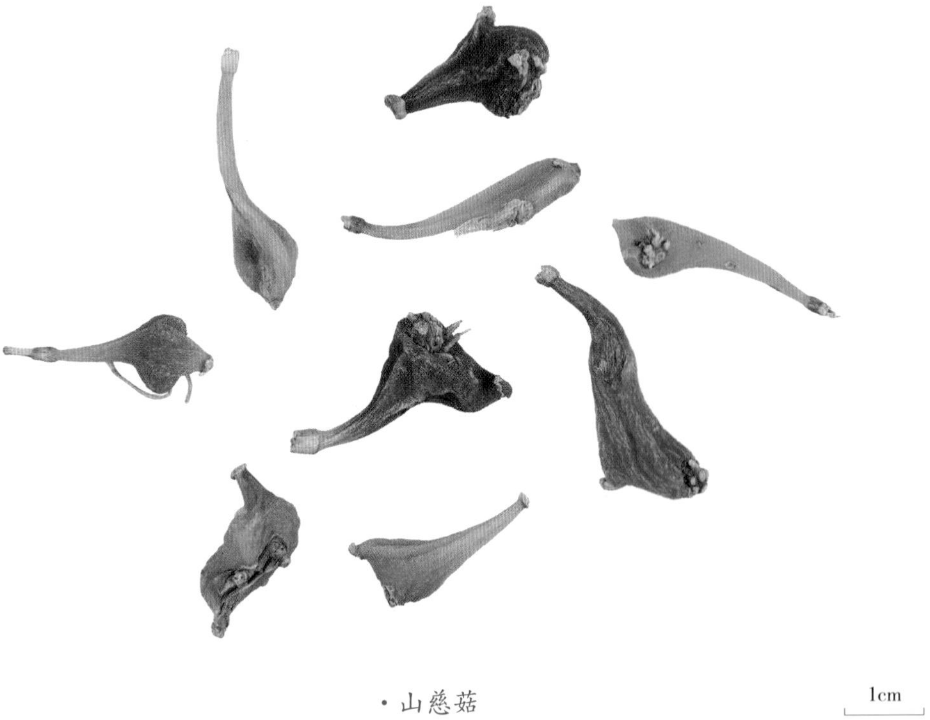

· 山慈菇

功效主治 甘、微辛，凉。归肝、脾经。清热解毒，化痰散结。用于痈肿疔毒，瘰疬痰核，蛇虫咬伤，癥瘕痞块。

杜鹃兰

Cremastra appendiculata (D. Don.) Makino

中药名　山慈菇（药用部位：假鳞茎）。

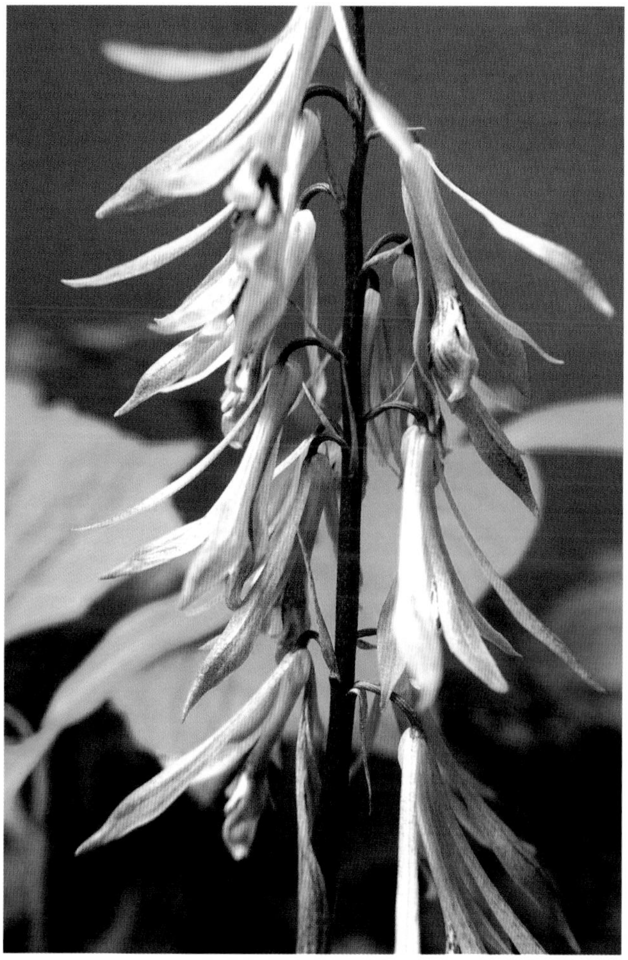

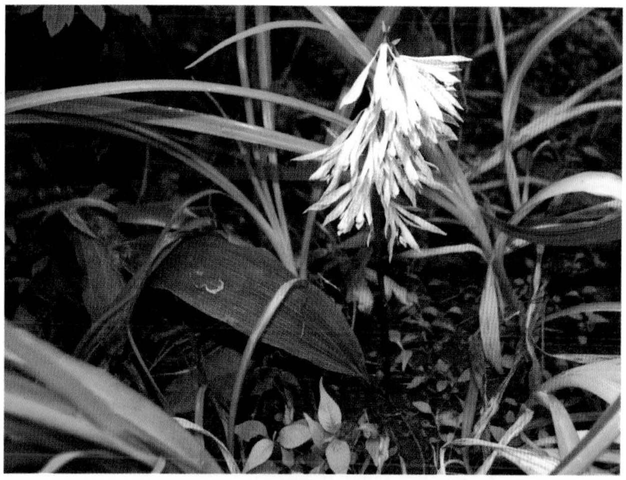

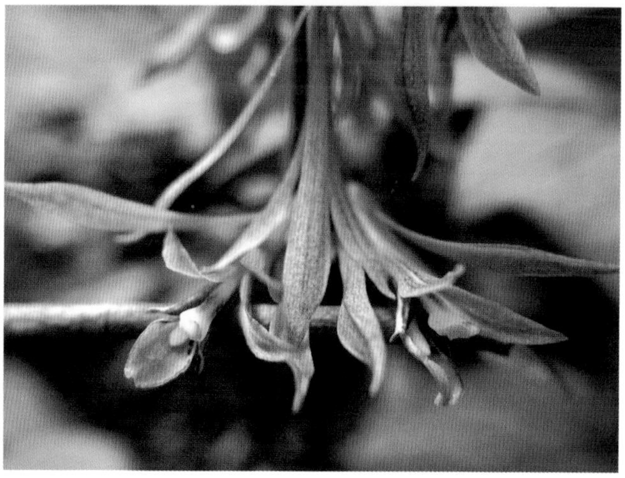

植物形态　多年生草本。假鳞茎聚生，卵形，顶生1枚叶。叶片狭长圆形。花葶侧生于假鳞茎顶端，直立，粗壮；总状花序疏生多花，花常偏向一侧，多少下垂，不完全开放，有香气，淡紫褐色；萼片和花瓣近等长；唇瓣近匙形，侧裂片较小，中裂片长圆形；合蕊柱细，顶端略扩大。蒴果近椭圆形。

生境分布　生于山坡林下阴湿处。分布于皖西大别山区及皖南山区。

资　　源　杜鹃兰假鳞茎为山慈菇药材的来源之一，安徽省的野生资源稀少，产山慈姑药材的资源量极少，未能形成批量商品药材。

采收加工　夏、秋二季采挖，除去茎叶、泥土，晒干；有的地区在秋季花谢后采挖，除去杂质，置锅上蒸至透心后，晒干或烘干，习称“毛慈菇”。

药材性状

本品呈不规则扁球形或圆锥状，直径 1~2cm。顶端渐突起，有叶柄痕及花葶痕；基部凹脐状，有须根痕。表面黄棕色或棕褐色，凹凸不平，有皱纹或纵沟，中部有 2~3 条节状环纹（腰箍），环纹上有丝状纤维毛。质坚硬，断面灰白色，略呈粉性（加工品断面黄白色，角质）。气微，味淡，带黏性。

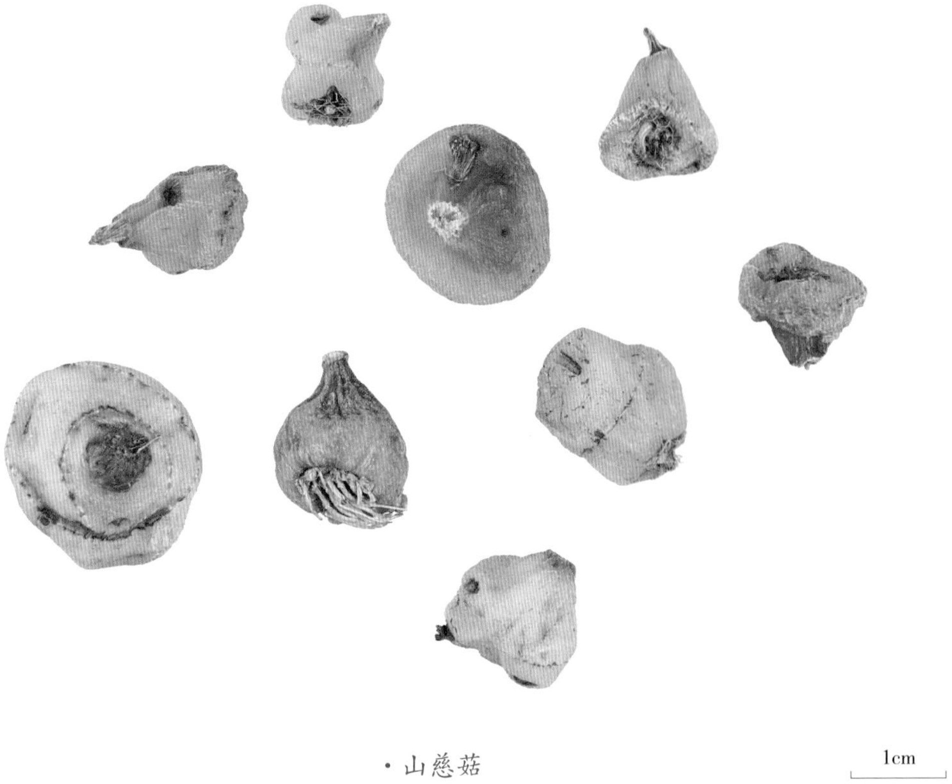

· 山慈菇

功效主治 甘、微辛，凉。归肝、脾经。清热解毒，化痰散结。用于痈肿疔毒，瘰疬痰核，蛇虫咬伤，癥瘕痞块。

评 述

杜鹃兰资源需要保护 《中国生物多样性红色名录》已将杜鹃兰列为近危（NT）植物，应采取相应的保护措施。

白 及

Bletilla striata (Thunb. ex A. Murray) Rchb. f.

中药名 白及（药用部位：块茎）。

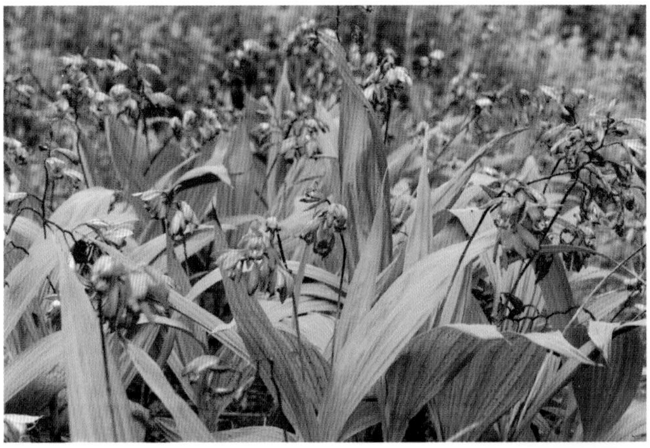

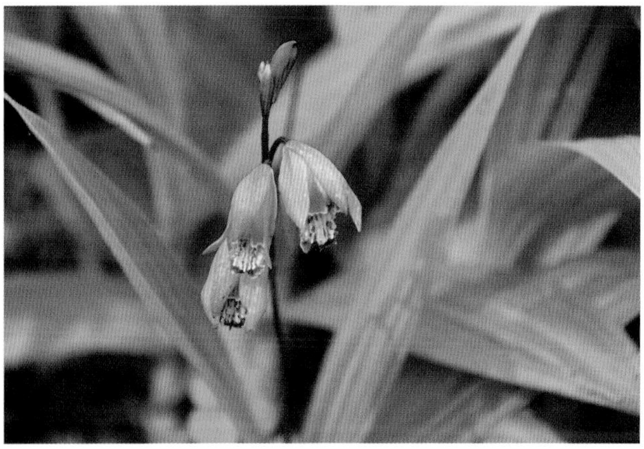

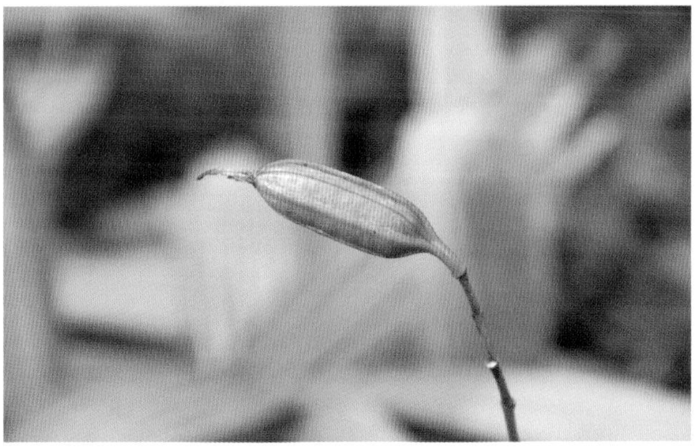

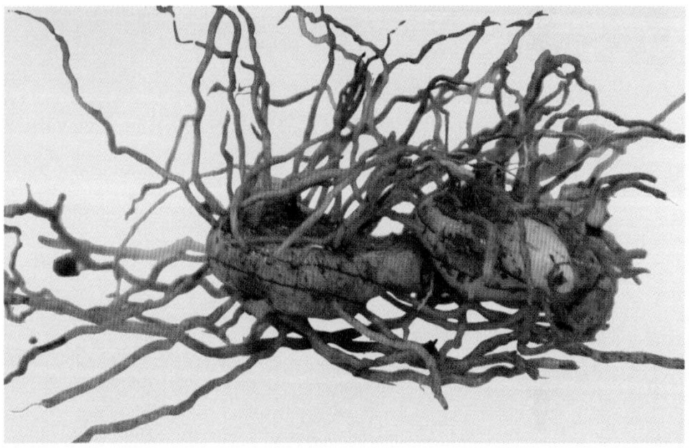

植物形态 多年生陆生草本。假鳞茎二叉或三叉状扁球形，具环纹，富黏性。茎粗壮，直立。叶3~6枚，披针形至带状披针形。总状花序，花序轴多呈“之”字形曲折，苞片早落；花玫瑰红色；萼片与花瓣狭椭圆形，唇瓣倒卵状椭圆形，具纵褶片5条，从基部伸至近顶端，上部3裂，中裂片宽椭圆形。蒴果圆柱状。

生境分布 生于山坡林下、山涧沟旁、潮湿的山坡草丛中或岩石缝中。分布于安徽省淮河以南各地丘陵及山区。

资　　源 安徽省白及药材主要为野生资源，近年来由于市场需求量急剧上升，价格上涨，导致安徽省各地的野生白及被过度采挖，造成野生资源严重破坏，现已经达到濒危境地。目前，安徽省池州市贵池区、全椒县、无为县、巢湖市、岳西县、太湖县、广德市、旌德县等地有规模化栽培，白及的栽培药材供应量逐年增加。

采收加工 栽种3~4年后，于9~10月采挖，将块茎浸水中约1h，洗净泥土，除去须根，经蒸煮至无白心，晒干或炕干，撞去残须，使表面呈光洁淡黄白色，筛去杂质。

药材性状

本品呈不规则扁圆形，多有2~3个爪状分枝，长1.5~5cm，厚0.5~1.5cm。表面灰白色或黄白色，有数圈同心环节和棕色点状须根痕，上面有突起的茎痕，下部有连接另一块茎的痕迹。质坚硬，不易折断，断面类白色，角质样。气微，味苦，嚼之有黏性。

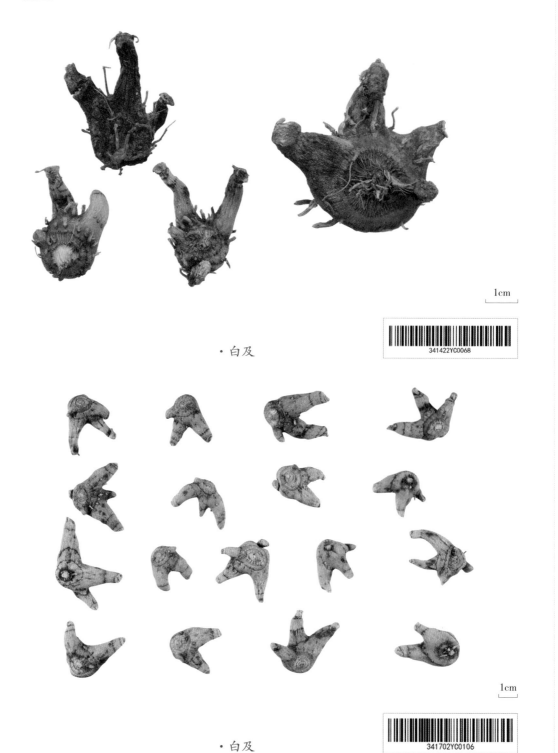

1cm

341422YC0068

· 白及

1cm

341702YC0106

· 白及

·白及（饮片）　1cm

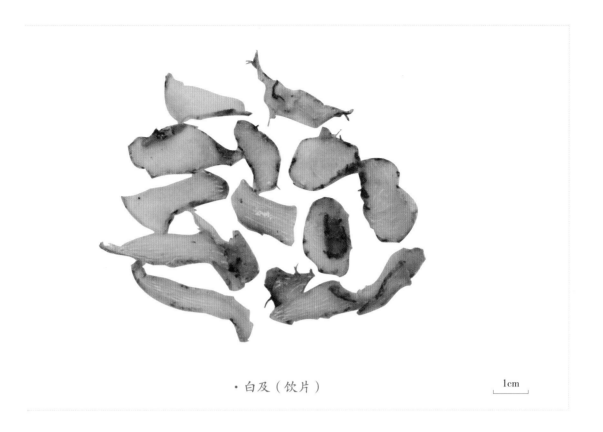

功效主治 苦、甘、涩，微寒。归肺、肝、胃经。收敛止血，消肿生肌。用于咯血，吐血，外伤出血，疮疡肿毒，皮肤皲裂。

评　述

白及的资源利用与保护 白及除了传统的药用价值外，还可应用于食品、化工、化妆品等领域。白及块茎富含黏液质（白及胶）、淀粉、挥发油、葡萄糖等成分。其中白及胶可代替西黄芪胶粉和阿拉伯胶粉作为乳化剂、悬浮剂应用于食品化工领域。近年来随着白及用途不断扩展，综合利用的潜力不断扩大，白及的市场需求逐渐扩大。我国白及人工种植刚刚起步，种植周期较长，栽培白及供不应求，导致农户采挖野生资源充作种苗，从而加剧了野生资源的濒危。

主要参考文献

[1] 安徽省医药管理局 . 安徽省医药志 [M]. 合肥 : 黄山书社 , 1994.

[2] 陈灵丽 , 张玲 , 彭华胜 , 等 . 前胡品质的影响因素及“辨状论质”[J]. 中华医史杂志 , 2018, 48(1): 10-16.

[3] 陈秀芬 , 彭华胜 .《本草图经》药材产地与道地药材分布研究 [J]. 中华医史杂志 , 2018, 48(3): 147-152.

[4] 程铭恩 , 彭华胜 . 古今山楂品种来源与应用沿革 [J]. 中华医史杂志 , 2011, 41(6): 336-338.

[5] 程铭恩 , 王德群 , 彭华胜 . 山药种质与道地产区的沿革与变迁 [J]. 中华医史杂志 , 2014, 44(2): 81-84.

[6] 程铭恩 , 王德群 . 药用黄精种质的变迁 [J]. 中华医史杂志 , 2009, 39(1): 17-20.

[7] 程铭恩 , 王德群 . 黄精属 5 种药用植物根状茎的结构及其组织化学定位 [J]. 中国中药杂志 , 2013, 38(13): 2068-2072.

[8] 储姗姗 , 查良平 , 段海燕 , 等 . 中国芍药组 7 种植物根的生长轮及其在赤芍类药材鉴别中的应用 [J]. 中国中药杂志 , 2017, 42(19): 3723-3727.

[9] 储姗姗 , 彭华胜 . 延胡索道地药材的沿革与变迁 [J]. 中华医史杂志 , 2015, 45(5): 259-262.

[10] 杜安全 , 周正华 , 王先荣 , 等 . 不同生长季节及生长年限银杏叶总黄酮苷含量的相关性研究 [J]. 天然产物研究与开发 , 2000, 12(2): 49.

[11] 杜安全 , 周正华 , 王先荣 , 等 . 安徽省不同产区和不同栽培品种银杏总黄酮苷含量的研究 [J]. 现代中药研究与实践 , 2007, 21(1): 35-36.

[12] 段海燕 , 程铭恩 , 彭华胜 , 等 . 野葛块根的异常结构解剖学研究 [J]. 中国中药杂志 , 2015, 40(22): 4364-4369.

[13] 方成武 , 彭华胜 , 王德群 . 安徽宁国市云梯畲族乡药用植物资源调查 [J]. 安徽中医学院学报 , 2007, 26(6): 40-42.

[14] 方文韬 , 詹志来 , 彭华胜 , 等 . 干姜、生姜、炮姜分化的历史沿革与变迁 [J]. 中国中药杂志 , 2017, 42(9): 1641-1645.

[15] 付利方 , 王德群 .《神农本草经》香蒲考释 [J]. 安徽中医学院学报 , 2011, 30(2): 8-10.

[16] 郭巧生 , 房海灵 , 申海进 . 不同产地野菊花中绿原酸、咖啡酸和蒙花苷含量 [J]. 中国中药杂志 , 2010, 35(9) : 1160-1163.

[17] 国家中医药管理局《中华本草》编委会 . 中华本草 [M]. 上海 : 上海科学技术出版社 , 1999.

[18] 韩邦兴 , 彭华胜 , 黄璐琦 . 中国道地药材研究进展 [J]. 自然杂志 , 2011, 33(5): 281-285.

[19] 韩邦兴 , 王德群 . 紫花前胡生物学特性研究 [J]. 现代中药研究与实践 , 2005, 19(2): 20-23.

[20] 韩晓静 , 程铭恩 , 袁媛 , 等 . 天麻商品规格变迁及其经验鉴别术语形成 [J]. 中国中药杂志 , 2020, 45(11): 2702-2707.

[21] 何晓丽，王德群．中药五加皮药材辨析 [J]. 安徽中医学院学报，2008, 27(3): 51-52.

[22] 胡珂，李广来，李娟，等．延胡索花和种子形成过程的观察研究 [J]. 中药材，2011, 34(8): 1177-1179.

[23] 黄和平，彭华胜，汪电雷，等．中药防己历史演化钩述 [J]. 中药材，2015, 38(7): 1533-1535.

[24] 黄世华，王德群．安徽药用菊花的原植物鉴别 [J]. 中草药，1983, 14(3): 35-37.

[25] 黄世华，王德群．安徽药用菊花的产地加工方法 [J]. 时珍国药研究，1993, 4(2): 22-23.

[26] 黄世华，王德群，周建理．安徽产不同商品药用菊花的药材鉴别 [J]. 中药通报，1986, 11(10): 20-21.

[27] 黄世华，王德群，周建理．安徽产药用菊花的生药学研究 [J]. 安徽中医学院学报，1989, 8(1): 50-52.

[28] 蒋露，康利平，刘大会，等．历代本草重楼基原考 [J]. 中国中药杂志，2017, 42(18): 3469-3473.

[29] 金传山，方成武，王德群．安徽白芍的采收季节与产地加工探讨 [J]. 基层中药杂志，2000, 14(3): 33.

[30] 雷敩．雷公炮炙论 [M]. 王兴法，辑校．辑佚本．上海：上海中医学院出版社，1986.

[31] 刘春生，王朋义，陈自泓，等．紫花前胡分类位置修订的分子基础研究 [J]. 中国中药杂志，2006, 31(18): 1488-1490.

[32] 刘浩，王德群．安徽产木通属药用植物资源调查 [J]. 中国现代中药，2011, 13(9): 9-11.

[33] 刘淼琴，彭华胜．栀子种质沿革及历代质量评价 [J]. 中华医史杂志，2016, 46(5): 259-263.

[34] 刘守金，方成武，王德群，等．万佛山珍稀药用植物调查 [J]. 安徽中医学院学报，2001, 20(6): 45-47.

[35] 刘守金，方成武，王德群，等．安徽万佛山自然保护区药用的野菜资源利用 [J]. 安徽中医学院学报，2004, 23（增刊）: 4-6.

[36] 刘文泰等．本草品汇精要 [M]. 曹晖，校注．北京：华夏出版社，2004.

[37] 卢玉清，王德群．黄精属中药资源特点和优选方法 [J]. 安徽中医药大学学报，2014, 33(1): 81-84.

[38] 陆海洋，彭华胜，桂双英，等．桔梗质量评价的沿革与变迁 [J]. 中国中药杂志，2017, 42(9): 1637-1640.

[39] 毛斌斌，王德群．吴茱萸名称演变探究 [J]. 中华医史杂志，2010, 40(1): 21-23.

[40] 牛倩，王德群，刘耀武．亳州栽培药材的历史变迁 [J]. 安徽医药，2010, 14(2): 232-234.

[41] 欧金梅，王德群．滁州地道与特色药材的历史变迁 [J]. 安徽中医学院学报，2007, 26(6): 43-44.

[42] 彭华胜，王德群．安徽地道药材宣木瓜的生产现状与保护对策 [J]. 现代中药研究与实践，2003, 17(2): 17-18.

[43] 彭华胜，王德群．安徽野生白术的分布与药用 [J]. 中国野生植物资源，2004, 23(3): 19-21.

[44] 彭华胜，王德群．白术道地药材的形成与变迁 [J]. 中国中药杂志，2004, 29(12): 1133-1135.

[45] 彭华胜，王德群．赤芍白芍划分的本草学源流 [J]. 中华医史杂志，2007, 37(3): 133-136.

[46] 彭华胜，王德群．安徽省术属药用植物过渡类群的居群生物学研究 [J]. 中国中药杂志，2007, 32(9): 793-797.

[47] 彭华胜，王德群．南苍术与野生白术的开花动态研究 [J]. 现代中药研究与实践，2007, 22(3): 20-22.

[48] 彭华胜，王德群．生态因子与古今天麻产区的关系 [J]. 现代中药研究与实践，2007, 22(2): 6-9.

[49] 彭华胜，王德群．我国历代术属药材商品沿革与分化 [J]. 中华医史杂志，2007, 37(1): 15-18.

[50] 彭华胜，王德群．木瓜属 3 种药用植物中文名考证 [J]. 中华医史杂志，2009, 39(4): 209-213.
[51] 彭代银．基于“识 - 产 - 评 - 用”联动的道地药材品质提升思考与实践 [J]. 中国现代中药，2019, 21(5): 559-564.
[52] 彭代银，王德群，张珂，等．安徽省中药资源普查试点工作模式创新 [J]. 中国中药杂志，2013, 38(22): 3834-3837.
[53] 彭华胜，程铭恩，王德群，等．药用木瓜的资源与采收加工调查 [J]. 中华中医药杂志，2009, 24(10): 1296-1298.
[54] 彭华胜，程铭恩，张玲，等．基于电子鼻技术的野生白术与栽培白术气味比较 [J]. 中药材，2010, 33(4): 503-506.
[55] 彭华胜，郝近大，黄璐琦．道地药材形成要素的沿革与变迁 [J]. 中药材，2015, 38(8): 1750-1755.
[56] 彭华胜，王德群，郝近大，等．冷背药材的沿革及发展对策 [J]. 中国中药杂志，2015, 40(9): 1635-1638.
[57] 彭华胜，王德群，胡正海．木瓜的果实发育及其结构防御策略 [J]. 中药材，2010, 33(3): 325-328.
[58] 彭华胜，王德群，彭代银．道地药材“皖药”的形成及其界定 [J]. 中国中药杂志，2017, 42(9): 1617-1622.
[59] 彭华胜，王德群，彭代银，等．药用牡丹基原的考证和调查 [J]. 中国中药杂志，2017, 42(9): 1632-1636.
[60] 彭星星，王德群，彭华胜．历代本草中“九蒸九晒”药材加工的沿革与变迁浅谈 [J]. 皖西学院学报，2018, 34(2): 92-99.
[61] 钱涛，王德群．影响黄精属常用中药加工方法的因子调研 [J]. 中国现代中药，2014, 16(3): 202-204, 209.
[62] 庆兆，王德群．安徽省防己科药用植物资源 [J]. 安徽中医学院学报，2007, 26(1): 52-54.
[63] 庆兆，王德群．安徽宣城地区防己资源概况及发展思路 [J]. 现代中药研究与实践，2007, 21(4): 21-23.
[64] 宋宏刚，裴彩云，赵韶华，等．不同产地野菊花药材中蒙花苷及总黄酮含量测定 [J]. 中成药，2008, 30(4) : 556-559.
[65] 宋向文，王德群．大别山茯苓产地的形成与发展 [J]. 安徽中医学院学报，2011, 30(5): 65-67.
[66] 宋向文，王德群．大别山药用植物资源研究进展 [C]. 中药资源可持续利用国际学术研讨会暨两岸常用中药材品种整理与质量研究研讨会学术论文集．2011: 11-16.
[67] 王伯涛，柯天英，王锋，等．不同产地野菊花质量分析比较 [J]. 江苏中医药，2008, 40(11) : 95-98.
[68] 王德群．安徽毛茛科药用植物 [J]. 中药通报，1987, 12(9): 5-8.
[69] 王德群．安徽省小檗科药用植物资源 [J]. 中药材，1989, 12(1): 20-22.
[70] 王德群．安徽天葵属新分类群 [J]. 植物研究，1989, 9(4) : 51-54.
[71] 王德群．安徽药用蕨类植物资源及利用 [J]. 安徽中医学院学报，1989, 8(3): 66-68.
[72] 王德群．安徽玉簪属一新种 [J]. 广西植物，1989, 9(4): 297-298.
[73] 王德群．安徽地道药材——菊花 [J]. 基层中药杂志，1990, 4(2): 41-45.
[74] 王德群．黄山药用植物资源研究 [J]. 安徽中医学院学报，1991, 10（增刊）: 6-10.
[75] 王德群．我国金粟兰科药用植物资源 [J]. 时珍国药研究，1991, 2(3): 140-142.

[76] 王德群 . 我国金粟兰属药用植物考证 [J]. 基层中药杂志 , 1992, 6(2): 33-36.

[77] 王德群 .《政和本草》滁州药物考 [J]. 安徽中医学院学报 , 1993, 12(2): 55-58.

[78] 王德群 . 黄山的杜鹃花科植物 [J]. 植物杂志 , 1994, (2): 28-29.

[79] 王德群 . 安徽省特有植物的分类、分布和药用类群 [J]. 中国中药杂志 , 1999, 24(8): 451-454.

[80] 王德群 . 黄山珍稀濒危药用动植物资源与保护 [C] // 张恩迪 , 郑汉臣 . 中药濒危野生药用动植物资源保护 . 上海 : 上海中医药大学出版社 , 2000: 47-55.

[81] 王德群 . 中药生物的地理分布类型与优质、地道药材的优选模式 [J]. 安徽中医学院学报 , 2013, 32(1): 73-76.

[82] 王德群 . 神农本草经图考 [M]. 北京科学技术出版社 , 2017.

[83] 王德群 . 打开本草经典之门 [J]. 皖西学院学报 , 2018, 34(5), 65-72.

[84] 王德群 . 民间药物花生三七发现史话 [J]. 皖西学院学报 , 2018, 34(6), 108-110.

[85] 王德群 . 西山药库的珍贵本草霍山石斛 [J]. 皖西学院学报 , 2019, 35(2), 16-18.

[86] 王德群 , 程五生 , 柯木灵 . 太湖山药用植物资源 [C]. 中药材杂志创刊 15 周年论文集 . 1993: 12.

[87] 王德群 , 黄丽丹 . 五倍子与黄连木虫瘿的比较鉴别 [J]. 中国中药杂志 , 1993, 18(11): 653-654.

[88] 王德群 , 黄世华 . 安徽细辛属药用植物 [J]. 中国中药杂志 , 1989, 14(4): 6-8.

[89] 王德群 , 黄世华 . 安徽细辛属一新种 [J]. 植物研究 , 1991, 11(2): 23-25.

[90] 王德群 , 梁益敏 , 刘守金 . 中国药用菊花的品种演变 [J]. 中国中药杂志 , 1999, 24(10): 584-587.

[91] 王德群 , 梁益敏 , 刘守金 . 中国药用菊属植物种质资源 [J]. 安徽中医学院学报 , 1999, 18(2): 39-42.

[92] 王德群 , 刘守金 , 梁益敏 . 中国药用菊花采集加工方法考察 [J]. 中药材 , 1999, 22(9): 452-454.

[93] 王德群 , 刘守金 , 梁益敏 . 中国药用菊花的产地考察 [J]. 中国中药杂志 , 1999, 24(9): 522-525.

[94] 王德群 , 刘守金 , 梁益敏 , 等 . 安徽银杏资源调查 [J]. 安徽中医学院学报 , 2001, 20(5): 51-53.

[95] 王德群 , 刘守金 , 梁益敏 . 中国菊花药用类群研究 [J]. 安徽中医学院学报 , 2001, 20(1): 45-48.

[96] 王德群 , 彭代银 . 中国古代医药学家对中药资源研究的贡献 [J]. 中国现代中药 , 2014, 16(2): 167-171.

[97] 王德群 , 彭华胜 . 霍山石斛的名实混乱与原植物 [J]. 中国中药杂志 , 2004, 29(12): 1198-1199.

[98] 王德群 , 彭华胜 . 历史名药宣黄连的兴衰沿革 [J]. 中华医史杂志 , 2008, 38(3): 137-139.

[99] 王德群 , 彭华胜 , 韩邦兴 . 安徽省珍稀濒危药用植物资源与保护 [C] // 张恩迪 , 李冰 . 中药资源与濒危野生动植物保护 . 上海 : 上海中医药大学出版社 , 2004: 126-133.

[100] 王德群 , 彭华胜 , 韩邦兴 . 安徽省中药资源优势和永续利用 [J]. 安徽中医学院学报 , 2004, 23(1): 51-53.

[101] 王德群 , 庆兆 , 谢晋 , 等 . 安徽有花植物四新种 [J]. 皖西学院学报 , 2019, 35(5), 67-73.

[102] 王德群 , 武祖发 , 叶根火 . 安徽景天属新分类群 [J]. 植物研究 , 1990, 10(3): 45-50.

[103] 王德群 , 张玲 . 我国药用菊花栽培品种和产地调查 [J]. 皖西学院学报 , 2018, 34(5): 77-79, 92.

[104] 王军 , 彭华胜 , 彭代银 , 等 . 亳州药市及药材种植业发展沿革考 [J]. 中药材 , 2017, 40(5): 1228-1233.

[105] 王军 , 谢晓梅 , 彭华胜 . 苦参根中异常结构的发育及药用部位调查 [J]. 中国中药杂志 , 2012, 37(12):

1720-1724.
[106] 王立志，王德群．安徽霍山产三种石斛花粉粒在扫描电子显微镜下的观察 [J]. 安徽中医学院学报，1989, 8(1): 53.
[107] 王立志，杨俊，王德群．江南牡丹草的生药鉴定 [J]. 安徽中医学院学报，1987, 6(3): 48-49.
[108] 王龙，王德群，韩邦兴．滁菊茶用与药用的发展变化 [J]. 安徽中医学院学报，2010, 29(6)：75-77.
[109] 王文昊，詹志来，彭华胜，等．白头翁基原与产地考 [J]. 中华医史杂志，2017, 47(1): 14-18.
[110] 王先荣，周正华，杜安全，等．不同生长季节及生长年限银杏叶总萜内酯含量相关性研究 [J]. 中国药科大学学报，2000, 31(2): 88-90.
[111] 王星星，王德群．安徽金寨县茯苓生产存在的问题和对策 [J]. 安徽中医学院学报，2011, 30(3): 60-61.
[112] 谢晋，查良平，彭华胜，等．历代本草中安徽地产药材的品种与分布 [J]. 中国中药杂志，2017, 42(9): 1623-1627.
[113] 谢晋，王德群．川乌头与草乌头分化源流考 [J]. 安徽中医学院学报，2009, 28(5): 10-11.
[114] 徐涛，彭华胜．《本草图经》附图药材的种类与产地分布 [J]. 中华医史杂志，2016, 46(2): 83-86.
[115] 杨俊，彭华胜，王德群，等．不同发育时期天葵药用部位的组织解剖学研究 [J]. 中药材，2012, 35(8): 1213-1217.
[116] 杨俊，孙敬，曹海燕．天葵生长发育习性与药材形态形成相关性研究 [J]. 中药材，2012, 35(6): 850-854.
[117] 杨俊，王德群，姚勇，等．野生太子参生物学特性的观察 [J]. 中药材，2011, 34(9): 1323-1328.
[118] 姚勇，李萍，王德群，等．宣州太子参规范化生产操作规程研究 [J]. 现代中药研究与实践，2004, 18(5): 28-30.
[119] 姚勇，李萍，王德群，等．宣州太子参优质高效栽培技术 [J]. 中国野生植物资源，2004, 23(2): 60-61.
[120] 姚勇，李萍，王德群，等．优良太子参新品系金参 1 号特征特性研究 [J]. 安徽农业科学，2005, 33(4): 580, 588.
[121] 于大庆，查良平，彭华胜．“析霜”类药材的种类及其历史源流 [J]. 中国中药杂志，2018, 43(12): 2624-2627.
[122] 袁焱，陈超，鞠海，等．不同产地野菊花挥发油化学成分比较研究 [J]. 中国实验方剂学杂志，2009, 15(11)：31-33.
[123] 查良平，王德群，彭华胜，等．中国药用芍药栽培品种 [J]. 安徽中医学院学报，2011, 30(5): 70-73.
[124] 查良平，杨俊，彭华胜，等．四大产地白芍的种质调查 [J]. 中药材，2011, 34(7): 1037-1040.
[125] 张珂，王德群．安徽省悬钩子属药用植物资源 [J]. 现代中药研究与实践，2005, 19(3): 44-46.
[126] 张珂，王德群．中药覆盆子功效演变及原因探讨 [J]. 中华医史杂志，2012, 42(2): 72-74.
[127] 张珂，王德群，蒋慧莲．掌叶覆盆子果实发育研究 [J]. 安徽中医学院学报，2011, 30(4): 70-72.
[128] 张玲，王德群．安徽省桔梗科药用植物资源调查 [J]. 安徽中医学院学报，2003, 22(6): 48-50.
[129] 张玲，王德群，王晴晴．传统硫熏加工与现代微波加工滁菊质量比较 [J]. 安徽中医学院学报，2011,

30(1): 69-71.

[130] 赵玉姣，韩邦兴，彭华胜，等．石斛的历代质量评价沿革与变迁 [J]. 中国中药杂志，2016, 41(7): 1348-1353.

[131] 赵玉姣，彭华胜．历代本草何首乌图考及其“辨状论质”观 [J]. 中国中药杂志，2020, 45(8): 1960-1967.

[132] 镇兰萍，杨俊，俞年军．安徽野生菊属植物叶下表面特征的研究 [J], 植物科学学报，2013, 31(1): 99-106.

[133] 中国药学会上海分会，上海市药材公司．药材资料汇编：上集 [M]. 上海：科技卫生出版社，1959.

[134] 中国药学会上海分会，上海市药材公司．药材资料汇编：下集 [M]. 上海：上海科学技术出版社，1959.

[135] HAN B X, PENG H S, YAO Q, et al. Analysis of Genetic Relationships in Germplasms of Mugua in China Revealed by Internal Transcribed Spacer and its Taxonomic Significance [J]. Z. Naturforsch, 2010, 65c: 495-500.

[136] LIU C C, CHENG M E, PENG H S, et al. Identification of four *Aconitum* species used as “Caowu” in herbal markets by 3d reconstruction and microstructural comparison [J]. Microscopy Research and Technique, 2015, 78(5): 425-432.

[137] CHENG M E, WANG D Q, PENG H S, et al. *Corydalis huangshanensis* (Fumariaceae), a new species from Anhui, China [J]. Nordic Journal of Botany, 2018, 36(10).

[138] YU D Q, HAN X J, SHAN T Y, et al. Microscopic Characteristic and Chemical Composition Analysis of Three Medicinal Plants and Surface Frosts [J]. Molecules, 2019, 24(24), 4548-4565.

[139] PENG H S, YUAN Q J, LI Q Q, et al. Molecular systematics of genus *Atractylodes* (Compositae, Cardueae): evidence from ITS and trn*L-F* sequences [J]. International Journal of Molecular Sciences, 2012, 13(11): 14623-14633.

[140] XIE H Q, CHU S S, ZHA L P, et al. Determination of the species status of *Fallopia multiflora*, *Fallopia multiflora* var. *angulata* and *Fallopia multiflora* var. *ciliinervis* based on morphology, molecular phylogeny, and chemical analysis [J]. Journal of Pharmaceutical and Biomedical Analysis, 2019, 166: 406-420.

[141] ZHA L P, CHEN M E, PENG H S. Identification of Ages and Determination of Paeoniflorin in Roots of *Paeonia lactiflora* Pall. from Four Producing Areas Based on Growth Rings [J]. Microscopy Research and Technique, 2012, 75(9): 1191-1196.

[142] JIANG L, LI M H, ZHAO F X, et al. Molecular Identification and Taxonomic Implication of Herbal Species in Genus *Corydalis* (Papaveraceae) [J]. Molecules, 2018, 23: 1393.

[143] CHU S S, WANG D Q, PENG H S, et al. *Peucedanum huangshanense* (Apiaceae), a new species from Anhui, China [J]. Phytotaxa, 2020, 430 (1): 17-24.

[144] CHU S S, TAN L L, LIU C C, et al. Growth rings in roots of medicinal perennial dicotyledonous herbs from temperate and subtropical zones in China [J]. Microscopy Research and Technique, 2018, 81(4): 365-375.

[145] WANG W H, YANG J, PENG H S, et al. Study on morphological characteristics and microscopic structure of medicinal organs of *Pulsatilla chinensis* (Bunge) Regel [J]. Microscopy Research and Technique. 2017,

80(8): 950-958.

[146] WANG Y J, PENG H S, SHEN Y, et al. The profiling of bioactive ingredients of differently aged *Salvia miltiorrhiza* roots [J]. Microscopy Research and Technique, 2013, 76(9): 947-954.

[147] ZHAO Y J, HAN B X, PENG H S, et al. Identification of "Huoshan shihu" Fengdou: Comparative authentication of the Daodi herb Dendrobium huoshanense and its related species by macroscopic and microscopic features [J]. Microscopy Research and Technique, 2017, 80(7): 712-721.

[148] ZHAO Y J, ZHA L P, HAN B X, et al. Compare the Microscopic Characteristics of Stems of the 24 Dendrobium Species Utilized in the Traditional Chinese Medicine "Shihu" [J]. Microscopy Research and Technique, 2018, 81(10): 1191-1202.

索引 药用植物中文名笔画索引

八画

九画

十画

十一画

十二画

十四画及以上

中药名笔画索引

一画

二画

三画

四画

五画

六画

七画

八画

九画

十画

十一画

十二画

十三画

十四画

十五画

十六画及以上

药用植物拉丁学名索引

D

E

F

G

I

L

M

O

P

R

S

T

U

Z